Jeannette Hölscher-Schenke et Eva Strobel

L'homéopathie du bébé à l'ado

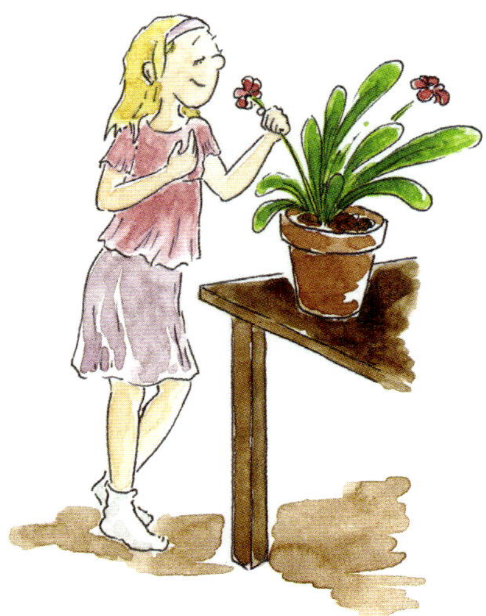

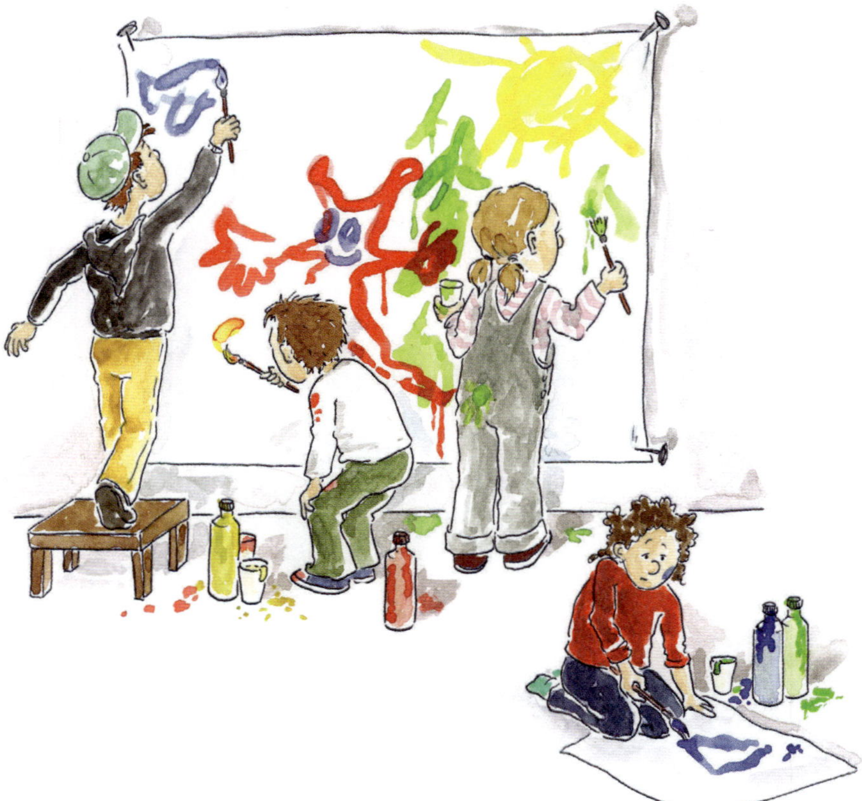

Ce livre se distingue des autres ouvrages du même genre car il s'inspire des dernières avancées de l'homéopathie d'aujourd'hui. En effet, l'homéopathie a réalisé d'immenses progrès depuis une vingtaine d'années, en particulier en termes de recherche, de méthodologie et de remèdes. Tout naturellement, le présent ouvrage décrit, parmi les 60 retenus, un certain nombre de nouveaux remèdes, mais dont la disponibilité n'est actuellement pas assurée dans l'ensemble du réseau pharmaceutique français. Nous invitons donc le lecteur à consulter la liste des pharmacies françaises adhérentes au Syndicat National de la Pharmacie Homéopathique (SNPH), auprès desquelles il pourra se procurer les remèdes recherchés : http://snphpharma.fr/La-branche-officinale.html

Jeannette Hölscher-Schenke et Eva Strobel

L'homéopathie du bébé à l'ado

60 remèdes illustrés

Unimedica

Table des matières

Remèdes homéopathiques d'enfants de A à Z

Avant-propos

Ce livre s'adresse à tous ceux qui souhaitent soigner les enfants de manière globale et homéopathique. Il est conçu pour donner des orientations et une source d'inspiration, mais il ne prétend se substituer ni à une répertorisation, ni à une analyse de cas en bonne et due forme, ni à l'utilisation de matières médicales complètes. Il pourra cependant donner un aperçu clair des tableaux des remèdes et aider à les apprendre, ou même venir confirmer une prescription rapide en aigu…

Nous devons nos connaissances homéopathiques à l'abondance des sources et des médias dont nous disposons : écrits originaux d'Hahnemann, matières médicales homéopathiques anciennes, de nombreux ouvrages récents, sans oublier les répertoires des programmes informatiques actuels.

Nous avons à notre disposition des informations soigneusement compilées, qui se fondent sur des prescriptions réussies chez des patients et résultent de la masse des symptômes décrits dans les diverses pathogénésies.

Comment dès lors traduire toutes ces informations en un tableau réaliste du patient et de son mode de vie ? Ce d'autant qu'il s'agit d'un enfant et non d'un adulte, comme c'est le cas dans la littérature. Quel est le tableau qui se présente à l'esprit lorsque vous examinez et observez un enfant dans votre cabinet et que vous vous demandez quel remède correspond précisément à son comportement, à son ressenti et à sa nature, ici et maintenant ?

Malgré la quantité d'informations et de possibilités pouvant conduire à un résultat, c'est-à-dire à une prescription réussie, on aimerait, lors de la répertorisation, pouvoir rassembler toutes les pièces de ce puzzle imaginaire en un tableau réel. Pouvoir regarder et ressentir ce tableau, voilà ce dont il s'agit, ce dont il s'agit vraiment ! Car malgré toutes les possibilités d'analyse dont nous disposons, nous avons finalement toujours le désir de connaître le résultat de façon intuitive, de voir et de comprendre le tableau par le biais de l'imaginaire et de l'émotionnel.

Il ne suffit pas de comparer les symptômes des remèdes de manière purement formelle, de même qu'il ne suffit pas toujours de prescrire le remède qui ressort le plus dans la répertorisation, surtout lorsqu'il s'agit de polychrestes comme *Sulphur* ou *Calcarea carbonica*.

La prescription du remède en fonction de la souche, actuellement très répandue, se base sur l'idée de totalité d'Hahnemann, sur les *Key-notes* de H. N. Guernsey, sur le génie du remède selon Bönninghausen ou sur les essences de Vithoulkas. La recherche du remède a considérablement évolué grâce aux travaux sur la taxonomie et la structure de Scholten, Mangialavori et Sankaran. Elle est parvenue à établir une base théorique et pratique solide grâce aux nombreuses pathogénésies et aux prescriptions réussies d'autres homéopathes du monde entier.

Ainsi, la question des règnes naturels fait aujourd'hui partie de la recherche homéopathique et permet souvent de donner une réponse de façon étonnamment rapide. Certes, il faut se garder de prescrire uniquement sur la théorie des signatures, qui demeure superficielle. Mais si vous observez très précisément le comportement de l'enfant, lequel reste encore très spontané et ne cherche pas à simuler, si de plus vous tenez compte de son profil énergétique, vous verrez très souvent apparaître les grands thèmes du règne. On dispose ainsi d'une bonne base pour délimiter le nombre de remèdes à prendre en considération. C'est pourquoi, dans ce livre, les règnes sont indiqués par un symbole graphique à côté des 60 remèdes homéopathiques pour enfants classés par ordre alphabétique. Si vous le souhaitez, vous pourrez trouver en annexe des explications complémentaires sur les règnes.

De toute évidence, un livre de ce format ne peut présenter qu'un faible aperçu de toutes les possibilités homéopathiques, un faible aperçu de l'univers de l'enfant. Il manque d'autres remèdes importants d'enfant,de même que d'autres symptômes importants, et il me faut en tant qu'auteur, il nous faut en tant que thérapeutes, vivre avec cette insuffisance, tout comme nous le faisons avec nos propres insuffisances.

Les profils-types décrits dans ce livre, avec l'indication de leurs symptômes et des troubles associés, se fondent principalement sur les précieuses rubriques du logiciel homéopathique Radar et sur les rubriques du Répertoire de l'enfant de Pennekamp, ainsi que sur les symptômes décrits par Master, Petrucci, Hirte, Coulter et Le Roux. Vous trouverez en annexe d'autres sources de littérature. Je me suis enfin inspirée pour chaque remède de ma propre expérience tirée de cas cliniques réussis. Il ne pouvait en aller autrement, car je souhaitais montrer la globalité individuelle et vivante de ces 60 profils d'enfant. Je remercie vivement Markus Kuntosch pour ses conseils pratiques.

L'artiste Eva Strobel a remporté en 2008 le concours de dessin des Éditions Narayana. Elle a été chargée par l'éditeur de dessiner les symptômes principaux des 60 remèdes homéopathiques d'enfant les plus courants et j'ai pu l'accompagner dans ce projet.

Merci Eva pour tes dessins qui rendent les remèdes homéopathiques si joliment évocateurs et vivants, permettant ainsi d'approfondir et d'illustrer la compréhension de tel ou tel remède, mieux encore que les mots ne peuvent le faire.

Regardez-les attentivement avec le sourire, retenez-les, ressentez-les, comprenez-les ! Cela vous aidera à trouver le type énergétique de la substance depuis laquelle les petits patients agissent et la source depuis laquelle ils parlent. Car le monde des enfants est rempli de couleurs... Regardons-le avec le cœur.

Jeannette Hölscher-Schenke
Janvier 2012

1. Petit mode d'emploi

Regardez les dessins

Il vous sera plus facile de cette façon d'apprendre et de mémoriser les différents symptômes d'un remède. Supposons que vous recherchiez un remède efficace : peut-être tomberez-vous sur le remède adapté en feuilletant le livre et en regardant les images. Vous pourrez alors le confirmer en lisant la description du profil d'enfant et la symptomatologie.

Prescription d'un remède en clinique ou en aigu

Utilisez l'index des mots clés et des maladies, puis sélectionnez les remèdes correspondant aux troubles à l'aide des modalités concordantes et des autres symptômes concomitants.

Prescription du remède constitutionnel

Utilisez le répertoire des tempéraments et lisez intégralement les descriptions des profils des remèdes envisagés. Confirmez votre décision pour le choix d'un remède constitutionnel à l'aide des règnes naturels, de la couleur préférée, ainsi que des principaux troubles et de leurs modalités.

Vérifiez la prescription

Confirmez définitivement les remèdes sélectionnés par l'étude de la matière médicale.

2. Études de cas

Avant de rechercher le remède homéopathique adapté à l'enfant qui entre dans le cabinet, une évidence s'impose d'abord : l'observation de l'enfant. Par contraste avec l'anamnèse de l'adulte, l'enfant n'exprime pas sa personnalité seulement par des mots et des gestes, mais aussi par l'ensemble de son comportement, qu'il dévoile au cabinet quand on le laisse faire : lorsqu'il joue, dessine, touche à tout, saute en tous sens ou se met à grimper. Il faut tenir compte de tous les signes verbaux et non verbaux de l'enfant et ne s'en tenir qu'à un rôle d'auditeur et d'observateur attentif.

Le rôle des parents qui accompagnent l'enfant doit être le plus passif possible : ils ne doivent pas répondre à sa place ni l'interrompre. Cela n'est souhaitable que si l'enfant est très jeune ou s'il exprime explicitement le souhait que sa mère ou son père prenne la parole à sa place.

Pour les enfants d'âge scolaire, je fixe en général deux rendez-vous : le premier rendez-vous sans l'enfant, puis un second avec l'enfant, au cours duquel celui-ci est nettement mis au centre. Je peux avoir éventuellement aussi un entretien téléphonique préliminaire avec les parents.

Il est essentiel que l'enfant se sente respecté et considéré de façon positive au cabinet, faute de quoi il se renfermera. Les propos négatifs des parents en présence du thérapeute, du genre « Max est un enfant très difficile, il a complètement perdu pied à l'école », ne représentent certainement pas de bonnes conditions pour une anamnèse réussie.

> La durée de l'observation est très variable : il faut d'abord attendre que l'enfant se sente bien et en confiance. Ce n'est qu'à ce moment-là que vous pourrez observer son véritable comportement, et pour cela vous devez lui laisser du temps, pour lui et pour vous. Aiguisez vos sens, regardez avec la tête et le cœur, et vous percevrez le tableau de l'enfant en couleurs ! Et surtout restez silencieux !

Écoutez simplement, sans préjugé, son message verbal et non verbal. Laissez d'abord la situation et la conversation suivre simplement leur cours naturel, et contentez-vous de suivre l'enfant.

Laissez-le agir, s'asseoir sagement sur sa chaise à côté de sa mère et raconter, faire un dessin, ou encore courir dans le cabinet et tout regarder. Pour cela, il faut toujours qu'il y ait au cabinet du matériel de peinture, un instrument de musique simple, des cubes de construction, des livres et un puzzle, afin que l'enfant puisse choisir librement. Cernez l'individualité de l'enfant par la manière dont il se présente à vous maintenant.

Demandons simplement à l'enfant de parler de lui : de ses amis, de l'école, de sa famille, de son temps libre et de ses loisirs, de son animal favori et de sa couleur préférée (voir à ce sujet le chapitre en annexe), de tout ce qu'il aime et qu'il n'aime pas, et ainsi de suite. Tout ce que l'on écrirait dans un album d'amis ! En outre, les rêves récurrents, les fantasmes et les peurs de l'enfant sont très importants. J'aime bien demander à l'enfant ce que seraient ses « trois vœux » si j'étais une bonne fée qui pouvait les exaucer. Bien des mères assises à côté de leur enfant ont appris des choses qui les ont étonnées, rendues heureuses, ou même attristées. Ou bien je demande à l'enfant en qui il aimerait se transformer si c'était possible. Ces questions pénètrent profondément l'âme de l'enfant et les réponses révèlent des besoins élémentaires, des blessures et des espoirs. Il y a là souvent des indications pour la recherche du remède, surtout par rapport à la classification dans les trois règnes (voir chapitre en annexe).

Tout à la fin de l'anamnèse de l'enfant, posez aussi des questions concrètes sur les principaux troubles, les symptômes guides, les désirs et les aversions, ainsi que sur les modalités, les troubles et les comportements « singuliers » de l'enfant.

3. Recherche du remède

Pour trouver le remède homéopathique qui guérit, il faut commencer par faire la différence entre le traitement des troubles cliniques et le traitement homéopathique constitutionnel, car il arrive que le soulagement doive intervenir vite !

Pour améliorer les troubles aigus, il faut se concentrer avant tout sur leurs modalités. Si le remède est également adapté au traitement constitutionnel, c'est tant mieux. Un exemple : un jeune enfant a des troubles de la dentition, il est insupportable, il pousse des cris de douleur stridents, il a une joue rouge et ne peut être apaisé qu'en étant porté. Nous pensons immédiatement à *Chamomilla* comme remède à prescrire, et il pourra même s'avérer utile par la suite. Toutefois, la réaction curative ne sera particulièrement favorable et durable que si l'enfant a d'habitude un tempérament plutôt colérique.
Conformément au principe holistique de l'homéopathie, c'est-à-dire la totalité de l'individu, la thérapie homéopathique constitutionnelle se fonde sur l'ensemble des symptômes physiques, mentaux et émotionnels. Le remède constitutionnel retenu sera celui qui couvre aussi bien les symptômes cliniques, avec leurs modalités particulières, que les principaux troubles du domaine physique, et qui représente également la nature de l'enfant. On doit veiller ici à la correspondance entre les traits caractéristiques indiqués au paragraphe « Profil » et ceux mentionnés dans les « Troubles ».

Si maintenant vous avez trouvé un remède approprié, c'est parfait. Regardez encore une fois les images des enfants correspondant à ce remède et faites confiance à votre ressenti. Vous pouvez alors donner ce remède !

Mais bien souvent les choses ne sont pas tout à fait aussi simples, ni aussi claires. On a une foule de remèdes qui pourraient bien convenir. Les uns couvrent plutôt la symptomatique, tandis que les autres correspondent plutôt à la nature de l'enfant. Ce dessin-ci convient très bien, mais celui-là également… Et c'est souvent comme ça !
Dans ce cas, il faut s'en tenir aux principaux troubles aigus, à la façon dont l'enfant se comporte par rapport à ces troubles, à sa manière de les ressentir et d'y réagir. Il est important de ne jamais perdre le fil rouge, de rester concentré sur le kaléidoscope d'images. En éprouvant ses principaux troubles, l'enfant exprime très clairement sa nature et son énergie, et c'est déjà ça ! Idéalement, le trouble principal doit être caractéristique du remède choisi (par exemple, pour les troubles digestifs, *Lycopodium*, *Nux vomica* ou *China*). Comme vous le verrez, on retrouve des maux de tête, un rhume ou de la toux dans quasiment chaque tableau de remèdes..
Pour dire les choses simplement, le mieux est de regarder là où le problème est apparu. Cela peut concerner les générations précédentes, car il existe souvent une prédisposition familiale à certaines maladies ou certains troubles. Il faut tenir compte des circonstances de la grossesse et de la naissance, de la famille, des premiers vaccins, de l'environnement familial et social, ainsi que de l'ensemble des conditions de vie (alimentation, rythme de vie, médicaments, pollution électromagnétique et exposition éventuelle aux substances toxiques).

Pour guérir les troubles chroniques, seul le traitement constitutionnel doit être envisagé. Grâce à celui-ci, il est également possible de guérir les troubles aigus tout en stimulant et en soutenant le développement global de l'enfant. On doit donc rechercher le simile total, celui qui correspond tant aux troubles principaux, avec leur ensemble de symptômes cliniques et physiques, qu'à la personnalité de l'enfant et à son développement global.

Lors de la recherche du remède constitutionnel, un point de repère important consiste à s'interroger sur le grand règne où le simile peut être trouvé : s'agit-il du règne animal, du règne végétal ou du règne minéral ? On peut donc examiner la liste des remèdes entrant dans la sélection finale et se poser cette question fondamentale : quel règne peut-on exclure ? À quel règne le remède curatif peut-il être attribué ?

Fondamentalement, le thème principal des remèdes minéraux et métalliques est la structure, et le problème est de savoir si la structure peut satisfaire aux demandes de l'enfant. Il s'agit souvent de perturbations du développement physique et psychique, de problèmes relationnels et de troubles purement structurels sur le plan physique. Les remèdes végétaux interviennent lorsqu'il s'agit de troubles psychosomatiques ou lorsque la sensibilité et la vulnérabilité sont au premier plan. Les remèdes du règne animal représentent le « combat pour la vie » avec des thèmes de lutte et de rivalité, mais aussi avec les troubles qui en résultent, car c'est non seulement « l'agresseur » dominant qui se rattache au règne animal, mais aussi celui qui joue le rôle du soumis (la « victime »). Il existe d'autres thèmes, tels que le sentiment d'échec par comparaison aux autres, le rejet, l'exclusion ou la négligence, l'amour déçu ou la sexualité. Dans chaque fiche de remèdes ont été indiquées l'appartenance au règne et la classification taxonomique. Vous trouverez plus de détails en annexe au chapitre « Bref aperçu sur les règnes naturels ».

Le concept des couleurs en homéopathie d'Ulrich Welte, qui tient compte de la préférence du patient pour une couleur, est également utile pour la recherche du remède, autant pour aider à la décision entre plusieurs remèdes possibles que pour confirmer le simile choisi. Toutefois, la couleur préférée d'un enfant ne doit pas toujours être prise en considération (par exemple le rose pour les filles à l'âge de la fée Lili-Rose ou le « bleu Zidane » pour les garçons). On développe son intuition quand la réponse de l'enfant est spontanée, qu'elle est donnée sans hésitation et qu'elle vient du plus profond de lui-même. Vous trouverez dans les fiches de remèdes du livre une indication de couleur pour chaque remède se fondant sur de nombreux cas guéris. En consultant le petit livre d'Ulrich Welte, vous pourrez les associer directement aux différents remèdes homéopathiques. Le choix de la couleur préférée est possible dès 3 ans pour la plupart des enfants et peut être exploité pour déterminer le remède.

Tout cela constitue les différentes pièces du puzzle que l'enfant nous a présentées pendant l'observation et avec lesquelles nous devrons maintenant composer le tableau correspondant lors de la recherche du remède.

Avez-vous trouvé le remède ? L'image ressemble-t-elle au petit patient ? Bien ! Pour finir, la question qui se pose maintenant concerne la prise du remède, c'est-à-dire la dilution et la fréquence.

4. Prise du remède

Troubles aigus

On doit donner le remède aigu choisi en une prise unique de 2 à 5 granules à la 30è dilution (30 CH), puis en une prise fractionnée à intervalles réguliers. Dans les troubles aigus, la prise fractionnée permet l'administration fréquente d'un remède sans provoquer d'aggravation initiale forte, ni même produire les symptômes caractéristiques de son tableau. Après avoir donné directement les granules, diluez à nouveau 2 à 5 granules du remède dans un verre d'eau plate et administrez la solution à l'enfant par petites gorgées ou avec une cuillère en plastique. Les intervalles de temps entre chaque prise du remède fractionné dépendent de la gravité de l'état aigu ; le remède doit être donné toutes les 5 à 30 minutes. Pour les états aigus sévères, tels qu'une dyspnée en cas d'asthme ou de faux croup, il faut répéter la prise en 30 CH avant de la fractionner (ou bien consulter le médecin si l'état de l'enfant l'exige).

Les dilutions en D sont également indiquées dans le traitement aigu (surtout pour les parents intéressés). Dans ce cas, je recommande la D12. La D12 peut être répétée sans limitation et aussi souvent que nécessaire jusqu'à ce que se produise une réaction quelconque (ceci s'applique également à l'administration du remède fractionné et de la 30 CH).

S'il y a amélioration, il faut arrêter la prise du remède car la capacité d'autoguérison de l'organisme est alors stimulée. Il est cependant possible que les choses recommencent à s'aggraver un peu. Dans ce cas, cela signifie que le stimulus homéopathique n'a pas suffi et qu'il faut donner une nouvelle prise, puis attendre encore. On doit alors obtenir un soulagement durable des troubles.

Si l'on observe au départ une aggravation des troubles existants (appelée « aggravation initiale »), il faut cesser alors la prise fractionnée du remède (sinon l'aggravation initiale ne fera que s'exacerber). Il suffit parfois d'attendre et, après une aggravation courte et passagère, l'organisme va vers la guérison. Si les choses ne s'améliorent pas au bout de quelques heures (il peut s'agir d'une éruption cutanée ou d'une toux ravivée de façon brève et violente, l'enfant présentant alors parfois un comportement bizarre pendant un bref moment), on peut redonner une fois ou deux le même remède fractionné dans la même dilution, puis attendre encore un peu.

Ce n'est que si l'aggravation persiste après la première prise du remède que l'on pourra considérer le remède comme non homéopathique. Une réaction de ce genre se produit souvent lorsque le remède curatif appartient par exemple à la même famille de plantes et que le remède donné est donc effectivement semblable, mais pas suffisamment pour obtenir une réaction de guérison.

Il faut également éviter les répétitions trop fréquentes du remède, car après la prise d'un remède non indiqué pendant quelques jours, son tableau se met à se développer de plus en plus. Cela signifie qu'un enfant atteint d'éruption cutanée se mettra subitement à souffrir de maux de tête battants (parce que justement

Belladonna n'était pas le remède approprié), soit un symptôme qui n'existait absolument pas auparavant.

Troubles chroniques

Pour les raisons évoquées ci-dessus, je prescris dans la plupart des cas constitutionnels des dilutions en LM, dont l'action dans le temps est nettement plus équilibrée. Les dilutions en LM sont de hautes dilutions douces, qui cependant n'agissent qu'à court terme et ne se « chevauchent » donc pas aussi rapidement dans leur action. De cette façon, il y a nettement moins d'aggravations initiales. D'autre part, il se produit parfois, après la prise unique (donc nettement plus pratique) d'une 200 ou d'une 1 000 CH, une nouvelle aggravation au bout d'un certain temps (c'est-à-dire lorsque l'énergie de guérison est épuisée). Il y a toutefois des cas qui réagissent mieux à la prise de dilutions en CH.

Je privilégie dans les cas chroniques ou constitutionnels la prise quotidienne de dilutions en LM : une goutte de LM 6 pure sur la langue tous les jours (ou diluée dans un peu d'eau pour les enfants en bas âge et les nourrissons). Dans les cas qui présentent une symptomatique plus nette sur le plan physique, je commence par une prise en LM 1 pour monter ensuite à la LM 3, LM 6, LM 9 lorsque l'action du remède commence à s'atténuer.

En principe, les troubles chroniques et la prescription de dilutions plus élevées (supérieures à 30 CH) sont toujours du ressort des médecins homéopathes ou des praticiens de santé ; ils ne relèvent pas de l'automédication pratiquée par les parents. Il est cependant certain que le traitement homéopathique des enfants se trouve considérablement favorisé et optimisé par les parents lorsque ceux-ci sont bien informés.

5. Remèdes homéopathiques d'enfant de A à Z

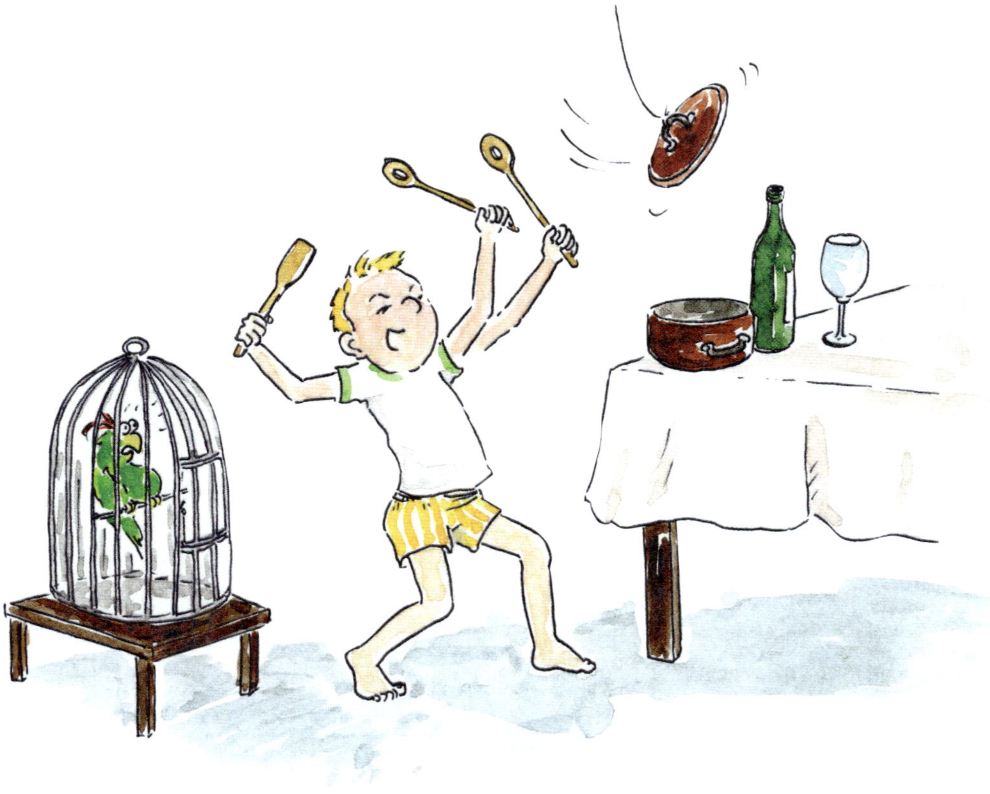

Soixante remèdes homéopathiques pour l'enfant

De **A** comme **Aconit** à **Z** comme **Zincum**,
classés par ordre alphabétique avec
le symbole graphique du règne.

Aconit

Capuchon de moine, casque de Jupiter
(Aconitum napellus)
Famille des ranonculacées (Ranunculaceae)
Règne végétal

Couleur : 20-22 C (vert)

Profil :

L'enfant *Aconit* est très vivant, agité, impatient et impulsif ! Son agitation intérieure provient le plus souvent de ses nombreuses peurs, en particulier une peur de la mort qui reste rationnellement inexplicable. Il a pour ainsi dire constamment la mort devant les yeux ! Cette crainte accompagne et conditionne aussi les troubles physiques de cet enfant. *Aconit* ressent en particulier une peur d'étouffer, parfois même inconsciente, qui peut se manifester de façon symptomatique par une trachéite ou par des crises de faux croup autour de minuit. *Aconit* est souvent le premier remède auquel il faut penser dans ce cas !

Le fait de se retourner dans son lit en raison de ses souffrances, de la peur ou de la douleur, est une caractéristique essentielle chez *Aconit*. Tout aussi caractéristique est le fait que tout paraît soudain et violent, les causalités pouvant être aussi bien le vent froid que la peur ou la colère. Le visage est brûlant de fièvre mais sec, et l'enfant a des frissons parce que la fièvre continue à monter (contrairement à *Belladonna* !).

Aconit convient donc particulièrement pour toutes les inflammations suraiguës et les infections fébriles soudaines. Les douleurs sont principalement brûlantes. Les enfants *Aconit* gémissent sans cesse, se lamentent, tremblent, crient et souffrent toujours de façon dramatique ! Les états de choc peuvent être provoqués par la mort de personnes proches ou par des expériences de mort imminente (accidents par exemple), mais un arrêt des contractions pendant l'accouchement peut également entraîner des troubles ultérieurs. Si donc la crainte, la terreur et l'agitation sont au centre des troubles, voire même les provoquent, *Aconit* sera très efficace.

C'est le principal remède des phobies infantiles et des troubles anxieux. Dans la jaunisse ou la rétention urinaire des nouveau-nés, éventuellement provoquée par une peur de la mère pendant la grossesse ou l'accouchement, *Aconit* peut être considéré comme un remède homéopathique de soutien. *Aconit* est couramment indiqué en particulier dans les inflammations suraiguës et les infections fébriles soudaines accompagnées de forte agitation anxieuse. Dans ce cas, le visage est brûlant, sec et pâle (surtout en se redressant ou en se levant), ou bien alternativement pâle et rouge, et les pupilles ont souvent rétrécies.

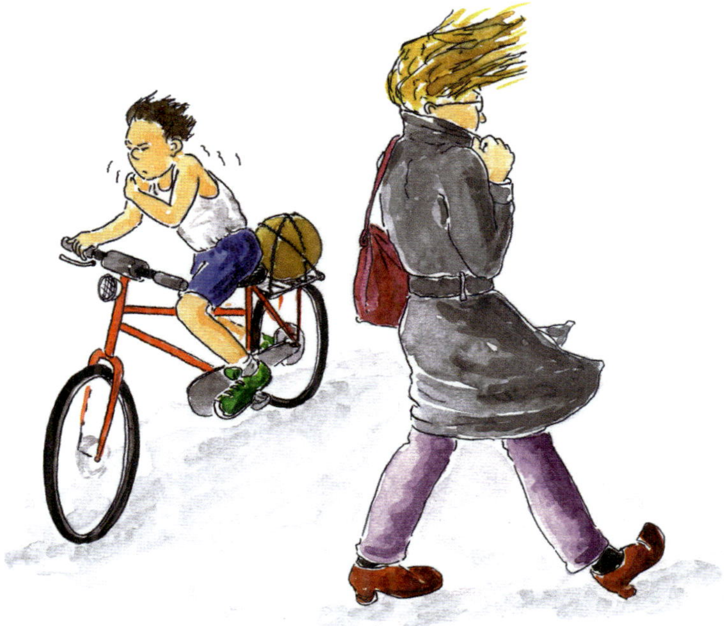

Troubles soudains après un vent froid (par exemple refroidissement avec fièvre)

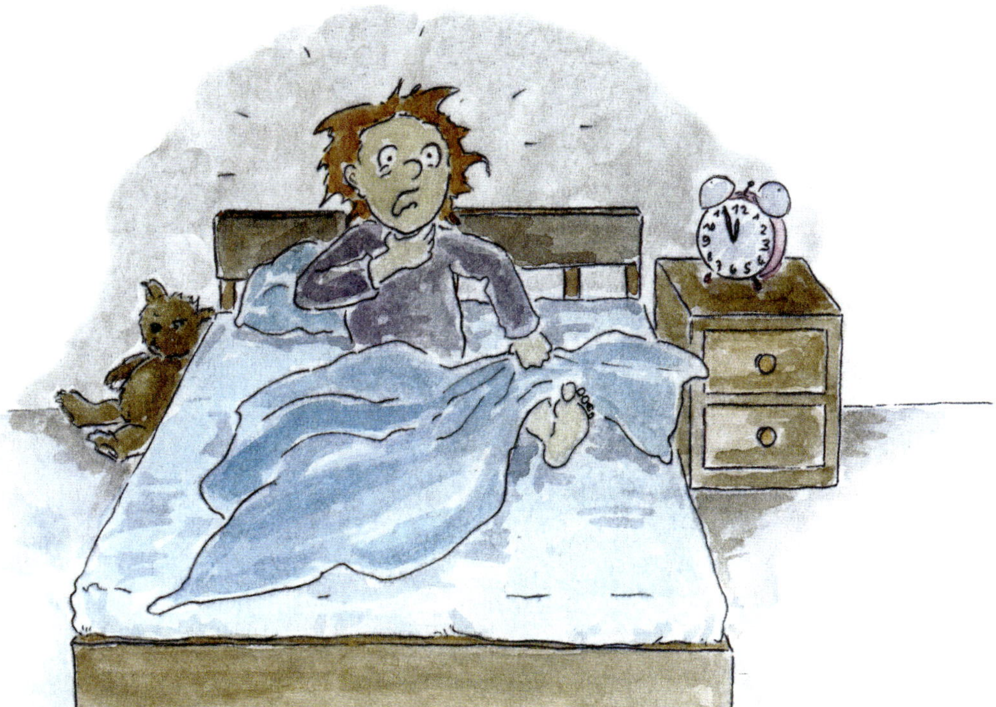

Principal remède dans le faux croup, surtout vers minuit

Troubles :

- **Troubles principaux :**
  Troubles suite de peur ou de terreur

- **Tête :**
  Encéphalite, **maux de tête** (suite de terreur, pendant le changement de dentition), conjonctivite du nouveau-né, rhume aigu, otite moyenne aiguë, **troubles de la dentition**

- **Gorge/Poitrine :**
  Pharyngite aiguë, laryngite aiguë ou trachéite, **faux croup au stade aigu, douleurs de gorge** sèches et brûlantes, toux aboyante et rauque après refroidissement, toux sifflante et sibilante, **bronchite aiguë,** amygdalite aiguë, bronchopneumonie au premier stade

- **Estomac/Intestin/Foie :**
  Gastrite aiguë, diarrhée, coliques intestinales, colique des trois mois, jaunisse du nouveau-né, péritonite, pneumonie (premier stade)

- **Cœur/Circulation :**
  Palpitations (avec peur et dyspnée), tachycardie, troubles suite d'insuffisance cardiaque

Modalités :

← par le vent sec et froid, dans une pièce chaude, le soir et la nuit

→ couché sur le côté atteint, par la musique, à l'air frais, en se découvrant

- **Urogénital :**
  Cystite, dysurie, besoin d'uriner douloureux et inefficace, rétention urinaire (surtout chez le nouveau-né), albuminurie, orchite aiguë

- **Appareil locomoteur :**
  Inflammation de l'articulation de la hanche, paresthésies

- **Système nerveux :**
  Névralgie du trijumeau, **névralgies,** hémiplégie

- **Psychisme/Comportement :**
  Sensation d'oppression dans la poitrine, **troubles anxieux infantiles** et phobies, **attaques de panique**

- **Fièvre :**
  Fièvre soudaine et élevée (supérieure à 38,5°C) avec frissons et agitation, chaleur sèche et brûlante, fièvre aggravée en fin de soirée vers 23 heures et en journée peu avant midi (à partir de 11 heures)

- **Généralités :**
  Inflammations suraiguës, infections fébriles soudaines, infections grippales, rougeole, oreillons, rubéole, varicelle, scarlatine, coqueluche, apoplexie, brûlures, après opération

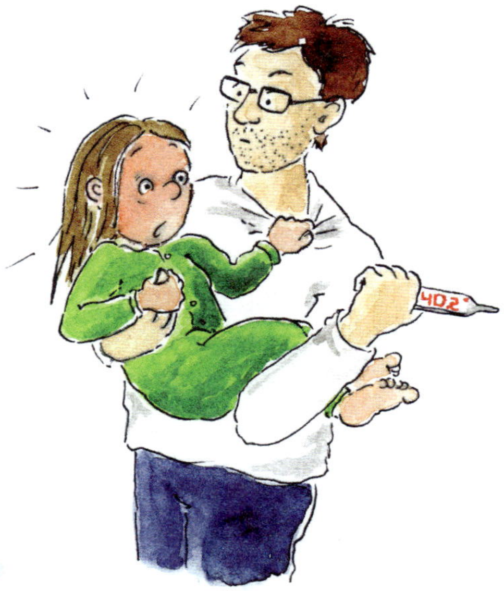

Peur terrible, peur de la mort (même pour des bagatelles, des affections banales)

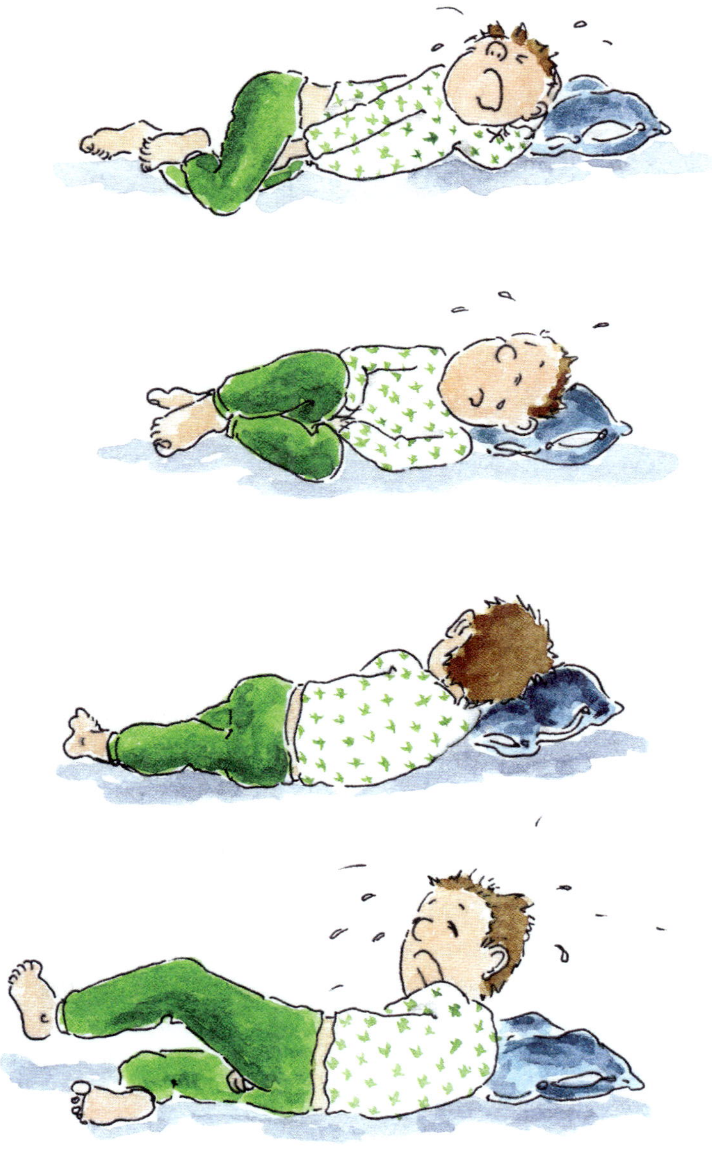

Rétention urinaire, besoin d'uriner douloureux et inefficace

Agaricus

Amanite tue-mouches
(Agaricus muscarius)
(Amanita muscaria)
Famille des amanitacées (Amanitaceae)
Champignons (fungi)

Couleur : 2C (jaune d'or)

Profil :

Heureusement que personne ne sait que je suis un lutin ! *Agaricus* est ainsi un enfant querelleur, furieux, méchant. Qu'est-ce qui peut bien rendre cet être aussi surexcité, déchaîné et turbulent ?

Le comportement d'*Agaricus* est souvent une conséquence de maltraitance, ou lorsque l'enfant sert de bouc émissaire aux autres. Parfois rêveur et absent, l'enfant *Agaricus* est pourtant le plus souvent très remuant. Il est bavard et niais, déconcentré à l'école parce qu'évidemment incapable de rester assis tranquillement, et il préfère sautiller et gigoter en tout sens. *Agaricus* aime jouer du tambour, chanter et danser. Les difficultés scolaires sont fréquentes, parfois même avec un diagnostic de TDAH (trouble du déficit de l'attention avec hyperactivité).

Il existe de toute façon beaucoup de problèmes, car *Agaricus* adore embêter les autres et sa rage lui fait perdre tout contrôle (lorsqu'il devient furieux, il se mord lui-même !). Sa perte de contrôle se manifeste aussi par de la maladresse, de la gaucherie, du bégaiement et un mauvais équilibre. *Agaricus* trébuche en effet sur ses pieds et fait tout tomber. Cet enfant n'a aucun sens du danger, il joue de façon insouciante au bord d'un précipice ou court dans la rue sans réfléchir ! Sa seule peur est celle de la mort, qui pour ainsi dire fascine *Agaricus* (l'enfant s'intéresse à tout ce qui s'y rapporte). Plus âgé, des tendances addictives peuvent apparaître, surtout pour l'alcool. On retrouve souvent une prédisposition familiale dans ce sens et ses symptômes font réellement penser à une sorte d'ivresse alcoolique : la loquacité (avec tendance à parler tout seul), les troubles de la parole et de la coordination, le comportement sans retenue et l'euphorie téméraire ! *Agaricus* aime les jeux et les sports qui demandent beaucoup de force et d'endurance.

Des troubles croisés apparaissent souvent (bras gauche, jambe droite), le soleil et la pression sont des facteurs d'aggravation. Un symptôme bizarre : une pression sur la colonne vertébrale peut déclencher des crises de rire convulsif. Ou bien l'enfant rapporte une sensation douloureuse comme par des aiguilles glacées. En outre, *Agaricus* peut être aussi un remède utile pour les enfants handicapés mentaux ou physiques.

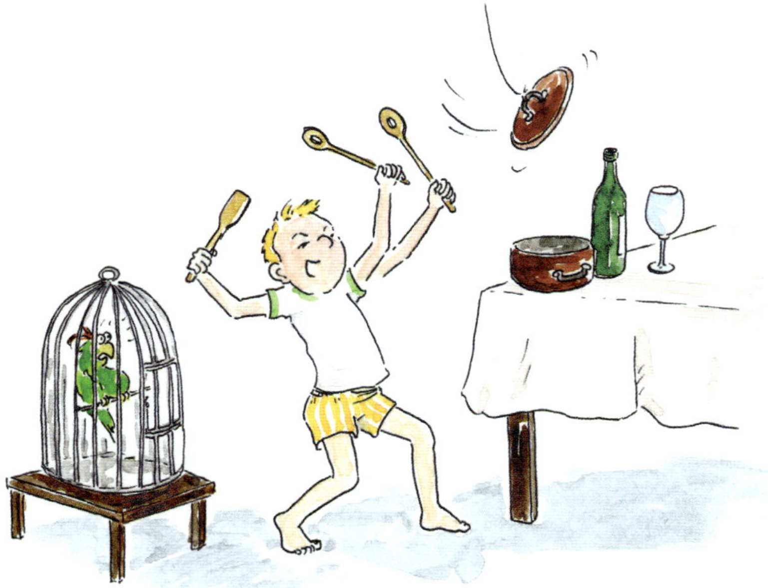

Fasciné par les tambours, aime jouer de la batterie (aime le rythme, amélioré par le rythme)

Querelleur, méchant, aime embêter les autres enfants et y prend du plaisir

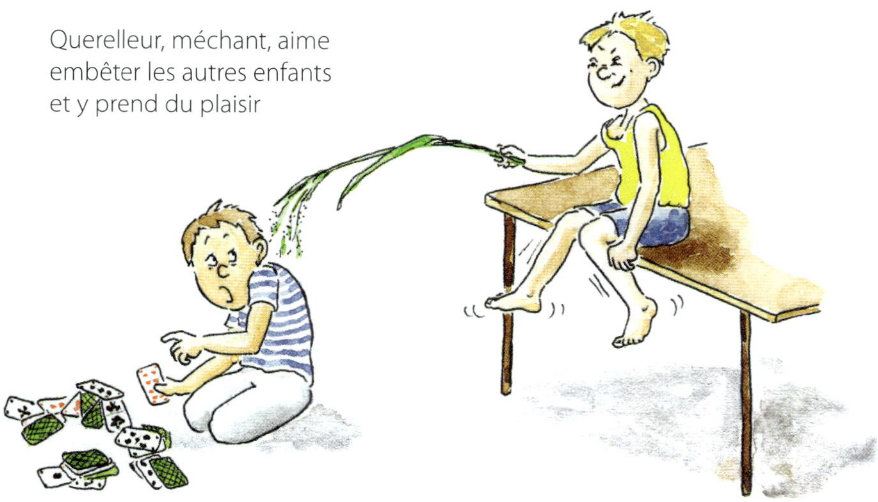

Problèmes d'addiction, souvent problème d'alcoolisme familial, plus tard sujet aux drogues et à l'alcool

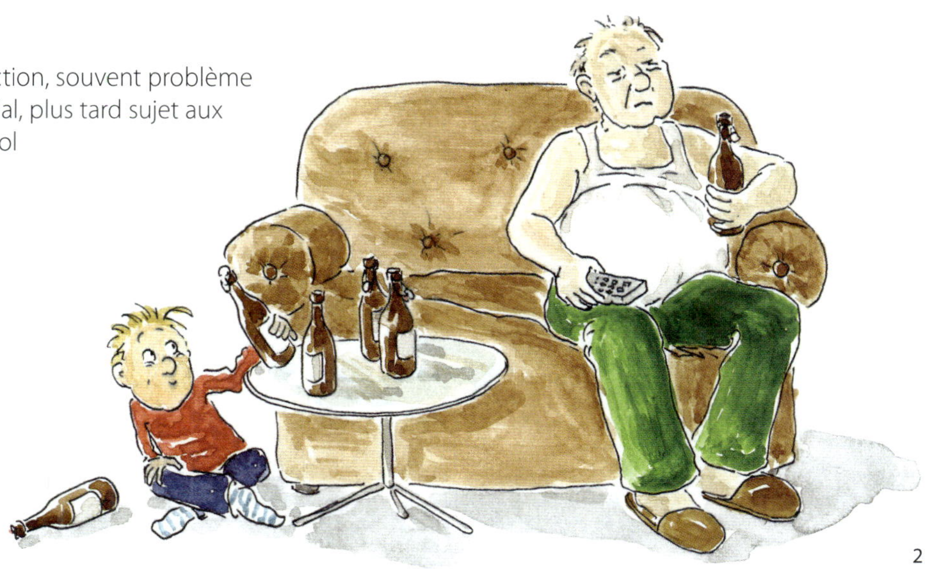

Troubles :

- **Troubles principaux :**
  Troubles neurologiques et contractions musculaires

- **Tête :**
  Maux de tête (dus à trop d'ordinateur ou de télévision, à trop d'alcool chez les adolescents), migraine chez les enfants, vertiges (surtout par la chaleur, en été), saignement de nez pendant les maux de tête, strabisme, nystagmus, rhinite allergique

- **Gorge/Poitrine :**
  Maux de gorge qui grattent et piquent comme par une écharde, toux allergique (avec éternuements)

- **Estomac/Intestin :**
  Ballonnements, colique du nouveau-né, colique intestinale avec gargouillements bruyants, diarrhée (parfois de couleur vert prairie), douleur dans le rectum, ténesme

- **Peau :**
  Éruptions cutanées avec démangeaisons fortes, eczéma atopique, acné rosacée, engelures

- **Urogénital :**
  Miction involontaire en toussant, urémie

- **Appareil locomoteur :**
  Contractions musculaires, douleurs de croissance (surtout dans le tibia), maladresse motrice (trébuche souvent), paralysies

- **Sytème nerveux :**
  Troubles neurologiques, chorée, **épilepsie, tics (hochements de tête, mouvements de tête, roulements et cillements des yeux), troubles de la coordination** motrice

- **Psychisme/Comportement :**
  Troubles du comportement, **TDAH,** troubles anxieux (attaques de panique), énurésie nocturne, **troubles du langage,** bégaiement

- **Généralités :**
  Tempérament allergique, **rhume des foins,** tendance à consommer des drogues à l'adolescence, troubles liés aux drogues, troubles iatrogènes suite de psychotropes, handicap mental et physique

Modalités :

← après avoir mangé, au grand air froid, par temps froid, avant un orage, à la pression

→ par le sommeil, par le mouvement léger

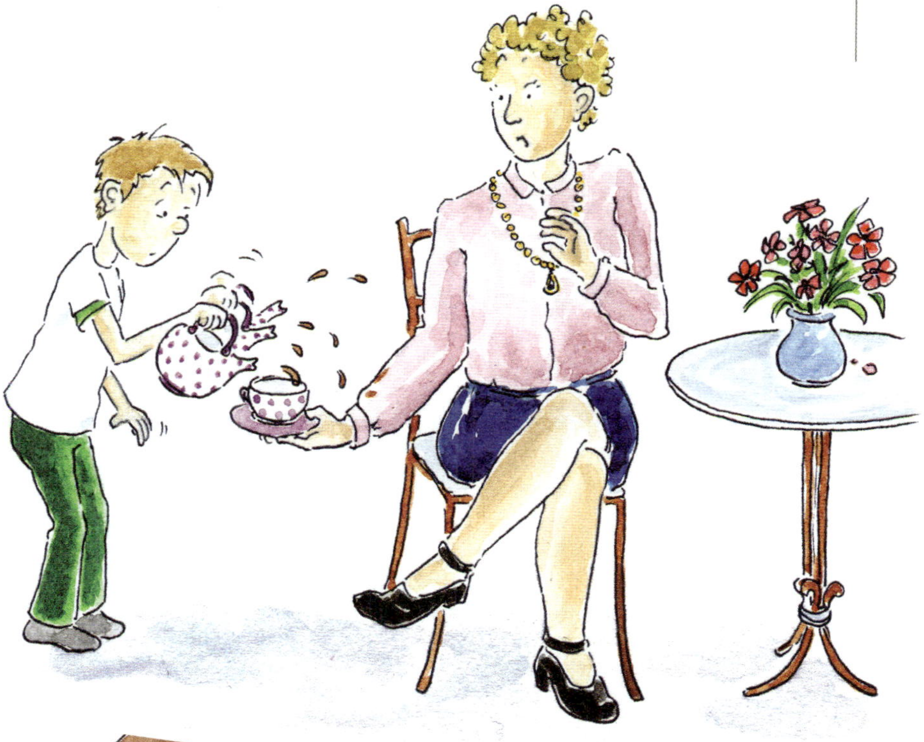

Gauche, maladroit,
trébuche souvent,
laisse tomber les objets

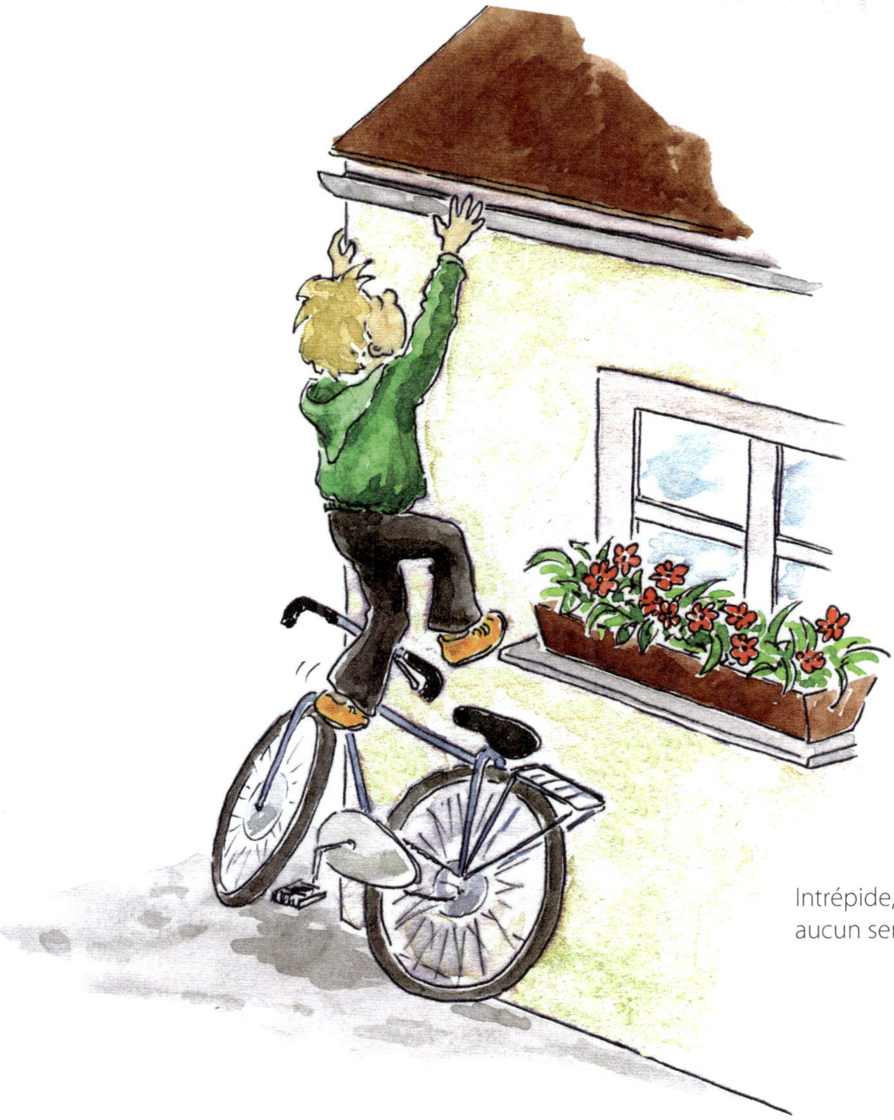

Intrépide, téméraire, audacieux,
aucun sens du danger

Alumina

Argile brûlée
(Aluminium oxydatum,
oxyde d'aluminium)
Règne minéral

Tableau périodique :
Étape 3, série Silicium (aluminium)
Étape 16, série Carbone (oxygène)
Couleur : blanc

Profil :

Tout est sec et mou chez l'enfant *Alumina*, qui paraît effectivement un peu ridé et desséché ! La peau est très sèche, crevassée, squameuse et prurigineuse, le nez encombré, sec et bouché, l'intestin paresseux, les selles sèches et noueuses comme des crottes de mouton. Les réflexes sont ralentis, et même lors de la miction, il faut attendre longtemps avant que l'urine commence à s'écouler. Malgré sa parole et son action indolentes, on remarque pourtant chez *Alumina* un stress et un manque de méthode, comme s'il était très conscient de sa lenteur et qu'il cherchait désespérément à se dépêcher. Lorsqu'on lui en demande trop, il cède à l'hystérie et à la panique.

L'enfant est assez pleurnichard et a souvent des renvois. Il a aussi des difficultés de coordination et de concentration, n'est pas « multitâche » et ne peut faire qu'une chose à la fois. Les problèmes de développement de la personnalité sont typiques d'*Alumina*. Il ne connaît apparemment ou effectivement pas sa place dans le tissu relationnel, par exemple au sein de la famille. Par conséquent, il cherche trop à s'adapter, se plie trop facilement aux idées et aux habitudes des autres, et ne montre pas de volonté ni de caractère propres (il est malléable comme l'argile non brûlée !). De ce fait, les enfants gauchers que l'on oblige à écrire de la main droite ont souvent aussi besoin d'*Alumina*. Derrière cette adaptation excessive se cache tout simplement la peur d'être abandonné s'il en demande trop pour lui-même !

Alumina aime les aliments secs, comme les pommes de terre, le riz et les farinades, et les jeunes enfants aiment aussi des choses indigestes comme le charbon, la craie et le sable.
Tout est aggravé le matin vers 9 heures et les troubles sont souvent périodiques, par exemple un jour sur deux ou toutes les trois semaines.
Alumina s'est révélé être un excellent remède de constipation chez les jeunes enfants (en particulier ceux qui ne sont pas ou plus allaités). Les selles peuvent être alors très sèches et dures, mais une constipation peut survenir même avec une selle molle. *Alumina* aide à stimuler l'activité intestinale et favorise l'expulsion.

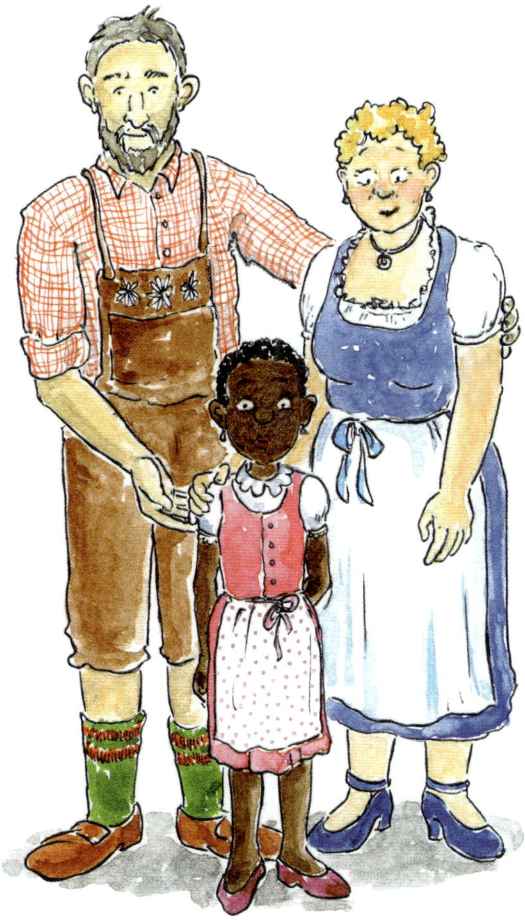

Confusion quant à sa propre identité et sa place dans la famille

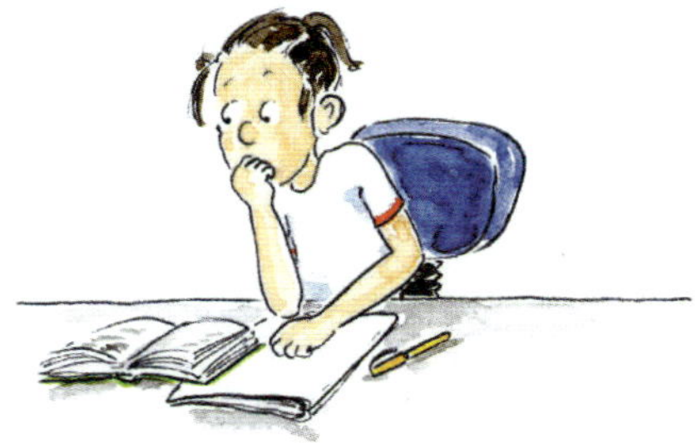

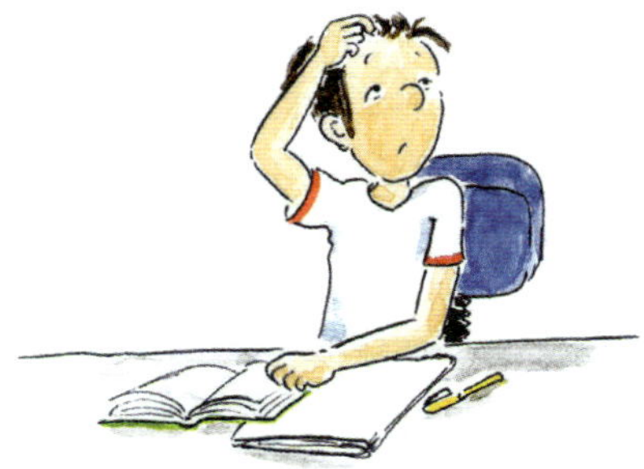

Indolence pour penser et agir, mais hâte intérieure et précipitation

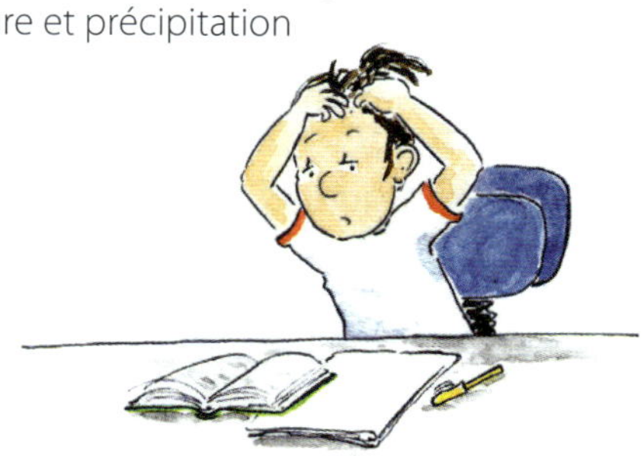

Constipation chez les nourrissons et les jeunes enfants, selles trop dures comme des crottes de mouton

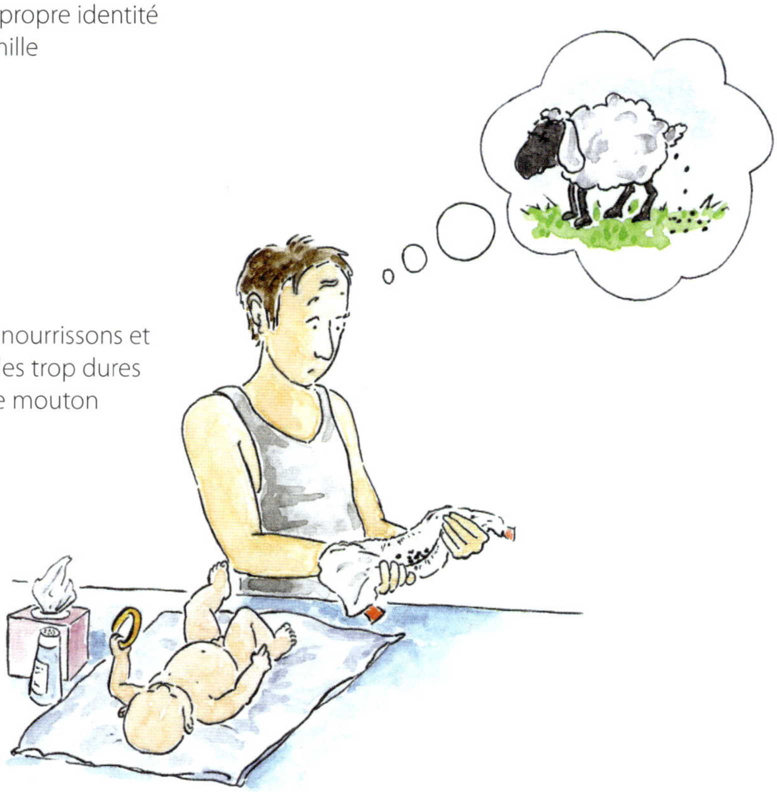

Troubles :

Troubles principaux :
Constipation chez le nourrisson et le jeune enfant

Tête :
Vertiges, maux de tête avec vertiges (en fermant les yeux), rhume, sinusite, nez bouché, strabisme (pendant la dentition)

Gorge/Poitrine :
Pharyngite chronique, maux de gorge, toux avec mucosités épaisses, toux saccadée avec dyspnée, tendance à se racler constamment la gorge

Estomac/Intestin :
Renvois fréquents, sensation de constriction dans l'abdomen, **paresse intestinale** (l'enfant a du mal à expulser même des selles molles), **constipation** (selles trop fermes, paresse intestinale, selles sèches et noueuses comme des crottes de mouton, atonie de l'intestin, absence de besoin d'aller à la selle, paralysie du sphincter, hernie ombilicale, hernie inguinale

Peau :
Peau très sèche avec démangeaisons constantes (mais sans éruption cutanée), eczéma sec, absence de transpiration, chute de cheveux

Urogénital :
Paresse urinaire (il faut attendre longtemps avant que l'urine s'écoule)

Appareil locomoteur :
Troubles de la coordination motrice, ataxie, **faiblesse musculaire** jusqu'à paralysie musculaire, atrophie musculaire progressive, poliomyélite, retard de transmission des stimuli, réflexes retardés

Psychisme/Comportement :
Troubles de la concentration, mauvaise mémoire, confusion

Généralités :
Anémie

Modalités :

← le matin, troubles périodiques, dans une pièce chaude, par les pommes de terre

→ le soir, à l'extérieur, par temps humide, en se lavant à l'eau froide

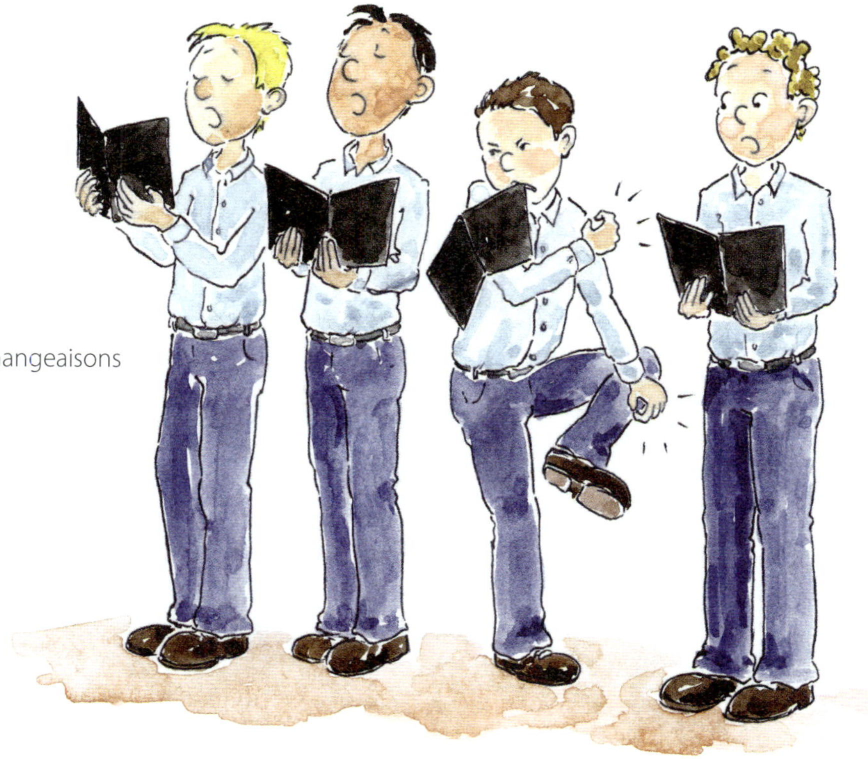

Peau très sèche avec démangeaisons
(sans éruption cutanée)

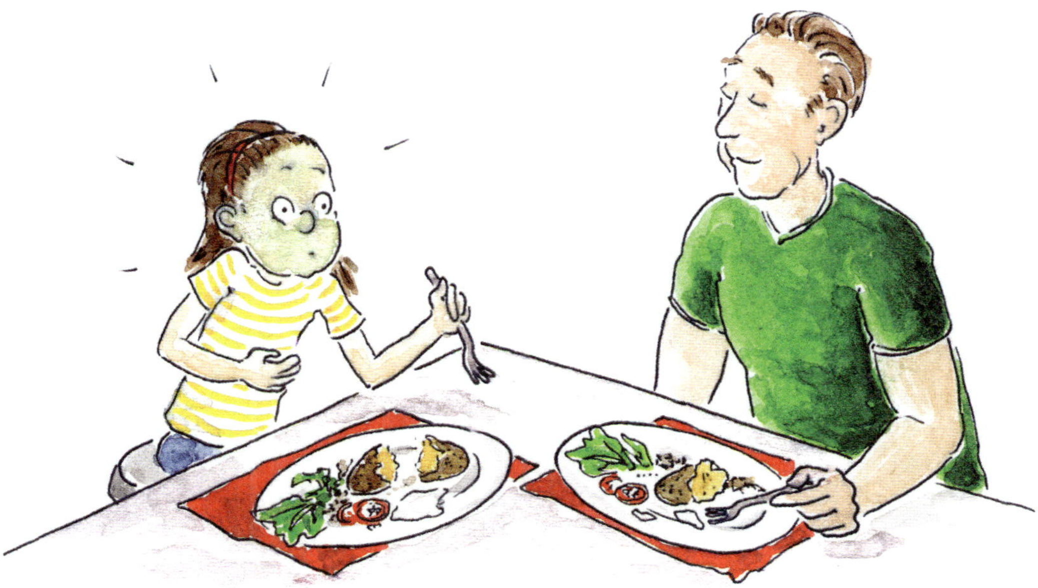

Aime les pommes de terre, mais ne les tolère pas

Androctonus

Scorpion à queue épaisse d'Afrique du Nord
(Androctonus amoreuxii hebraeus)
Scorpions/Arachnides (Arachnida)
Règne animal

Couleur : 4-5 C (orange)

Profil :

Ce petit enfant turbulent doit être en permanence sur la défensive, car son univers est plein d'ennemis. *Androctonus* se sent constamment menacé, acculé, c'est pourquoi il embête les autres enfants. Il est impatient, provocateur, cherche la dispute, ment de façon éhontée, casse les objets, se bagarre et donne parfois des coups. Ses manières peu raffinées lui valent d'avoir peu d'amis. *Androctonus* devient vite un solitaire égocentrique, suspicieux, critique, renfermé, et pourtant très, très vulnérable. Cet enfant paraît si insensible et figé qu'on dirait qu'il a un cœur de pierre, mais il ne s'agit évidemment que d'un mécanisme de défense.

L'origine des problèmes de comportement d'*Androctonus* peut se retrouver dans un contexte familial asocial avec violence, drogue, abus. Blessé, l'enfant blesse de même les autres, ou bien se renferme et s'isole. Il n'est pas rare qu'apparaisse une forme légère d'autisme ou de syndrome d'Asperger. Il peut arriver que, lors d'une dispute, *Androctonus* se détourne en silence et se ferme à toute tentative de contact. Si l'enfant se trouve harcelé ou s'il se sent menacé et acculé, il peut soudainement devenir vraiment violent. *Androctonus* est sensible à la lumière, il aime la nuit et l'ombre. Constamment actif, l'enfant *Androctonus* est fasciné par la vitesse : il adore les voitures rapides, les montagnes russes, le skateboard, le snowboard et tous les sports d'action ! Et pourtant, *Androctonus* souffre souvent du mal des transports. C'est un enfant qui aime le vent et le temps orageux, mais il est souvent frileux et a extrêmement soif. *Androctonus* ne tolère pas les œufs. Ses sensations de douleur (et *Androctonus* est très sensible à la douleur !) sont le plus souvent à type de piqûre, et l'on notera que l'enfant scorpion est particulièrement sujet aux piqûres de moustique, celles-ci pouvant rapidement s'enflammer et enfler fortement.

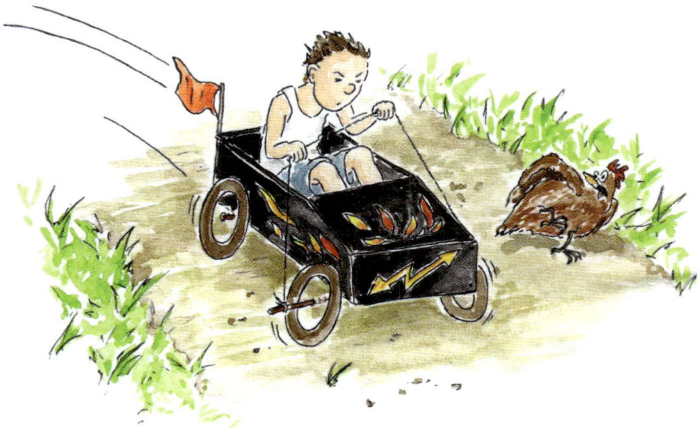

Aime la vitesse, les voitures rapides, les courses de voitures (bobby car, karting)

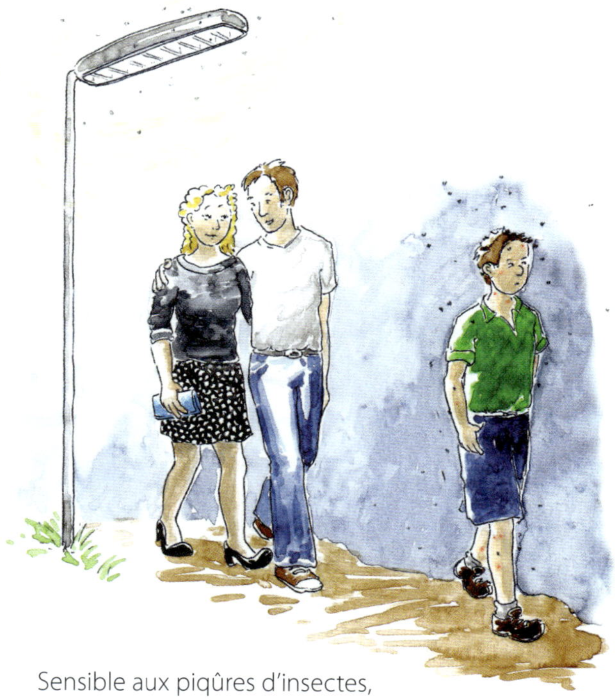

Sensible aux piqûres d'insectes, spécialement aux piqûres de moustiques (car il les attire)

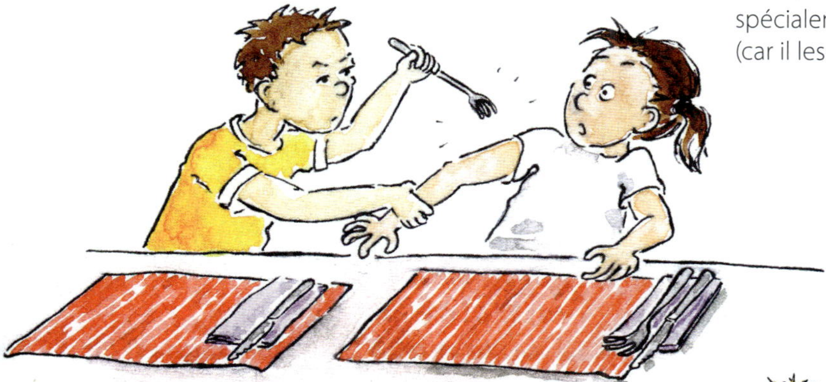

Querelleur, embête en permanence les autres enfants

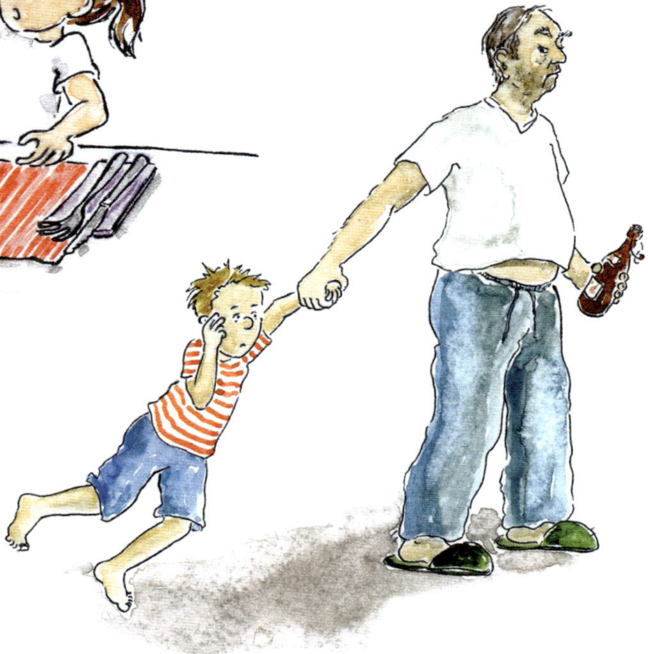

Contexte familial asocial ou destructeur (violence, drogues, abus)

Troubles :

- **Troubles principaux :**
  Problèmes de comportement social

- **Tête :**
  Maux de tête (par exposition excessive au soleil), **maux de tête lancinants** (surtout du côté gauche), migraine, vertiges, strabisme, otalgies (à gauche), acouphènes (tintements, clapotis), sécheresse de la bouche

- **Gorge/Poitrine :**
  Pharyngite, **douleurs de gorge piquantes,** mucosités abondantes dans la gorge, tendance permanente à déglutir, toux avec chatouillement, toux avec dyspnée (râles, halètements)

- **Estomac/Intestin :**
  Douleurs d'estomac, nausées, mal des transports, anxiété à l'estomac, météorisme, gargouillements et glougloutements dans l'intestin, **douleurs abdominales lancinantes** dans la région ombilicale, constipation (selle difficile, vains efforts d'expulsion)

- **Cœur/Circulation :**
  Faiblesse cardiaque, palpitations, sensation d'oppression dans la poitrine

- **Urogénital :**
  Dysurie (douleur brûlante pendant la miction), rétention d'urine, douleurs rénales

- **Appareil locomoteur :**
  Douleurs des membres, douleurs dorsales (souvent lancinantes ou pressurantes), raideur de la nuque et des épaules, paresthésies des extrémités (picotements, engourdissements), troubles de la coordination

- **Psychisme/Comportement :**
  Tendance au repli social, problèmes de comportement agressif, autisme, syndrome d'Asperger, syndrome borderline, bégaiement

- **Généralités :**
  Tendance et sensibilité aux piqûres d'insectes (en particulier moustiques)

Modalités :

← le soir, au crépuscule

→ la nuit, dans l'obscurité totale, à l'air frais, par le vent, en s'allongeant, par les applications chaudes mais par l'air froid (bien que frileux !)

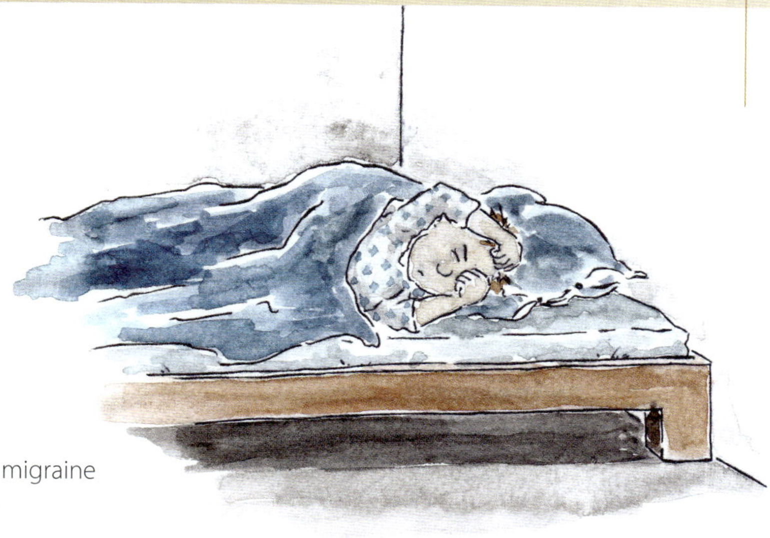

Maux de tête lancinants, par exemple migraine chez les enfants (surtout en dormant)

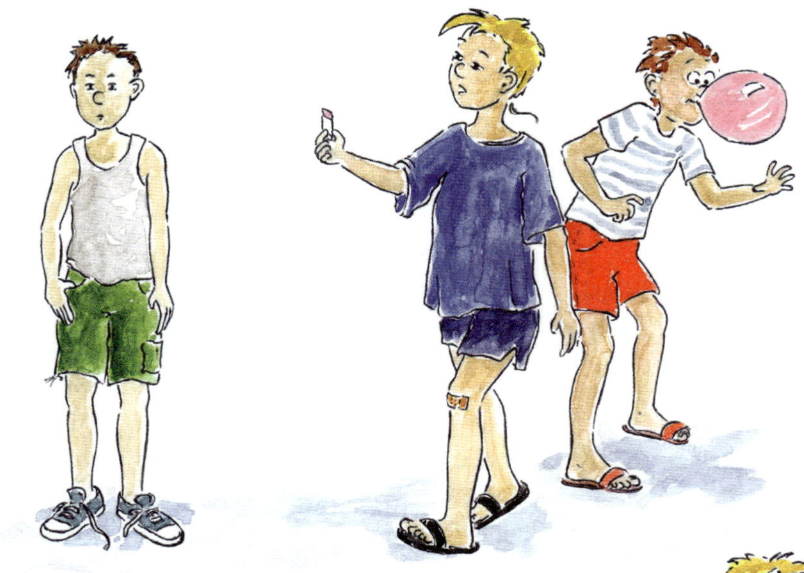

Solitaire et marginal, syndrome d'Asperger, autisme

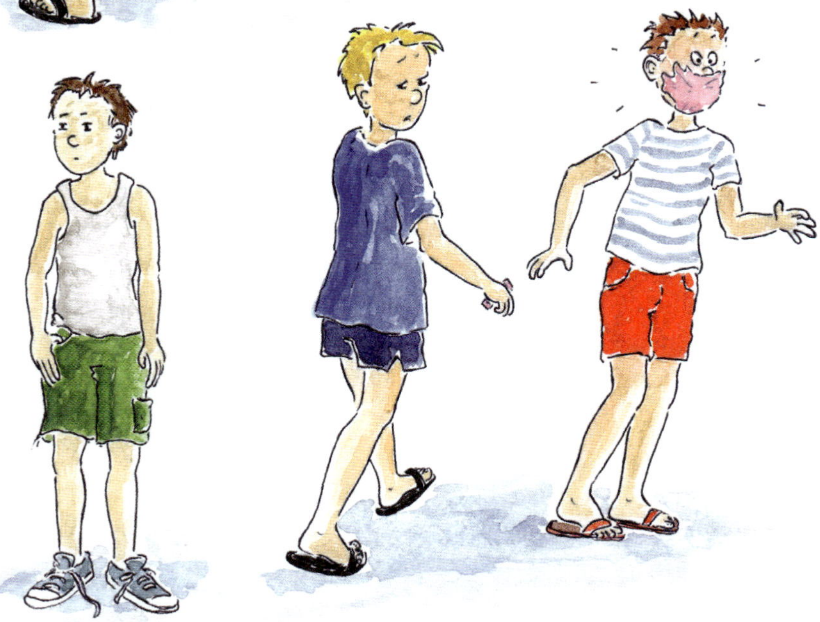

Antimonium crudum

Antimoine cru, sulfure noir d'antimoine
(Stibium sulfuratum nigrum)
Règne minéral

Tableau périodique :
Étape 15, série Argent (antimoine = stibium)
Étape 16, série Silice (soufre)
Couleur : 11 C-E (rose), 17 C (bleu vif)

Profil :

Antimonium crudum est un petit rêveur qui se retire dans sa chambre pour inventer des histoires et écrire des poèmes, et qui préfère vivre dans son monde imaginaire plutôt que de jouer avec les autres enfants. Ce qui paraît normal à la puberté doit être considéré différemment pour les enfants plus jeunes. Même les bébés veulent déjà être seuls avec leur mère quand ils tètent et ne supportent personne d'autre dans la pièce. Le contact physique est de toute façon refusé (l'enfant en a peur et pleure quand on le touche). *Antimonium crudum* n'aime pas non plus qu'on le regarde et peut même devenir réellement furieux si on lui prête particulièrement attention.

S'il a un chagrin ou une mésaventure, il réagira de façon plutôt rétive. Chez l'enfant plus âgé, ceci se manifeste par une réaction typique du genre « ne me touche pas », qu'on est bien obligé d'accepter, mais de toute évidence cela fait de lui un enfant solitaire. *Antimonium crudum* peut aider cet enfant boudeur, sentimental, grincheux, obstiné et « mauvaise tête » à s'ouvrir davantage aux autres et au monde. À l'école aussi, *Antimonium crudum* se montre rêveur, absent et déconcentré, ce qui donne lieu à des problèmes d'apprentissage car il ne comprend pas tout de ce que l'on dit. Par contre, il est très musicien et joue souvent d'un instrument (il aime la flûte traversière).

Les jeunes filles *Antimonium crudum* sont très romantiques, elles aiment écrire des poèmes et de belles histoires. De plus, c'est un enfant remarquablement sensible au clair de lune. *Antimonium crudum* a tout simplement des sentiments forts en lui, il tombe facilement amoureux et ressent toutes ses émotions particulièrement dans l'estomac. L'enfant a souvent des fringales, il aime bien manger (souvent trop et surtout des aliments aigres, ce qui ne lui réussit pas) et a tendance à grossir.

La peau est souvent atteinte : *Antimonium crudum* a une peau crevassée et des éruptions cutanées prurigineuses, souvent sous forme de névrodermite. C'est aussi un excellent remède pour les verrues (surtout aux doigts et sous les plantes des pieds), les crevasses à la commissure des lèvres et aux narines, ainsi qu'en cas d'impétigo et d'acné.

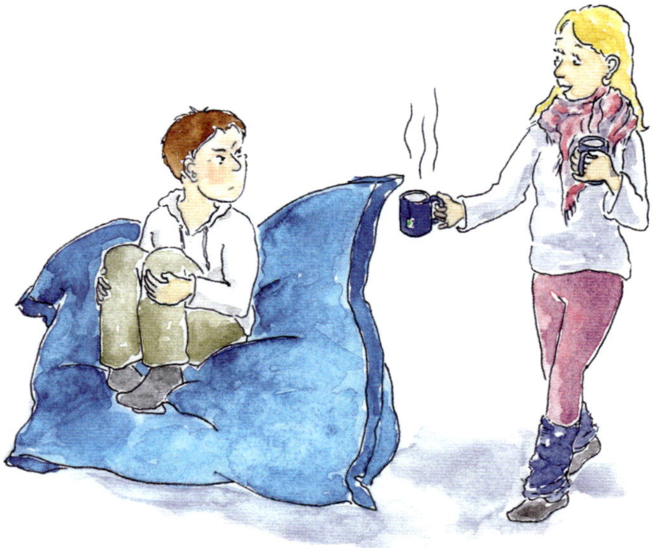

Ne veut pas être dérangé, grincheux et irritable, mais sans agressivité

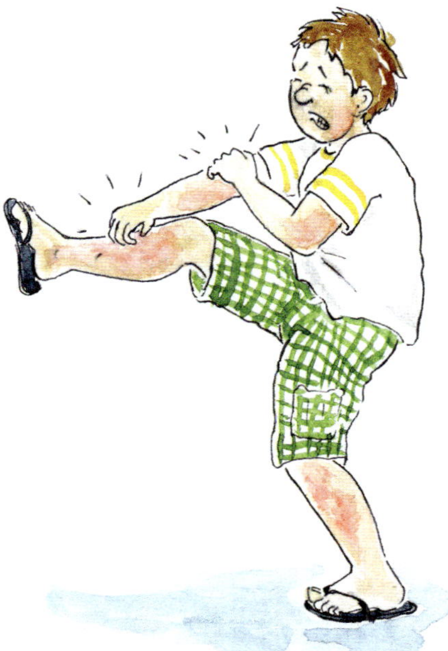

Éruptions cutanées avec démangeaisons, peau sèche et crevassée, névrodermite

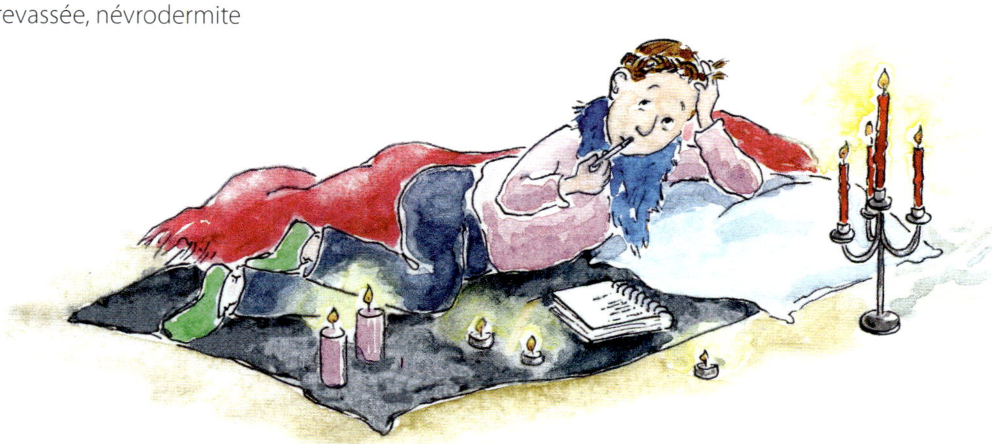

Vit plongé dans son monde imaginaire

Troubles :

- **Troubles principaux :**
  Troubles cutanés et problèmes gastro-intestinaux

- **Tête :**
  Maux de tête d'origine gastrique (suite d'excès alimentaires, surtout après sucreries, Coca-Cola, aliments gras et indigestes), maux de tête après suppression d'éruptions cutanées ou de rhume (usage prolongé de sprays nasaux), maux de tête après avoir eu la tête mouillée ou après avoir pris froid à la tête (par exemple après un bain), conjonctivite, rhume (nez bouché, aggravation par la chaleur)

- **Gorge/Poitrine :**
  Asthme bronchique (suite de suppression de verrues et d'éruptions cutanées)

- **Estomac/Intestin :**
  Gastrite aiguë et chronique, **douleurs d'estomac, nausées et vomissements** (surtout après excès alimentaires), fringales, renvois, météorisme, flatulence, coliques intestinales, diarrhée (particulièrement en été), constipation, hépatite A.

- **Peau :**
  Croûtes de lait, éruptions cutanées avec démangeaisons, **dartres, eczéma atopique** (typiquement avec joues rouges et sèches), acné (aggravée par les sucreries), **impétigo,** peau crevassée, **verrues** (souvent verrues plantaires, surtout aux orteils et aux plantes des pieds), cors, durillons, mycoses cutanées

- **Appareil locomoteur :**
  Douleurs des membres, douleurs dans les jambes (apparaissant en même temps que les douleurs abdominales)

- **Psychisme/Comportement :**
  Tendance au retrait social, TDASH (trouble du déficit de l'attention sans hyperactivité, « Pierrot de la lune »), syndrome d'Asperger, douleurs abdominales d'origine psychosomatique, terreurs nocturnes

- **Fièvre :**
  Fièvre d'origine gastrique avec transpiration, surtout la nuit

- **Généralités :**
  Obésité

Modalités :

← le soir, par la chaleur, en se lavant, par l'eau, par les compresses humides

→ à l'extérieur, par le repos, par la chaleur humide et modérée

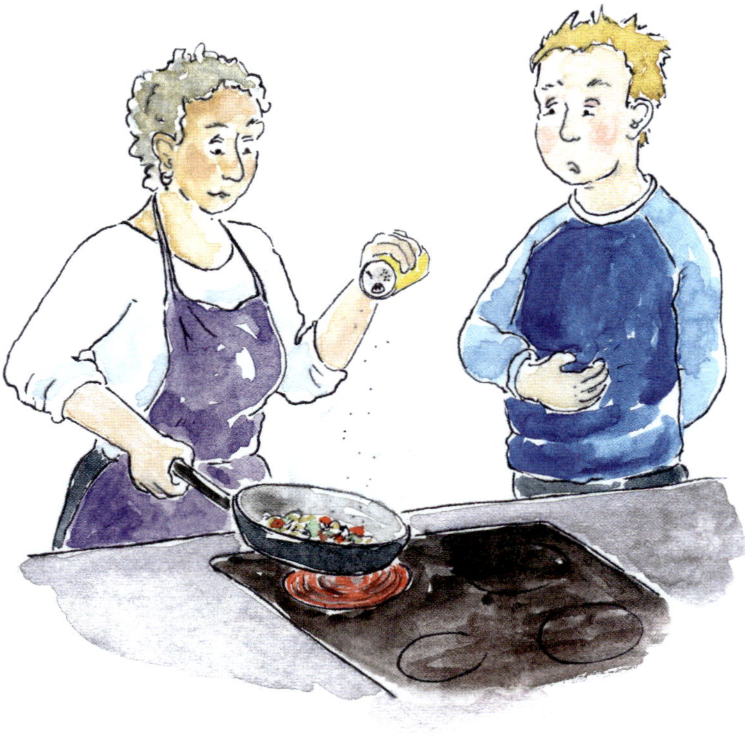

Nausées constantes, la seule pensée de manger
ou l'odeur des aliments provoque des nausées

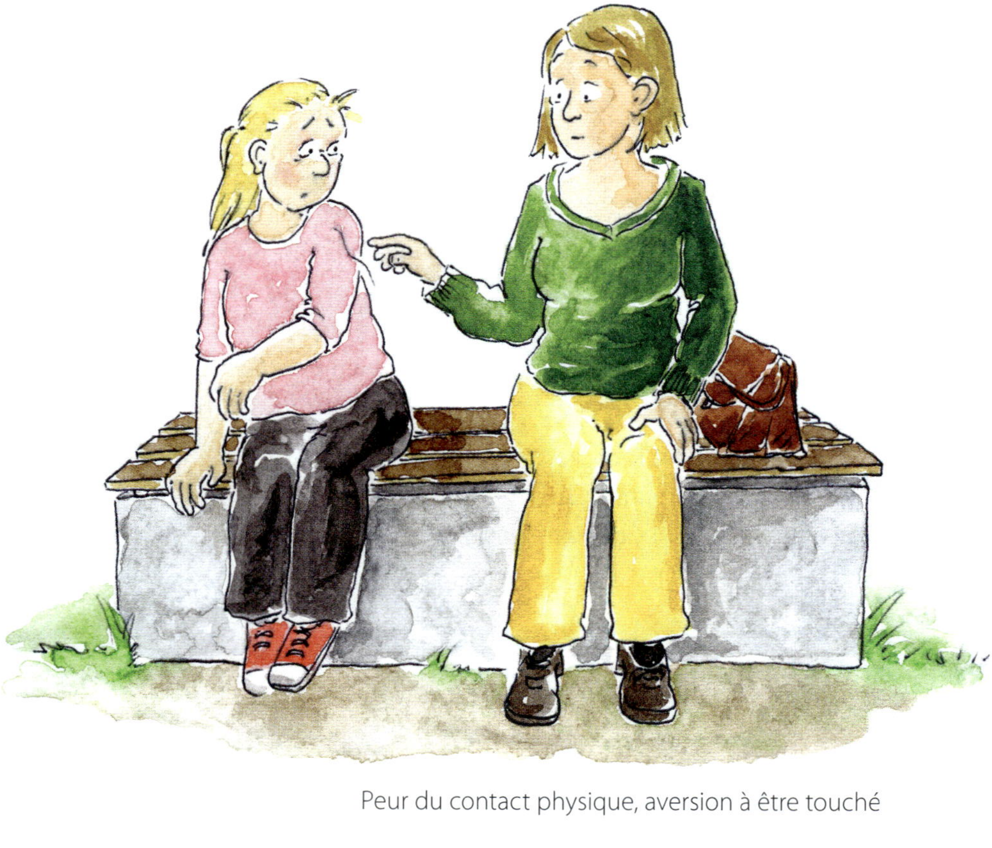

Peur du contact physique, aversion à être touché

Apis

(Apis mellifica)
Abeille mellifique (Apis mellifera)
Abeilles (Apidae)/Insectes (Insecta)
Règne animal

Couleur : 8 C (rouge vif)

Profil :

L'enfant *Apis* est une vraie « petite abeille » travailleuse et appliquée ! Il est actif et constamment occupé car il a toujours quelque chose à faire. Et *Apis* aime la compagnie, il aime vivre littéralement comme une abeille dans sa ruche ! Pourtant, il se retrouve parfois pris dans une sorte d'activité stérile, dans une hâte et une précipitation fébriles : il en fait alors beaucoup, mais de façon maladroite et désorganisée. Il laisse tomber les objets et les casse, et par conséquent ne mène rien vraiment à bien.

Apis est jaloux, possessif, égoïste et compétitif (comme on peut l'attendre d'un remède animal), mais il est également serviable, désireux de donner le meilleur de lui-même, toujours aimable et ouvert. *Apis* ne dévoile pas volontiers ses véritables sentiments aux autres. Malgré sa sensibilité, il est très vaillant et ne se plaint pas facilement de ses troubles, qui sont en partie violents et aigus. Il en va autrement des bébés et des jeunes enfants, qui poussent des cris stridents par exemple quand ils font leurs dents.

Sur le plan physique, on retrouve toujours la triade chaleur-rougeur-gonflement, comme par exemple dans une inflammation aiguë de la gorge ou une cystite avec douleurs brûlantes ou piquantes. Souvent les troubles s'accompagnent de démangeaisons, comme de manière typique dans les piqûres d'abeille ou de guêpe, mais aussi dans les éruptions allergiques comme la névrodermite ou l'urticaire. On observe fréquemment un gonflement des paupières, ainsi qu'un gonflement œdémateux des pieds ou des chevilles. On trouve à la fois des douleurs piquantes et brûlantes, aussi n'est-il pas surprenant que ce soit surtout le froid qui améliore tous les troubles. On peut donc finir par essayer *Apis* pour les brûlures et les coups de soleil. Outre la gorge, la vessie peut également être atteinte, comme mentionné précédemment, et provoquer une rétention urinaire. Ceci se trouve encore renforcé par l'absence de soif typique d'*Apis* (symptôme frappant en cas de fièvre). La chaleur et le toucher aggravent les troubles.

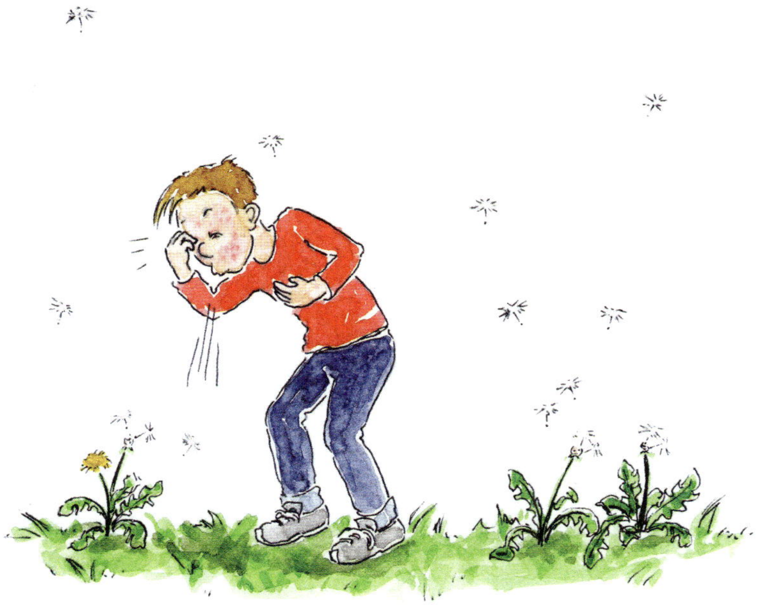

Allergies instantanées, asthme allergique
et éruptions cutanées allergiques

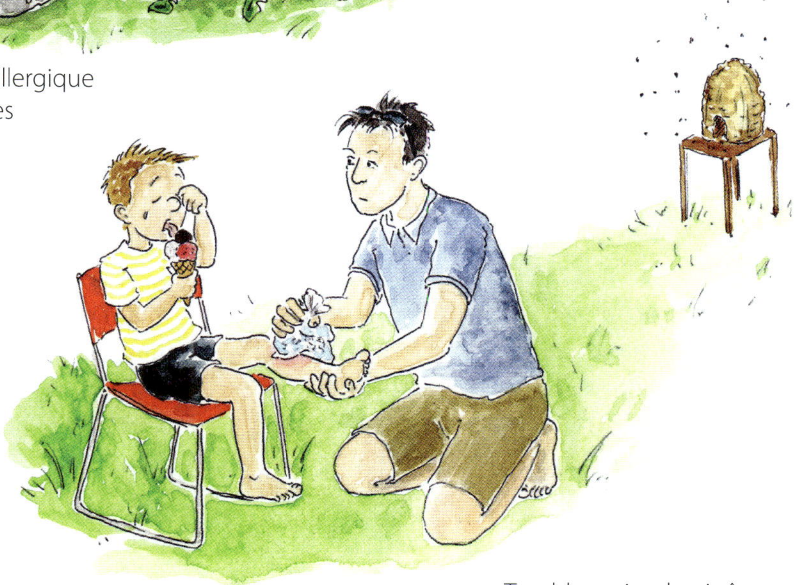

Troubles suite de piqûres
d'abeilles (ou de guêpes)

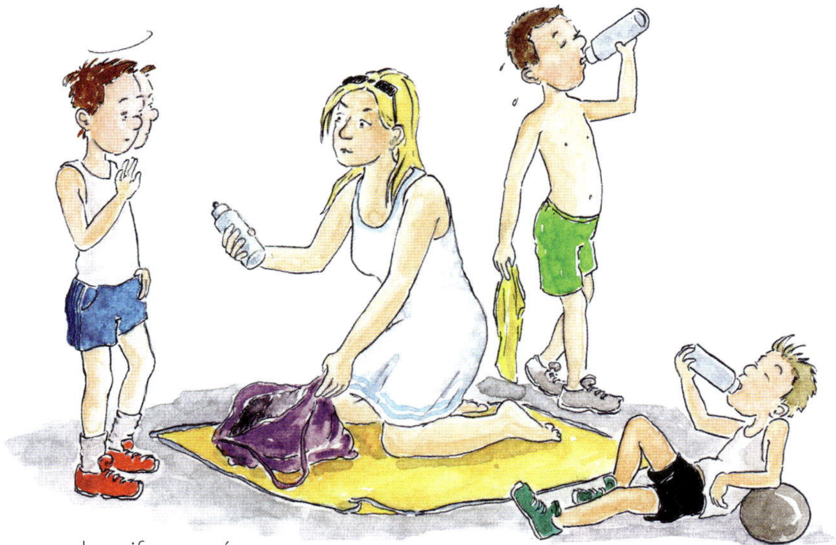

Absence de soif marquée

Troubles :

- **Troubles principaux :**
  Inflammation aiguë de la gorge ou cystite, allergies et piqûres d'insectes

- **Tête :**
  Méningite, maux de tête (avec vertiges, nausées et vomissements), migraine, conjonctivite catarrhale (suite de refroidissement), conjonctivite allergique, rhinite allergique, glottite (« langue rouge vif »), troubles de la dentition, **douleurs dentaires lancinantes** (par caries ou après traitement dentaire)

- **Gorge/Poitrine :**
  Pharyngite aiguë **(inflammation aiguë de la gorge avec pharynx rouge vif, « comme vernissé »)**, douleurs de gorge brûlantes ou piquantes, amygdalite aiguë (avec amygdales et luette enflées de couleur rouge clair), asthme allergique, diphtérie

- **Peau :**
  Éruptions cutanées allergiques, eczéma atopique, **urticaire**, œdème de Quincke lors de réactions allergiques aigues, érésipèle, brûlures, coups de soleil, scarlatine, rubéole

- **Urogénital :**
  Cystite aiguë et chronique, dysurie, hématurie, oligurie, rétention urinaire, incontinence urinaire, **néphrite,** syndrome néphrotique, albuminurie

- **Appareil locomoteur :**
  Gonflement œdémateux des articulations et des extrémités (en particulier pieds et chevilles)

- **Psychisme/Comportement :**
  Enurésie nocturne

- **Fièvre :**
  Fièvre modérée avec absence de soif, surtout dans la matinée et à midi, fièvre avec rétention urinaire

- **Généralités :**
  Inflammations aiguës, tempérament allergique, **allergie instantanée,** rhume des foins, **troubles suite de piqûres d'insectes (en particulier abeilles et guêpes)**

Modalités :

← par la chaleur forte, par le toucher, par la pression, en fin d'après-midi, après avoir dormi, dans une pièce chauffée, du côté droit

→ à l'extérieur, en se découvrant, par un bain froid

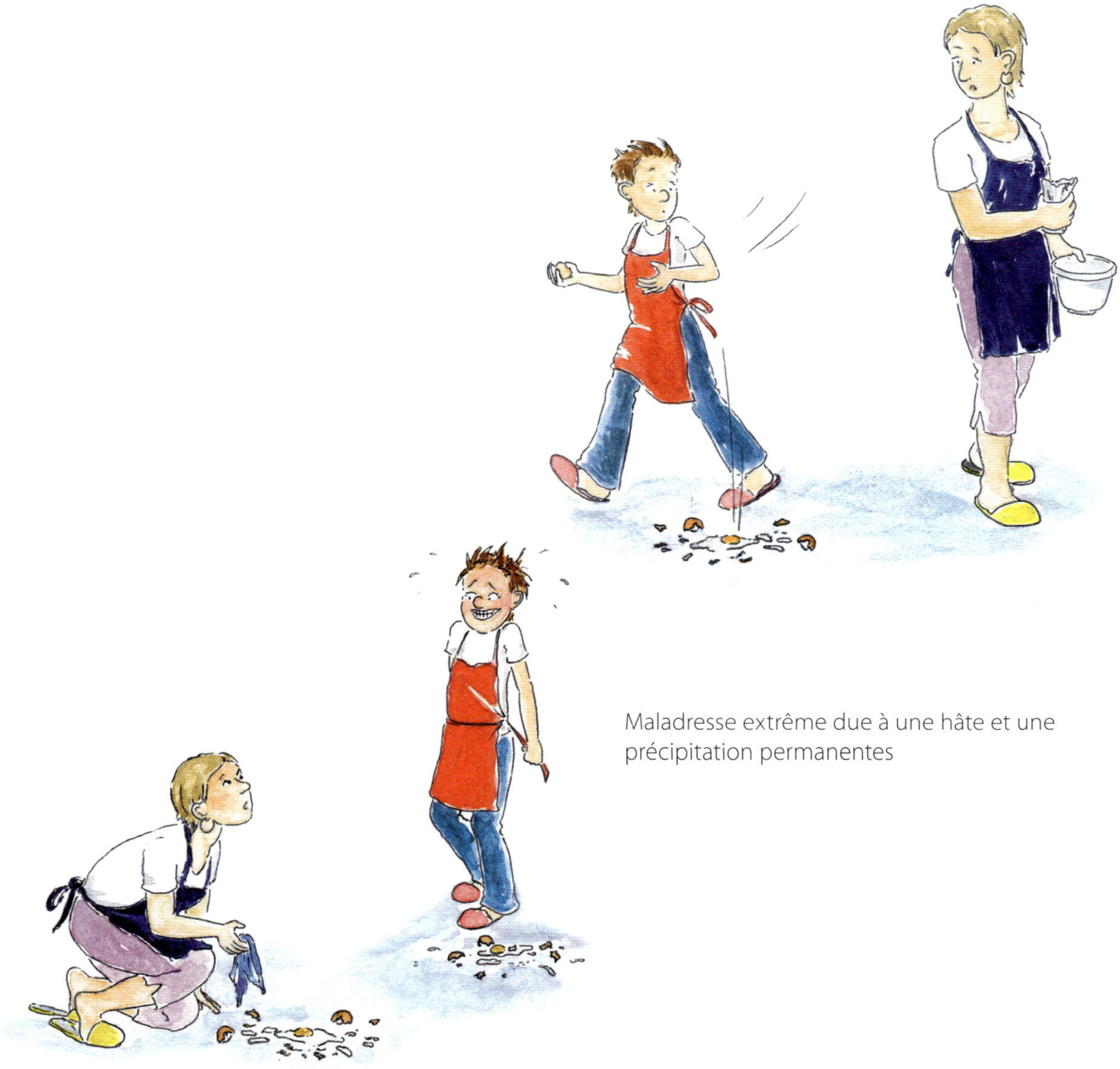

Maladresse extrême due à une hâte et une précipitation permanentes

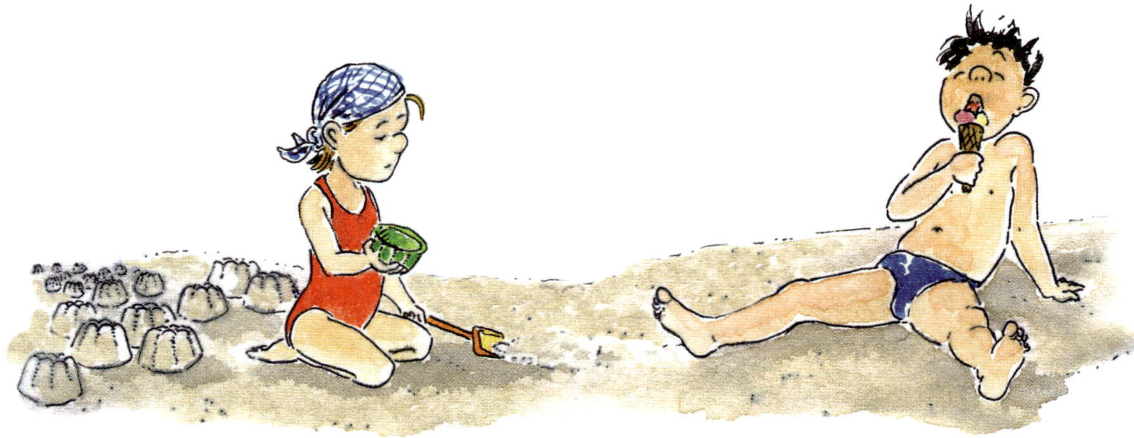

Toujours occupé, a toujours quelque chose à faire (« petite abeille appliquée »)

Argentum nitricum

Nitrate d'argent
Règne minéral

Tableau périodique :
Étape 11, série Argent (argent),
Étape 15, série Carbone (azote)

Couleur : argent, noir

Profil :

Dès les premiers jours de vie, une prise d'*Argentum nitricum* peut être utile si le bébé a les yeux collés par du pus et souffre de ce qu'on appelle la conjonctivite du nouveau-né. Plus tard, ce sera un bon remède pour les diarrhées pendant la dentition et les coliques intestinales. L'enfant *Argentum nitricum* un peu plus âgé se remarque par ses tremblements nerveux. Il est toujours pressé, court et parle avec hâte, et a une obsession de la ponctualité.

Les rendez-vous et les délais mettent *Argentum nitricum* sous forte pression et l'imminence d'un examen, d'un devoir en classe ou d'un passage sur scène provoquent une diarrhée nerveuse qui l'oblige à courir sans cesse aux toilettes. *Argentum nitricum* est très ambitieux et met tout en œuvre pour atteindre ses objectifs. Cette tension interne est toujours aisément perceptible.

Argentum nitricum est très exigeant vis-à-vis de lui-même, mais en même temps il en souffre et cela peut parfois le briser. Il ne s'agit pas d'ambition aveugle, car il ne veut pas supplanter les autres, mais simplement montrer ce dont il est capable : il veut « briller » ! De même qu'il y a chez lui de nombreuses peurs (par exemple de l'obscurité, des espaces étroits et des tunnels), *Argentum nitricum* devient vite soucieux et un peu hypocondriaque.

Sa tendance artistique est remarquable : il aime l'art, la peinture, les musées et la musique, mais aussi, malheureusement, le sucre et les douceurs qu'il ne tolère absolument pas. Des gargouillements et des glougloutements bruyants dans l'intestin, des flatulences et des diarrhées malodorantes en sont la conséquence, à quoi s'ajoutent un peu plus tard des tremblements avec faiblesse (suite à une forte chute de la glycémie). La langue est recouverte d'un épais enduit blanc, sa pointe est rouge. En plus de l'intestin et des yeux, la gorge constitue un autre point faible chez *Argentum nitricum*. Il a souvent des douleurs de gorge « comme par une écharde », une amygdalite du côté gauche, et peut vite s'enrouer (surtout après avoir trop parlé ou parlé trop fort). Dans les cas extrêmes, l'enfant peut perdre sa voix et là aussi *Argentum nitricum* peut être utile. Mais *Argentum nitricum* est avant tout connu comme un bon remède en cas de tension d'anticipation (par exemple avant un devoir en classe), de peur des examens et de trac (par exemple avant une représentation).

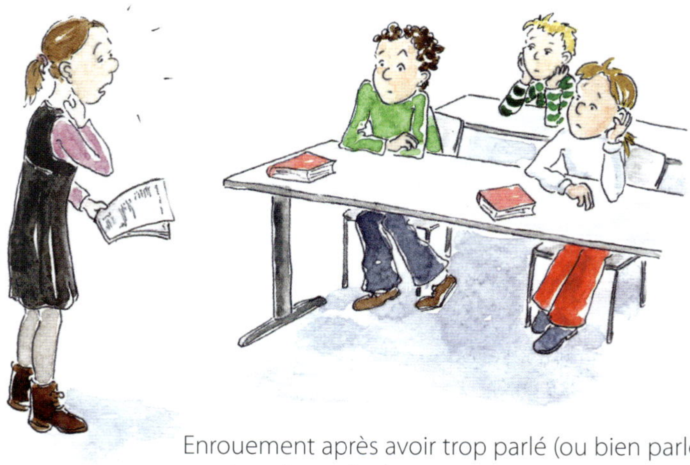

Enrouement après avoir trop parlé (ou bien parlé ou chanté trop fort)

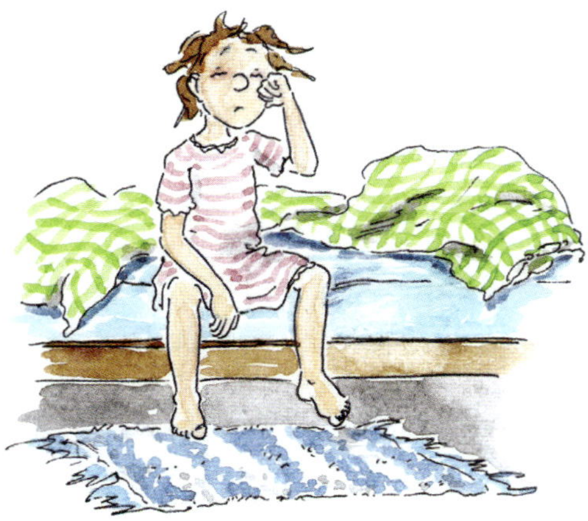

Ophtalmies, photophobie, yeux collés le matin

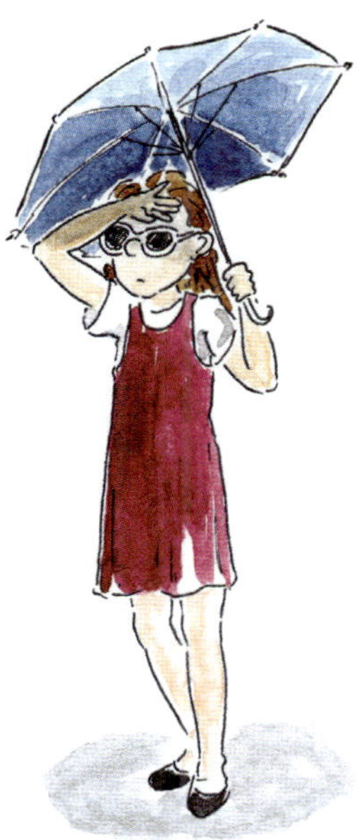

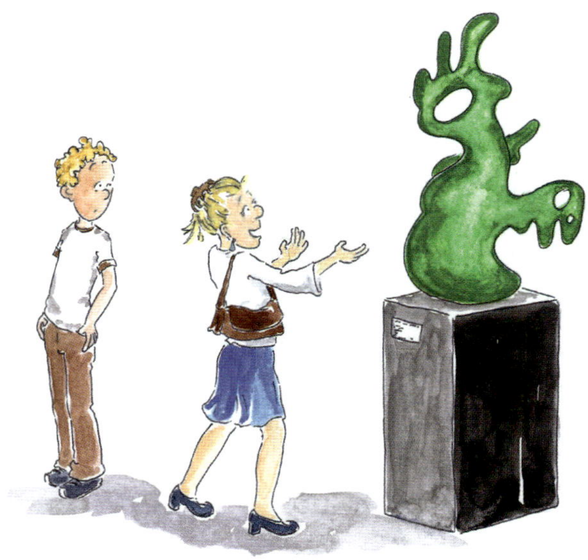

Tendance artistique, intérêt pour l'art, talent artistique

Troubles :

Troubles principaux :

Troubles gastro-intestinaux et ophtalmies

Tête :

Maux de tête (aggravés par l'effort intellectuel), migraine, conjonctivite (surtout chez le nouveau-né), **ophtalmies chez les jeunes enfants,** photophobie, strabisme, aphtes, muguet buccal (langue blanche avec bout de la langue rouge)

Gorge/Poitrine :

Pharyngite, **douleur de gorge avec sensation d'écharde,** laryngite aiguë, **enrouement** (suite de forçage vocal), aphonie, amygdalite (surtout à gauche)

Estomac/Intestin :

Renvois, **douleurs d'estomac, nausées et vomissements,** coliques intestinales, flatulences (très malodorantes), **diarrhée** souvent verdâtre (suite d'émotions, pendant la dentition, aggravée par le sucre et l'angoisse d'anticipation), **gargouillements et glougloutements bruyants dans l'intestin,** intolérance au sucre/intolérance au fructose, mauvaise assimilation

Appareil locomoteur :

Douleurs dorsales (améliorées par la marche lente), besoin irrépressible de fléchir les bras, agitation des extrémités, douleurs rhumatismales, douleurs en soulevant les épaules

Psychisme/Comportement :

Enurésie nocturne, se ronge les ongles, nervosité, **peur des examens** et trac, claustrophobie

Généralités :

Troubles suite d'excès de télévision et d'ordinateur

Modalités :

← par la chaleur, la nuit, en mangeant froid, par les douceurs, par le sucre, après avoir mangé, par excitabilité émotionnelle, du côté gauche

→ par les renvois, à l'air frais, au froid, à la pression

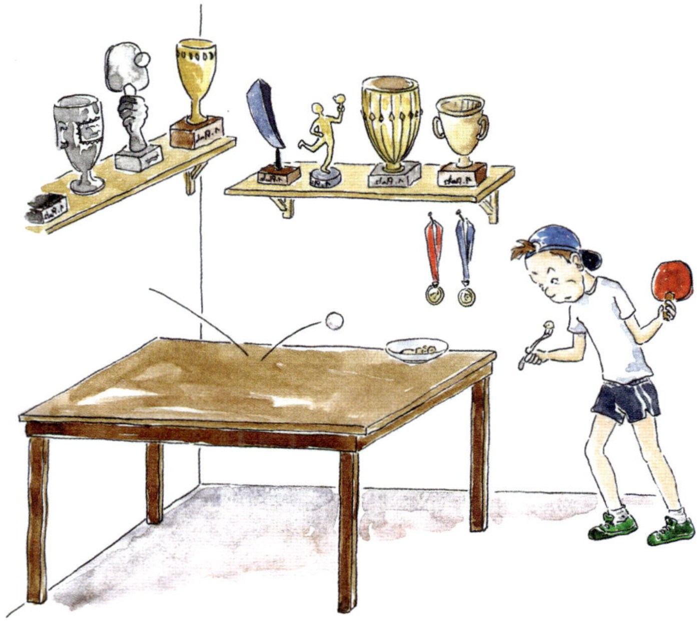

Forte tension intérieure et efforts intenses
pour atteindre des objectifs ambitieux

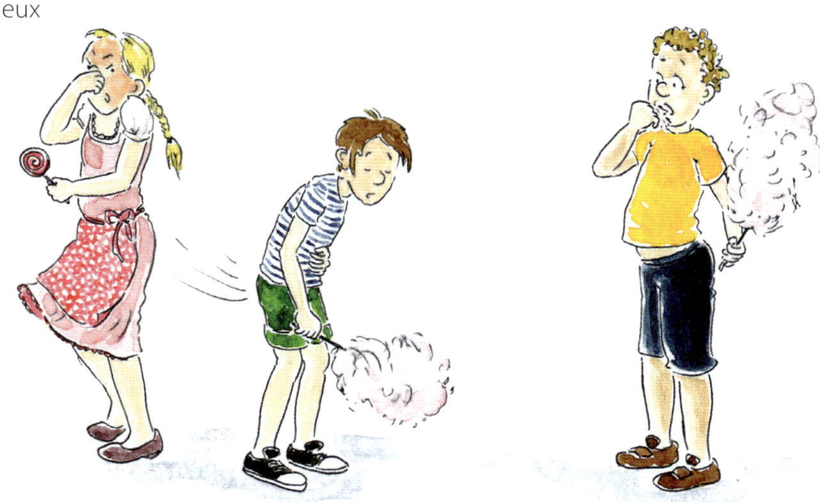

Intolérance au sucre avec nausées,
diarrhée et flatulences malodorantes

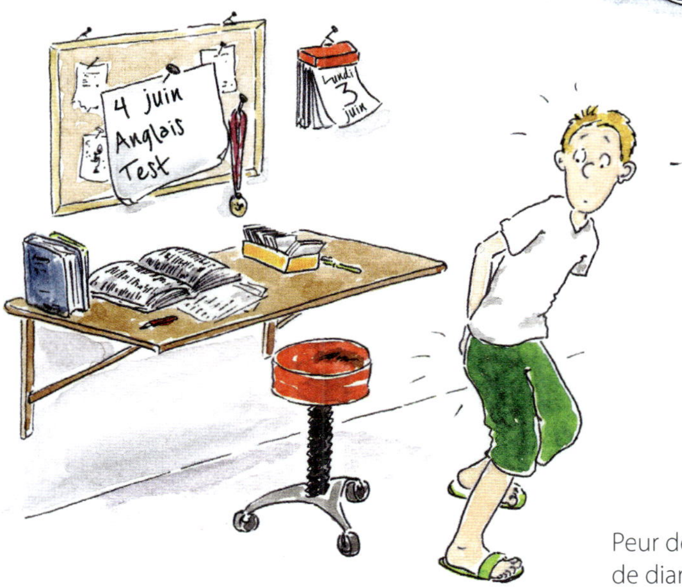

Peur des examens accompagnée
de diarrhée violente

Arnica

Arnica, arnique des montagnes
(Arnica montana)
Famille des composées (Asteraceae)
Règne végétal

Couleur : blanc

Profil :

L'enfant *Arnica* est un combattant vaillant et volontaire, qui fait preuve de confiance en lui et montre rarement ses faiblesses. Il se sent fort et invulnérable, aussi ne doute-t-il de rien. *Arnica* ignore totalement ses blessures lorsque celles-ci sont légères, et s'il est malade, il renvoie avec nervosité ou même agressivité ceux qui cherchent à le consoler en leur disant qu'il va bien !

En effet, *Arnica* n'aime pas du tout qu'on le console ni qu'on s'approche de lui, et encore moins qu'on le touche, ce qu'il redoute tout particulièrement. Cette crainte peut apparaître après qu'un accident ou une blessure lui a montré qu'il n'est pas si invulnérable. Dans ce cas, la grande confiance en soi d'*Arnica* peut se transformer d'un coup en une vulnérabilité et une anxiété tout aussi grandes. Sa confiance dans sa propre invulnérabilité est alors ébranlée… et, en effet, toute secousse aggrave les troubles d'*Arnica* !

Sa sensibilité au contact est telle que, lorsqu'il est couché sur un matelas mou, il a la sensation d'être allongé sur une planche de bois ! De ce fait, il s'agite beaucoup dans son lit et change sans cesse de position.

On voit souvent dans le tableau constitutionnel du remède un enfant revêche et agressif, qui a déjà fait l'expérience de sa propre vulnérabilité à travers des blessures physiques ou morales (par exemple des accidents, une expérience violente, un abus ou un trauma de naissance).

Sur le plan clinique, *Arnica* est souvent le premier remède utilisé pour toute sorte de blessure, surtout pour les contusions et les saignements, de même qu'en cas de choc. Il est très important de le donner rapidement en cas de blessure à la tête, afin d'éviter dès que possible la formation d'un œdème qui peut mettre la vie en danger.

Arnica est un excellent remède pour stimuler la résorption d'hématomes, même en cas de petite hémorragie interne. Lorsqu'il est donné après des blessures sportives telles que claquages, entorses et luxations, il atténue la douleur et réduit le temps de guérison. Il aide également dans les douleurs musculaires après surmenage sportif. Les douleurs ressenties par *Arnica* sont généralement à type d'écorchure, d'écrasement ou comme après avoir été battu.

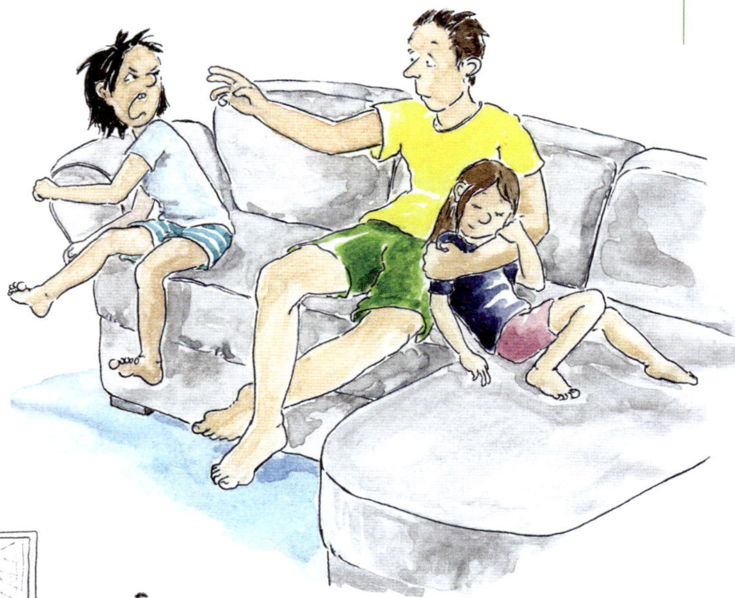

Aversion pour la consolation et la compassion, auxquelles il réagit de manière revêche et irritée

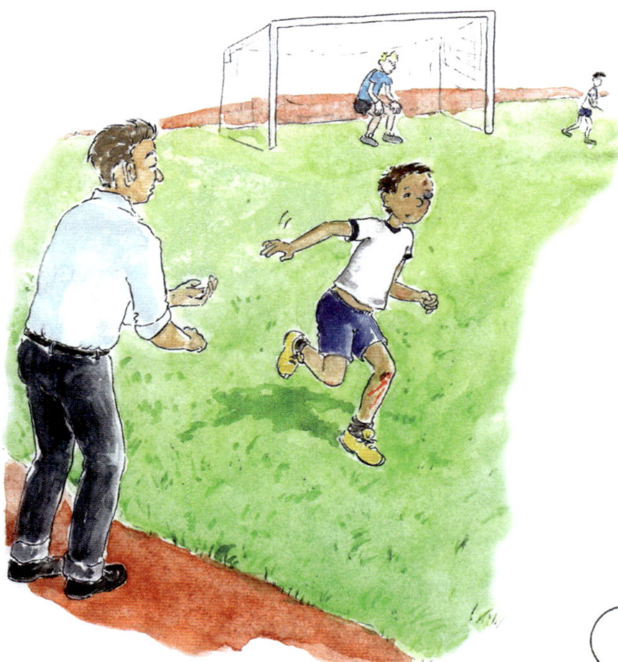

Vaillant et insensible à la douleur, ignore les troubles et les blessures légères

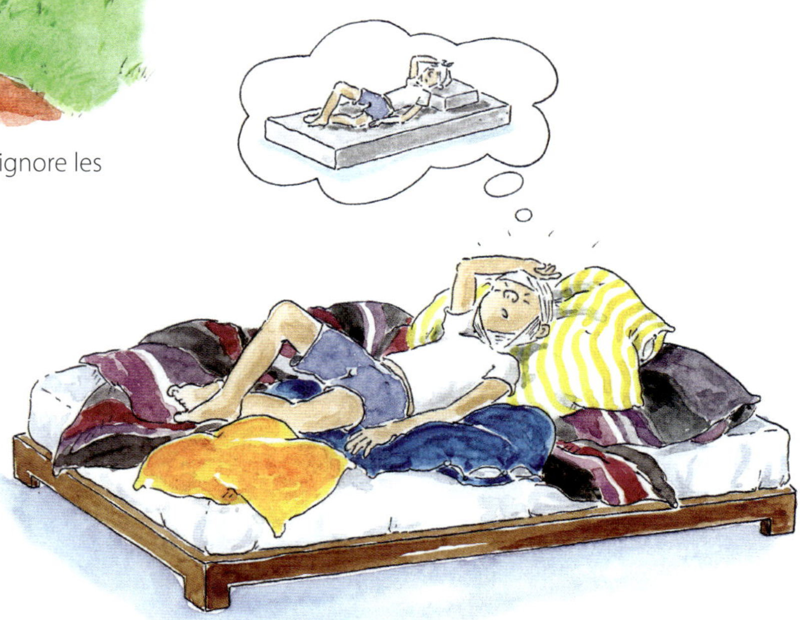

Grande sensibilité au contact (même un lit mou est encore trop dur pour lui)

Troubles :

- **Troubles principaux :**
  Blessures de nature physique et morale

- **Tête :**
  Blessures à la tête, commotion cérébrale, maux de tête (toute secousse aggrave), blessures aux yeux, saignement oculaire, traumatisme oculaire (par exemple suite de coup), acouphènes (suite d'exposition à un bruit fort), saignements de nez, saignements des gencives

- **Gorge/Poitrine :**
  Toux avec douleur de poitrine, bronchite, asthme bronchique, coqueluche, pneumonie, pleurésie

- **Estomac/Intestin :**
  Douleurs d'estomac, renvois, vomissements, appendicite, flatulences, diarrhée

- **Urogénital :**
  Miction involontaire, rétention urinaire, besoin fréquent d'uriner la nuit, néphrite, orchite

- **Appareil locomoteur :**
  Écorchure, **entorse,** claquage, luxation, fractures, **hématomes,** surmenage des muscles et des tendons, courbatures, douleurs rhumatismales des membres, **douleurs musculaires avec sensation d'écorchure ou d'entorse,** faiblesse des articulations

- **Système nerveux :**
  Encéphalite post-traumatique ou méningite

- **Psychisme/Comportement :**
  Enurésie nocturne (après un choc, un accident ou une opération), suite de violence, suite d'abus sexuel

- **Généralités :**
  Remède d'urgence en cas de blessure et de choc, **de contusions,** de saignement, **après une opération, un accident ou un traitement dentaire**

Modalités :

← par le moindre contact, par les secousses, par le repos, par le froid humide

→ en s'allongeant, en gardant la tête penchée vers le bas

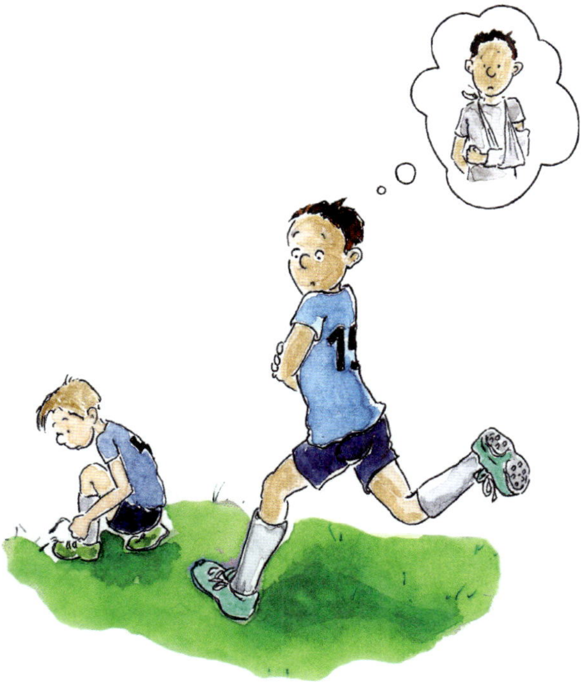

Sujet aux accidents et aux blessures
(et y pense sans cesse)

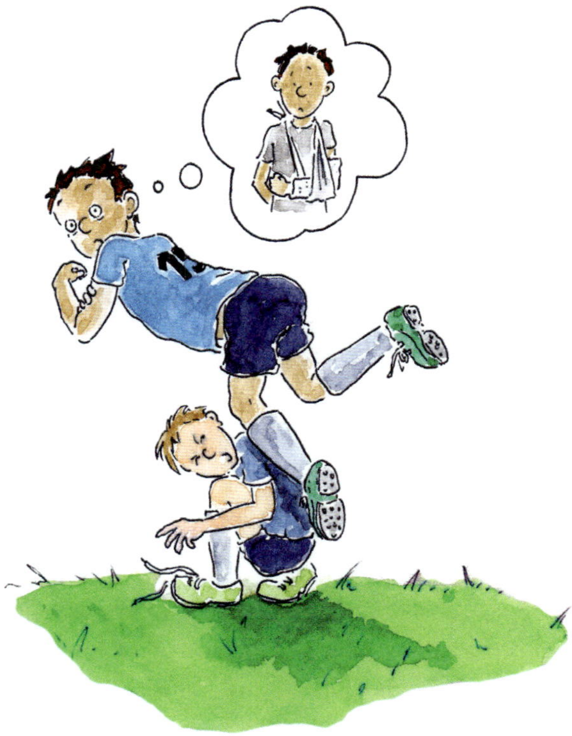

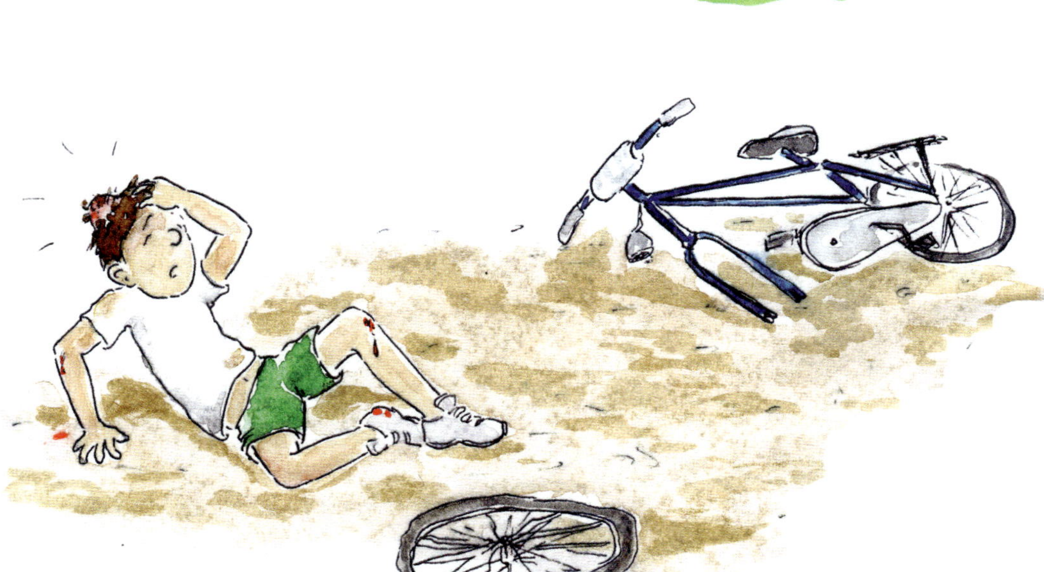

Principal remède pour toutes les blessures et les chocs

Arsenicum album

Arsenic blanc
Trioxyde d'arsenic
Règne minéral

Tableau périodique :
Étape 15, série Fer (arsenic),
Étape 16, série Carbone (oxygène)

Couleur : 5 E (brun-orangé)

Profil :

L'enfant *Arsenicum* est souvent petit, délicat et coquet. Il accorde beaucoup de prix aux vêtements soignés, propres et jolis, et est de plus très poli, scrupuleux et discipliné. Tout naturellement, ses tâches sont accomplies correctement et consciencieusement, c'est pourquoi il est surtout le chouchou de ses parents et de ses professeurs.

Mais il y a là quelque chose qui ne va pas ! *Arsenicum* est trop tendu, nerveux, agité. Son désir de perfection met l'enfant *Arsenicum album* sous pression et ce n'est pas seulement par ambition d'être meilleur que les autres, c'est surtout pour fournir le meilleur résultat possible. Il ne laisse aucun doute quant au fait d'être le meilleur et d'avoir toujours raison (ce qui, du fait de son intelligence, est effectivement souvent le cas). Pour cela, il est également prêt à prendre des responsabilités. Grâce à son haut niveau de self-control, à sa façon méticuleuse de travailler et à sa discipline inflexible, il parvient à ses objectifs.

Cependant, il n'y a pas que pour lui-même qu'*Arsenicum album* place la barre aussi haut : tous ceux qui ne lui arrivent pas à la cheville sont traités avec dédain et mépris, et ouvertement critiqués. Ou alors il voudra avoir toujours raison et fera des reproches aux autres en les menant à la baguette. Du fait de son perfectionnisme, *Arsenicum* se distingue par un besoin maniaque de tout contrôler, et qui plus est se montre extrêmement tatillon et hypersensible. Cela peut avoir également des répercussions sur son mode d'alimentation : il est en effet très difficile et exige une alimentation très équilibrée. *Arsenicum* peut être un bon remède en cas d'anorexie. D'autre part, on connaît son utilité en cas d'intoxication alimentaire et de grippe gastro-intestinale avec faiblesse, diarrhée et vomissements.

Arsenicum a peur de tout, particulièrement des cambrioleurs, de la maladie, de la pauvreté et de la mort. Il est également très sérieux et rit peu, comme un petit adulte ! Parfois, il peut prendre plaisir à sa propre méchanceté (par laquelle il compense ses nombreuses peurs), et peu lui importe s'il agace les autres ou les animaux. En plus de son agitation anxieuse, on remarque une grande faiblesse et une tendance à l'épuisement (par exemple après l'école).

Arsenicum album a principalement des douleurs brûlantes, mais comme il est très frileux, la chaleur améliore tous ses troubles (à l'exception des maux de tête, améliorés seulement par le froid). Il a très soif d'eau froide, bien que celle-ci ne lui convienne pas, et curieusement il ne peut en boire que par petites gorgées.

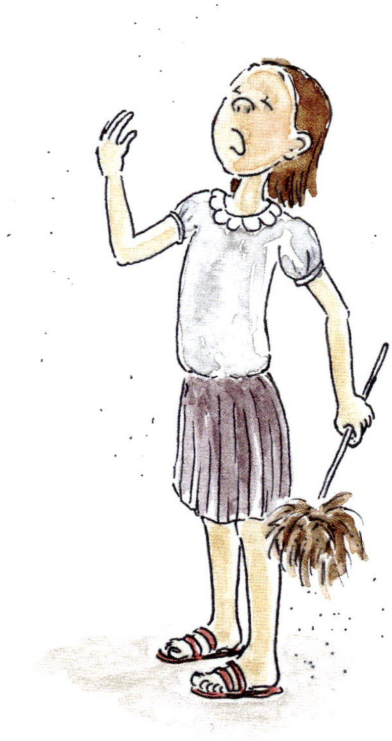

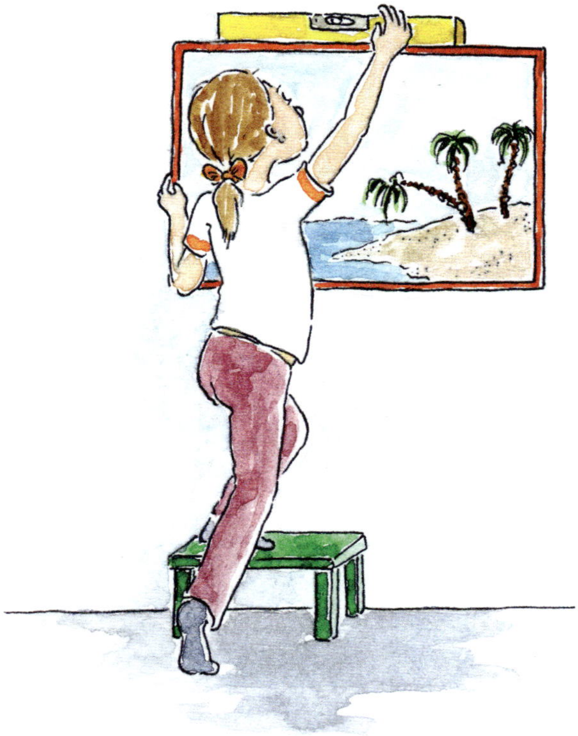

Tatillon, sens maniaque de l'ordre,
besoin compulsif de tout contrôler

Rhume allergique avec tendance
à l'asthme, rhume des foins,

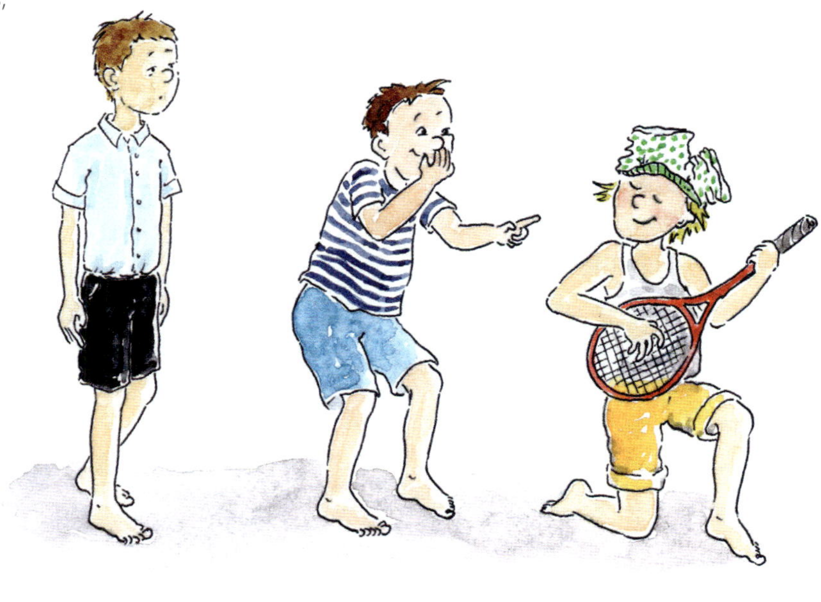

Enfant très sérieux, dépourvu d'humour, qui rit peu

Troubles :

Troubles principaux :
Grippe gastro-intestinale

Tête :
Maux de tête (aggravés par le bruit et la lumière, pires l'après-midi, améliorés par le froid), migraine (périodique toutes les 2 à 4 semaines), conjonctivite (lors d'un refroidissement et d'allergie), photophobie, larmoiement abondant, fortes sécrétions lacrymales, **rhume avec sécrétion aqueuse et excoriante** et crises violentes d'éternuements, **rhinite allergique**, sécrétions nasales claires comme du blanc d'œuf, herpès labial

Gorge/Poitrine :
Pharyngite par refroidissement descendant, douleurs de gorge brûlantes, laryngite chronique, enrouement, bronchite, faux croup (vers 1 heure du matin), asthme bronchique (allergique, par douleurs abdominales ou après contrariété, le plus souvent vers 1 heure du matin ou entre 13 et 15 heures), pneumonie, cyanose

Estomac/Intestin :
Gastro-entérite aiguë avec nausées, douleurs abdominales, vomissements et diarrhée (surtout après avoir mangé des fruits ou de la crème glacée), **troubles digestifs par aliments avariés**, coliques intestinales, diarrhée avec faiblesse et risque de déshydratation (pire la nuit), choléra **(diarrhée avec selles aqueuses comme de l'eau de riz), vomissements immédiatement après avoir bu froid**

Peau :
Peau sèche, éruptions sèches et squameuses avec brûlure et démangeaisons violentes, eczéma atopique, hémangiome

Urogénital :
Dysurie (miction douloureuse avant que l'urine ne commence à s'écouler normalement), oligurie, rétention urinaire du nouveau-né, néphrite

Appareil locomoteur :
Jambes sans repos (surtout à l'endormissement)

Système nerveux :
Méningite avec raideur typique de la nuque, troubles neurologiques tels que tics et tressautements, opisthotonos, convulsions

Psychisme/Comportement :
Anorexie

Généralités :
Tempérament allergique, allergie aux acariens, **rhume des foins**

Modalités :

← après minuit, par le froid, par temps pluvieux, par les boissons froides ou les aliments froids, à la mer, du côté droit

→ par la chaleur ou la chaleur forte, la tête surélevée, par les boissons et les repas chauds

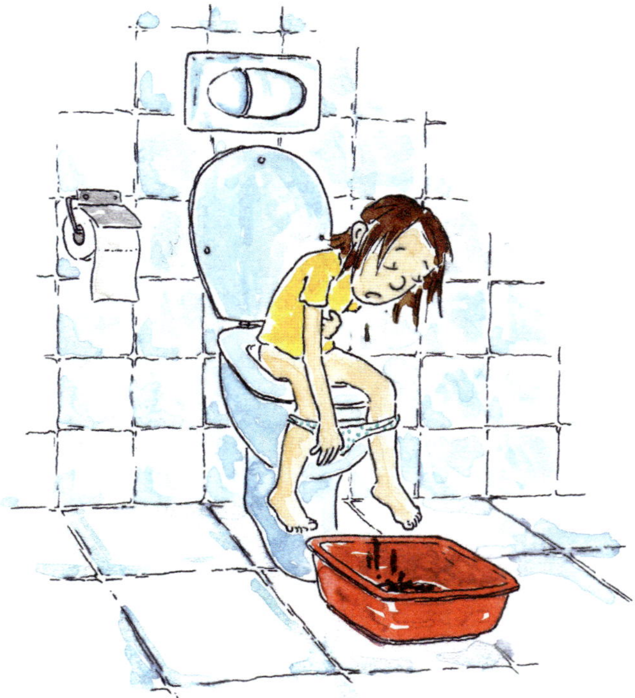

Grippe gastro-intestinale avec diarrhée
et vomissements

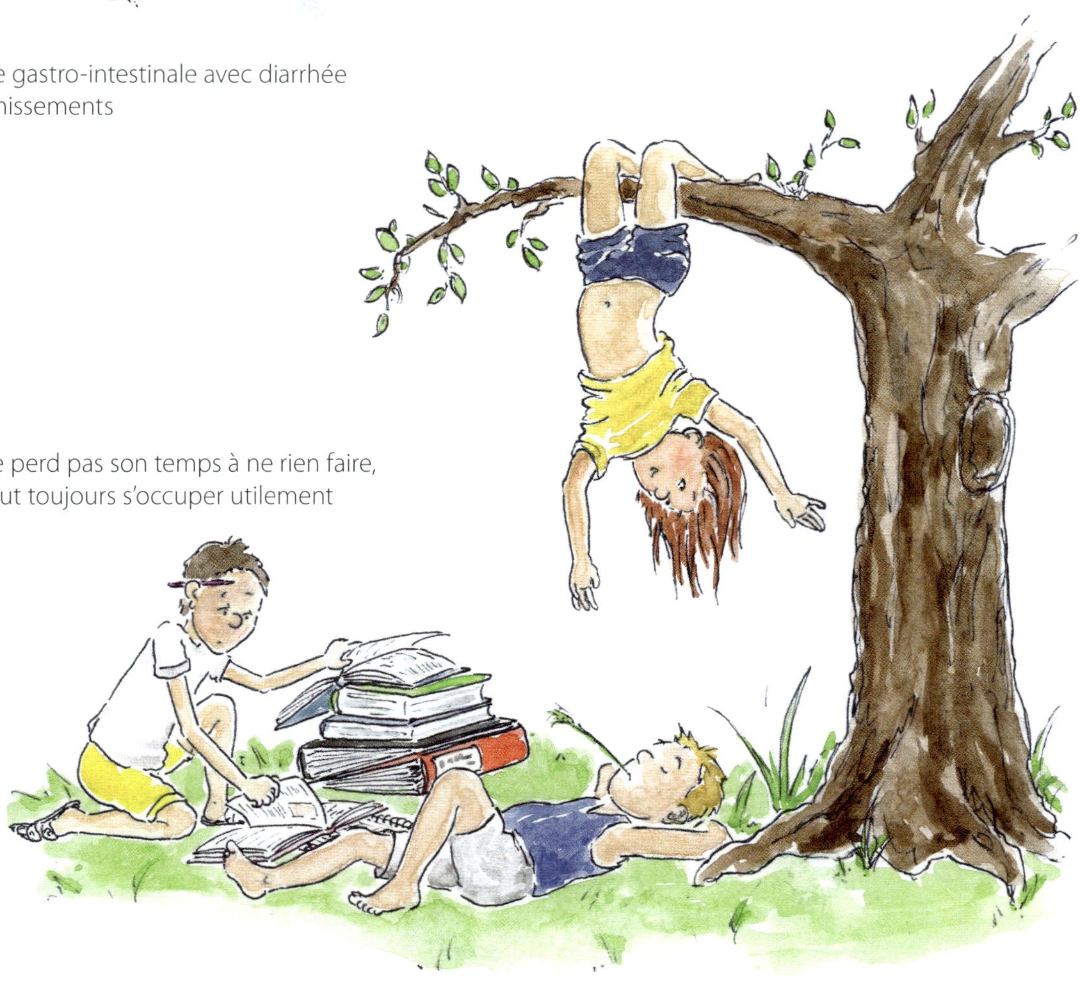

Ne perd pas son temps à ne rien faire,
veut toujours s'occuper utilement

Bacillinum

Nosode Tuberculinum,
extrait de la macération d'un poumon tuberculeux (polybacillaire), Mycobacterium tuberculosis (mycobacteriaceae)
(Bacillinum Burnett, Tuberculinum Burnett)
Nosode

Couleur : 15-16 C (bleu roi)

Remarque :

Distinction entre Bacillinum (Tuberculinum Burnett) et Tuberculinum bovinum

Il existe dans la littérature homéopathique les descriptions les plus variées et les plus contradictoires pour le remède *Bacillinum*.

Du fait que *Bacillinum* est produit à partir d'une préparation mixte de poumon tuberculeux et qu'il contient donc aussi d'autres agents pathogènes que le seul bacille de Koch, *Bacillinum* semble être une forme affaiblie du nosode *Tuberculinum* (*Tuberculinum bovinum*). Dans ma pratique, il convient davantage aux enfants plutôt mieux équilibrés, qui au premier abord ne paraissaient pas aussi nerveux, agités et violents que *Tuberculinum*.

Profil :

Bacillinum est constamment malade, et cela depuis la naissance. En plus de son premier rhume, *Bacillinum* doit lutter contre l'acné du nouveau-né et le bébé fait déjà sa première bronchite qui devient rapidement chronique. *Bacillinum* a beaucoup de mucosités qui provoquent des râles dans la poitrine et inquiètent beaucoup les parents. Cependant, bien que l'enfant crie la nuit, ses violentes quintes de toux ne le réveillent le plus souvent absolument pas. L'enfant a tendance à faire des pneumonies. Les diarrhées matinales évacuées soudainement et avec une forte pression sont particulièrement typiques du nourrisson *Bacillinum* ! À cela peuvent s'ajouter des otites moyennes, de l'asthme allergique, des allergies et des névrodermites. Plus tard apparaîtront au premier plan des maux de tête à l'école et surtout des troubles gastro-intestinaux accompagnés de refroidissements constants, de bronchite et de grande faiblesse. L'enfant *Bacillinum* se réveille le matin fatigué et couvert de sueurs, surtout dans le dos. Avant même le petit-déjeuner, il se plaint de nausées et de douleurs abdominales. Le fait d'aller aux toilettes n'apporte pas d'amélioration. Les symptômes sont variés et changeants, aussi *Bacillinum* peut-il atténuer la fragilité présente depuis la naissance. Par comparaison avec *Tuberculinum*, qui est très semblable, *Bacillinum* est plus grognon qu'agressif, et ses accès de fureur un peu moins soudains et violents. Comme *Tuberculinum*, c'est avant tout un enfant gentil, joyeux, bienveillant, qui a beaucoup d'amis (comme *Phosphorus*). Mais le petit *Tuberculinum* est plus nerveux et remuant que *Bacillinum*, qui est légèrement plus flegmatique. Si *Bacillinum* ne reçoit pas suffisamment d'attention, il devient alors, comme l'enfant *Pulsatilla*, capricieux, irritable et facilement vexé, et toute la colère tuberculinique finit alors par éclater.

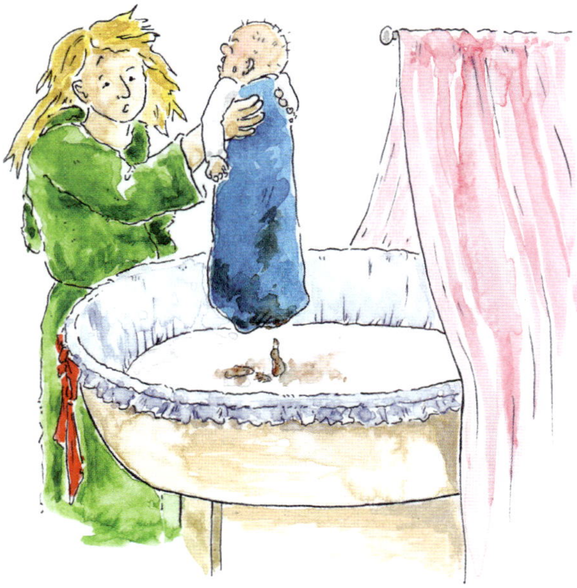

Diarrhée chronique et douleurs abdominales, surtout le matin

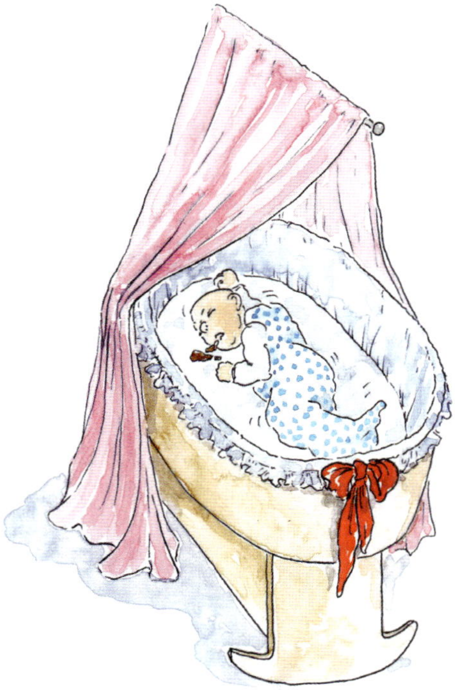

Bronchite aiguë ou chronique avec beaucoup de mucosités et de râles (l'enfant crie la nuit mais ne se réveille pas)

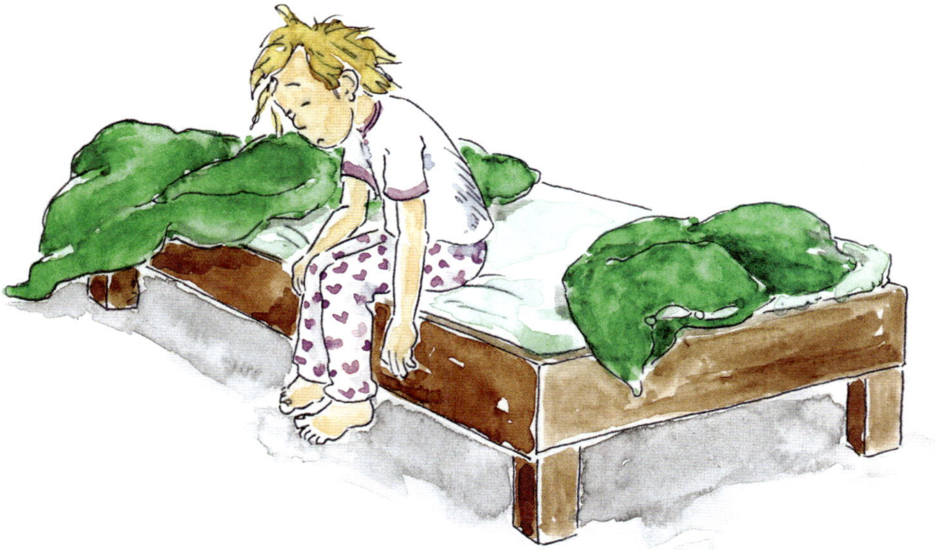

Très fatigué le matin, sommeil agité avec transpiration, surtout dans le dos

Troubles :

- **Troubles principaux :**
  Bronchite chronique et troubles gastro-intestinaux

- **Tête :**
  Maux de tête à l'école, eczéma de la tête, eczéma des yeux, rhume chronique, polypes (végétations adénoïdes hypertrophiées), **otite moyenne** aiguë et chronique, caries, sensibilité dentaire, retard de dentition, tendance au tartre

- **Gorge/Poitrine :**
  Pharyngite, toux avec râles et mucosités abondantes, toux avec vomissements, gonflement des ganglions cervicaux, amygdalite, **asthme bronchique, bronchite aiguë et chronique** (dès la naissance), bronchite avec mucosités abondantes et expectoration purulente, bronchiolite, bronchopneumonie catarrhale, pneumonie, coqueluche, pleurésie

- **Estomac/Intestin :**
  Douleurs d'estomac (en particulier le matin avant le petit déjeuner), nausées, renvois constants, flatulences, **diarrhée matinale,** diarrhée chronique, constipation avec inactivité du rectum, intolérance au lait, intolérance au lactose, allergie au lait de vache, syndrome de malabsorption, appétit très variable (parfois trop, parfois trop peu)

- **Peau :**
  Éruptions cutanées avec démangeaisons, **eczéma atopique,** dartres orbiculaires, acné du nouveau-né, acné (à l'adolescence)

- **Urogénital :**
  Calcification tuberculaire des glandes surrénales

- **Appareil locomoteur :**
  Inflammation de l'articulation de la hanche, scoliose

- **Psychisme/Comportement :**
  TDAH, énurésie nocturne, terreurs nocturnes, grincement des dents pendant le sommeil

- **Généralités :**
  Tuberculose dans les antécédents familiaux, **terrain allergique, tendance chronique aux refroidissements,** rhume des foins, retard pouvant aller jusqu'à l'arrêt du développement, érythème infectieux

Modalités :

← la nuit, tôt le matin, par l'air froid, par le mouvement, par l'humidité, avant l'orage

→ par le repos

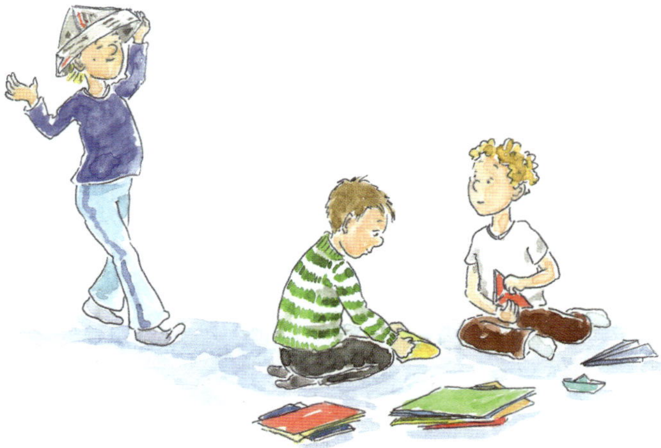

Enfant gentil, gai, bienveillant, qui a beaucoup d'amis…

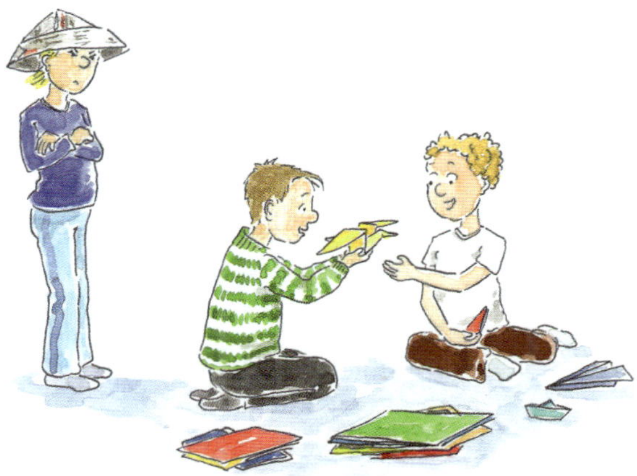

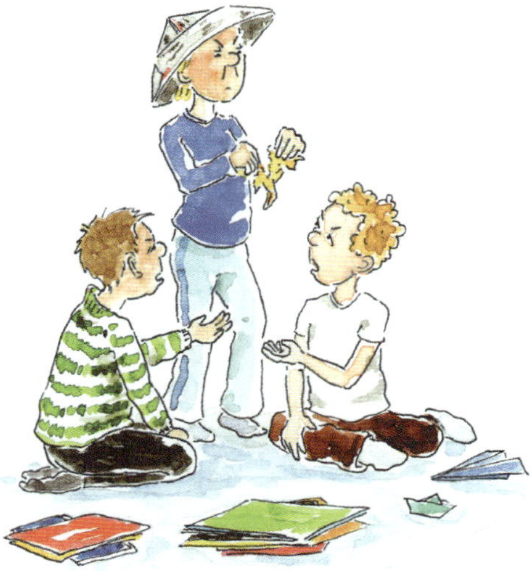

…Réagit d'abord de façon capricieuse et irritable s'il reçoit trop peu d'attention, puis devient furieux et odieux par jalousie

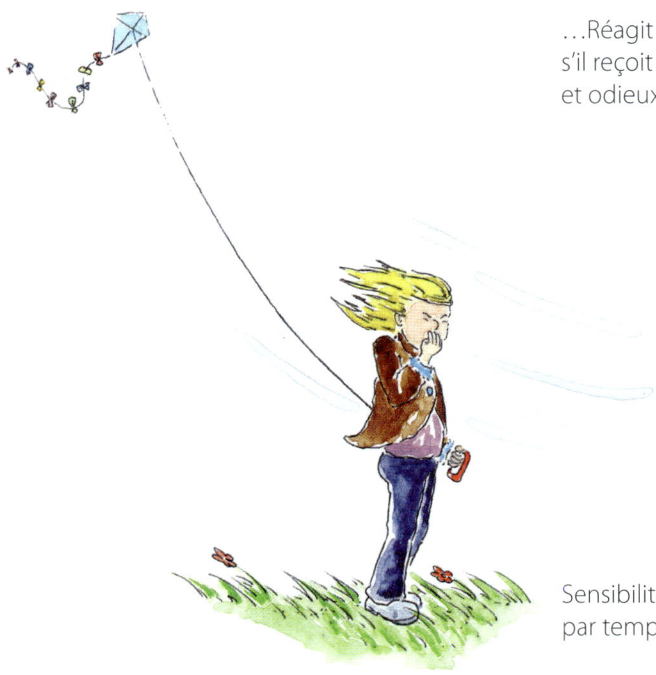

Sensibilité des dents, douleurs dentaires par temps de vent et d'orage

Baryta carbonica

Carbonate de baryum, withérite
(Baryta carbonica)
Règne minéral

Tableau périodique :
Étape 2, série Or (Baryum),
Étape 10, série Carbone (carbone)

Couleur : 8 C (rouge vif)

Profil :

L'enfant *Baryta carbonica* est extrêmement sensible au froid et vient le plus souvent au cabinet pour des refroidissements à répétition ou des amygdalites récidivantes ou chroniques. À cause de son nez perpétuellement bouché, de ses ganglions extrêmement gonflés, de ses amygdales et de ses végétations adénoïdes hypertrophiées, cet enfant souffre en réalité de dyspnée : il garde en permanence la bouche à moitié ouverte (car il est obligé de respirer par la bouche) et ronfle la nuit. Sa salivation abondante ne passe pas non plus inaperçue.

De plus, *Baryta* se signale par un retard de développement, qui peut aller d'un simple ralentissement (apprentissage tardif de la marche et du langage) et d'une entrée tardive dans la puberté, à l'infantilisme et au handicap mental. Le plus souvent, nous avons affaire à un enfant qui a tendance à grossir, avec une croissance plutôt faible, une tête relativement grosse et ronde, qui présente un manque considérable de confiance en lui et qui a des problèmes d'apprentissage. *Baryta* est en effet un peu naïf et lent d'esprit, souvent absent et déconcentré. S'il se limite à un seul domaine qui correspond à ses goûts, cet enfant peut toutefois développer de grandes capacités.

On est frappé par la manière très infantile et niaise par laquelle *Baryta carbonica* essaie de dissimuler son complexe d'infériorité. C'est le remède le plus lent de la matière médicale : pour toute chose, cet enfant a simplement besoin de beaucoup plus de temps que les autres, tant il est indécis, lambin, pataud et ralenti. Du fait de la faiblesse de son sphincter vésical, *Baryta carbonica* a besoin de couches très longtemps.

Baryta se caractérise par une anxiété exagérée, de la timidité et de la gêne, de même que par une crainte extrême des personnes étrangères. Il préfère aller se cacher ! Par peur qu'on se moque de lui et qu'on le ridiculise, *Baryta carbonica* aime mieux jouer seul dans un coin ou s'asseoir au dernier rang de la classe, aussi refuse-t-il de participer aux jeux, spectacles et événements. On retrouve souvent un problème avec le père, incapable de donner à *Baryta carbonica* un modèle paternel fort.

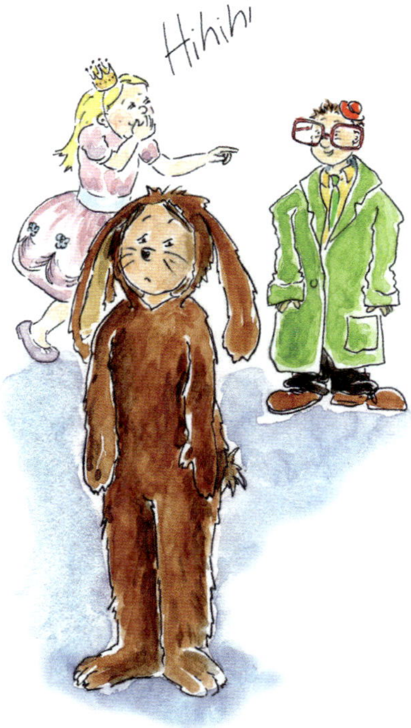

A vite l'impression qu'on se moque de lui et qu'on le ridiculise

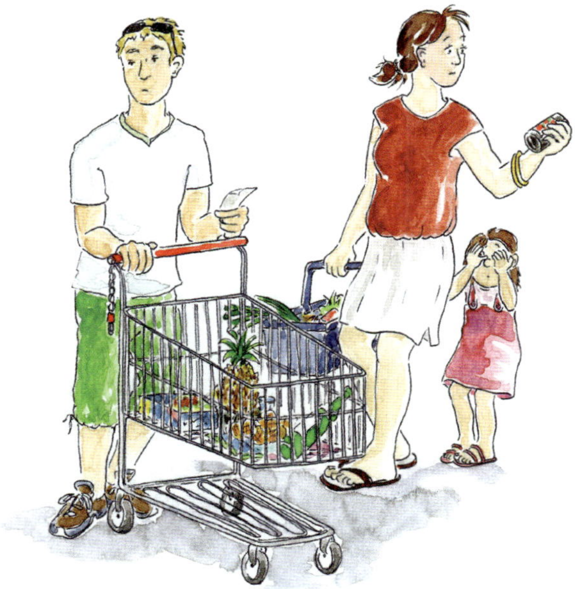

Extrêmement timide, gêné et anxieux, peur des étrangers

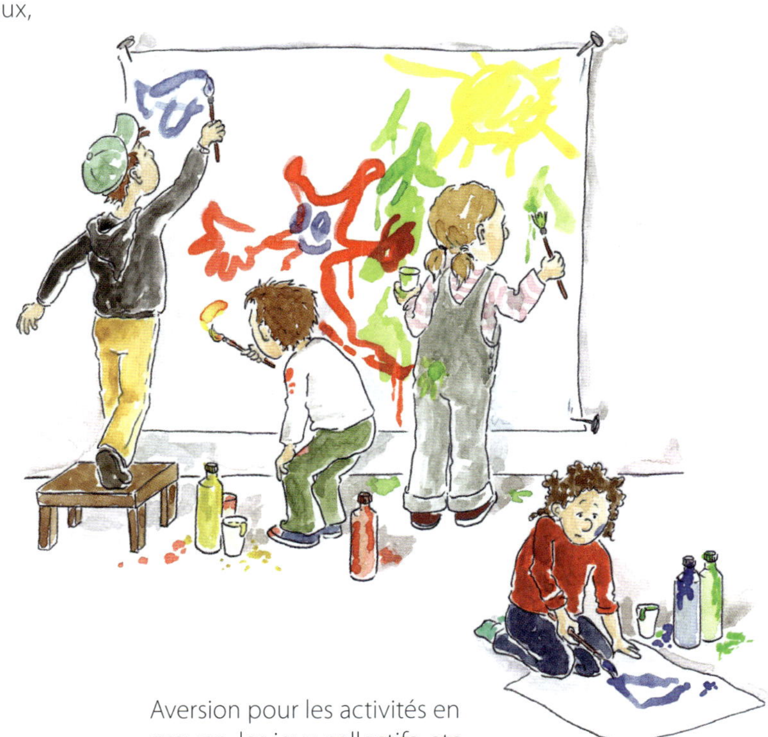

Aversion pour les activités en groupe, les jeux collectifs, etc.

Troubles :

Troubles principaux :

Tendance aux refroidissements et amygdalites récidivantes

- **Tête :**
  Eczéma de la tête, eczéma derrière les oreilles, **rhume chronique,** nez sec et bouché, sinusite, otite moyenne, **polypes nasaux (végétations adénoïdes hypertrophiées)**, parotidite, oreillons, abcès des gencives, chute de cheveux chez le jeune enfant

- **Gorge/Poitrine :**
  Pharyngite aiguë ou chronique, douleurs de gorge, toux sèche ou avec râles, déglutition difficile, salivation, mucosités abondantes dans les voies respiratoires, **amygdalites purulentes chroniques ou récidivantes,** hypertrophie des amygdales, gonflement des ganglions cervicaux, bronchite, asthme bronchique

- **Estomac/Intestin :**
  Renvois, douleurs abdominales crampoïdes chez le nourrisson, flatulences, météorisme, constipation

- **Peau :**
  Croûtes de lait, éruptions cutanées (surtout à la tête et au visage), lipomes

- **Urogénital :**
  Cystite (refroidissement de la vessie), besoin fréquent d'uriner, faiblesse du sphincter vésical, cryptorchidie

- **Psychisme/Comportement :**
  Désordre désintégratif de l'enfant (DDE), autisme

- **Généralités :**
  Tendance aux refroidissements, **retard de développement,** infantilisme, nanisme, apprentissage tardif de la marche, retard de puberté, **obésité,** insuffisance hypophysaire, trisomie, ronflement, mononucléose

Modalités :

← en pensant à ses troubles, en se lavant, couché sur le côté atteint

→ en marchant à l'extérieur

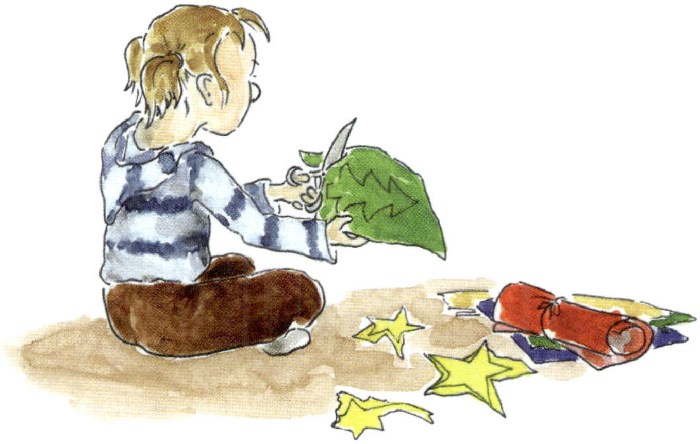

Mauvaise motricité fine, retard de développement intellectuel et moteur

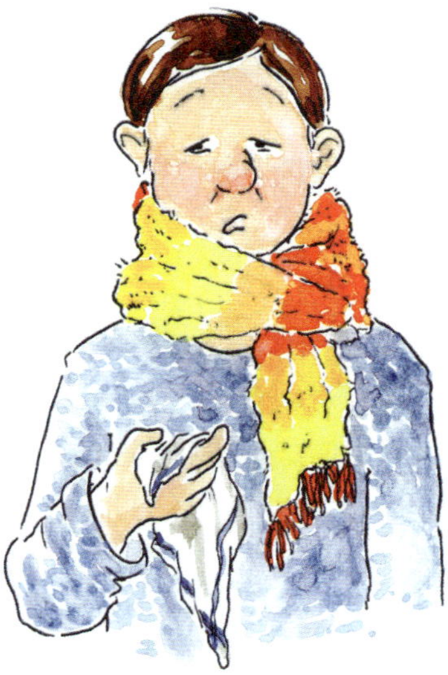

Tendance chronique aux refroidissements avec gonflement des ganglions cervicaux et amygdalites récidivantes

Lenteur du développement, apprentissage tardif de la marche et du langage

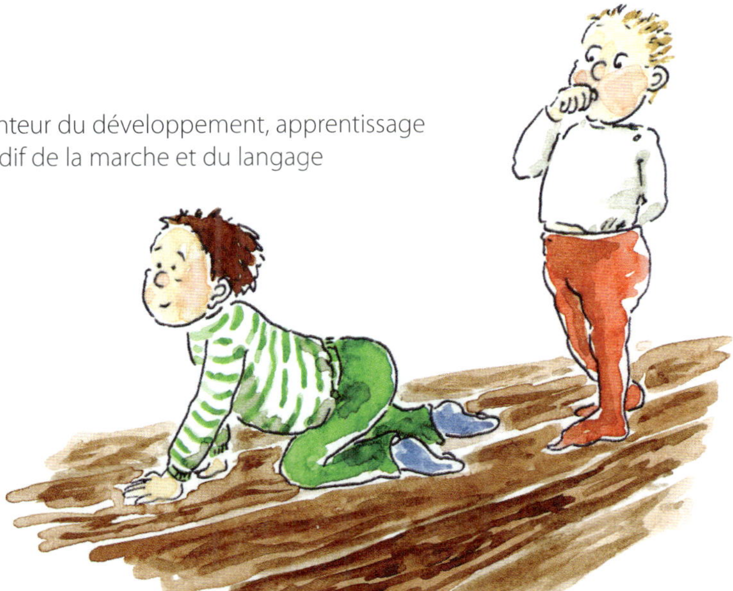

Belladonna

Belladone, morelle furieuse
(Atropa belladonna)
Famille des solanacées (Solanaceae)
Règne végétal

Couleur : 2 C (jaune d'or), plus rarement 15-16 D (bleu foncé)

Profil :

L'enfant *Belladonna* est d'une vivacité et d'une agitation telles qu'il ne peut passer inaperçu. *Belladonna* est joyeux, vivant, gentil (l'ange), plein d'énergie. C'est toujours l'enfant le plus bruyant, tout à la fois frondeur, cabochard, irascible, impulsif, avec une tendance à de violents accès de fureur (le garnement).

Il aime se cacher et jouer avec le feu. Dans sa colère qui peut aller jusqu'à la rage, *Belladonna* crache, gronde, injurie, donne des coups de pied, mord, frappe les autres enfants. Cet enfant débordant d'énergie et de force est pourtant sujet à de violentes peurs paniques, surtout des gros chiens noirs et de l'eau. *Belladonna* développe une imagination étonnante, particulièrement dans l'obscurité. Mais il a aussi des peurs singulières pendant la journée, par exemple des masques et des clowns.

Ces réactions violentes se retrouvent aussi sur le plan physique sous forme de fièvre forte et soudaine qui, dans de rares cas, peut entraîner des convulsions fébriles ou des délires. Tout est violent et soudain, les maux de tête battants, les otalgies pulsatiles, les maux de gorge brûlants, la toux aboyante. *Belladonna* est hypersensible de tous ses sens, principalement aux courants d'air, aux secousses, à la lumière et au bruit. Il tressaute en s'endormant, parle à voix haute pendant son sommeil et peut se réveiller en criant en cas de peur ou de mauvais rêves. Le plus souvent, le visage devient rouge par congestion de la tête, les pupilles sont agrandies et les yeux brillants, la langue et les lèvres souvent écarlates. Pendant la fièvre la tête se met à « fumer », elle est cramoisie et couverte de transpiration, tandis que les mains et les pieds sont nettement plus froids. *Belladonna* a des maux de tête même après une coupe de cheveux (à cause du refroidissement de la tête), mais aussi après une trop forte exposition au soleil.

Tous les troubles apparaissent généralement du côté droit, survenant par vagues et s'aggravant en soirée et pendant la nuit, mais l'enfant va souvent mieux le matin. *Belladonna* a peu soif malgré la sécheresse de la bouche, et il a une aversion pour l'eau. Par contre, il aime les choses acides, par exemple la limonade, et peut même sucer du citron pur. Outre les inflammations aiguës et les affections fébriles, *Belladonna* peut être efficace dans les cauchemars et les troubles anxieux, ainsi que dans les troubles neurologiques.

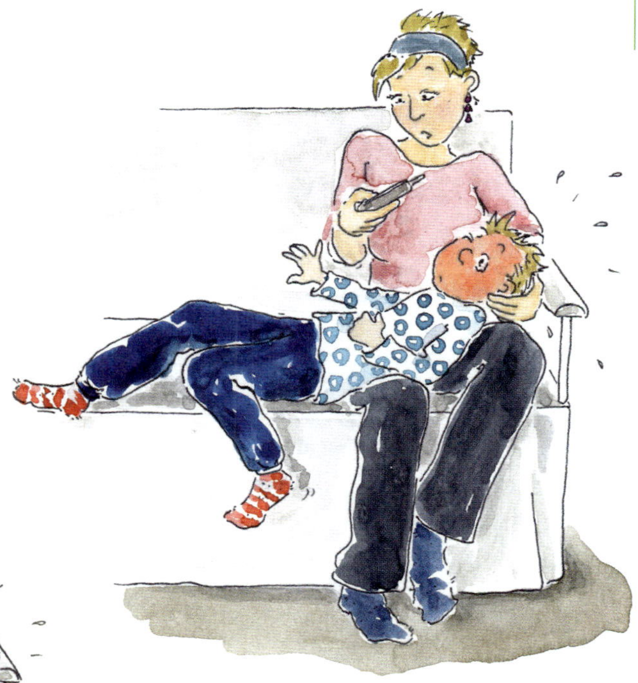

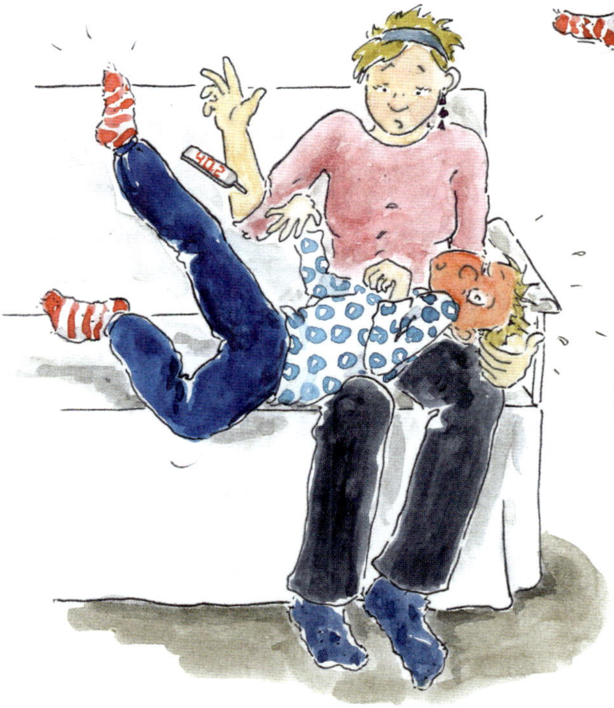

Fièvre soudaine et très élevée, autour de 40 °C
(avec tendance aux convulsions fébriles)

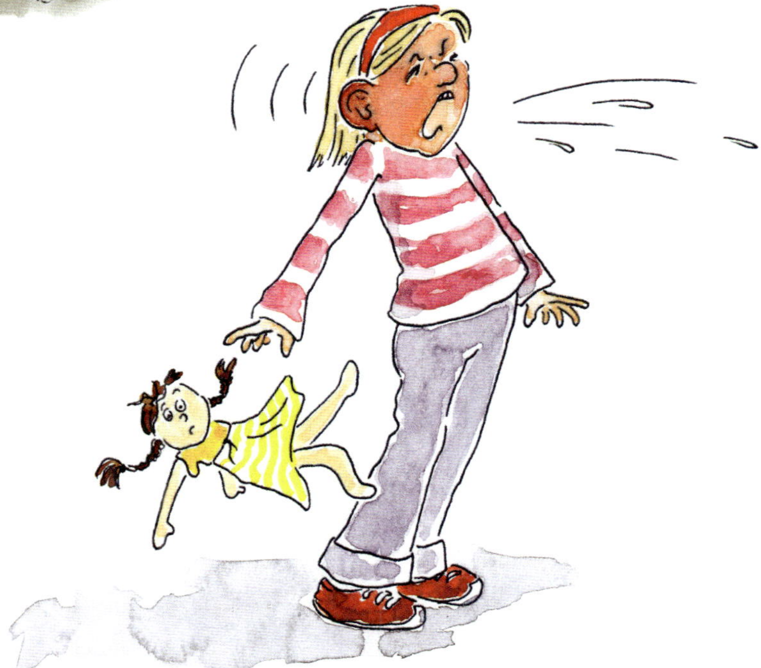

Otalgies violentes et
pulsatiles, oreille rouge
et brûlante
(généralement à droite)

Troubles :

Troubles principaux :
Infection grippale avec fièvre élevée et troubles neurologiques

Tête :
Méningite, encéphalite, hydrocéphalie, **maux de tête** (pulsatiles, battants, aggravés par la moindre secousse, par la lumière et les bruits, et améliorés en fermant les yeux), mydriase, photophobie, inflammation de l'iris, rhume aigu (même après une coupe de cheveux), rhume aigu avec toux, sinusite, **otite moyenne aiguë** (surtout à droite) avec **otalgies** violentes et battantes (l'oreille est rouge et brûlante), **douleurs dentaires** battantes (par caries ou après traitement dentaire)

Gorge/Poitrine :
Pharyngite aiguë, **maux de gorge** brûlants (s'étendant jusqu'à l'oreille, surtout à droite), laryngite aiguë, toux violente avec larmoiement (surtout avec troubles de l'estomac), **toux aboyante** douloureuse, faux croup, amygdalite aiguë, bronchite, pneumonie, pleurésie

Estomac/Intestin :
Gastrite, hoquet du nouveau-né, nausées et vomissements, douleurs abdominales crampoïdes, coliques intestinales (surtout chez le nourrisson), diarrhée pendant la dentition, péritonite, appendicite

Peau :
Exanthème lors de maladies infantiles (comme rubéole, scarlatine, rougeole), furoncle, acné, érysipèle

Urogénital :
Douleurs brûlantes pendant la miction, cystite, pyélite, énurésie nocturne (le besoin d'uriner ne réveille pas en raison d'un sommeil trop profond)

Système nerveux :
Convulsions, chorée, épilepsie, syndrome de Gilles de la Tourette, névralgies, délire, hallucinations, opisthotonos, roulements des yeux, constriction des mâchoires (crampe des muscles de la mâchoire)

Psychisme/Comportement :
TDAH, troubles anxieux infantiles, attaques de panique, cauchemars, pyromanie (tendance à jouer avec le feu)

Modalités :

← l'après-midi, par le contact, par les secousses, par le bruit, par les courants d'air, en s'allongeant

→ le corps à moitié redressé

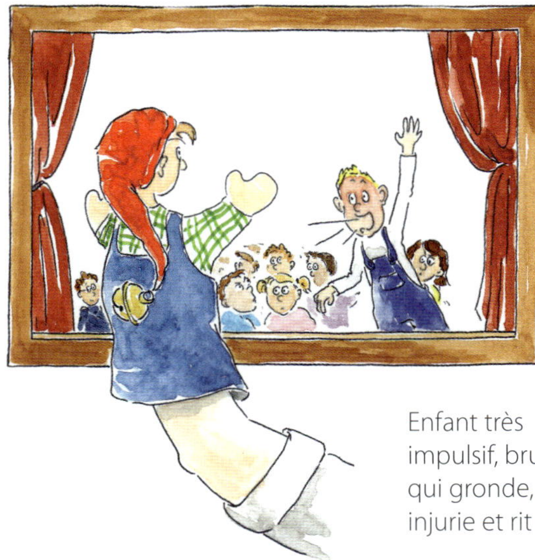

Enfant très impulsif, bruyant, qui gronde, injurie et rit fort

- **Fièvre :**
  Fièvre soudaine et élevée (supérieure à 38,5 °C) avec transpiration de la tête, convulsions fébriles, délire fébrile, fièvre élevée avec mains et pieds froids, fièvre pendant la dentition, fièvre élevée après vaccination, fièvre avec transpiration, fièvre avec désir de chaleur, la fièvre monte dans la soirée entre 18 et 19 heures et le matin vers 8 heures

- **Généralités :**
  Inflammations aiguës, rougeole, **scarlatine** et autres maladies et affections fébriles infantiles, hyperthyroïdie, obésité, coups de soleil, apoplexie

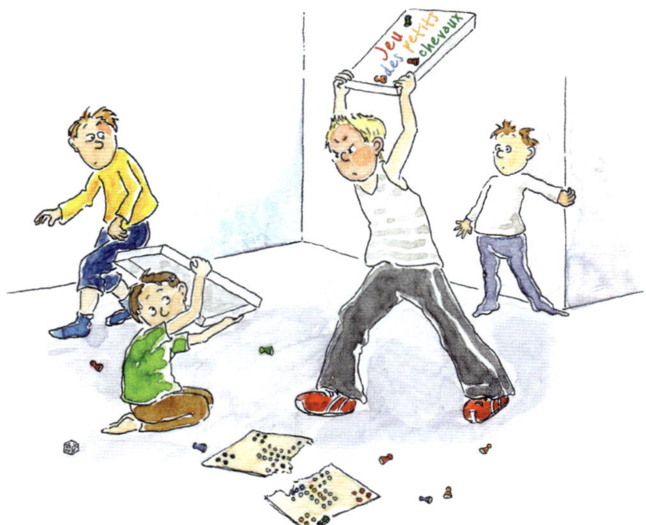

Accès de fureur soudains et très violents, avec tendance à frapper, donner des coups de pied, cracher, mordre et casser des objets

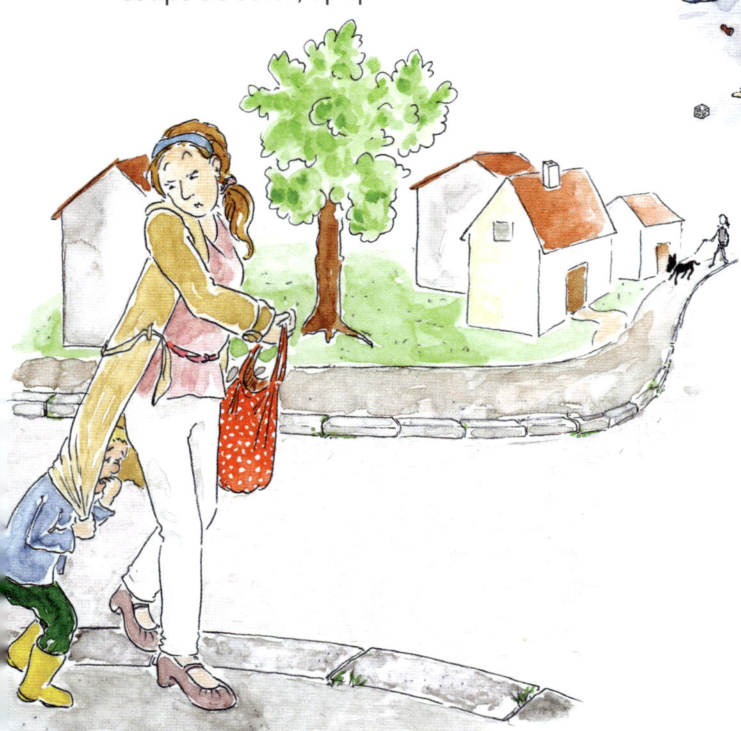

Peur panique des gros chiens noirs

Beryllium

Métal alcalino-terreux
(Beryllium metallicum)
Règne minéral

Tableau périodique :
Étape 2, série Carbone
Couleur : 15-16 CD (bleu)

Profil :

Le petit *Beryllium* présente une perturbation dans le développement de son moi, c'est pourquoi il est difficile de cerner les traits de caractère propres à cet enfant. En effet, *Beryllium* se rend aussi invisible que possible en se cachant et en restant en retrait. *Beryllium* est hyperanxieux et timide, peu sûr de lui, hésitant, indécis, et a un fort manque de confiance en lui. Cela se remarque souvent rien qu'à son maintien (épaules tombantes, tête baissée, jambes croisées en étant assis).

À force de s'adapter et de faire en permanence des concessions, l'image de *Beryllium* reste floue. Il a du mal à ressentir et à reconnaître ce qu'il veut pour lui-même. Cela peut être normal et même typique chez les jeunes enfants jusqu'à 2 ans, mais on devrait retenir plus souvent *Beryllium* dans le choix des remèdes à envisager et, le cas échéant, le préférer à *Calcarea carbonica* dont les symptômes cliniques sont semblables.

Il est typique de *Beryllium* de ne pas avoir encore pris sa place dans le monde, soit parce que cela ne correspond pas encore à son âge, soit parce que l'enfant plus âgé considère que, pour une raison ou une autre, cela ne l'intéresse pas. L'enfant *Beryllium* est en effet bien trop critique envers lui-même, ne voyant que ses faiblesses et ne se sentant pas digne d'attention, de reconnaissance, voire même d'amour. Cela n'est pas nécessairement le fait de l'enfant lui-même, mais peut également provenir du contexte familial.

Il a peur des étrangers, peur de faire des fautes, peur des responsabilités. Si *Beryllium* trouve un modèle, un mentor, quelqu'un de plus fort pour lui montrer le chemin, décider à sa place et le protéger, alors *Beryllium* est heureux, satisfait et prêt à tout pour cette personne. Mais si la figure paternelle ou le soutien parental vient à manquer, *Beryllium* éprouve une sorte d'impuissance qui le déconcerte, le fait se résigner et le rend mélancolique.

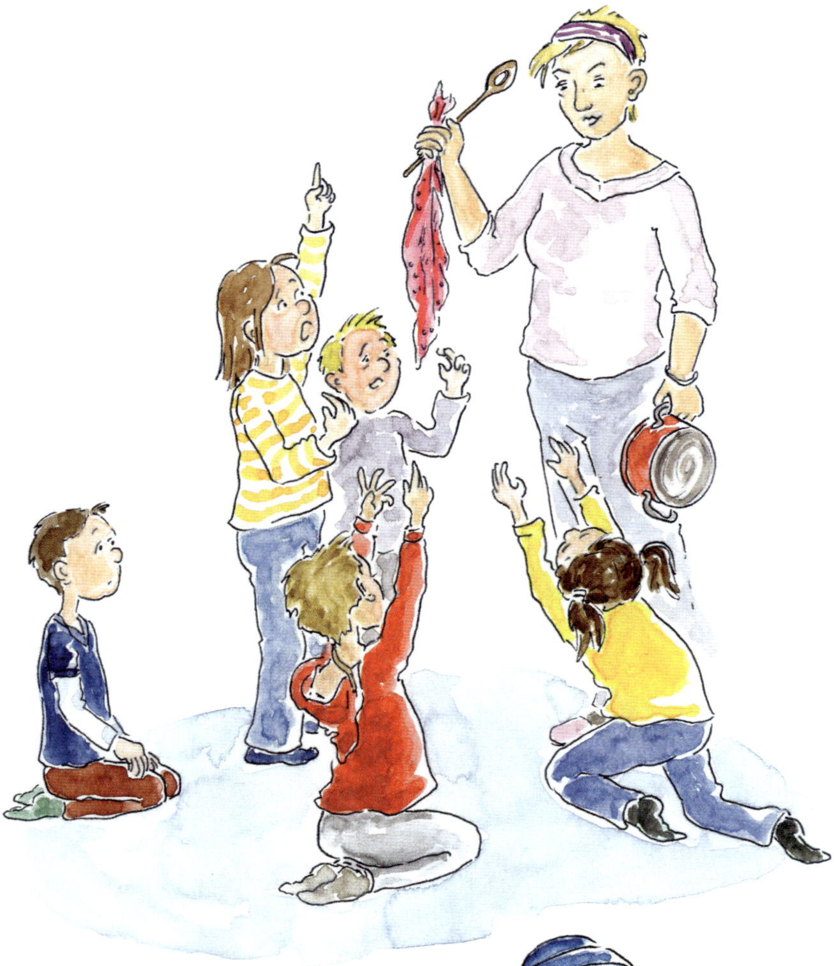

Très mauvaise conscience de soi, se tient toujours en retrait

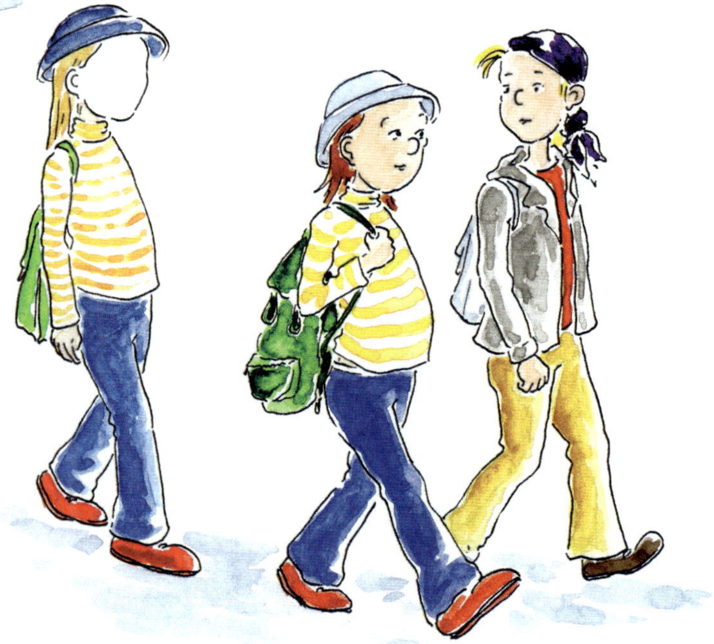

Manque d'individualité et de développement du moi, copie de ce fait les autres enfants

Troubles :

Troubles principaux :
Troubles du développement de la personnalité

Tête :
Maux de tête (surtout à l'occiput, aggravation par l'effort mental), migraine, tendance aux refroidissements, conjonctivite, rhume, rhinite allergique, nez sec et bouché (pire le matin), sinusite, lèvres sèches et crevassées, gonflement des ganglions cervicaux, paralysie faciale

Gorge/Poitrine :
Maux de gorge, toux avec dyspnée, sensation de constriction dans la poitrine, asthme bronchique, bronchite, sarcoïdose (maladie de Besnier-Boeck-Schaumann), gonflement des ganglions axillaires

Estomac/Intestin :
Sensation de vide dans l'estomac (améliorée en mangeant), douleurs abdominales, nausées, sensation de plénitude, météorisme, manque d'appétit ou fringale, mal des transports, gonflement des ganglions inguinaux

Peau :
Peau sèche, éruptions cutanées, érythème noueux

Cœur/Circulation :
Palpitations avec sensation de constriction, myocardite, troubles du rythme cardiaque, tendance aux évanouissements

Urogénital :
Règles retardées, retard de développement des caractères sexuels, les organes génitaux restent petits

Appareil locomoteur :
Douleurs rhumatismales musculaires et articulaires, douleurs des épaules et de la nuque, sarcoïdose osseuse, os flexibles, articulations hyperlaxes, dos voûté (dos rond penché en avant)

Psychisme/Comportement :
Troubles du comportement (anxiété et insécurité extrêmes), **déficience ou blocage du développement de la personnalité,** retard de puberté

Généralités :
Tendance aux refroidissements

Modalités :

← en ayant trop froid ou trop chaud, l'après-midi à 15 heures

→ le soir, par l'orage, par la tempête, par les éclairs, à l'air frais

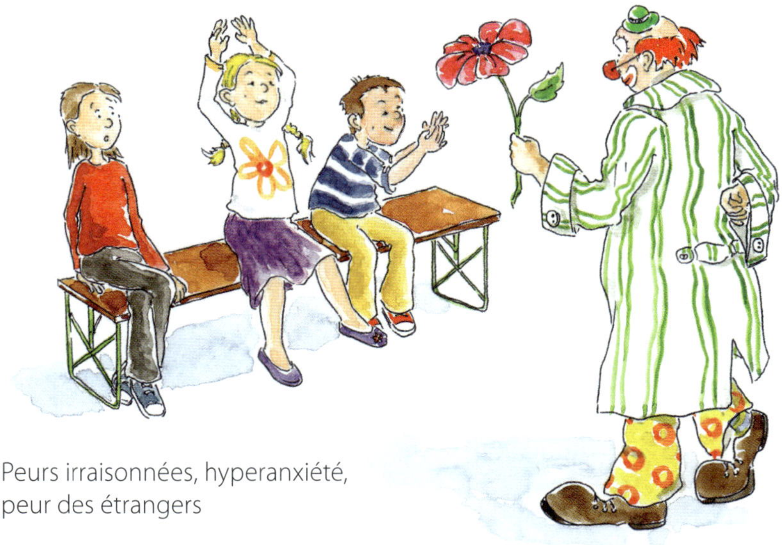

Peurs irraisonnées, hyperanxiété,
peur des étrangers

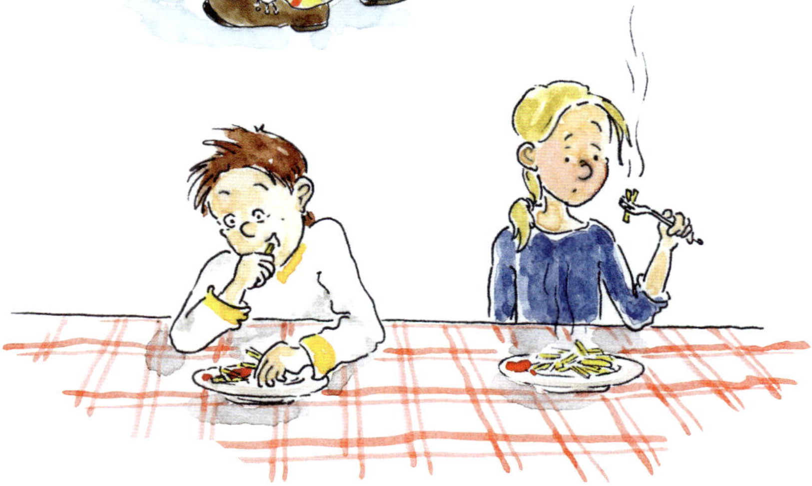

Manque d'appétit, surtout à l'odeur
ou à la vue des aliments

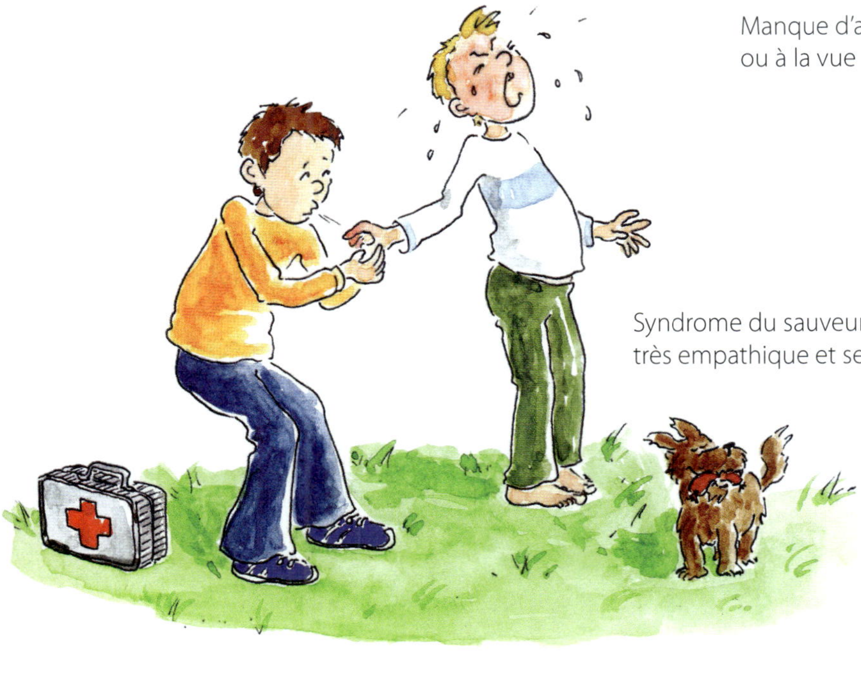

Syndrome du sauveur,
très empathique et serviable

Borax

Borate de soude, tincal
(Borax veneta)
Règne minéral

Tableau périodique :
Étape 1, série Silicium (sodium),
Étape 3, série Carbone (bore)

Couleur : 19 C (vert d'eau)

Profil :

L'enfant *Borax* est facilement reconnaissable à sa peur particulière de tomber, même s'il présente de nombreux points communs avec les enfants *Calcarea* et *Baryta* (anxieux, flegmatique, lent, tendance aux refroidissements et aux problèmes de peau).

Bébé, il n'aime pas être pris dans les bras ou bercé ; plus âgé, il n'aime ni le toboggan, ni la balançoire sur le terrain de jeux. Il a une peur panique des manèges et des ascenseurs, et n'aime pas davantage monter à cheval (par peur de tomber). Sinon, *Borax* est facilement impressionnable et anxieux (surtout la nuit), et le moindre bruit suffit à effrayer le nourrisson. Un signe typique : le jeune enfant se met bruyamment à pleurer et à larmoyer, puis, joyeux et satisfait, il se remet à jouer jusqu'à la prochaine crise de larmes. Même la nuit, l'enfant *Borax* se réveille fréquemment en pleurant ou criant. Il s'agit ici moins de rage ou de colère que d'anxiété nerveuse ou d'irritabilité.

Il a besoin de beaucoup de contact corporel (comme s'il n'était pas certain de sa propre existence et qu'il devait s'en assurer). Il se raccroche à tout, à sa maman, à son papa, à ses frères et sœurs, ou bien à la poussette ou au berceau. *Borax* a besoin d'appui, tant il a peur de tomber ! L'enfant plus âgé a souvent l'air un peu nonchalant et morose, et c'est à peine s'il peut garder les yeux ouverts tant il est fatigué. Il a le nez rouge et luisant avec des narines croûteuses, et ses cheveux ont tendance à s'emmêler (il aimera porter des dreadlocks à l'adolescence).

Il y a beaucoup de problèmes d'allaitement chez le nourrisson *Borax*, d'abord parce qu'il souffre fréquemment d'aphtes et de muguet buccal très douloureux, ensuite parce que, paradoxalement, il a une aversion à téter le sein maternel. *Borax* est également utile pour les besoins compulsifs d'uriner, le mal des transports et les troubles de la dentition.

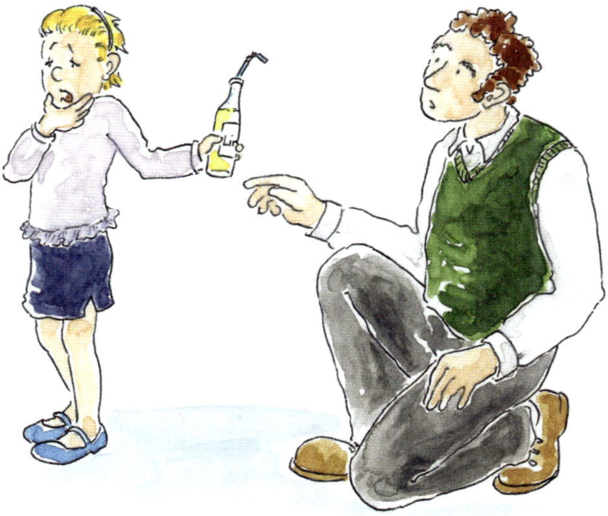

Stomatite douloureuse, aphtes dans la bouche ou le tractus digestif

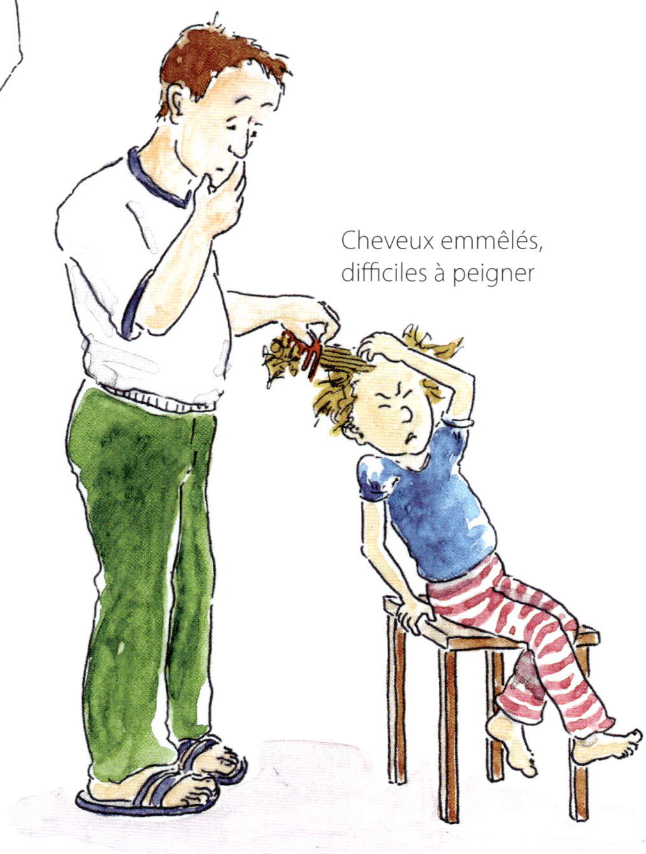

Cheveux emmêlés, difficiles à peigner

Se raccroche et se cramponne en permanence, a besoin du contact avec les gens et les objets

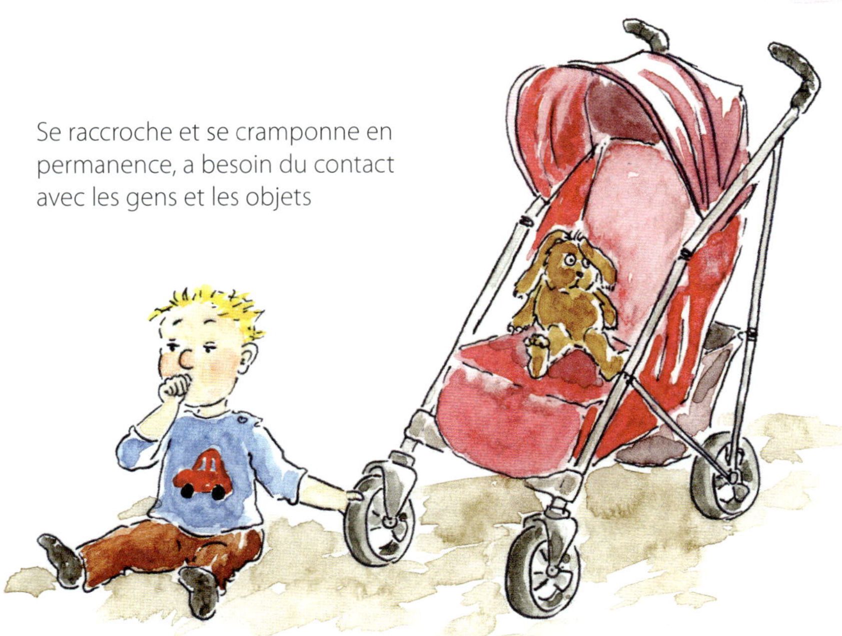

Troubles :

- **Troubles principaux :**
  Stomatite et peur des mouvements vers le bas

- **Tête :**
  Maux de tête (par excès de lecture, de télévision ou d'ordinateur), **aphtes, muguet buccal** (candidose), rhume avec nez sec et narines croûteuses, otite moyenne, vertiges, sensibilité au bruit, **troubles de la dentition**

- **Gorge/Poitrine :**
  Toux sèche et saccadée (améliorée par les boissons froides), cyanose du nouveau-né

- **Estomac/Intestin :**
  Nausées, diarrhée (pendant la dentition), mal des transports

- **Peau :**
  Éruptions cutanées avec démangeaisons, eczéma atopique (le grattage améliore les démangeaisons), éruptions herpétiques, herpès labial, boutons de fièvre, psoriasis, érysipèle, aphtes (même dans le tractus digestif), tendance aux cheveux emmêlés (plique polonaise)

- **Urogénital :**
  Cystite, dysurie (besoin douloureux d'uriner ou seulement peur d'uriner), strangurie (**besoin compulsif d'uriner** de nature pathologique)

- **Appareil locomoteur :**
  Troubles de la coordination motrice, ataxie, faiblesse musculaire jusqu'à paralysie musculaire, transmission retardée des stimuli, réflexes retardés

- **Psychisme/Comportement :**
  Terreurs nocturnes, **troubles du sommeil avec cris nocturnes,** peur panique de tomber (peur des mouvements vers le bas), **enfant criard** (surtout pendant la tétée et la nuit)

- **Généralités :**
  Problèmes d'allaitement (chez le nourrisson)

Modalités :

← par le mouvement vers le bas, par le bruit, par temps chaud

→ par la pression, par temps froid, le soir

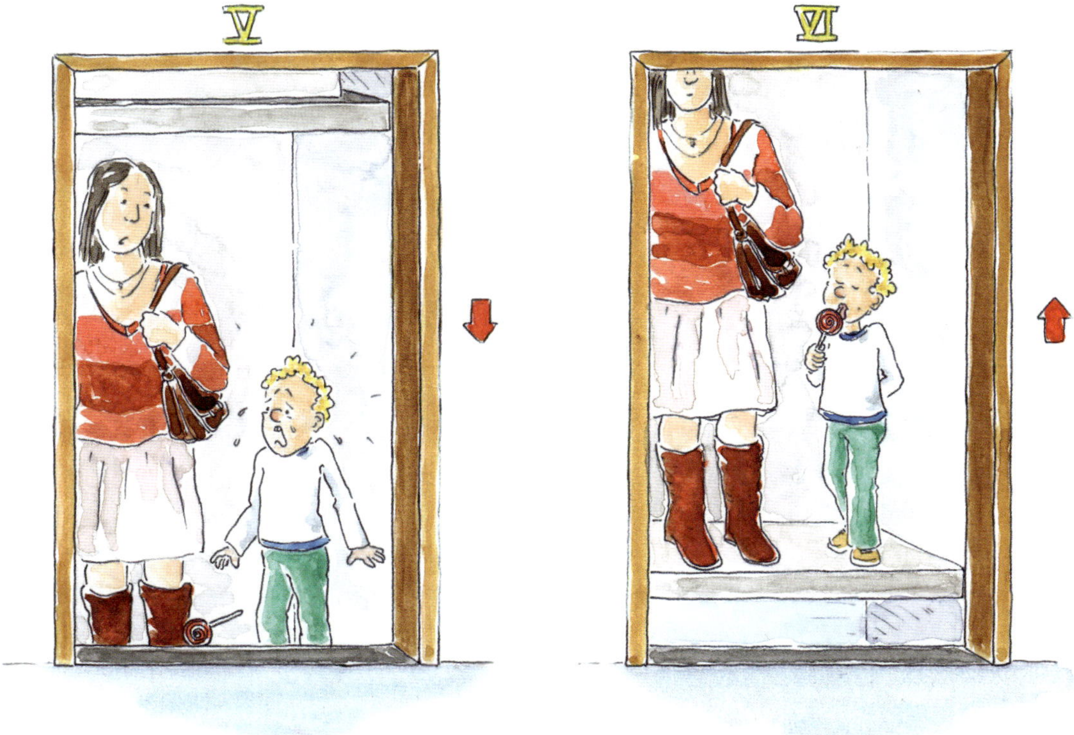

Peur des mouvements vers le bas

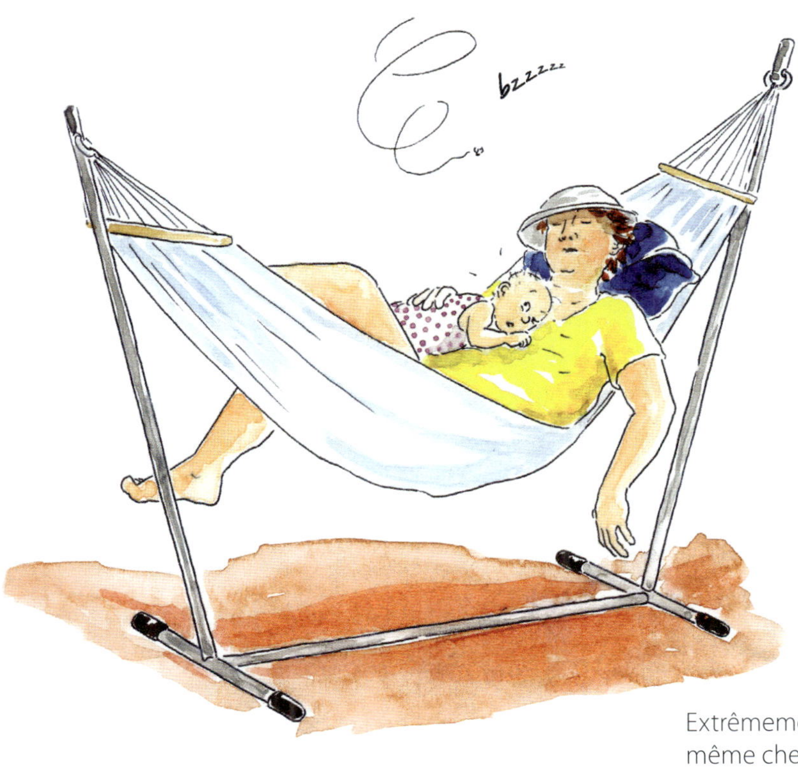

Extrêmement peureux au moindre bruit,
même chez le nouveau-né

Calcarea carbonica

Calcaire extrait de la coquille d'huître
Carbonate de calcium
Règne minéral/règne animal

Tableau périodique :
Étape 2, série Fer (calcium),
Étape 10, série Carbone (carbone)

Couleur : 8 C (rouge vif)

Profil :

Regardez cet enfant joyeux et satisfait, c'est *Calcarea carbonica* ! Bébé, c'est un bambin vraiment adorable car il n'est pas compliqué, il est aimable, rit souvent, dort bien et veut sans cesse prendre le sein. On remarque cependant un léger retard de développement, car les fontanelles restent longtemps ouvertes. Tout va très lentement chez *Calcarea carbonica,* la dentition, l'apprentissage de la marche… Il est souvent un peu nonchalant, tout prend un peu plus de temps que chez les autres, parfois aussi la réflexion.

Calcarea carbonica se caractérise par une tête relativement grosse avec un visage rond, un ventre gros ou ballonné et des muscles flasques. L'enfant *Calcarea carbonica* conserve longtemps sa graisse de bébé. Il a constamment faim et préfère rester à la maison plutôt qu'aller jouer dehors avec ses amis, ce qui l'obligerait à bouger. Il préfère rester dans sa chambre, regarder la télévision, se mettre devant l'ordinateur tout en grignotant. *Calcarea carbonica* se sent alors en sécurité, comme l'huître dans sa coquille ! En effet, dans le fond il a très peur qu'on le traite de « gros », de « maladroit » ou de « bête », et qu'on se moque de lui. *Calcarea carbonica* est un peu paresseux, nonchalant, anxieux, pataud, mais en fait il est satisfait de lui-même et du monde. Son caractère cabochard n'apparaît que de temps en temps. Cet enfant n'aime pas beaucoup le sport, et particulièrement les genres de sport comme le football, le rugby ou le handball. C'est trop violent pour lui et cela le fait trop transpirer, mais c'est surtout que l'enfant *Calcarea carbonica* a une faible musculature. Même monter les escaliers lui est pénible, et pas seulement à cause de sa peur des hauteurs. *Calcarea* a également peur des histoires et des films d'épouvante. L'enfant est souvent réveillé la nuit par des cauchemars, d'où sa peur d'aller se coucher et de fermer les yeux avant se s'endormir.

Calcarea carbonica transpire facilement, surtout de la tête et en dormant. Le bébé *Calcarea* a déjà une transpiration acide de la tête caractéristique du remède, et même les selles peuvent avoir une odeur aigre. Il est généralement constipé, ce qu'il semble d'ailleurs très bien supporter. *Calcarea* n'a de diarrhée qu'après avoir bu du lait. Il refuse la bouillie et le muesli, et généralement tous les aliments gluants. Mais cet enfant adore les œufs et les crèmes glacées ! Il a toujours très faim et avec beaucoup d'appétit, surtout le matin.

Au lit, *Calcarea carbonica* dort de préférence sur le dos, et la plupart du temps l'enfant ronfle à cause de ses polypes et de ses amygdales hypertrophiées. L'enfant *Calcarea carbonica* est constamment enrhumé, quasiment depuis la

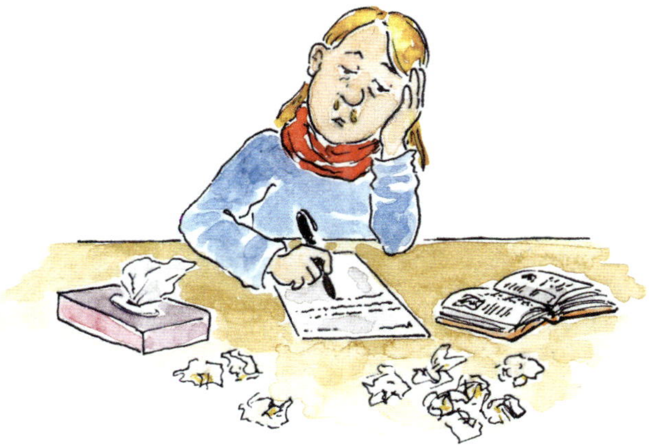

Tendance aux refroidissements,
« morve au nez » permanente avec
gonflement des ganglions cervicaux

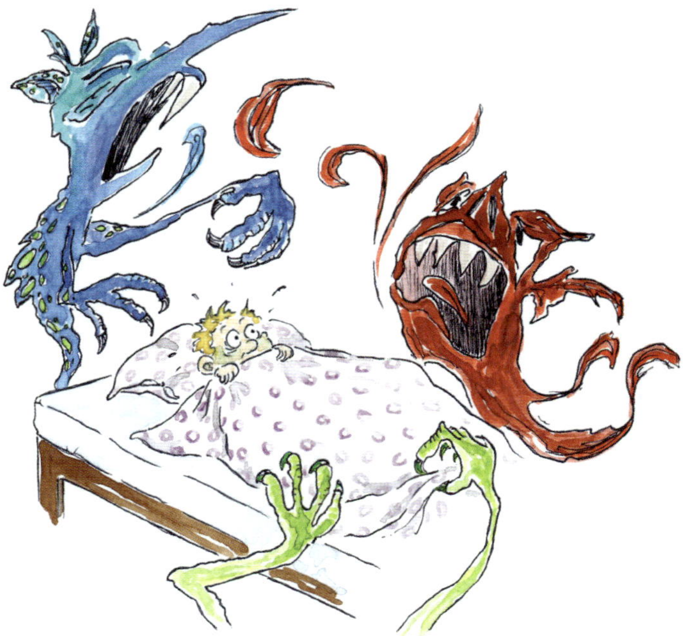

Cauchemars, voit des visages grimaçants

naissance et se promène avec la « morve au nez ». Il produit beaucoup de mucosités dans le nez, les sinus, la gorge et les bronches. Déjà bébé, *Calcarea carbonica* a beaucoup de croûtes de lait sur la tête, et sur les joues apparaissent des zones rugueuses, sèches et rouges. Plus tard, ce sont les plis des coudes et des genoux qui lui démangent et l'enfant se met à se gratter jusqu'au sang. Si *Calcarea carbonica* est donné à ce moment-là (et qu'il est adapté sur le plan constitutionnel), on pourra épargner à l'enfant tous les symptômes d'une névrodermite.

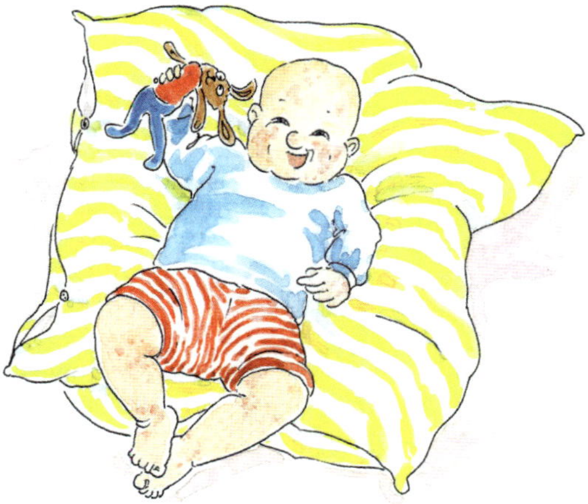

Bébé avec croûtes de lait abondantes
et plus tard névrodermite

Préfère rester à la maison
(« ma maison est ma forteresse »)

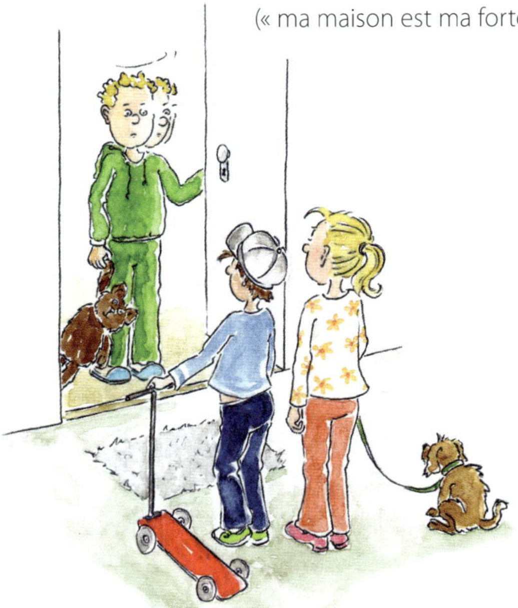

Troubles :

- **Troubles principaux :**
  Tendance aux refroidissements et troubles cutanés

- **Tête :**
  Maux de tête avec catarrhe, maux de tête accompagnés de nausées (le matin avant d'aller à l'école), maux de tête pendant le changement de dentition, conjonctivite, sténose du canal lacrymal, strabisme, **rhume chronique** (« morve au nez » permanente **depuis la naissance), nez chroniquement bouché avec écoulement épais blanc-jaunâtre, sinusite,** otite moyenne chronique, difficulté d'audition, gonflements et indurations indolores des glandes, parotidite, **polypes nasaux** (végétations adénoïdes hypertrophiées), transpiration de la tête et du cou, transpiration du visage (en mangeant), dentition difficile, **troubles de la dentition**

- **Gorge/Poitrine :**
  Pharyngite aigüe et chronique, **toux (grasse la journée, sèche la nuit)**, laryngite, **amygdalite aiguë et chronique, gonflement des ganglions cervicaux,** bronchite catarrhale, asthme bronchique (le plus souvent après suppression d'éruptions cutanées ou d'asthme infectieux), pneumonie (surtout lobe supérieur droit ou pneumonie traînante)

- **Estomac/Intestin :**
  Gastro-entérite, nausées, vomissements, brûlures d'estomac, hyperacidité gastrique, **renvois, météorisme, flatulences,** coliques intestinales (surtout dans la région ombilicale), diarrhée d'odeur aigre (pendant la dentition, après refroidissement, par le lait), **constipation (mais se sent bien avec), fringale,** intolérance au lait de vache, intolérance au lactose, hernie ombilicale, coliques ombilicales

- **Peau :**
  Croûtes de lait, eczéma atopique, eczéma (par exemple aux poignets), allergie au soleil, granulome ombilical, transpiration froide des pieds

- **Urogénital :**
  Hydrocèle chez les adolescents, vaginite récidivante et leucorrhée chez les jeunes filles

- **Appareil locomoteur :**
  Faiblesse musculaire générale, os mous et flexibles, torticolis (cou bloqué), craniotabès, inflammation de l'articulation de la hanche, dysplasie de la hanche, douleurs dorsales, rachitisme, **exostoses,** maladie d'Osgood-Schlatter (ostéochondrose tibiale antérieure), maladie de Perthes

Modalités :

← par l'effort (mental ou physique), par le froid, en montant, en étant debout, par l'eau, en se lavant, par l'air humide, par temps humide, à la pleine lune, par le lait

→ par temps sec, couché sur le côté atteint, en éternuant (douleurs de la tête et du cou)

Aversion pour le sport, surtout les sports rapides et plus « rudes » comme le rugby, le football et le handball

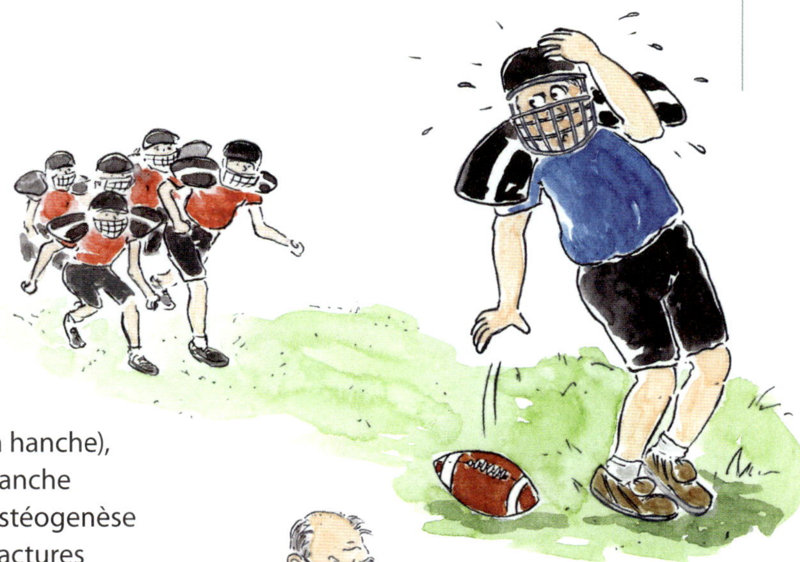

(ostéochondrite primitive de la hanche), myasthénie grave, rhume de hanche (coxite fugace), ostéoporose, ostéogenèse imparfaite, scoliose, lordose, fractures

- **Système nerveux :**
  Épilepsie (pendant la dentition)

- **Psychisme/Comportement :**
  Terreurs nocturnes, cauchemars, énurésie nocturne, boulimie, mal du pays

- **Fièvre :**
  Fièvre modérée l'après-midi alternant avec frissons

- **Généralités :**
  Tendance aux refroidissements, gonflement des ganglions, **retard de développement** (surtout fermeture tardive des fontanelles, dentition difficile et tardive, apprentissage tardif de la marche), hypothyroïdie, **obésité,** infections à streptocoques récidivantes

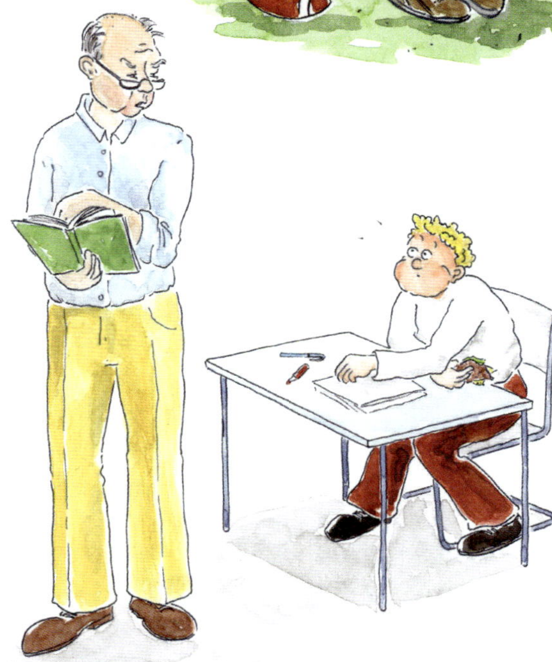

Gros appétit, toujours en train de manger, toujours quelque chose dans la bouche

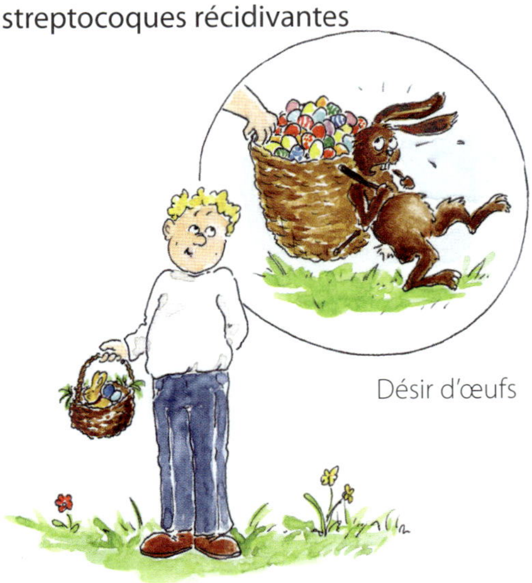

Désir d'œufs

Calcarea phosphorica

Phosphate de calcium
Phosphate de chaux
Règne minéral

Tableau périodique :
Étape 2, série Fer (calcium),
Étape 15, série Silicium (phosphore)
Couleur : 8-10 D (rouge moyen à foncé)

Profil :

L'enfant *Calcarea phosphorica* est tiraillé entre le tempérament posé et obstiné de *Calcarea* et celui ouvert et curieux de *Phosphorus*. Cette inconstance, cette fluctuation, cette tendance à vouloir tantôt ceci, tantôt cela, caractérisent *Calcarea phosphorica*. On remarque l'agitation et le désir phosphorique de voyager et de faire de nouvelles expériences, mais une fois qu'il est parti, *Calcarea phosphorica* ressent un terrible mal du pays et n'aspire qu'à rentrer chez lui.

Cet enfant a constamment la bougeotte, il est agité, déconcentré, nerveux, irritable et jamais satisfait. *Calcarea phosphorica* ne supporte absolument pas l'ennui. Si c'est le cas, il se lamente, soupire, ronchonne et peste contre ses parents. *Calcarea phosphorica* doit toujours avoir quelque chose de nouveau et d'excitant à faire, mais sa capacité d'attention est très brève et son ennui grandit vite. L'enfant s'évade alors dans ses pensées et bien entendu ne comprend plus rien au cours (« Pierrot de la lune »). En revanche, *Calcarea phosphorica* est très sportif et obtient de bonnes notes et des médailles dans ce domaine.

Comme chez *Calcarea carbonica*, il existe une tendance aux refroidissements. Les fontanelles restent longtemps ouvertes, la dentition est difficile et l'apprentissage de la marche tardif. Comme les *Calcarea* ont peur des hauteurs, le bébé *Calcarea* se met à crier dès qu'on le soulève du berceau ! *Calcarea phosphorica* est mince (parfois maigre), pâle et surtout souvent trop petit. À la puberté, les poussées de croissance surviennent d'un coup et de façon spectaculaire, provoquant chez l'enfant *Calcarea phosphorica* qui a grandi trop vite des troubles caractéristiques : faiblesse générale, douleurs de croissance, problèmes de posture et fragilité des tendons et articulations. Par conséquent, l'adolescent très sportif s'expose à des risques accrus de blessure pendant cette période. De plus, il souffre souvent de maux de tête à l'école ou juste après, ou bien de douleurs abdominales survenant généralement le matin avant d'aller en classe.

L'adolescent est très actif, mais s'épuise aussi très rapidement. Il se met volontiers en retrait, devient grognon sans raison, ou alors ne veut pas être consolé s'il a un chagrin d'amour (comme chez *Phosphoricum acidum*, mais celui-ci présente une faiblesse physique beaucoup plus importante).

Calcarea phosphorica a par ailleurs une curieuse peur des poules et, comme *Phosphorus*, il craint les orages. L'enfant aime les œufs (*Calcarea*) et les aliments fumés (*Phosphorus*).

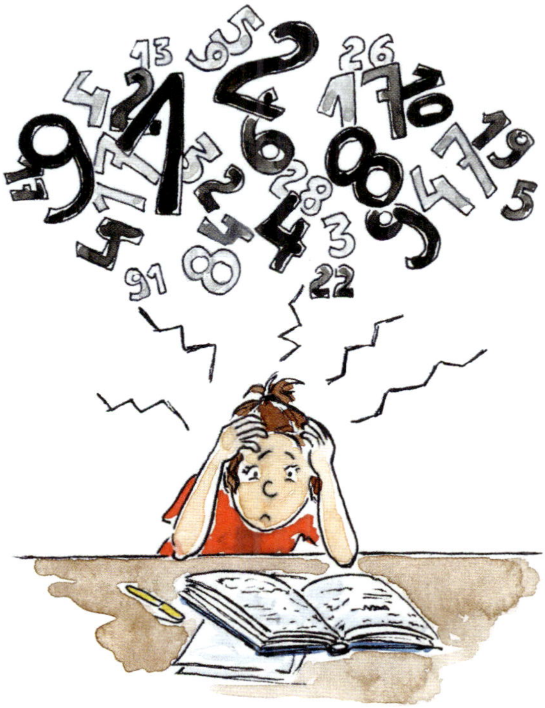

Maux de tête à l'école (n'arrive pas à se concentrer, aggravé par toute activité mentale)

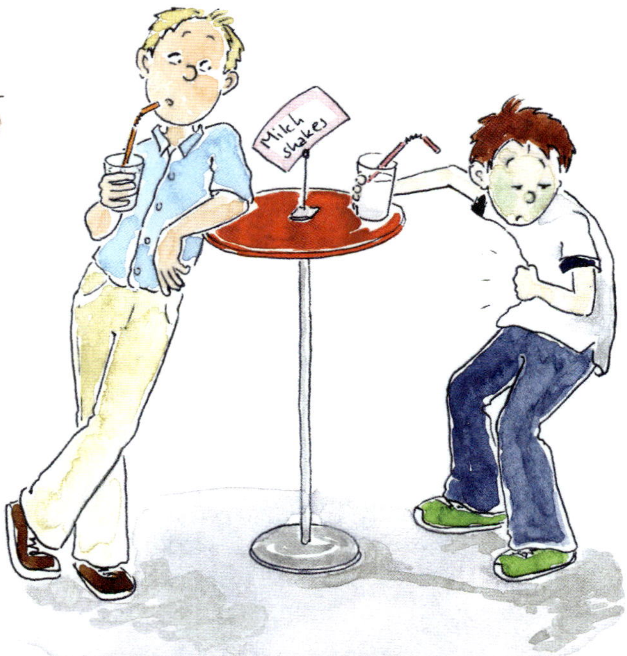

Intolérance au lait avec nausées et flatulences

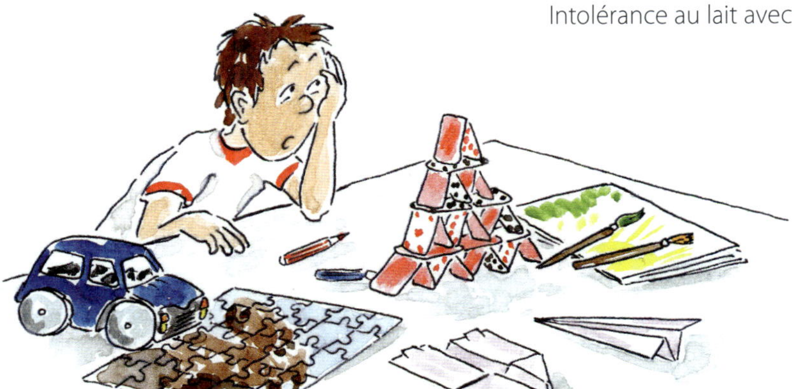

L'ennui est insupportable, besoin constant d'activité et de changement

Troubles :

Troubles principaux :
Agitation, maux de tête à l'école et troubles de croissance

Tête :
Maux de tête à l'école, migraine, rhume chronique (depuis la naissance), sinusite, otite moyenne, **polypes nasaux (végétations adénoïdes hypertrophiées), adénopathies cervicales en chapelet**, troubles de la dentition

Gorge/Poitrine :
Amygdalite chronique, bronchite chronique, toux avec dyspnée, asthme bronchique

Estomac/Intestin :
Douleurs d'estomac à l'école, nausées (surtout par le lait) et vomissements (même par le lait maternel), **renvois, météorisme, flatulences, coliques intestinales,** diarrhée (pendant la dentition, par le lait), refuse le lait maternel, intolérance au lait de vache, intolérance au lactose, autres **intolérances alimentaires,** mauvaise assimilation, mal des transports

Modalités :

← par temps froid et humide, par le changement de temps, par un effort mental et physique trop important, par une poussée de croissance, par le lait, par le lait maternel

→ par temps chaud et sec, l'été, par le mouvement léger au grand air

Peau :
Croûtes de lait, éruptions cutanées, eczéma atopique, acné, inflammation de l'ombilic

Urogénital :
Hydrocèle chez les adolescents, vaginite récidivante et leucorrhée chez les jeunes filles, troubles de la menstruation avec douleurs dorsales chez les jeunes filles

Appareil locomoteur :
Douleurs dorsales, douleurs cervicales, douleurs de croissance, scoliose, **faiblesse et troubles de la posture**, maladie de Scheuermann (cyphose dorsale), faiblesse de l'articulation de la cheville, coxite, dysplasie de la hanche, rachitisme, exostoses, craniotabès, maladie d'Osgood-Schlatter (ostéochondrose tibiale antérieure), maladie de Perthes (ostéochondrite primitive de la hanche), rhume de hanche (coxite fugace), ostéoporose, ostéogenèse imparfaite, arthrite rhumatoïde juvénile, **fractures,** luxations, paresthésies

Psychisme/Comportement :
TDAH (« bougeotte ») ou TDASH (« Pierrot de la lune »), mal du pays (associé au désir de voyage)

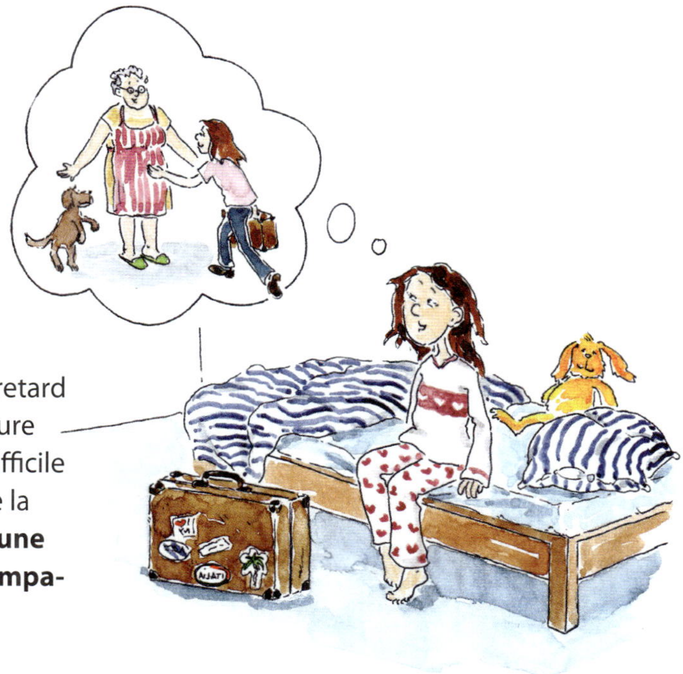

Généralités :

Tendance aux refroidissements, retard de développement (surtout fermeture tardive des fontanelles, dentition difficile et tardive, apprentissage retardé de la marche), **nanisme (avec plus tard une forte poussée de croissance accompagnée de troubles),** anémie

Désir de voyager…

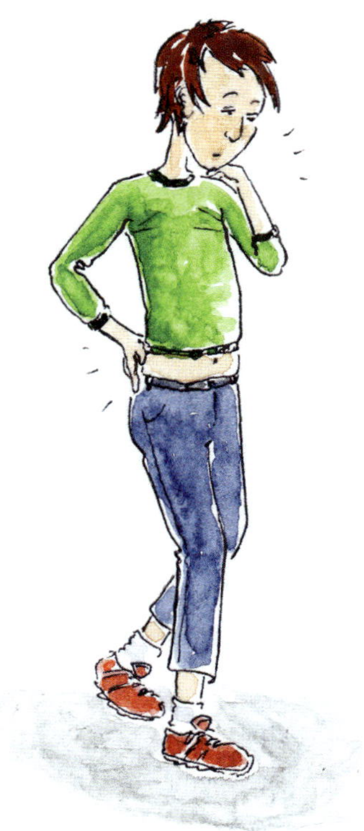

Troubles suite de croissance trop rapide, douleurs de croissance

… Mais bientôt suivi de mal du pays et du désir de revenir vite chez soi

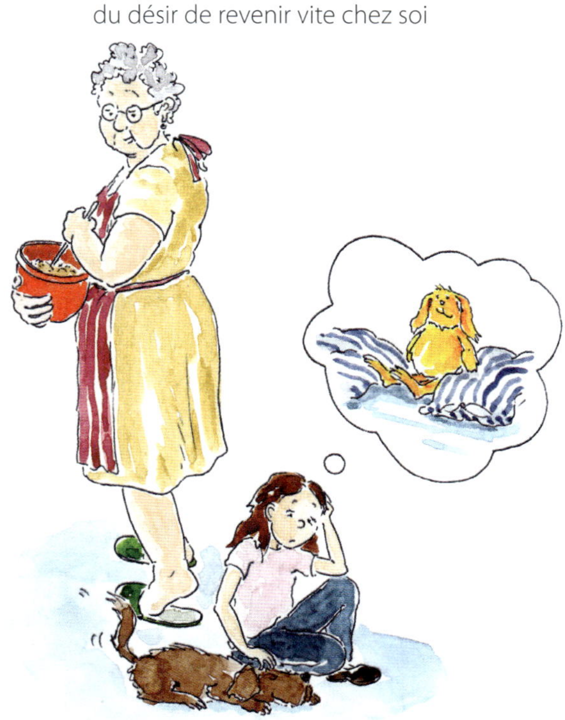

Calcarea sulphurica

Sulfate de calcium
Gypse
Règne minéral

Tableau périodique :
Étape 2, série Fer (calcium),
Étape 16, série Silicium (soufre)

Couleur : 8 C (rouge vif)

Profil :

Cette petite tête de mule pleine de fougue, entêtée et récalcitrante, fait tout pour attirer l'attention car elle ne souhaite en fait qu'une chose, c'est qu'on fasse attention à elle et qu'on l'aime. C'est l'état typique de *Calcarea sulphurica*, qui peut apparaître après la naissance d'un petit frère ou d'une petite sœur. La situation d'un enfant placé dans une famille d'accueil peut aussi conduire à ce tableau, parfois avec raison. La jalousie à l'égard des autres frères et sœurs se trouve toujours au premier plan, de même que la peur d'être abandonné et surtout la crainte d'être mal aimé.

Calcarea sulphurica se sent facilement trompé par ses amis, il s'estime vite négligé et soupçonne tout le monde de mauvaises intentions ! Il peut alors devenir passablement furieux et agressif. En effet, *Calcarea sulphurica* peut se laisser emporter par sa jalousie. D'autre part, cet enfant peut être incroyablement attachant, affectueux et câlin lorsque tout va bien pour lui et qu'il est satisfait. L'amour et la beauté comptent beaucoup, surtout à la puberté. Est-ce que tu m'aimes, demande tous les jours la jeune fille *Calcarea sulphurica* à son petit ami. Est-ce qu'il me trouve suffisamment jolie, demande-t-elle sans cesse à son miroir. *Calcarea sulphurica* est charmeuse, coquette et cherche à plaire, mais malheureusement elle souffre souvent de problèmes de peau qui ne passent pas inaperçus, comme de la névrodermite, du psoriasis, et surtout une forte acné juvénile avec des pustules purulentes. Contrairement au profil *Sulphur* pur, *Calcarea sulphurica* supporte toute fois le contact de l'eau sur la peau (par exemple en se douchant ou en prenant un bain).

Calcarea sulphurica manque profondément d'assurance, surtout pour ce qui est de l'opinion que les autres ont de lui. C'est un enfant pleurnichard, qui souffre de peurs nocturnes et de cauchemars. Il ravale fréquemment son chagrin (au sens littéral) et a tendance au surpoids. Il existe en général une tendance à la suppuration (rhume et sinusite purulents, otite moyenne et amygdalite purulentes, de même qu'abcès, acné et autres affections cutanées purulentes).

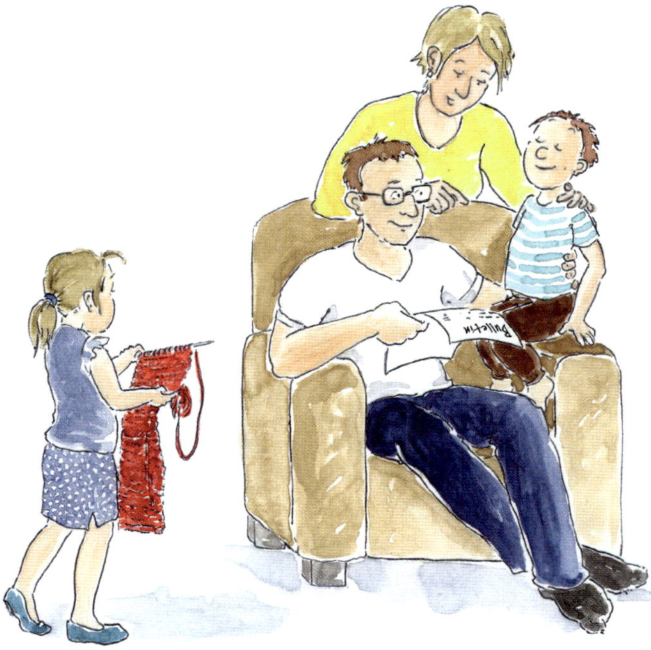

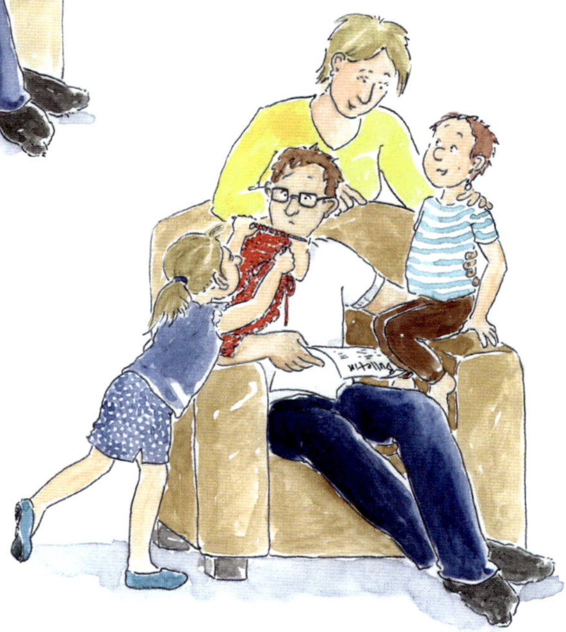

Rivalité et jalousie entre frères et sœurs

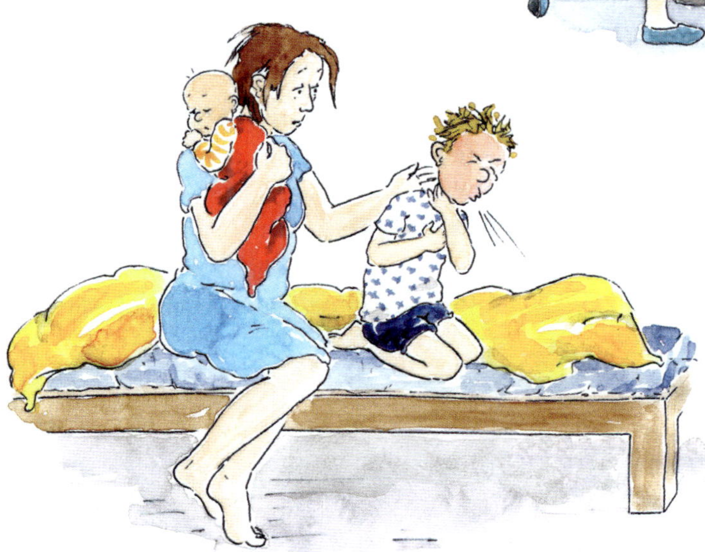

Faux croup chronique (surtout après naissance d'un petit frère ou d'une petite sœur)

Troubles :

Troubles principaux :
Troubles cutanés avec tendance à la suppuration

Tête :
Maux de tête (surtout au front, déclenchés par la sinusite), vertiges (avec nausées), conjonctivite purulente, douleurs oculaires, chute des cils, **rhume purulent chronique avec sécrétions vert-jaunâtre (depuis la naissance)**, odorat diminué, saignements de nez, **sinusite,** otite moyenne (aiguë et chronique), mastoïdite, **otorrhée purulente,** abcès dans le conduit auditif, prurit dans le conduit auditif, acouphènes (tintements, sifflements), glossite, parotidite

Gorge/Poitrine :
Pharyngite au dernier stade, amygdalite purulente, **faux croup chronique (éventuellement suite de jalousie)**, toux avec dyspnée, gonflement des ganglions cervicaux, pneumonie bactérienne

Estomac/Intestin :
Nausées, vomissements, brûlures d'estomac, renvois, flatulences, coliques intestinales, diarrhée, constipation, fringale, intolérance au lait de vache, appendicite, hémorroïdes, abcès du rectum

Peau :
Croûtes de lait, eczéma, **eczéma atopique avec tendance à la surinfection,** dermatite séborrhéique, **acné avec pustules purulentes,** furoncles, abcès, impétigo, psoriasis

Appareil locomoteur :
Inflammation de l'articulation de la hanche, douleurs dorsales, douleurs des épaules, raideur des épaules, douleurs rhumatismales des membres, faiblesse des bras, raideur des doigts

Psychisme/Comportement :
Terreurs nocturnes, mal du pays

Généralités :
Tendance à la suppuration, infections à streptocoques récidivantes, obésité

Modalités :

← le soir, la nuit, par temps froid et humide, par le contact, par le lait

→ le matin, à l'air frais, en se lavant à l'eau froide ou en prenant un bain froid, en se dénudant, en mangeant

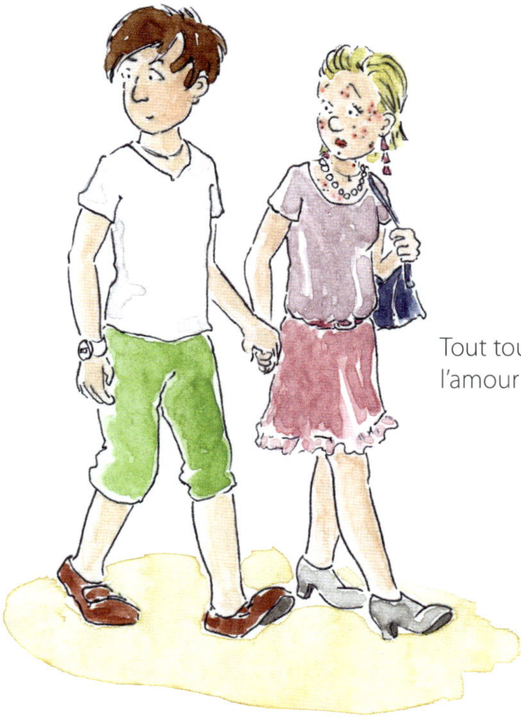

Tout tourne autour de l'état amoureux, de l'amour et du fait d'être aimé (puberté)

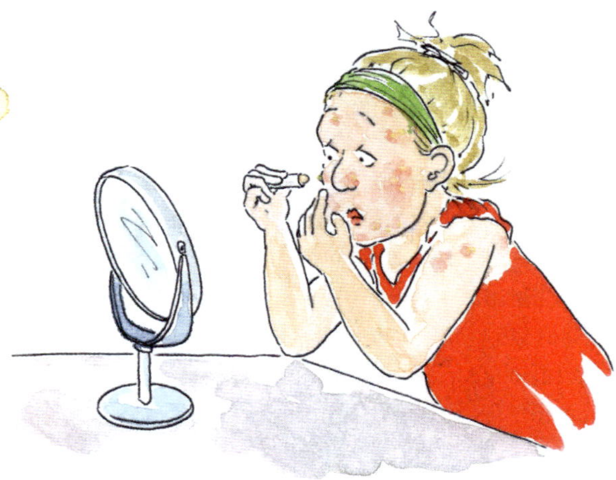

Acné juvénile avec pustules purulentes

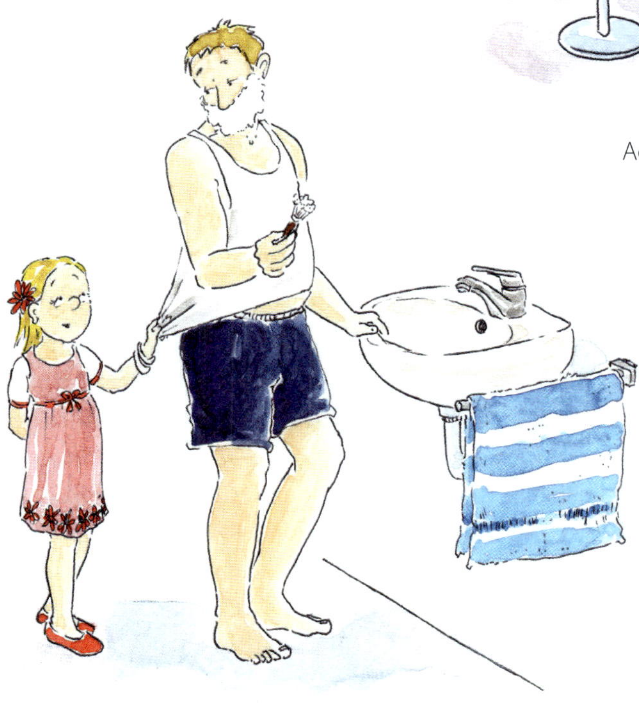

Cherche à plaire, charmeuse, coquette, voudrait que tout le monde la trouve jolie

Capsicum

Poivre espagnol, piment rouge
Poivre de Cayenne (Capsicum annuum)
Famille des solanacées (Solanaceae)
Règne végétal

Couleur : 15-16 E (bleu foncé)

Profil :

L'enfant *Capsicum* arrive au cabinet avec de violentes douleurs d'oreille ! L'oreille (généralement la droite) est brûlante, extrêmement rouge et très sensible au toucher, de même que l'os situé derrière l'oreille, la mastoïde. Le tympan est rouge vif et du pus s'y accumule derrière, dans l'oreille moyenne. Dès petit, *Capsicum* souffre d'otites moyennes à répétition. Comme s'ils étaient provoqués par des gousses de piment rouge, tous les troubles se caractérisent par des douleurs vives et brûlantes, qu'il s'agisse de douleurs de gorge ou de douleurs pendant la miction lors de fréquentes cystites. La position allongée améliore tous les troubles, tandis que les courants d'air froid les aggravent.

L'enfant *Capsicum* est très sensible au bruit et au toucher. Il a le plus souvent un visage rouge, surtout les joues, bien qu'il soit frileux. *Capsicum* a très soif, mais les boissons lui donnent généralement des frissons glacés. Par contre, elles soulagent bien les douleurs brûlantes de gorge ! L'hypersensibilité de *Capsicum* le rend facilement irritable et capricieux, alors qu'il est d'habitude plutôt indolent et léthargique. Il ne supporte aucune critique, se vexe facilement, il est plutôt sérieux et manque d'humour. Son tempérament nostalgique est caractéristique, un peu comme s'il avait la nostalgie du paradis perdu. Tout ce qui appartient au passé est beau, ou bien il le magnifie dans ses propos.

Capsicum aime la routine et les habitudes, tandis que les changements lui font peur et peuvent déclencher des troubles. Cela peut commencer par le passage du berceau à un lit d'enfant plus grand. *Capsicum* est un grand remède de mal du pays et de troubles qui en découlent. Par conséquent, il peut non seulement constituer un bon remède pour les situations aiguës de mal du pays (par exemple le premier voyage scolaire), mais aussi aider les enfants dont les parents doivent souvent changer de domicile (pour des raisons professionnelles ou privées), les enfants d'immigrés (qui ne se sentent pas encore chez eux), ceux qui logent en internat ou encore ceux qui sont envoyés trop tôt à l'étranger, pendant toute une année, pour y apprendre la langue.

Capsicum mange généralement bien et de ce fait est un peu potelé. C'est un vrai pantouflard, d'une part parce qu'il aime prendre ses aises et qu'il est un peu paresseux, et d'autre part à cause de son hyperémotivité, car il craint que les autres enfants puissent raconter des choses sur lui ou se moquer de lui. En raison de son penchant à la mélancolie et au retrait, *Capsicum* peut tout à fait développer des tendances dépressives ou des troubles du comportement alimentaire comme la boulimie.

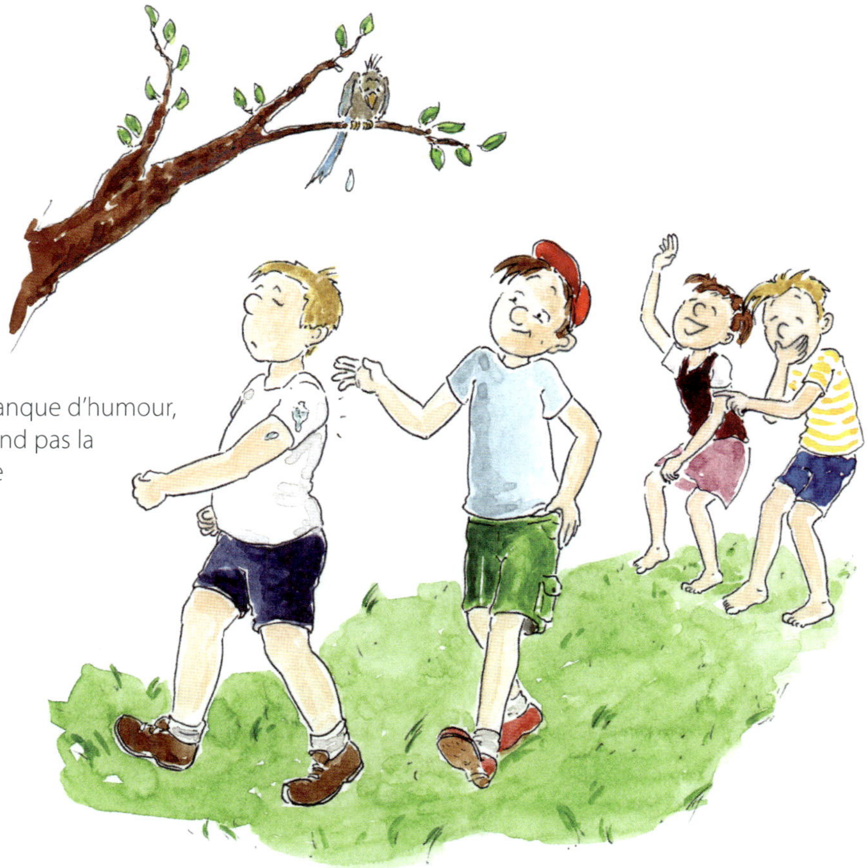

Sérieux, manque d'humour, ne comprend pas la plaisanterie

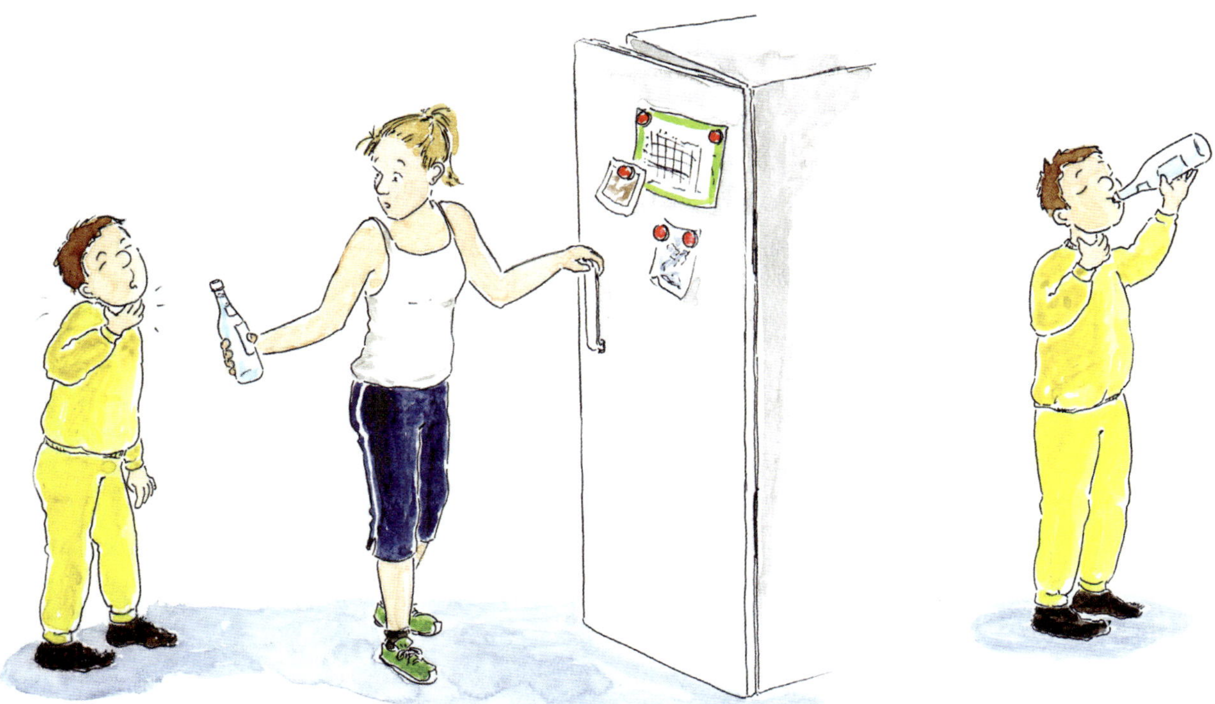

Douleurs brûlantes de gorge, sensation d'écorchure dans la gorge, aggravation si l'enfant ne déglutit pas

Troubles :

- **Troubles principaux :**
  Otite moyenne aiguë avec extension à la mastoïde

- **Tête :**
  Maux de tête (provoqués par la toux), **otite moyenne aiguë (surtout à droite) avec otalgie violente (l'oreille est rouge et brûlante)**, otite moyenne **avec extension à la mastoïde**, l'oreille et l'os situé derrière sont très sensibles au toucher, otite moyenne chronique, rhume chronique, rhinite allergique avec éternuements violents, sinusite, aphtes, haleine nauséabonde, herpès labial

- **Gorge/Poitrine :**
  Pharyngite aiguë, gorge très rouge, **douleurs de gorge brûlantes** (s'étendant jusqu'à l'oreille, surtout à droite), **douleurs de gorge améliorées en déglutissant**, toux aboyante, toux d'irritation sèche et douloureuse, laryngite, amygdalite aiguë et chronique, enrouement chronique (après une pharyngite ou une amygdalite), bronchite, asthme bronchique

- **Estomac/Intestin/Foie :**
  Brûlures d'estomac, œsophagite par reflux, **douleurs brûlantes à l'estomac,** diarrhée (après boissons froides), constipation (brûlure à l'anus pendant la selle)

- **Urogénital :**
  Cystite avec douleur brûlante pendant la miction, dysurie, problèmes pendant la miction (l'urine ne commence à couler qu'au goutte à goutte)

- **Appareil locomoteur :**
  Arthrite rhumatoïde juvénile

- **Psychisme/Comportement :**
  Boulimie, humeur dépressive, **mal du pays**

- **Généralités :**
  Troubles du sommeil (souvent après un changement dans l'environnement familial !), tempérament allergique, rhume des foins, obésité

Modalités :

← à l'air frais, en n'étant pas couvert, aux courants d'air

→ par la chaleur ou la chaleur forte, en étant allongé, pendant le repas

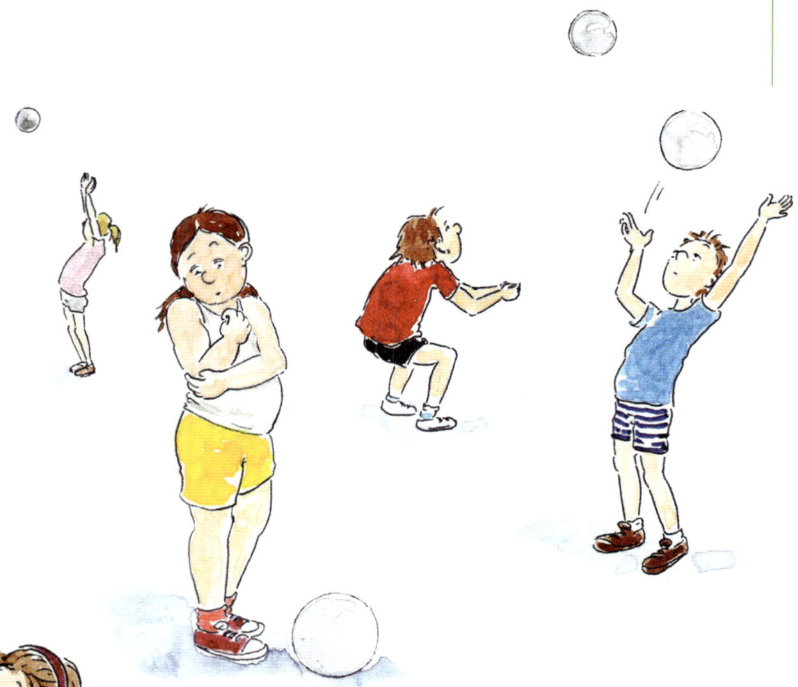

N’aime pas le sport, indolent,
maladresse motrice

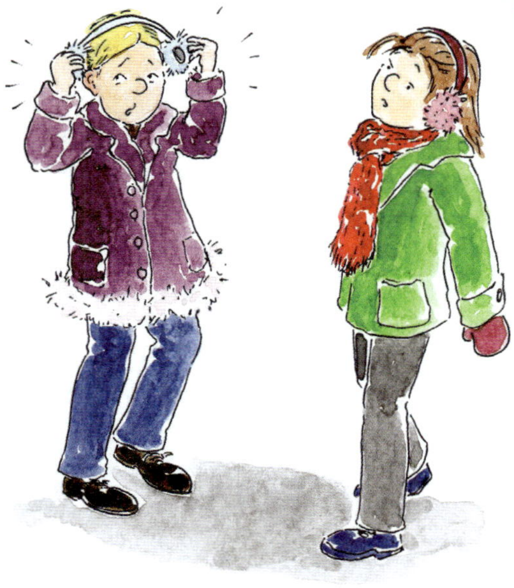

Otite moyenne avec mastoïde (os situé derrière l’oreille)
extrêmement sensible au toucher

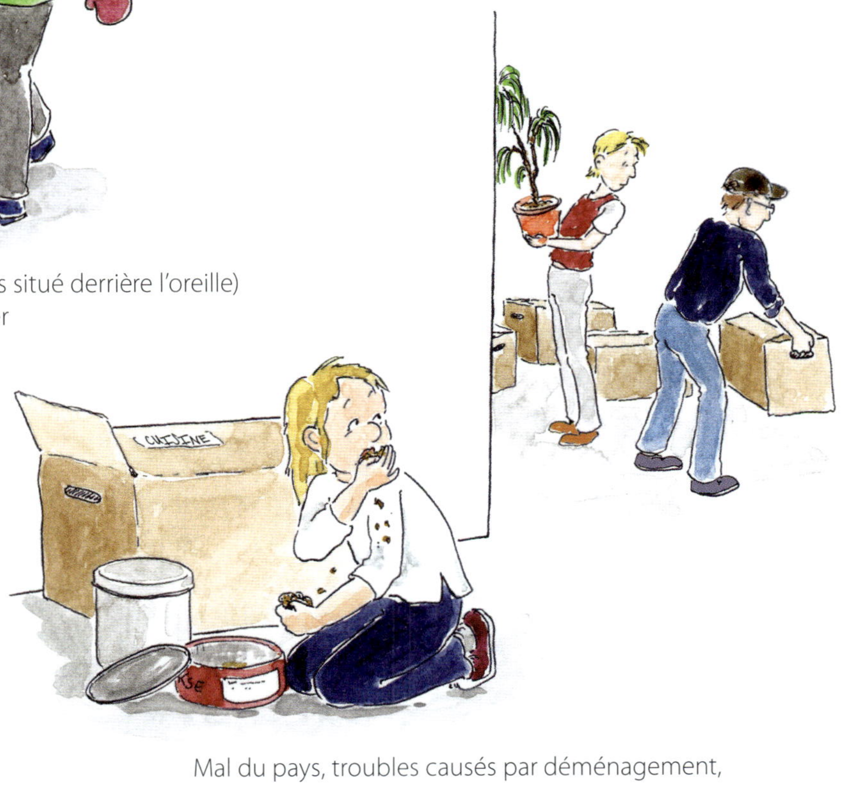

Mal du pays, troubles causés par déménagement,
changement d’école, voyages fréquents, émigration

Carcinosinum

Nosode du cancer du sein
(extrait de cellules cancéreuses du sein)
(Cancerinum)

Couleur : 20-22 D (bleu-vert à vert prairie), 15-16 D (bleu foncé)

Profil :

Quel enfant gentil, ce petit *Carcinosinum* qui aide sagement sa maman et se lave consciencieusement les mains avant chaque repas ! Il est serviable, attentionné, consciencieux, ordonné, scrupuleux. *Carcinosinum* fait tout ce qu'on attend de lui. Où est donc le problème ? En y regardant de plus près, on remarque que *Carcinosinum* a l'air un peu trop sérieux pour son âge, qu'il est trop scrupuleux, qu'il réprime ses propres besoins et qu'il essaie de répondre à toutes les exigences de façon perfectionniste et ambitieuse. Ce n'est qu'à cette condition qu'il sera aimé, pense *Carcinosinum*, et c'est ce que lui suggèrent ses parents, souvent sévères et dominateurs. On retrouve du reste souvent une mère hyperanxieuse, surprotectrice et dominatrice, qui réprime ainsi involontairement le libre développement du moi de son enfant. Dans le pire des cas, cette répression peut s'avérer être de la maltraitance.

La peur des critiques ou des reproches provoque des troubles chez *Carcinosinum*. Sa forte tension intérieure peut se manifester par un bégaiement, des ongles rongés, des clignements nerveux des yeux, un lavage compulsif des mains et une manie de tout contrôler. *Carcinosinum* a des exigences élevées envers lui-même et éprouve vite un sentiment de culpabilité quand il ne réussit pas tout de façon parfaite. *Carcinosinum* est parfois obligé d'assumer des responsabilités beaucoup trop tôt, par exemple si les parents sont alcooliques ou toxicomanes. Il aime la lecture, les animaux, la musique classique et la danse (même les ballets). *Carcinosinum* n'aime pas le désordre ni la saleté, c'est un maniaque de la propreté et, par son comportement, il met volontiers « bon ordre » dans les disputes et les désaccords.

Carcinosinum a de nombreux nævi de couleur brune, ainsi que souvent des taches de naissance un peu plus claires, couleur café au lait. Le blanc des yeux a généralement un reflet bleu clair. On observe le plus souvent un enfant *Carcinosinum* trop bien adapté, qui retourne contre lui-même sa colère provoquée par la répression, l'injustice ou la maltraitance (il est sujet aux affections autoagressives et aux comportements autodestructeurs). On retrouve fréquemment des allergies multiples (comme une manière somatique de dire non).

Il est plus rare de rencontrer le profil *Carcinosinum* révolté, celui qui se rebiffe avec obstination et a tendance aux accès de colère subite. Il y a toujours une grande tension chez les enfants *Carcinosinum*, que beaucoup d'entre eux cherchent à éliminer en pratiquant de nombreuses activités, comme par exemple le sport. *Carcinosinum* a un désir marqué de chocolat et dort de préférence en position génu-pectorale.

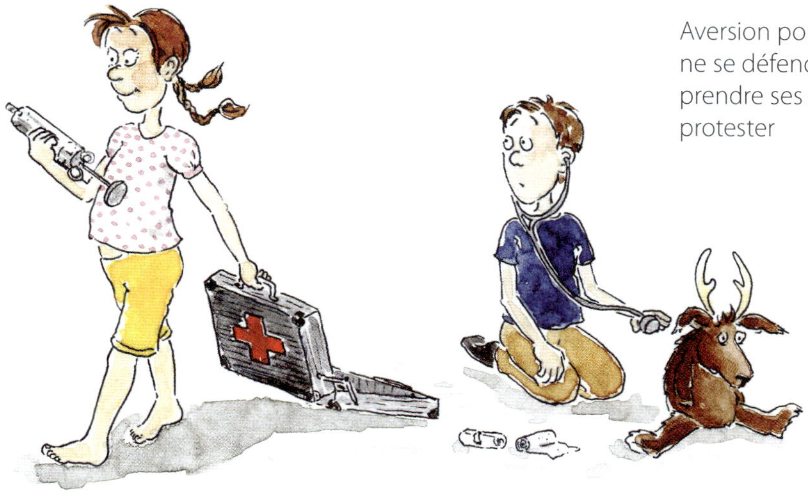

Aversion pour les disputes, ne se défend pas, se laisse prendre ses affaires sans protester

Toutefois, son sommeil est perturbé dès le plus âge, apparemment sans raison.

Du fait de son manque de réactivité, *Carcinosinum* est sujet aux troubles récidivants. L'enfant a du mal à faire de la fièvre, ainsi les maladies ne sont pas réellement surmontées. *Carcinosinum* ne se remet souvent pas très bien d'une infection sévère. De même, les vaccinations surchargent le système immunitaire de *Carcinosinum* et provoquent des troubles chroniques, par exemple des allergies ou de l'asthme. Les maladies infantiles ne se déclarent pratiquement jamais ou seulement à l'âge adulte, ce qu'on ne saurait toutefois considérer comme réellement caractéristique compte tenu des vaccinations couramment pratiquées de nos jours.

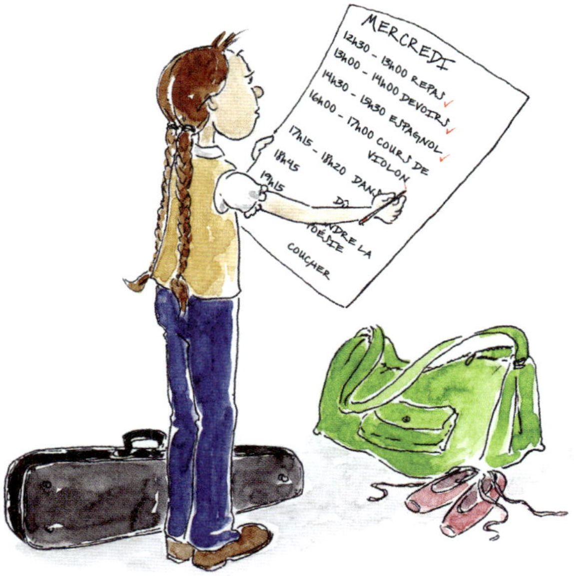
MERCREDI
12h30 - 13h00 REPAS
13h00 - 14h00 DEVOIRS
14h30 - 15h30 ESPAGNOL
16h00 - 17h00 COURS DE VIOLON
18h45
19h15
COUCHER

Mis sous pression par des parents protecteurs, mais ambitieux et sévères

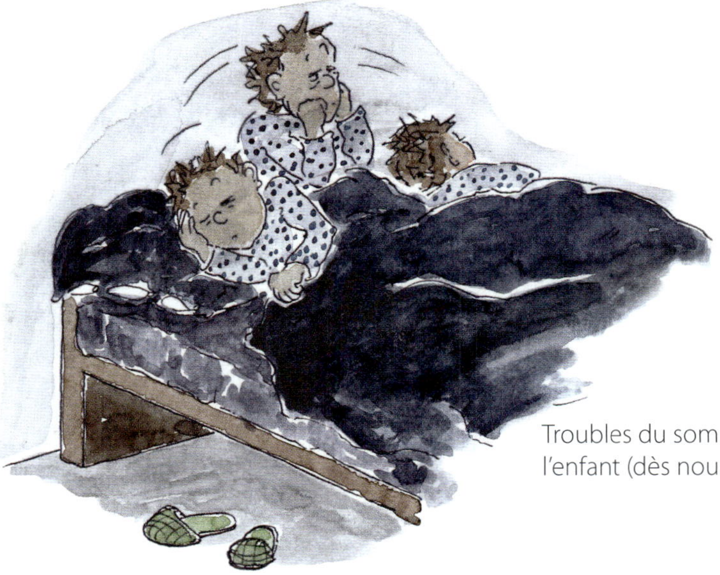

Troubles du sommeil chez l'enfant (dès nourrisson)

Troubles :

- **Troubles principaux :**
  Maladies infectieuses récidivantes et allergies

- **Tête :**
  Maux de tête (d'un seul côté), migraine, polypes nasaux (végétations adénoïdes hypertrophiées), **rhume chronique,** rhinite allergique, **sinusite récidivante,** otite moyenne récidivante, aphtes

- **Gorge/Poitrine :**
  Asthme bronchique (depuis vaccination), asthme alternant avec éruptions cutanées, **amygdalite récidivante,** bronchite récidivante, pneumonie

- **Estomac/Intestin :**
  Douleurs abdominales pinçantes ou crampoïdes (en particulier dans la région ombilicale), vomissements périodiques chez le jeune enfant, vomissements acétonémiques, diarrhée, diarrhée chronique, colite ulcéreuse, maladie de Crohn, intolérance au blé, entéropathie au gluten (maladie cœliaque), malabsorption, anémie pernicieuse

- **Peau :**
  Éruptions cutanées avec démangeaisons, **eczéma atopique,** nævi, taches café au lait, acné

- **Urogénital :**
  Acétonurie

- **Appareil locomoteur :**
  Arthrite rhumatoïde juvénile

- **Système nerveux :**
  Tics neurologiques (surtout clignements et cillements des yeux)

- **Psychisme/Comportement :**
  Anorexie, boulimie, **troubles du sommeil depuis la naissance,** énurésie nocturne (jusqu'à l'adolescence), suites d'abus sexuels, bégaiement, compulsion pathologique **à se laver,** cauchemars

- **Fièvre :**
  Incapacité à développer une fièvre normale

Modalités :

← hebdomadaire, annuelle, par le contact, par la consolation, par la chaleur, au soleil, par un séjour à la mer, par le désir de voyager

→ le soir, pendant l'orage, par l'effort, par l'occupation, par la danse, en écoutant de la musique, en lisant

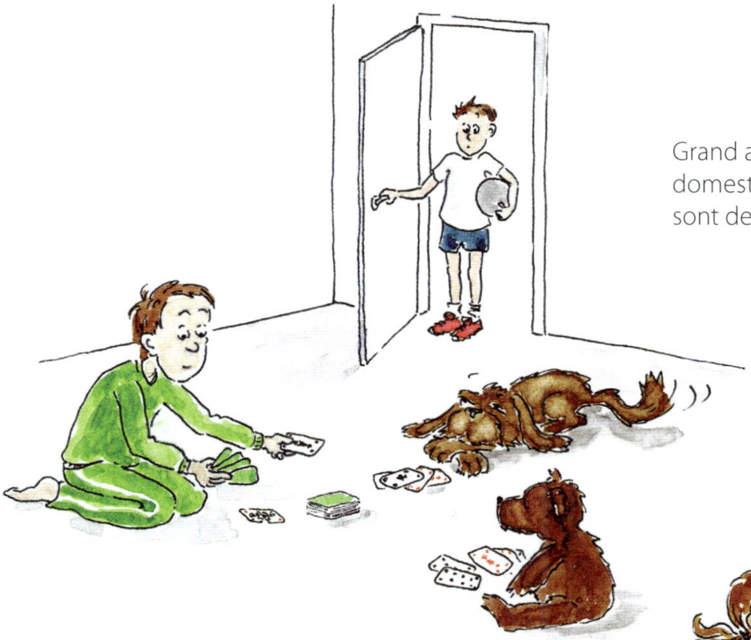

Grand amour des animaux, les animaux domestiques ou les animaux en peluche sont des amis de substitution

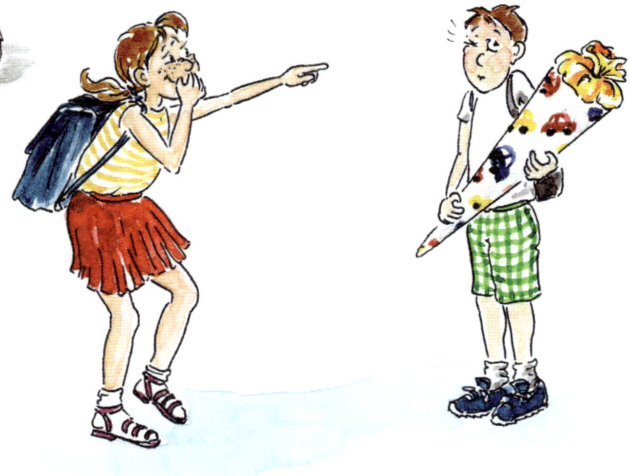

Tics neurologiques, par exemple clignements nerveux des yeux

Généralités :

Antécédents familiaux de cancer, diabète, alcoolisme et leucémie, **« jamais plus en bonne santé depuis » une maladie infectieuse** (souvent après coqueluche ou mononucléose), **mononucléose aiguë, suite de vaccinations trop nombreuses en bas âge,** diabète juvénile, amaigrissement, anémie, **tempérament allergique, allergies multiples,** MCS (hypersensibilité chimique multiple), **rhume des foins,** tendance aux refroidissements

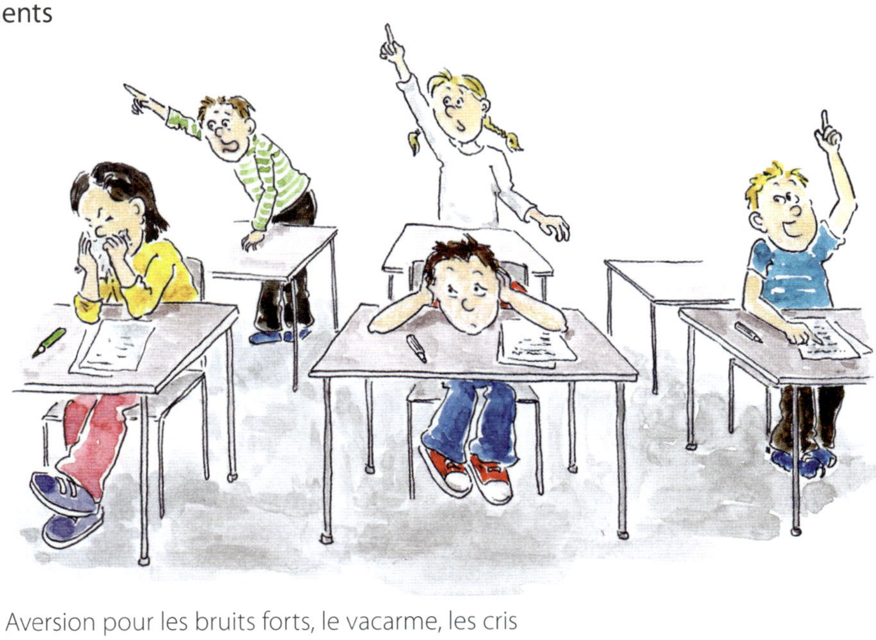

Aversion pour les bruits forts, le vacarme, les cris

Causticum

Distillat de chaux vive (oxyde de calcium) et de bisulfate de potasse (bisulfate de potassium)
(Causticum d'Hahnemann)
Règne minéral

Tableau périodique :
Étape 2, série Fer (calcium),
Étape 16, série Carbone (oxygène),
Étape 1, série Fer (potassium),
Étape 16, série Silicium (soufre)

Couleur : 4-5 DE (brun rouille)

Profil :

Voila un petit Robin des bois, car l'enfant *Causticum* veut aider tous ceux qui sont victimes d'injustice ! Son sens aigu de la justice et de la compassion font que *Causticum* a pitié des plus faibles et de ceux qui sont dans le besoin. L'enfant ne peut tout simplement pas voir souffrir les autres (il pleure de compassion pour eux) ; par contre, *Causticum* n'est pas très affecté par sa propre souffrance ou ses propres douleurs.

Causticum est un enfant très émotif, plein d'idées et d'idéaux, qui veut sauver le monde. Mais s'il sent que les autres n'ont pas tout à fait le même sens moral que lui, il éprouve bien vite un sentiment d'impuissance, il se sent comme paralysé et perd toute énergie. L'enfant commence alors à bégayer et à pleurer pour des futilités, il devient anxieux et gauche, perd sa voix et laisse échapper involontairement son urine en sautant, en riant, en se mouchant ou en toussant.

Lorsqu'il est plus âgé, l'enfant *Causticum* s'engage dans la politique ou dans la protection de l'environnement. Il aime discuter et combattre, tel un rebelle, pour ses idéaux. Il sait motiver fortement les autres et possède des qualités pour diriger, mais lui-même a du mal à reconnaître l'autorité. Cependant, l'énergie de *Causticum* n'est pas illimitée : il peut un jour ou l'autre se retrouver vidé et doit apprendre à utiliser son énergie d'abord pour lui-même. Sinon, c'est son corps qui se chargera à sa façon de veiller au repos et à la détente, en provoquant une faiblesse musculaire progressive pouvant aller jusqu'à la paralysie. Le jeune enfant *Causticum* apprend à marcher tard, trébuche constamment et souvent s'étale de tout son long. Il a du mal à tenir les yeux bien ouverts (par faiblesse des muscles oculaires). De plus, *Causticum* est sujet aux douleurs de gorge (il a la sensation que l'intérieur de la gorge est comme de la « viande crue »), à l'enrouement et aux troubles de la déglutition pour les liquides. Même le sphincter vésical n'est plus étanche : *Causticum* perd involontairement de l'urine pendant la journée et en dormant, surtout avant minuit (comme *Sepia*). On remarque chez l'enfant *Causticum* une aversion pour les sucreries. Par ailleurs, il est souvent gaucher.

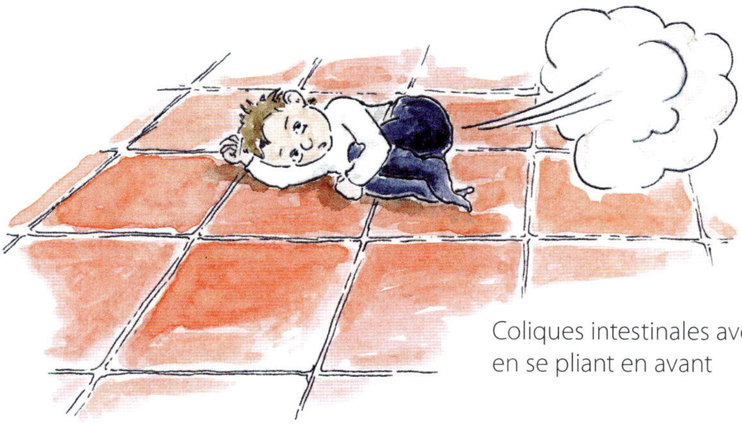

Coliques intestinales avec flatulences, amélioration en se pliant en avant

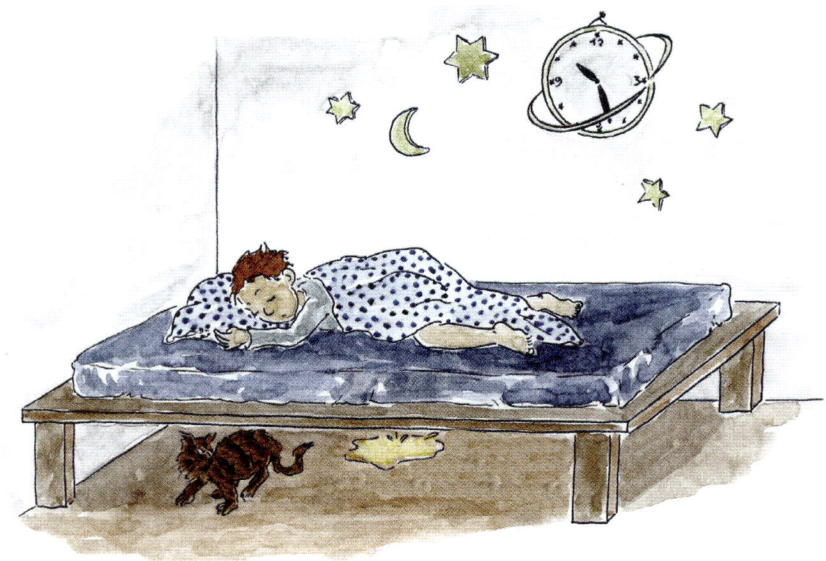

Enurésie pendant la première phase de sommeil, avant minuit

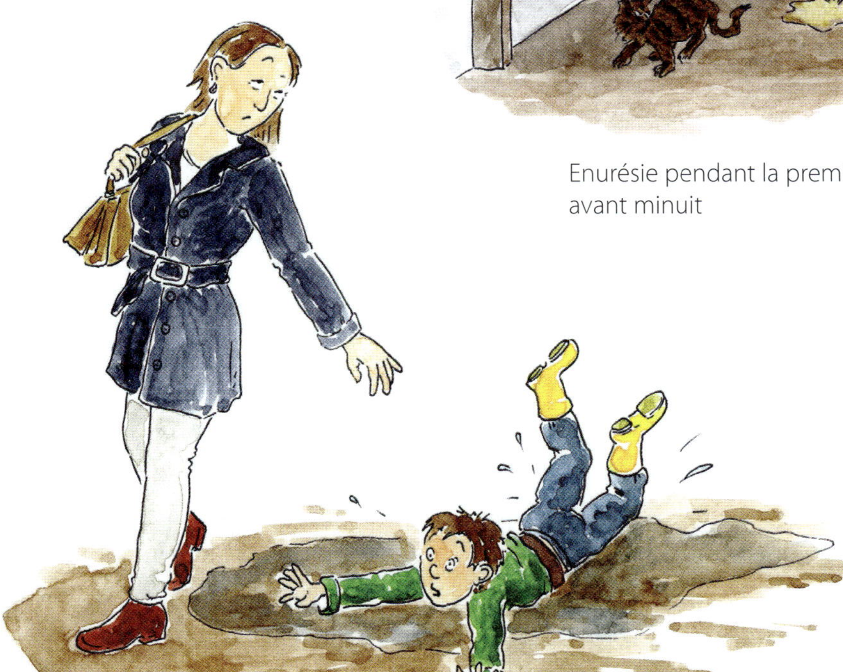

Apprentissage tardif de la marche, maladresse des jambes ou faiblesse des muscles des jambes

Troubles :

- **Troubles principaux :**
  Faiblesse musculaire et phénomènes de paralysie

- **Tête :**
  Eczéma de la tête, ptôse (paupière tombante), rhume avec enrouement, otite moyenne chronique (surtout à droite), otorrhée purulente, prurit du conduit auditif

- **Gorge/Poitrine :**
  Pharyngite, **douleurs de gorge brûlantes avec forte sensation d'écorchure dans la gorge (comme de la « viande crue »),** toux sèche et douloureuse avec enrouement (devient grasse le soir et en étant couché, mais les mucosités ne peuvent pas être expectorées), laryngite chronique, **enrouement indolore** (après refroidissement ou après avoir trop parlé), aphonie par paralysie des cordes vocales, troubles de la déglutition par paralysie du voile du palais, bronchite, asthme bronchique (alternant avec éruptions cutanées)

- **Estomac/Intestin :**
  Douleurs d'estomac pinçantes ou crampes intestinales chez le nourrisson et le jeune enfant (aggravées le matin, améliorées en se penchant en avant), flatulences, constipation par inactivité intestinale

- **Peau :**
  Acné (surtout au nez et au front), éruptions cutanées avec démangeaisons, eczéma atopique, **eczéma sur le bout du nez,** teigne, impétigo, **verrues (surtout au bout des doigts, sur les lèvres, les paupières et le bout du nez),** érythème fessier, intertrigo (pendant la dentition), brûlures chez le jeune enfant

- **Urogénital :**
  Miction retardée, manque d'envie d'uriner malgré la plénitude la vessie, incontinence urinaire, paralysie vésicale, faiblesse congénitale du sphincter vésical **(perte d'urine involontaire en toussant, en se mouchant, en sautillant ou en riant),** maladie d'Addison

- **Appareil locomoteur :**
  Douleurs musculaires déchirantes, raideur, **faiblesse musculaire, paralysies musculaires,** contractions musculaires, jambes sans repos, douleurs articulaires, **torticolis** (surtout à droite), luxation de la hanche, craquement dans le genou, troubles des épaules (par exemple suite de forceps), **arthrite rhumatoïde juvénile,** douleurs de croissance (surtout tiraillements dans les articulations ou raideur articulaire), raccourcissement des tendons

Modalités :

← par temps froid et sec avec du vent, par beau temps clair, en se déplaçant en véhicule

→ par temps humide et pluvieux, par la chaleur, par la chaleur du lit

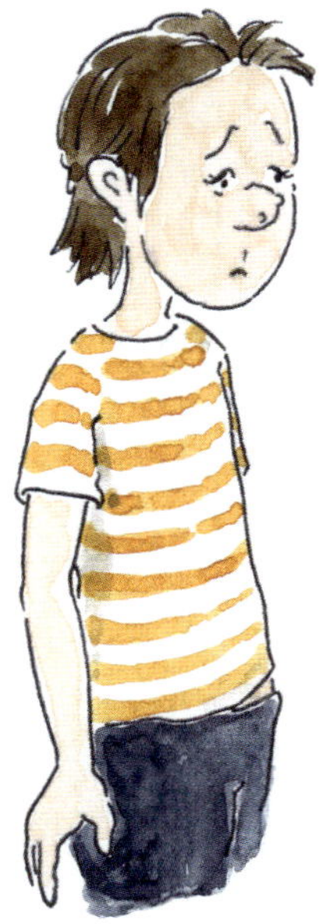

Verrues ou eczéma sur le bout du nez

- **Sytème nerveux :**
  Troubles neurologiques (suite de suppression d'éruptions cutanées), convulsions, épilepsie, chorée, paralysie (par exemple après diphtérie), poliomyélite, paralysie faciale (surtout à droite), paralysie cérébrale infantile (PCI), myasthénie grave

- **Psychisme/Comportement :**
  Enurésie nocturne (« dans le premier sommeil » avant minuit), bégaiement

- **Généralités :**
  Apprentissage tardif de la marche et du langage, suites de brûlures (même au plan émotionnel)

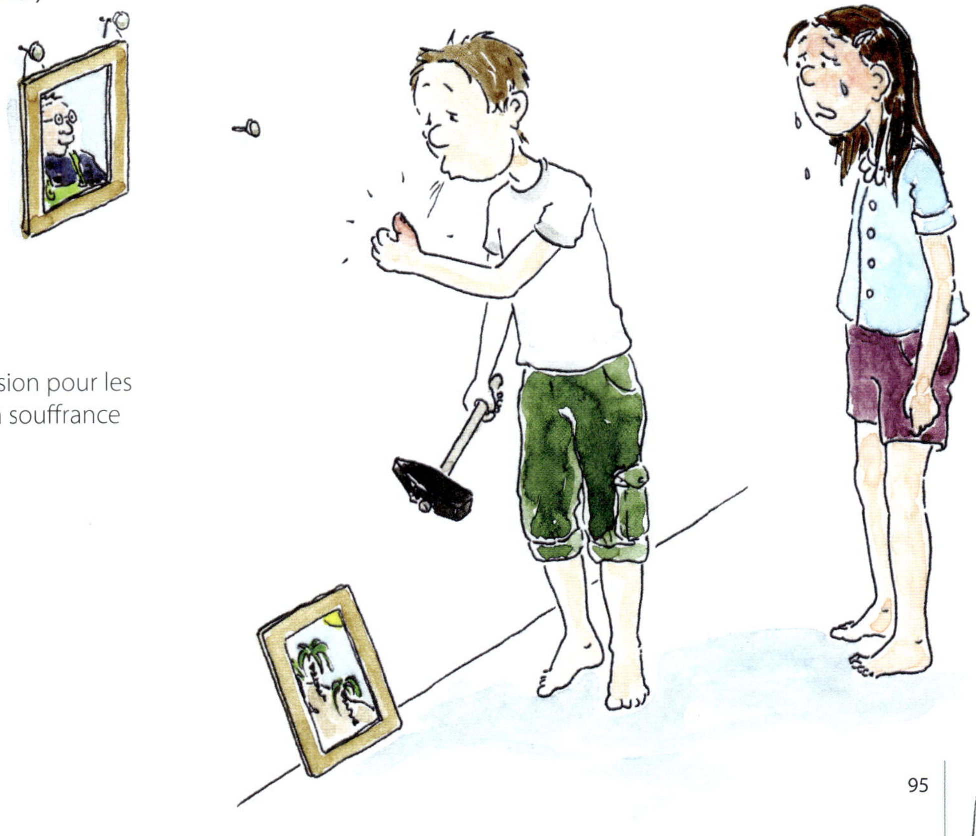

Pleure par compassion pour les autres, sensible à la souffrance des autres

Chamomilla

Camomille commune
(Matricaria chamomilla)
Famille des composées (Asteraceae)
Règne végétal

Couleur : 3 C (jaune d'œuf), parfois 2 C (jaune d'or)

Profil :

Quand on pense aux troubles de la dentition, on pense à *Chamomilla*, qui a déjà soulagé de nombreux bébés (et leurs parents) ! Mais que l'on y prenne garde, tous les enfants qui font leurs dents ne nécessitent pas *Chamomilla* : son irritabilité typique doit se voir nettement chez ce petit être colérique et rageur, qui pousse des cris assourdissants et ne s'apaise dans une certaine mesure que lorsqu'on le promène dans les bras. Souvent la dentition s'accompagne de diarrhée verdâtre, pouvant ressembler à des épinards hachés et dégager une odeur d'œufs pourris.

À chacun des stades de son développement, *Chamomilla* ressent des douleurs auxquelles il réagit avec irritabilité et hyperémotivité. Cela peut concerner aussi bien la dentition que les coliques du soir caractéristiques des trois mois, mais l'éruption des dents de sagesse provoque également des troubles, ou encore les crampes du bas-ventre chez les jeunes filles pendant leurs règles. Cependant, *Chamomilla* est et reste principalement un remède pour les jeunes enfants.

Chamomilla a des otalgies provoquées par le froid et le moindre souffle de vent (une oreille est rouge et l'autre pâle), ou bien des douleurs de gorge et une toux violente et spasmodique. Ici encore se manifestent l'aggravation nocturne caractéristique et une extrême sensibilité à la douleur (« il faut que ça s'arrête ! »). Le nourrisson pousse des cris stridents, serre ses petits poings, se raidit et se penche en arrière ; à cause de ses crises de colère ou de larmes, il a même des spasmes avec pauses respiratoires ou des convulsions. La peau a tendance aux excoriations. La chaleur améliore presque tous les troubles (sauf les douleurs dentaires, qui deviennent plus tolérables avec de l'eau froide dans la bouche).

Le sommeil pose problème depuis la naissance, en particulier l'endormissement. *Chamomilla* s'étire de tous ses membres dans son lit, transpire abondamment et gigote jusqu'à faire tomber la couverture. Le sommeil est très agité : l'enfant sursaute, pleure, geint, pousse des cris perçants et stridents. L'agitation, l'irritabilité et l'entêtement sont typiques de *Chamomilla*. L'enfant est en permanence insatisfait, il réagit de façon effrontée en rejetant avec véhémence les objets qu'il a réclamés. En un mot, il est difficile à supporter. Il peut se débattre violemment de rage ou de douleur. Qu'il s'agisse du contact, du vent ou de la musique, *Chamomilla* ne les apprécie guère et ses réactions sont très… irritées !

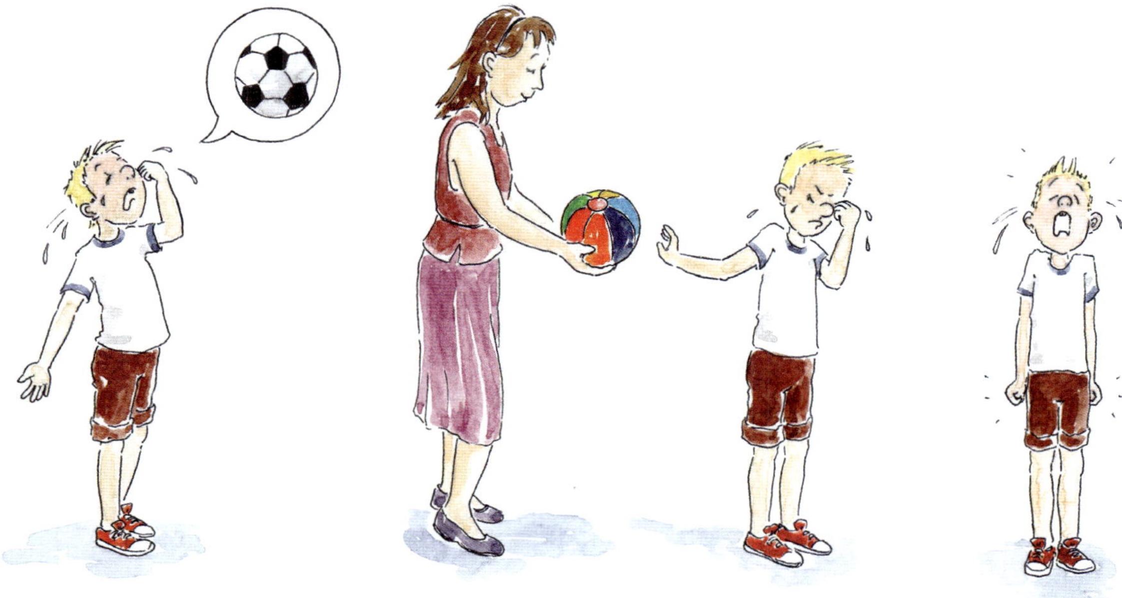

Se lamente et hurle sans cesse pour obtenir ou
atteindre l'objet qu'il désire

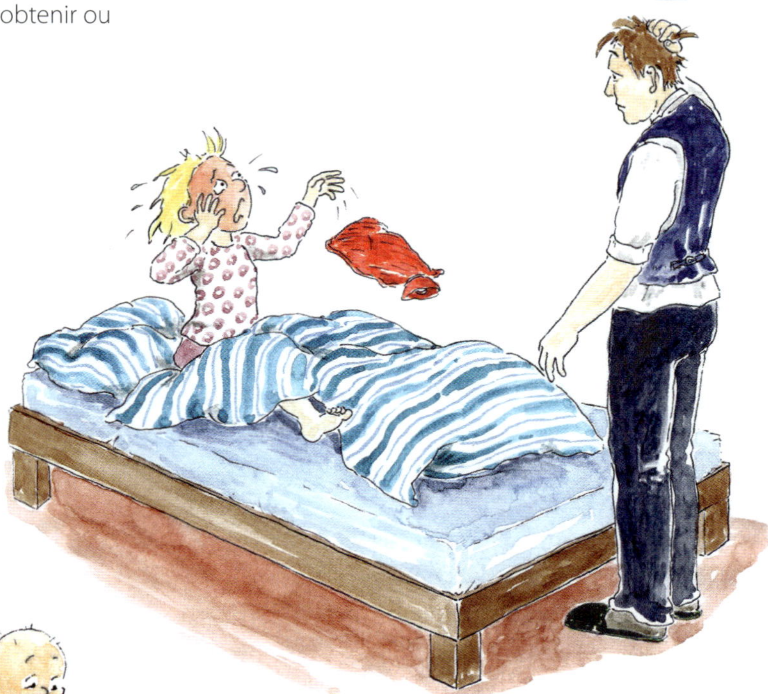

Sensibilité extrême à la douleur.
La douleur le rend à moitié fou
(aggravation par la chaleur)

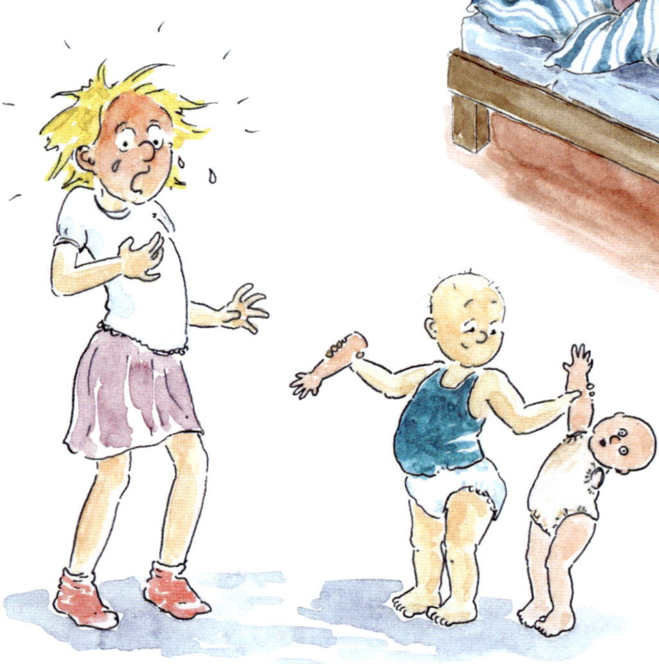

Dyspnée subite d'origine émotionnelle (par exemple de
colère ou de rage), apnée pendant une crise de larmes

Troubles :

Troubles principaux :
Troubles de la dentition et coliques des trois mois

Tête :
Maux de tête (après contrariété ou colère, pendant la dentition), migraine, conjonctivite catarrhale, rhume (surtout pendant la dentition), otite moyenne (aggravée par le froid, améliorée par la chaleur), **otalgies violentes** (par l'air froid, avec douleurs de gorge concomitantes), douleurs dentaires, **troubles de la dentition, douleurs d'éruption dentaire (améliorées par de l'eau froide dans la bouche, améliorées en étant promené dans les bras)**, gencives gonflées et enflammées, troubles pendant l'éruption des dents de sagesse, parotidite

Gorge/Poitrine :
Pharyngite aiguë, laryngite aiguë, toux d'irritation sèche et chronique, toux sèche spasmodique avec dyspnée, bronchite, amygdalite aiguë, asthme bronchique (provoqué même par des flatulences), **pauses respiratoires d'origine émotionnelle ou spasmes respiratoires**, apnée après une crise de larmes, coqueluche, pneumonie

Modalités :

← le soir et la nuit, par la chaleur forte, par la contrariété, par la colère, par l'air frais, par le vent

→ en étant porté, par temps chaud et humide

Estomac/Intestin :
Nausées avec suffocations violentes, vomissements (par la colère), renvois, **douleurs abdominales pinçantes et spasmodiques chez les nourrissons et les jeunes enfants** (améliorées en étant promené dans les bras), flatulences, météorisme, coliques intestinales (par la colère), coliques des trois mois (aggravées entre 21 heures et minuit, améliorées en étant promené dans les bras), **diarrhée** douloureuse (**pendant la dentition** ou provoquée par la colère et l'excitation, souvent verdâtre), colite

Urogénital :
Troubles de la menstruation chez les jeunes filles (crampes abdominales améliorées par la chaleur)

Système nerveux :
Convulsions (par la colère), opisthotonos

Psychisme/Comportement :
Troubles du sommeil (surtout difficultés d'endormissement), troubles du sommeil dès la naissance, agitation et nervosité extrêmes, enfant criard (réveil nocturne avec cris persistants)

Fièvre :
Fièvre pendant la dentition, fièvre gastrique, fièvre suite de colère, surtout dans la matinée, « une joue rouge, l'autre pâle », la fièvre monte « à 9 heures du matin et à 9 heures du soir »

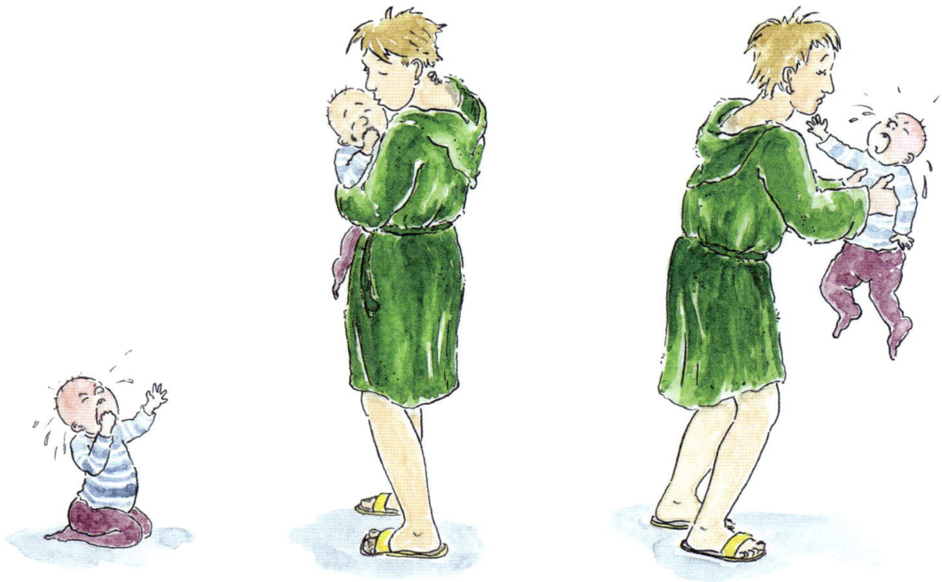

Cris de douleur stridents (par exemple pendant la dentition), amélioration en étant promené dans les bras

Généralités :

Tendance aux refroidissements, arthrite rhumatoïde ou asthme dans les antécédents familiaux

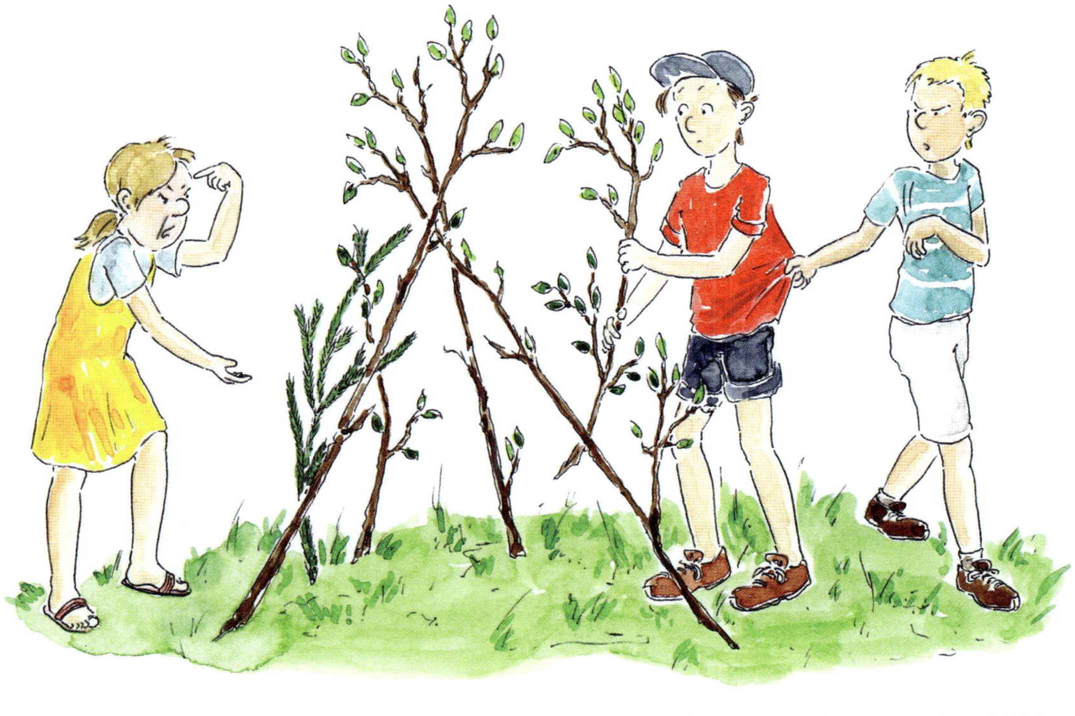

Enfant revêche (extrêmement irritable, contrarié, de mauvaise humeur et insatisfait)

China

(China officinalis)
Écorce de quinquina
(Cinchona officinalis)
Famille des rubiacées (Rubiaceae)
Règne végétal

Couleur : 8 C (rouge vif), 19 C (turquoise)

Profil :

L'enfant *China* a des dons artistiques, beaucoup d'imagination et un sens marqué de la beauté. Plongé dans son monde imaginaire, il dessine, fait des poésies, écrit, et ne veut pas qu'on le dérange à ce moment-là. Même à l'école, il est perdu dans ses rêves. Ce n'est que le soir que *China* devient créatif : il est alors plein d'idées et de projets et, grâce à son imagination florissante, il se raconte de belles histoires avant de s'endormir. Il adore les contes de fée !

L'enfant *China* est nerveux, réceptif, sensible, et les bruits forts lui sont particulièrement intolérables. Mais regardez attentivement les dessins de *China* : souvent, il utilise la couleur noire ou bien un crayon foncé à pointe dure. *China* exprime ainsi le sentiment de ne pas avoir de chance dans la vie et d'être poursuivi par la poisse. *China* croit que tout le monde lui en veut ou qu'il est constamment défavorisé. Et en effet, les troubles de *China* peuvent être la conséquence de réprimandes, de punitions ou d'un contexte familial difficile. *China* peut réagir aussi de façon très irritable et agressive si on le contredit ou on le dérange. Toute excitation émotionnelle se répercute aussitôt sur la tête et l'estomac.

On remarque l'extrême sensibilité de la tête (il ne supporte pas qu'on lui peigne les cheveux) et des oreilles (sensibilité au bruit). *China* est sujet aux saignements de toute sorte et a une aversion pour le sport. Mais en outre, il existe chez *China* une faiblesse bien trop importante ! Cette fatigabilité peut constituer un signe hépatique ou se produire suite à une perte importante de liquides lors de saignements, d'accès de transpiration ou de diarrhée. À cela s'ajoutent des douleurs abdominales avec des gaz bloqués et des coliques intestinales. Le lait et surtout les fruits ne sont pas tolérés. En revanche, *China* aime par dessus tout les sucreries ! L'enfant a des fringales (même la nuit), un appétit très capricieux et une sensation de plénitude après les repas.

China est un excellent remède hépatique. On peut faire appel à lui en cas de jaunisse du nouveau-né ou bien de surcharge hépatique provoquée par les amalgames, qui peuvent être transmis de la mère au fœtus par le cordon ombilical. Le premier remède homéopathique expérimenté par Hahnemann a été et demeure capable de guérir les troubles semblables à ceux de la malaria, comme la fièvre intermittente et les troubles gastro-intestinaux.

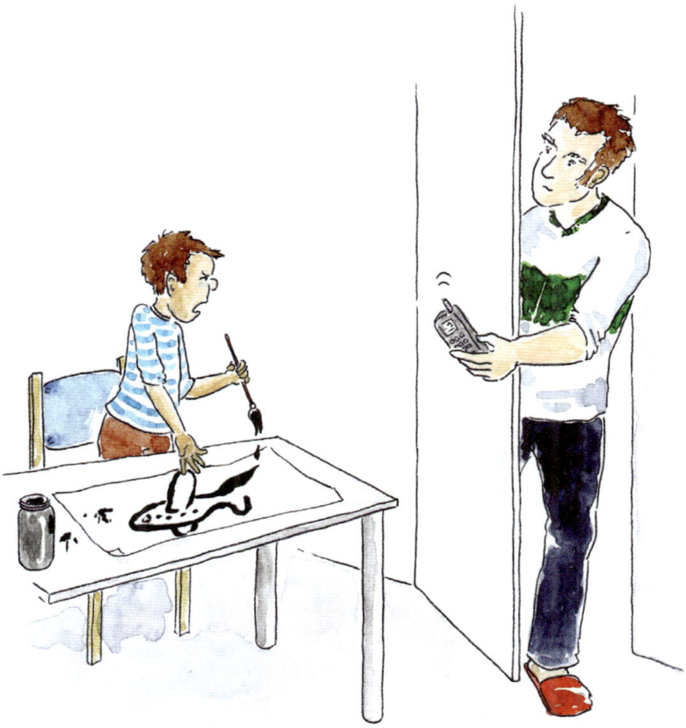

Irritable et agressif quand il est dérangé

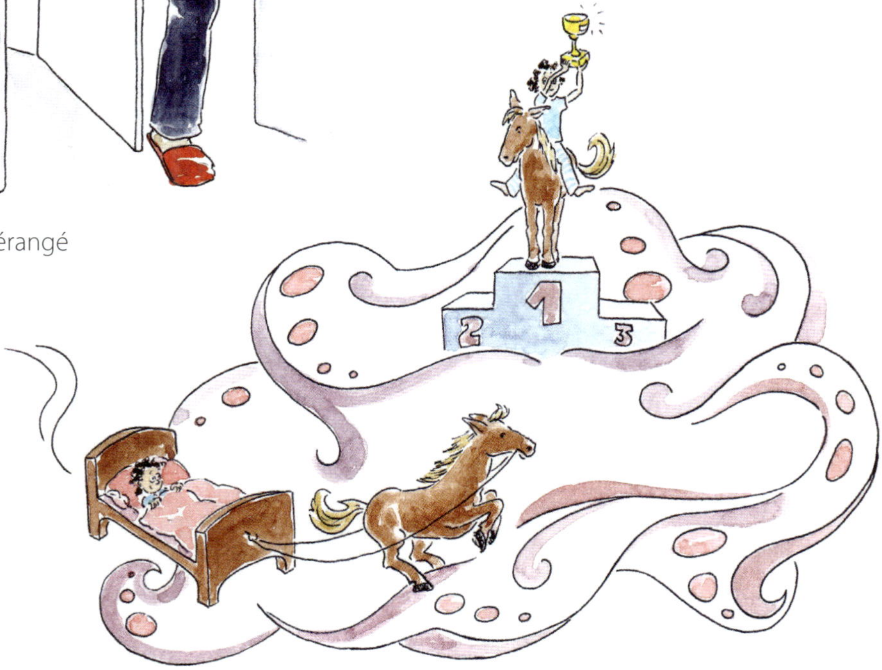

Imagination florissante, pense à de belles histoires, surtout le soir avant de s’endormir

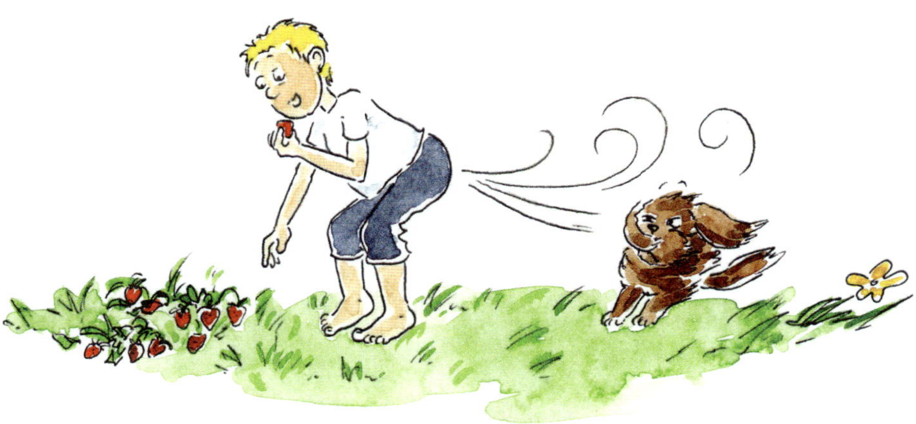

Renvois, flatulences malodorantes et diarrhée, surtout après avoir mangé des fruits

Troubles :

Troubles principaux :
Troubles gastro-intestinaux et faiblesse

Tête :
Maux de tête d'origine gastrique (accompagnés de nausées et de vomissements), maux de tête (orthostatiques), maux de tête persistants (par suppression de rhume), migraine chez les enfants, vertiges, faiblesse oculaire (les yeux se fatiguent vite en lisant et en écrivant), troubles visuels (surtout cécité nocturne), oreilles sensibles au bruit, otite moyenne récidivante avec difficulté d'audition (surtout en cas de problèmes d'amalgames, même chez la mère), acouphènes, gingivite, saignements des gencives

Gorge/Poitrine :
Asthme bronchique (par flatulences), pleurésie, cyanose, asphyxie du nouveau-né

Estomac/Intestin :
Douleurs abdominales **(non améliorées par les renvois ou l'expulsion de gaz)**, fringales, gargouillements et glougloutements, **renvois (surtout chez les enfants allaités, tout de suite après la tétée), gaz bloqués**, **coliques flatulentes,** flatulences, météorisme, **coliques intestinales (avant la selle), faiblesse extrême après la selle,** selles non digérées, diarrhée matinale chronique, **diarrhée très aiguë (avec risque de déshydratation)**, diarrhée jaunâtre plutôt inodore (après du lait ou des fruits, après le sevrage), allergies et intolérances alimentaires

Foie/Bile :
Troubles hépatiques avec grande faiblesse, hépatomégalie, splénomégalie, **jaunisse du nouveau-né,** hépatite, cholécystite, hémorroïdes

Urogénital :
Pyélite purulente chronique, rétention urinaire, calculs rénaux chez les enfants, métrorragies chez les jeunes filles

Cœur/Circulation :
Diathèse hémorragique, anémie, maladies du sang, **faiblesse par perte de liquides (saignements, vomissements, diarrhée, transpiration)**, œdèmes

Appareil locomoteur :
Rhumatisme juvénile, douleurs des membres et des articulations (« comme une entorse »), améliorées par une pression ferme)

Psychisme/Comportement :
Boulimie

Modalités :

← un jour sur deux, la nuit, par le moindre contact, par perte de liquides corporels, après avoir mangé, en se penchant en avant, par les courants d'air

→ par la pression ferme, en se recroquevillant, par la chaleur, à l'air frais

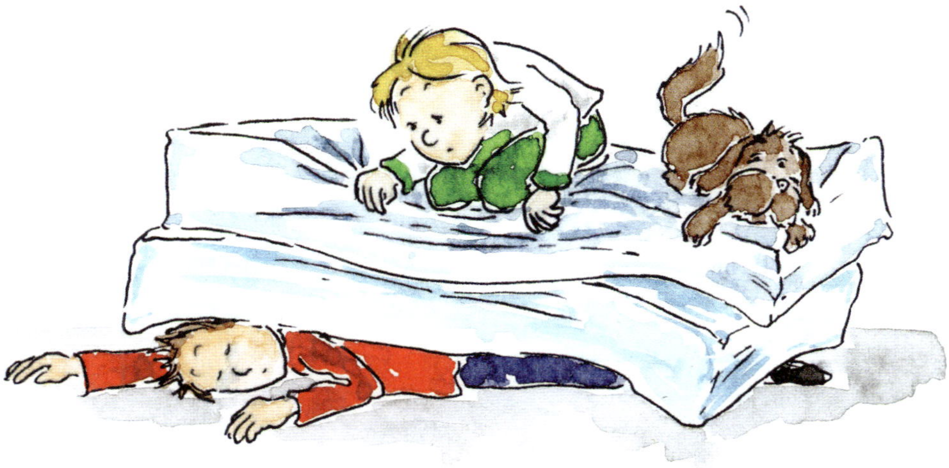

Douleurs rhumatismales, troubles améliorés par la pression

- **Fièvre :**
  Fièvre intermittente périodique avec transpiration, aggravation le soir, désir de se découvrir

- **Généralités :**
  Faiblesse, tendance à la transpiration, tendance aux évanouissements, troubles périodiques, hémorragies de toute sorte, troubles par perte de liquides (diarrhée, saignements, allaitement, transpiration, vomissements, suppurations), malaria

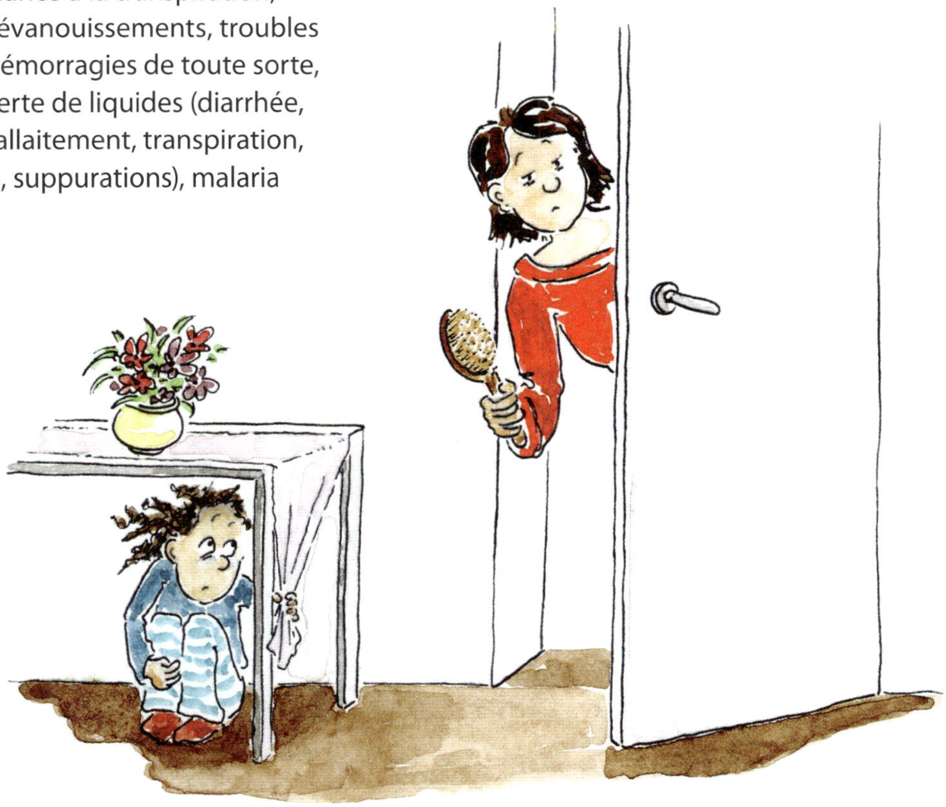

Extrême sensibilité de la tête, n'aime pas se laisser peigner, n'aime pas porter de casquette ou de bonnet

Chocolat

Cacaotier (Theobroma cacao)
Famille des malvacées (Malvaceae)
Règne végétal

Couleur : 6-7 E (brun rouille), 17 C (aigue-marine)

Profil :

Comme le hérisson, l'enfant *Chocolat* a deux côtés : il peut se montrer rebelle et hérissé (il a souvent les cheveux coupés courts et en brosse !), puis redevenir remarquablement gentil et tendre. La raison est généralement une séparation précoce d'avec la mère, due à un allaitement trop bref ou à la reprise prématurée du travail à plein temps de la mère. Une dépression post-partum de la mère peut également provoquer chez l'enfant un sentiment d'abandon extrême. *Chocolat* recherche la chaleur et le sentiment de sécurité, il aime véritablement « se rouler en boule » à la maison. Les troubles apparaissent lorsqu'il est privé de ce soutien chaleureux et affectif, généralement du fait de la mère. Le sentiment d'abandon peut perdurer des années et se transformer en sentiment de détachement, l'enfant se sentant souvent rejeté en permanence ou isolé au sein de la famille.

Chocolat se montre moqueur ou bien brutal et brusque, il est impatient, irritable et querelleur. Il est remuant, étourdi et déconcentré, fait des fautes en écrivant et oublie des mots. Par peur d'être blessé, *Chocolat* finit par se montrer assez distant dans les relations humaines (à l'extrême, il peut réagir par de la panique si cette distance n'est pas respectée, par exemple dans une grande foule). Mais dans le fond, cet enfant recherche en permanence la chaleur humaine (à tout point de vue, car il est aussi extrêmement frileux), et s'il n'en reçoit pas assez, il remplit son vide intérieur par la nourriture (il se lève même la nuit pour manger).

Chocolat a besoin de beaucoup de stimulation pour ne pas ressentir ce vide intérieur. Le jeune enfant veut être constamment occupé, mais son activité et son agitation alternent avec de la fatigue. Un autre symptôme typique de l'enfant *Chocolat,* est qu'il aime imiter les animaux. L'adolescent *Chocolat* est dépendant de ses engouements et de ses émois amoureux, aussi ne veut-il pas rater une boum. Il ne s'agit toujours en fait que de la recherche de l'amour et de la chaleur, qui pourtant se finit souvent en satisfactions de substitution (nourriture ou plaisirs superficiels). Pour finir, *Chocolat* connaît le désespoir et, déçu et déprimé, il se met en retrait. Des troubles du comportement alimentaire peuvent alors apparaître.

Par ailleurs, *Chocolat* aime les aliments de couleur rouge ou brune, tels que les fruits rouges (baies, cerises, oranges sanguines), et il est pour ainsi dire « accro » au chocolat ! En effet, le chocolat produit sur la langue une sensation si chaude, si douce, si sucrée... et c'est justement ce qui lui manque tant dans le fond.

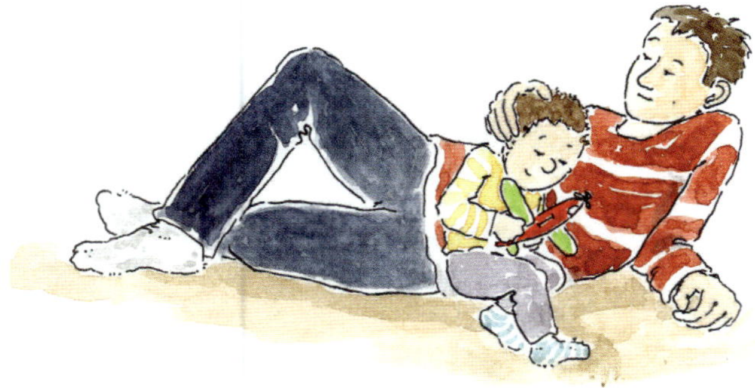

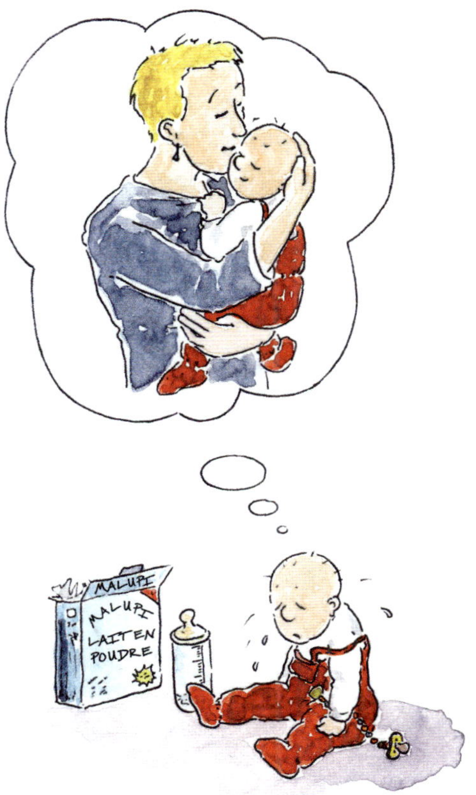

Troubles dus à une période d'allaitement trop brève ou à une séparation prématurée d'avec la mère

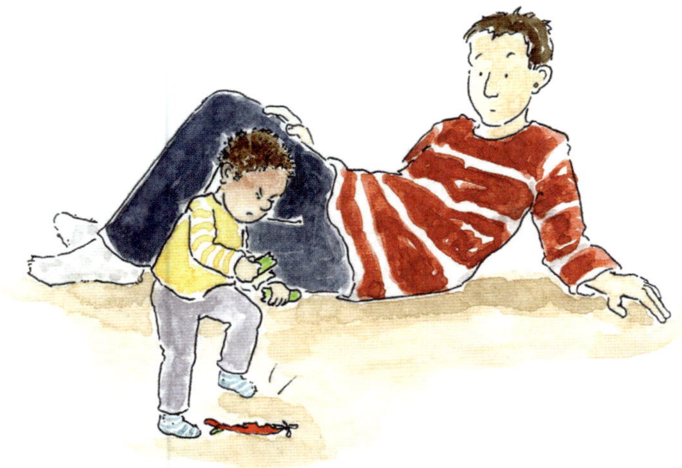

Capricieux, avec deux côtés comme le hérisson : hérissé et rebelle, gentil et tendre

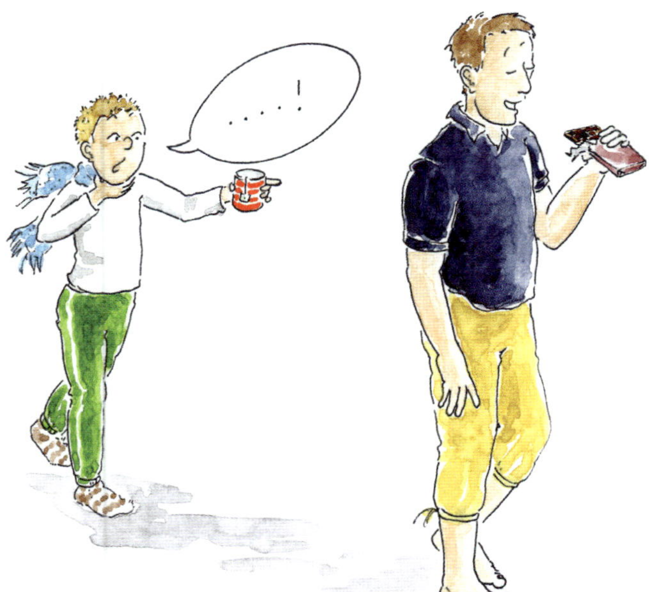

Douleurs de gorge avec aphonie, doit souvent se racler la gorge et ravaler les mucosités

Troubles :

- **Troubles principaux :**
  Troubles du comportement alimentaire et troubles digestifs

- **Tête :**
  Maux de tête d'origine gastrique (surtout au front, améliorés en mangeant, aggravés après avoir mangé), migraine, démangeaisons du cuir chevelu, acouphènes (bourdonnements), douleurs oculaires, tressautements oculaires, rhume chronique avec nez bouché, sinusite, otite moyenne, otalgies, démangeaisons dans le conduit auditif ou sensation d'obstruction, lèvres et peau très sèches, cheveux secs et pelliculeux, herpès labial, goût pâteux dans la bouche, mauvaise haleine, perte du goût, aphtes, abcès buccaux, salivation excessive

- **Gorge/Poitrine :**
  Douleurs de gorge avec mucosités abondantes régurgitées en permanence, toux par brûlures d'estomac, toux avec expectoration (surtout le soir et la nuit, réveil vers 4 heures, toux améliorée en se penchant en avant), bronchite, enrouement, aphonie (par laryngite), douleurs lancinantes à la poitrine

- **Estomac/Intestin :**
  Renvois, brûlures d'estomac, sensation de plénitude, **sensation de vide dans l'estomac, fringales, nausées et vomissements fréquents,** gastrite, **gargouillements et glougloutements bruyants dans l'intestin, coliques flatulentes,** météorisme, flatulences, diarrhée, colite

- **Cœur/Circulation :**
  Palpitations, **emballements cardiaques** (sans cause organique), tachycardie

- **Peau :**
  Sécheresse extrême de la peau, peau sèche qui démange, éruptions cutanées avec fortes démangeaisons, acné

- **Urogénital :**
  Besoin fréquent d'uriner, cystite, troubles rénaux, troubles de la menstruation chez les jeunes filles, syndrome prémenstruel

- **Appareil locomoteur :**
  Raideur de la nuque, douleurs dorsales, douleurs articulaires migratoires, douleurs osseuses, sensation de lourdeur dans les jambes, mains froides et pieds froids

- **Psychisme/Comportement :**
  Anorexie, boulimie, hyperactivité, **TDAH,** dyslexie, humeur dépressive, attaques de panique, agoraphobie (peur de la foule)

Modalités :

← par le froid, par temps pluvieux et humide

→ en mangeant, par temps sec

Sensation de vide dans l'estomac, fringale avec désir irrésistible de chocolat et d'aliments de couleur rouge (se lève la nuit pour manger)

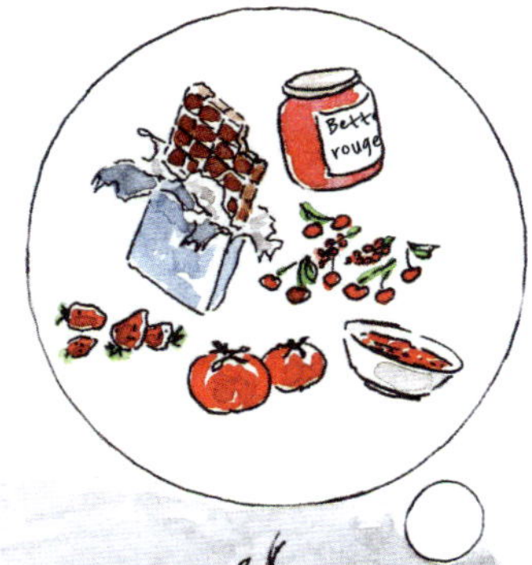

Généralités :

Suites de fécondation in vitro, suites d'absence physique ou affective de la mère pendant la première année de vie

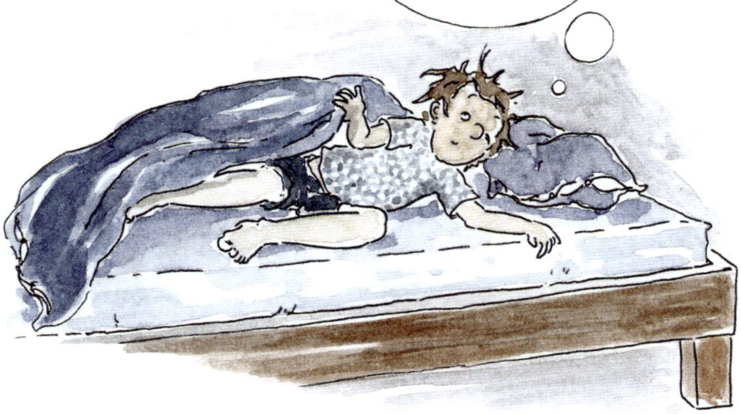

Se sent isolé et détaché, même dans sa propre famille, réagit d'abord par la surexcitation…

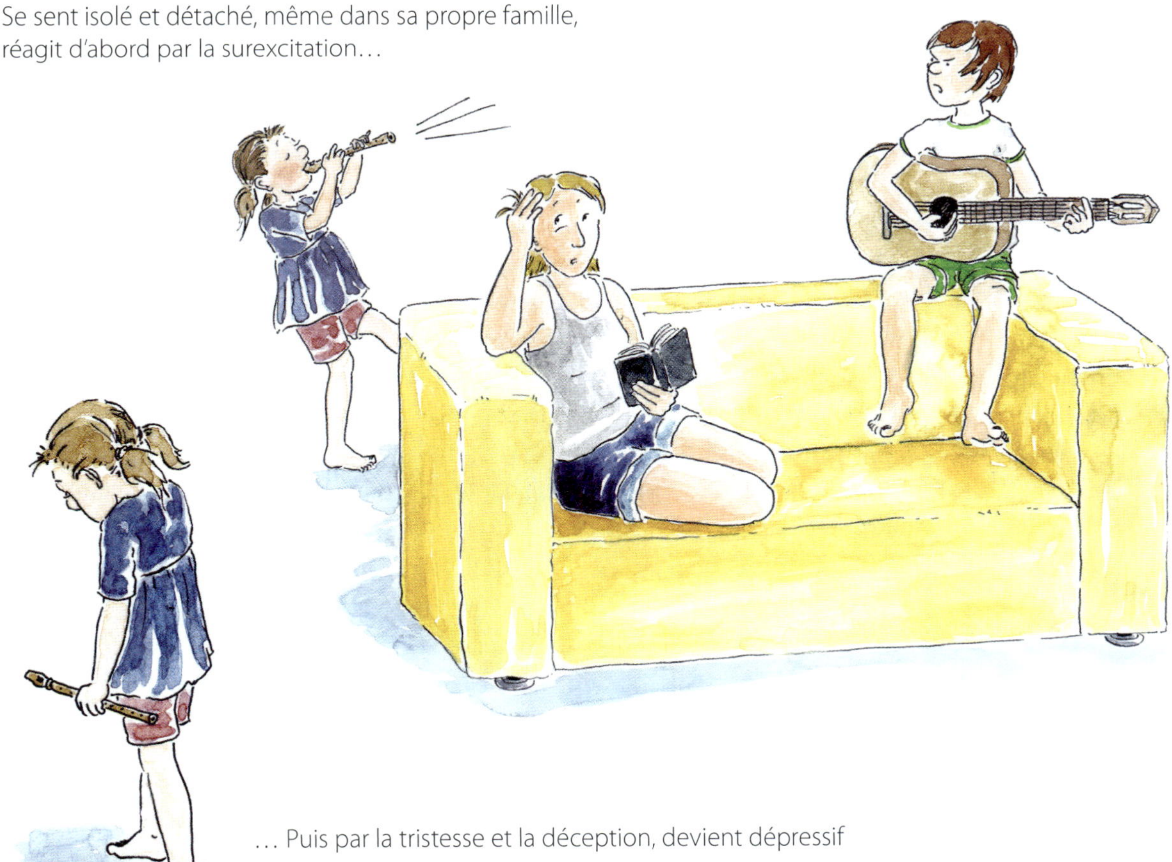

… Puis par la tristesse et la déception, devient dépressif

Cina

Semen contra, armoise d'Alep
(Artemisia cina)
Famille des composées (Asteraceae)
Règne végétal

Couleur : 8-10 E (rouge foncé)

Profil :

Cina est tout simplement insupportable ! Insatisfait de tout, obstiné et têtu comme une mule, il réclame tantôt ceci, tantôt cela, pour ensuite le rejeter avec véhémence (et le reprendre ensuite). Comme chacun sait, il est toujours mal luné ! *Cina* se réveille en larmoyant dès le matin (tout s'aggrave le matin au réveil !), le jeune enfant désire qu'on le berce et qu'on le balance dans son berceau (sa tendance à larmoyer, qui s'améliore quand on le prend dans les bras et qu'on le berce, le rapproche de *Chamomilla*, qui appartient d'ailleurs à la même famille de plantes).

L'enfant *Cina* est souvent d'une pâleur frappante, avec des cernes foncés caractéristiques du remède. De façon étonnante, il a un gros appétit et pourtant il maigrit. Il a surtout de fréquents problèmes gastro-intestinaux et souffre souvent de nausées, avec une sensation de faim qui lui ronge l'estomac et ne s'améliore qu'en mangeant. L'enfant *Cina* est sujet aux vomissements, à la diarrhée et aux crampes intestinales. L'enfant plus grand est souvent grognon et irritable, et si on le lui reproche, tout ne fait qu'empirer. Il devient détestable, méchant, donne des coups de pied et frappe. *Cina* réagit aux cajoleries par le refus ou l'indifférence ; il n'aime pas davantage être regardé et devient rapidement furieux si c'est le cas. Par ailleurs, il attire beaucoup l'attention par ses accès de fureur et semble se trouver dans un état permanent de déception. Cet enfant peut être empli de haine et d'idées de vengeance.

L'agitation de *Cina* est notable (surtout en soirée) et se trouve encore renforcée par ses démangeaisons constantes et son habitude de se gratter et de se frotter le nez, les lèvres et l'anus. Le plus souvent, cela provient de la verminose dont il souffre fréquemment. La nuit, l'enfant *Cina* se réveille en pleurant fort, dans un état d'angoisse et de terreur difficile à apaiser. Son sommeil surtout est très agité : il a des secousses des mains et des pieds, crie et parle en dormant. L'enfant *Cina* n'aime pas qu'on lui touche la tête, il baille étonnamment souvent, se ronge les ongles et se cure sans cesse le nez et les oreilles. En pareil cas, on ne peut que souhaiter aux parents et à l'enfant que *Cina* agisse aussi vite que possible et qu'il leur apporte calme et détente…

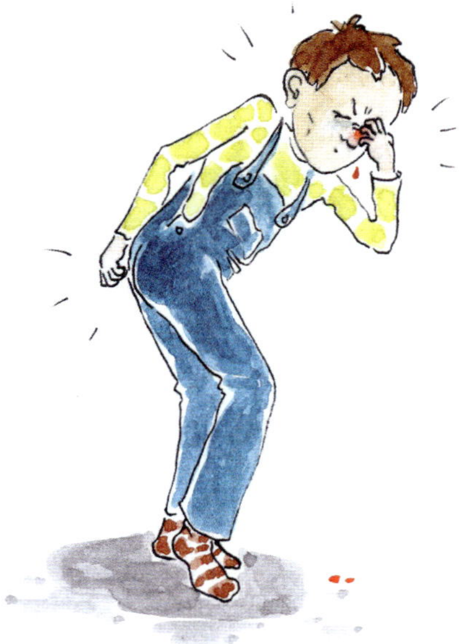

Verminose chez l'enfant avec démangeaisons constantes à l'anus et au nez

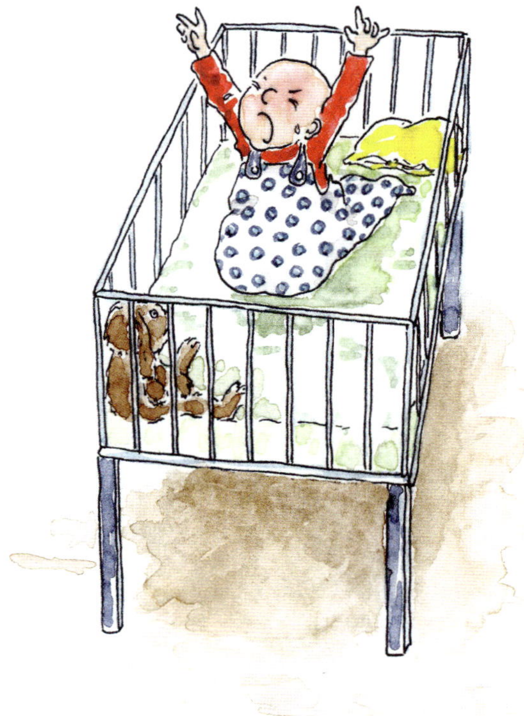

À peine est-il réveillé que déjà il hurle, se lamente, se plaint et veut être immédiatement porté

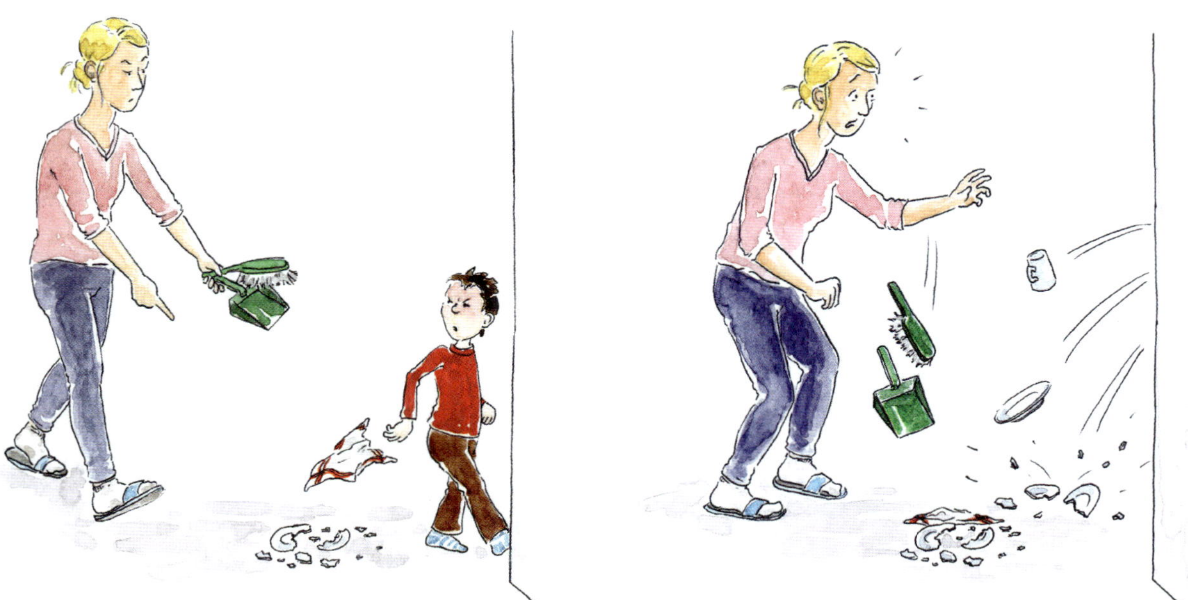

Troubles suite de réprimandes (qui le rendent encore plus frondeur, obstiné et colérique qu'il n'est déjà)

Troubles :

Troubles principaux :

Troubles gastro-intestinaux et troubles par verminose

Tête :

Maux de tête (par surmenage oculaire dû à un excès d'ordinateur ou de télévision), **maux de tête (alternant avec douleurs abdominales), démangeaisons dans et sur le nez, besoin constant de se curer et de se frotter le nez** (jusqu'à ce qu'il saigne), cernes foncés

Gorge/Poitrine :

Toux spasmodique avec suffocation et dyspnée (aggravée le matin), pauses respiratoires pendant la toux, bronchite, asthme bronchique, coqueluche

Estomac/Intestin :

Hoquet constant, nausées avec sensation de vide dans l'estomac (améliorées en mangeant), sensation de faim creusante et rongeante dans l'estomac, **fringale (avec amaigrissement)**, douleurs d'estomac (par excitation émotionnelle), crampes d'estomac, **nausée et vomissements (même par contrariété)**, diarrhée, douleurs de serrement et de torsion dans l'intestin, **coliques intestinales (améliorées couché sur le ventre)**, coliques ombilicales, **démangeaisons** constantes **à l'anus**

Peau :

Éruptions cutanées, impétigo

Urogénital :

Miction involontaire, rétention urinaire, besoin fréquent d'uriner la nuit

Appareil locomoteur :

Secousses et tressautements dans les doigts, les bras et les jambes, douleurs musculaires crampoïdes, opisthotonos

Système nerveux :

Méningite, convulsions suite de verminose ou de reproches, épilepsie, tics neurologiques

Fièvre :

Fièvre du nourrisson chaque nuit, avec absence de soif

Psychisme/Comportement :

Enurésie nocturne, boulimie, terreurs nocturnes, grincement des dents pendant le sommeil, **enfant criard** (par crises le soir, se réveille la nuit ou le matin avec des cris persistants)

Généralités :

Amaigrissement avec fringale, **troubles par verminose (en particulier ascaris)**, troubles du sommeil

Modalités :

← la nuit, par verminose, au soleil, en été, par surmenage oculaire

→ par le mouvement, en se penchant en avant, couché sur le ventre, en étant promené dans les bras

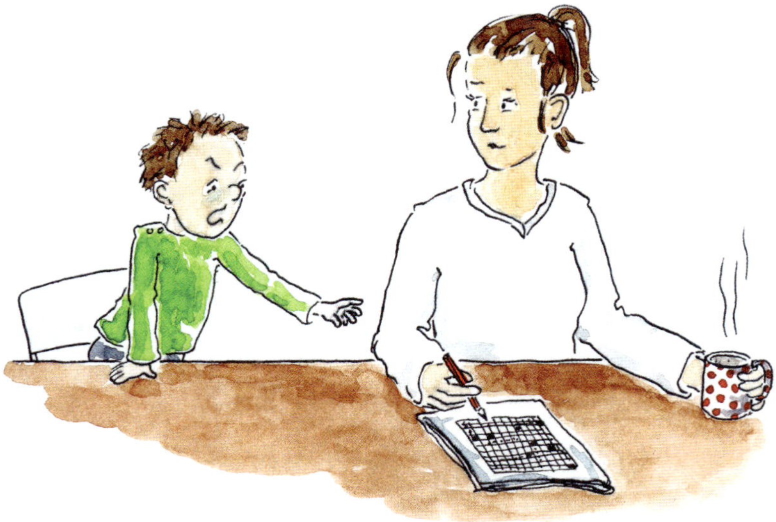

Accès de fureur et manœuvres de déstabilisation qui accaparent l'attention des parents précisément lorsque ceux-ci sont occupés

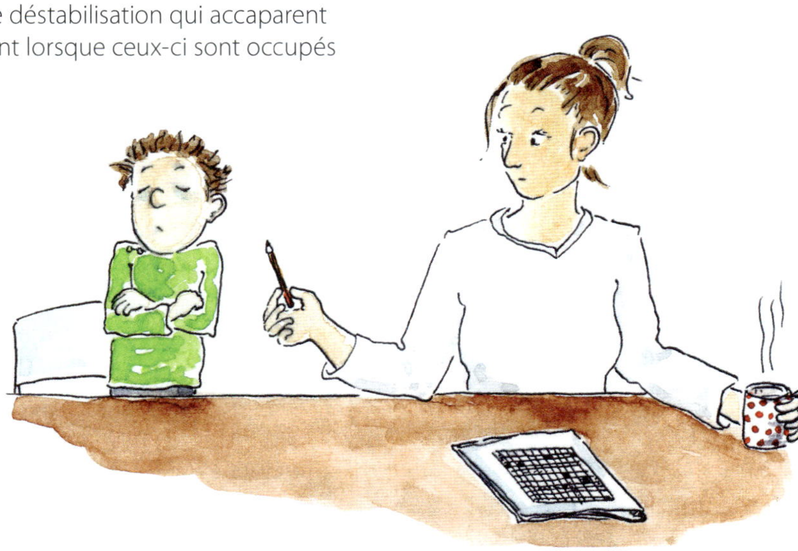

Rejette les choses qu'il vient de réclamer

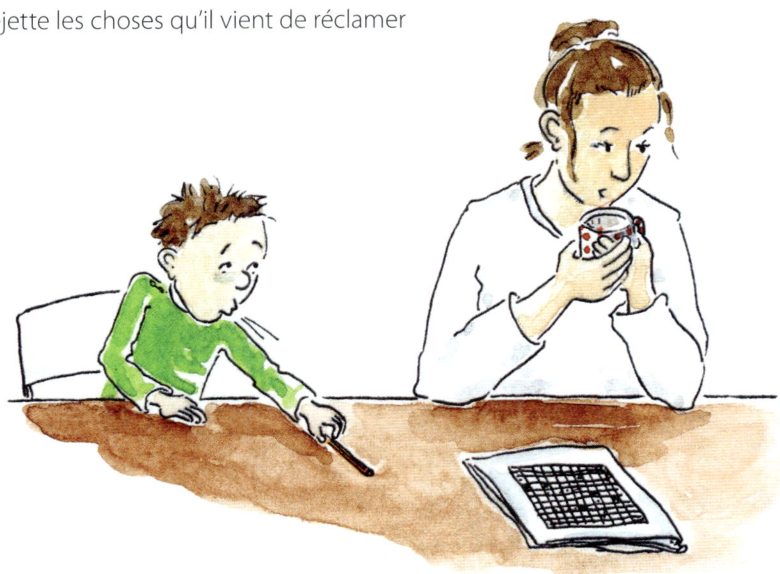

Cuprum

Cuivre métallique
(Cuprum metallicum)
Règne minéral

Tableau périodique :
Étape 11, série Fer
Couleur : 4-5 DE (brun rouille)

Profil :

Cuprum est crispé, et cela à tous les niveaux. Mais pourquoi ? L'enfant est toujours tendu et relativement inhibé, il a du mal à exprimer sa sympathie et à recevoir des marques d'affection. *Cuprum* n'aime pas davantage être regardé ou touché.

Il est désespérément ambitieux, bien organisé et consciencieux, il suit toutes les règles à la lettre et attend la même chose des autres. L'enfant *Cuprum* est instable sur le plan émotionnel : on remarque souvent un côté trop accommodant et timide, qui cache cependant une immense tension intérieure, parfois aussi une rage refoulée. Celle-ci peut éclater violemment à la faveur d'une colère subite, car *Cuprum* se sent très vite attaqué. *Cuprum* aime en effet les sports de combat, tels que le judo et le karaté. Du fait de son ambition, de son caractère consciencieux et de sa ténacité, *Cuprum* est souvent considéré à l'école comme un élève très appliqué. Il est en effet performant, ce qui n'empêche pas l'enfant *Cuprum* d'avoir constamment besoin d'approbation et d'assurance, car il souffre secrètement d'une grande peur de l'échec.

Sur le plan physique, la tension intérieure de *Cuprum* se manifeste par une tendance aux crampes. Ce peut être des crampes en écrivant, des crampes d'estomac et des crampes intestinales, des crampes des mollets, des convulsions fébriles, des spasmes respiratoires (provoqués par des émotions violentes), et pour finir de véritables troubles neurologiques. Il existe toujours chez l'enfant *Cuprum* la crainte profonde de perdre le contrôle et ce risque existe effectivement, car *Cuprum* est un des principaux remèdes de convulsions et d'épilepsie. Les douleurs ont généralement un caractère constrictif, violent et intermittent (à l'instar des crampes). Cette alternance de tension et de détente violente se retrouve aussi dans le tableau psychique, par exemple dans les accès de fureur soudains et violents qui du reste sont bien vite oubliés.

Cuprum est un remède utile pour les troubles neurologiques survenant après un accouchement difficile, ayant entraîné des lésions cérébrales mécaniques (par exemple accouchement au forceps) ou un manque d'oxygène lors de la naissance. *Cuprum* peut être également indiqué dans l'apnée du nouveau-né et ses conséquences éventuelles (« bébé bleu »). Un teint marbré d'une pâleur presque bleuâtre, des lèvres bleuâtres, une transpiration froide, des mains et des pieds glacés, sont tout à fait caractéristiques chez l'enfant *Cuprum*.

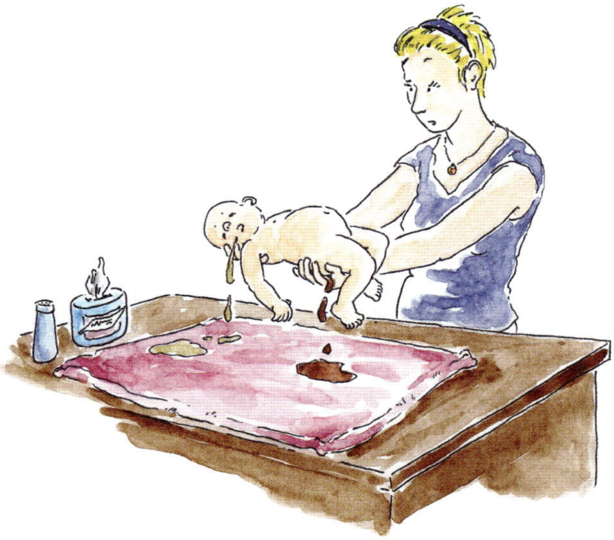

Affections diarrhéiques avec vomissements chez le bébé (surtout rotavirus), avec forte soif et grande frilosité

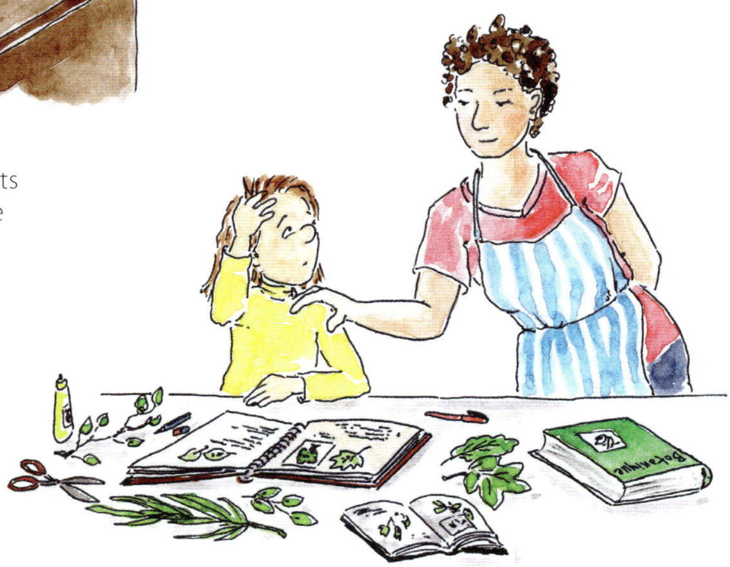

Très ambitieux et bien organisé, a pourtant besoin d'être constamment rassuré

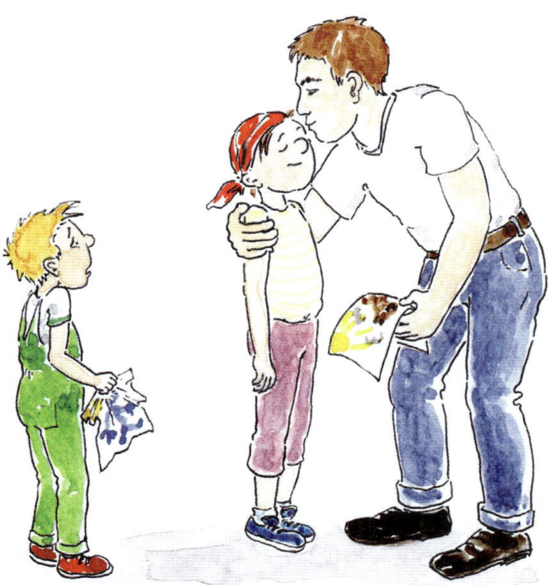

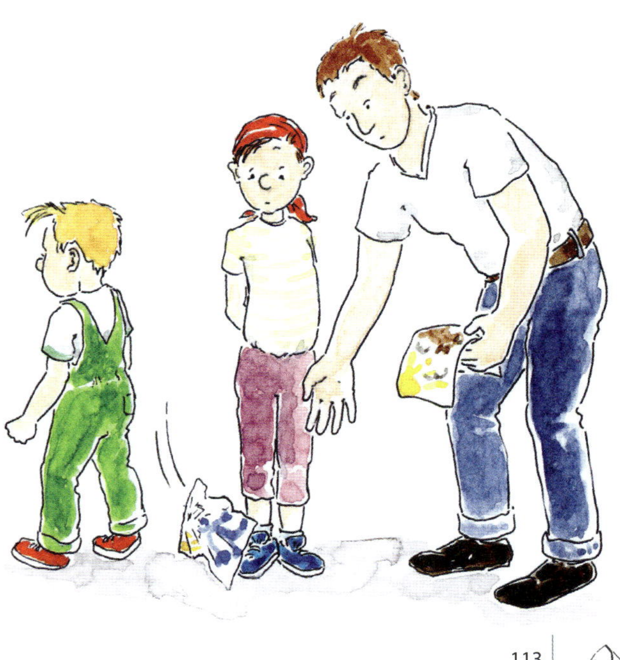

Totalement crispé et inhibé, réservé émotionnellement, n'aime ni les cajoleries ni les baisers

Troubles :

Troubles principaux :
Crampes et troubles neurologiques

Tête :
Maux de tête lancinants (surtout entre les yeux, au front), goût métallique dans la bouche

Gorge/Poitrine :
Toux spasmodique (aggravée la nuit entre 3 et 4 heures), quintes de toux ininterrompues, se raidit en toussant, respiration avec râles, **toux** suffocante **avec dyspnée (teint bleuâtre), asthme bronchique (aggravé la nuit vers 3 heures)**, bronchite, **pauses respiratoires ou spasmes respiratoires après émotions violentes,** respiration suffocante, coqueluche, hyperventilation, **cyanose,** asphyxie du nouveau-né **(« bébé bleu »)**

Estomac/Intestin :
Nausées et **vomissements spasmodiques,** hoquet, gargouillements bruyants dans l'estomac (surtout en buvant), douleur gastrique dans l'épigastre, **coliques du nourrisson, coliques intestinales, diarrhée** (surtout pendant la dentition), gastro-entérite, **affection diarrhéique infectieuse aiguë** (surtout rotavirus)

Peau :
Eruptions cutanées, eczéma atopique, psoriasis

Urogénital :
Besoin fréquent d'uriner

Appareil locomoteur :
Contractions musculaires, crampes musculaires (surtout des mollets, mais aussi des mains, des doigts et des pieds), opisthotonos, pouces tournés vers l'intérieur et doigts fléchis

Système nerveux :
Méningite, encéphalite ou convulsions après suppression d'éruptions cutanées (ou suite de terreur), **épilepsie** (souvent après méningite ou encéphalite), paralysie cérébrale infantile (PCI) avec signes d'hypertonie, lésions cérébrales par hypoxie à la naissance

Psychisme/Comportement :
TDAH (souvent suite à une naissance difficile), terreurs nocturnes, grincement de dents

Fièvre :
Fièvre accompagnée de convulsions, convulsions fébriles

Modalités :

← la nuit vers 3 heures, par le contact, par les vomissements, par le vent froid, par suppression d'éruptions cutanées et de sécrétions

→ au mouvement, en transpirant, en buvant de l'eau froide

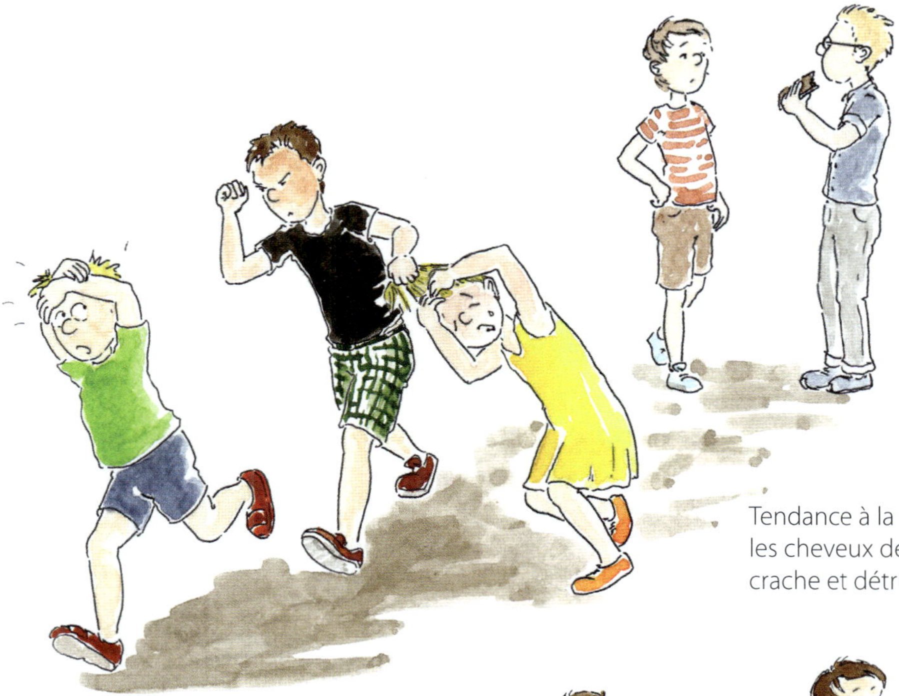

Tendance à la colère subite, tire les cheveux des autres, crie, crache et détruit les objets

Généralités :

Troubles suite de naissance difficile (suite de traumatisme crânien ou de lésions cérébrales par manque d'oxygène), mains et pieds froids, transpiration froide, teint marbré bleu pâle, cyanose, convulsions fébriles

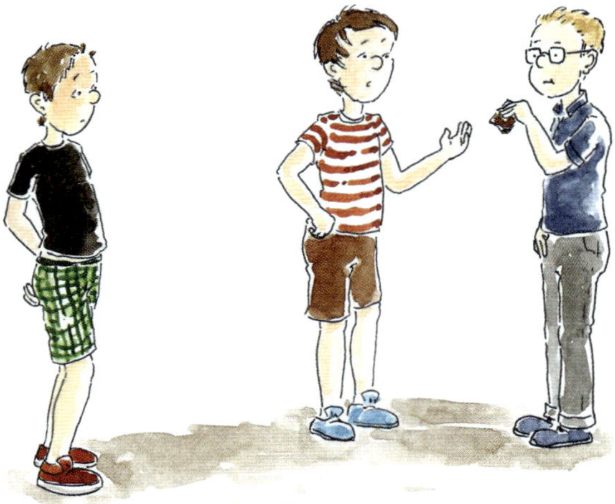

Instabilité émotionnelle, redevient vite sociable et gentil après des accès de fureur

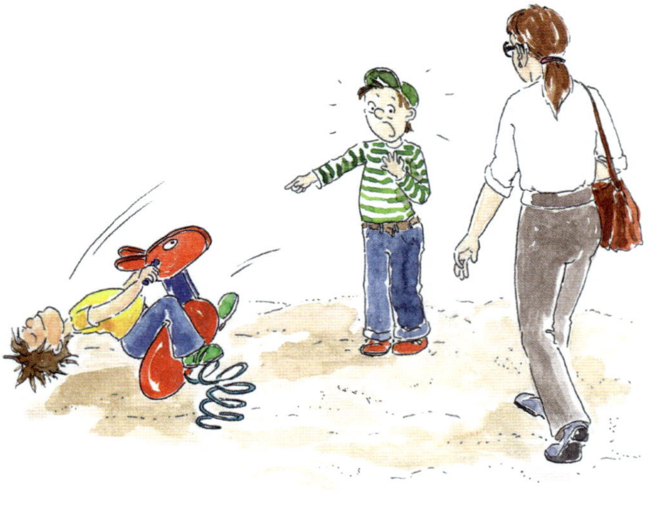

Crise d'asthme après émotions soudaines et violentes (colère, excitation, terreur, contrariété)

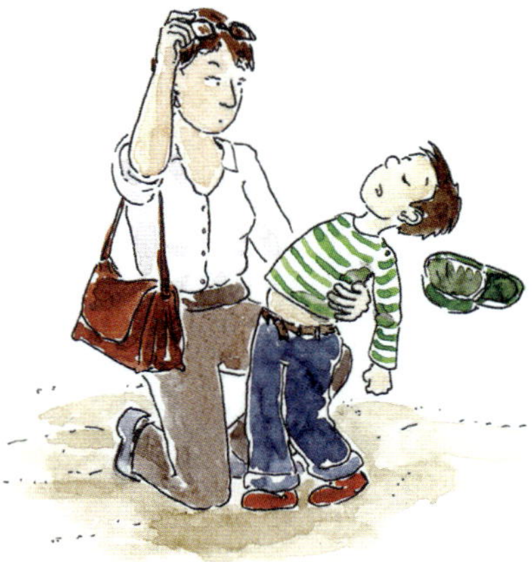

Dyspnée spasmodique (par exemple dans l'asthme ou la coqueluche, améliorée en se penchant en arrière)

Falco peregrinus

Faucon pèlerin (Falco peregrinus)
Oiseaux de proie (Falconiformes)/Oiseaux (Aves)
Règne animal

Couleur : 15-16 B (bleu clair), 15-16 D (bleu foncé)

Profil :

Cet enfant vit constamment dans les extrêmes, entre le combat et la fuite ! Du fait de sa peur permanente d'être agressé ou exclu, *Falco* est toujours sur la défensive.

Les troubles résultent de la tutelle de parents certes plutôt bien intentionnés, mais poussés par l'ambition et dominateurs. *Falco* se sent prisonnier des contraintes et rêve de s'en échapper. *Falco* est buté, grand est son besoin de liberté et grande est sa volonté ! Les émotions refoulées se libèrent par de l'irritabilité, de violents accès de fureur, de la rage et de la colère froide. *Falco* agresse physiquement les autres enfants et les mord ! Mais il préfère de toute façon être seul à entretenir son sentiment d'isolement, de détachement et d'être laissé pour compte. Il se sent prisonnier et absolument solitaire. Il s'agit parfois d'enfants négligés (surtout au sens affectif), parfois aussi d'enfants abusés. L'enfant *Falco* ne montre son côté tendre qu'aux animaux car il les adore (ou bien au contraire il peut les traiter de façon cruelle).

Falco aime par-dessus tout la nature, l'extérieur, le grand air, les animaux, et en particulier les oiseaux. Il a le désir particulier de pouvoir regarder au loin et d'en haut, de voler, de s'enfuir. Cet enfant aime la sensation de vitesse et parcourt sa vie comme une flèche, tel le faucon en chasse. L'enfant *Falco* est particulièrement fasciné par la sensation de se précipiter dans le vide (par exemple en allant sur un grand huit ou en sautant à l'élastique). Cette agitation mêlée à son énergie créatrice le rend euphorique. *Falco* se sent vraiment monter très haut pour retomber ensuite dans l'abattement, la tristesse ou le désespoir. De même, tout change très vite chez cet enfant.

On remarque chez *Falco* un sens de l'orientation et une capacité d'analyse développés, une peur des espaces étroits ou de l'orage, ainsi que sa gloutonnerie. Soit il a une conscience corporelle accrue (caractéristique des remèdes d'oiseau, comme *Falco*, qui ressentent un tremblement interne semblable à une vibration), soit il souffre de troubles de la perception. Sur le plan physique, son point faible concerne la région du cou, de la poitrine et des épaules, soit là où les faucons saisissent leur proie : on y retrouve beaucoup de contractures, de raideurs et de douleurs aiguës et élançantes.

Aversion pour la tutelle
(en raison d'attentes trop
élevées de la part de parents
dominateurs)

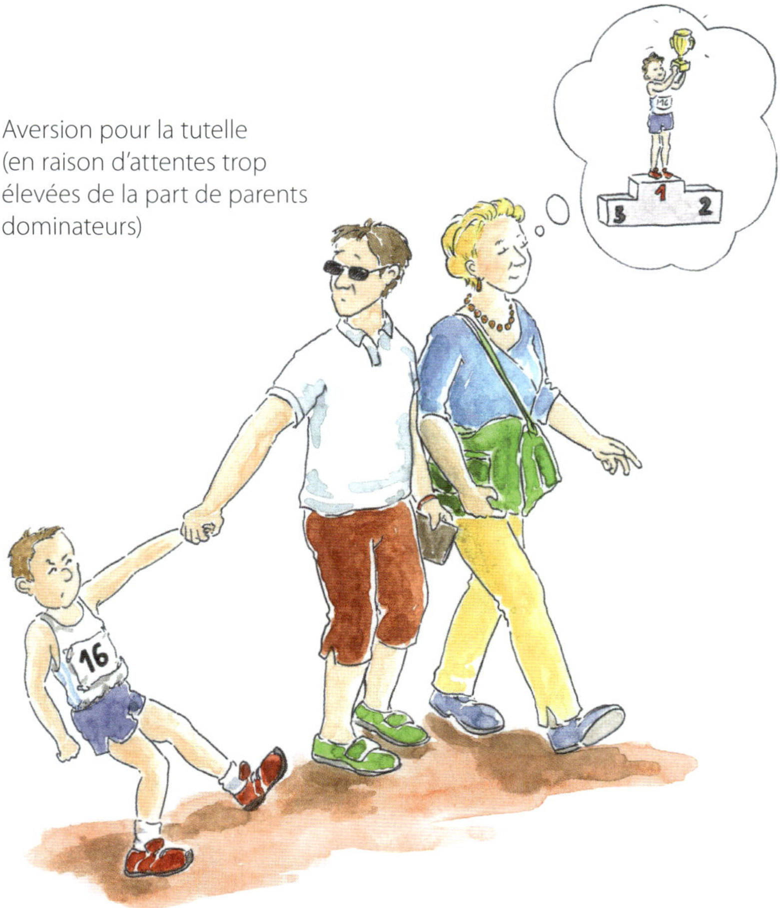

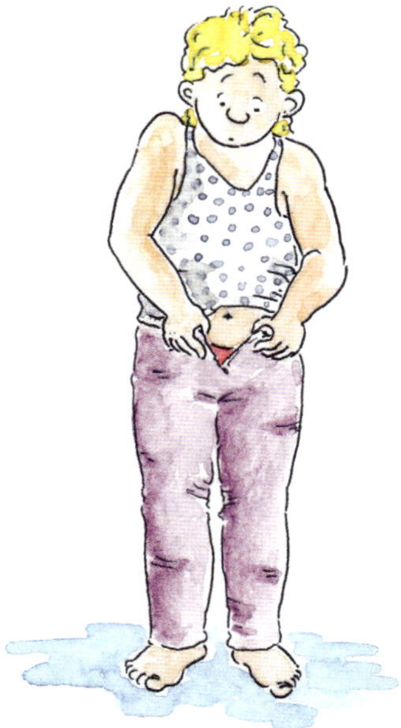

Tendance au surpoids en raison
d'un appétit accru et de fringales

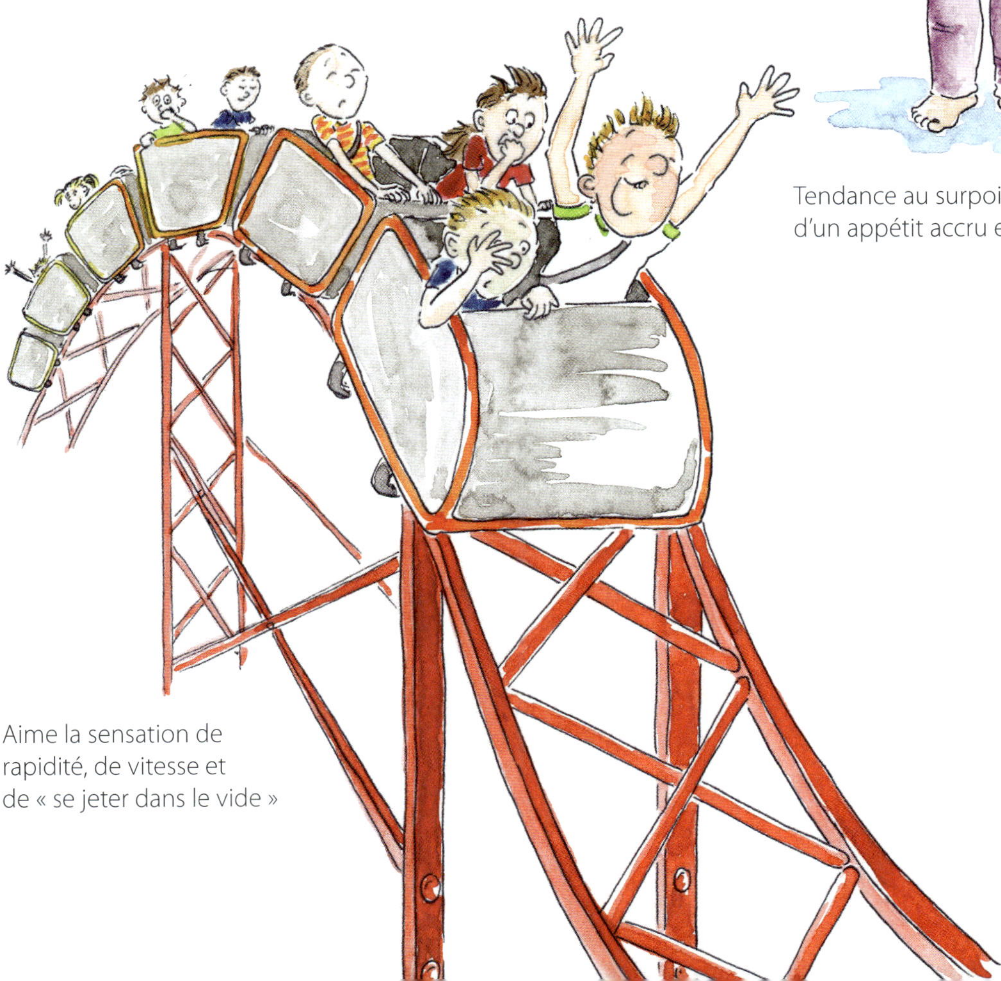

Aime la sensation de
rapidité, de vitesse et
de « se jeter dans le vide »

Troubles :

- **Troubles principaux :**
  Problèmes de comportement agressif

- **Tête :**
  Maux de tête, vertiges, douleurs oculaires piquantes, troubles visuels, acouphènes, sensation d'obstruction dans les oreilles, aphtes

- **Gorge/Poitrine :**
  Douleurs de gorge, toux sèche, palpitations dans la poitrine

- **Estomac/Intestin :**
  Nausées et vomissements après avoir mangé, constipation, flatulences, renvois, gargouillis et glougloutements, météorisme

- **Peau :**
  Éruptions cutanées, eczéma avec démangeaisons, psoriasis, troubles des ongles, hématomes

- **Appareil locomoteur :**
  Douleurs, raideurs et contractures dans la région des épaules et de la nuque, douleurs dorsales (surtout dans la région cervicale), neuropathie périphérique, picotements et engourdissement des extrémités, douleurs articulaires (surtout aux genoux), paralysies

- **Psychisme/Comportement :**
  TDAH, troubles du comportement avec agressivité, troubles de la coordination et de la perception, claustrophobie, troubles suite de négligence ou d'abus

- **Généralités :**
  Obésité

Modalités :

← par la tutelle, par la négligence, dans les espaces étroits

→ par l'air frais, par le mouvement, par la vitesse

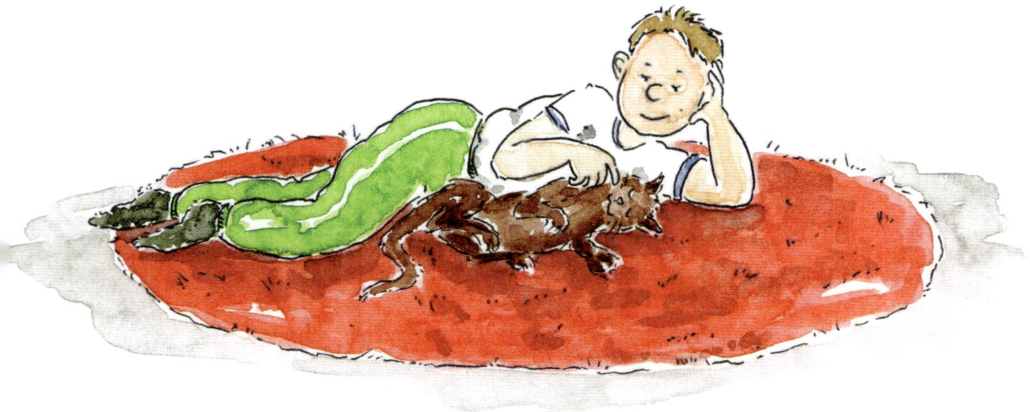

Émotions contradictoires, comme la peur et la témérité, la douceur et l'agressivité

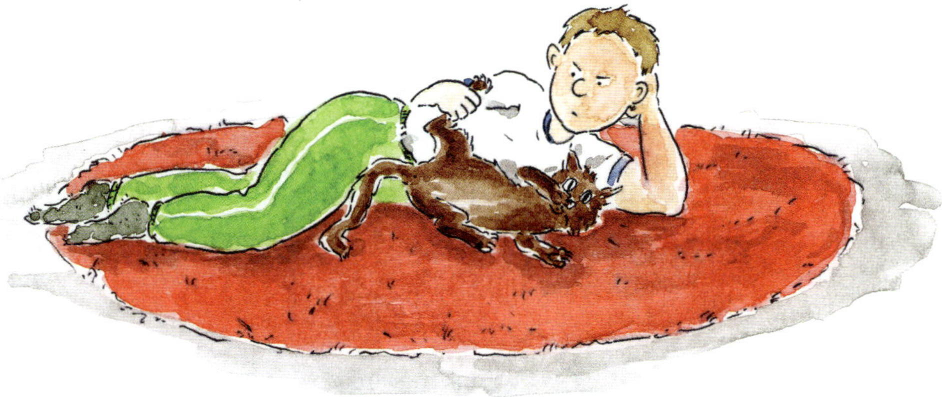

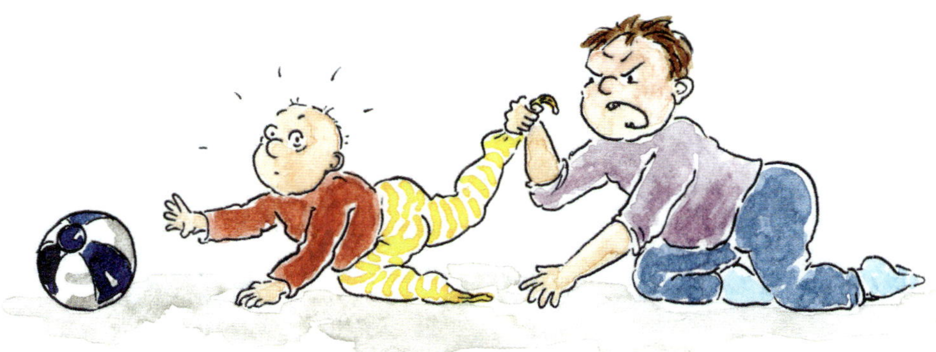

Agresse brusquement les autres enfants, avec tendance à empoigner et à mordre

Ferrum metallicum

Fer métallique
Règne minéral

Tableau périodique :
Étape 8, série Fer
Couleur : 6-11 AB (tons rouge clair)

Profil :

Ferrum a un tempérament de petit soldat : il agit avec une volonté et une discipline de fer pour accomplir les tâches qu'il s'est imposées à lui-même et pour atteindre des objectifs ambitieux. Cela concerne aussi bien l'école que les loisirs, comme par exemple ses performances sportives. Chez les jeunes enfants, il s'agit de faire preuve de détermination et de ténacité pour obtenir les choses qu'ils désirent. À tout âge, *Ferrum metallicum* sait s'en sortir à force d'opiniâtreté afin de parvenir à ses buts, ou bien il fait preuve d'une fermeté et d'une endurance particulières.

Pourtant *Ferrum* est en fait plutôt timide et pudique, tout en étant très efficace et attaché à sa famille. Mais si ses parents sont trop dominateurs, l'enfant *Ferrum*, bien que sage et discipliné, peut se rebiffer et se battre pour son indépendance ! *Ferrum* est en effet extrêmement sensible à l'ingérence, à la critique, à la contradiction ainsi qu'aux injustices. Il arrive ainsi que cet enfant sage et scrupuleux laisse éclater à l'occasion une rage longtemps contenue, qui peut surprendre par sa violence et ne paraît pas du tout lui correspondre.

Ferrum metallicum réagit avec une irritabilité surprenante aux plus petits bruits, tels qu'un froissement de papier ou le tic-tac d'une montre. De plus, *Ferrum* est très sensible à la douleur et supporte difficilement les piqûres et les traitements dentaires. Le rapport au fer s'exprime surtout par la tendance aux saignements ou par l'anémie (le fer est un composant de l'hémoglobine). Les saignements de nez coulant à flot sont typiques de l'enfant *Ferrum* plus âgé ; ils surviennent surtout le matin ou lors d'un refroidissement et après s'être mouché. *Ferrum* rougit facilement, surtout par gêne, et son visage devient alternativement rouge et pâle, ou bien il rougit avec un triangle facial pâle (fréquent dans les infections).

Par ambition ou par exigence vis-à-vis de lui-même, il s'oblige trop souvent à aller au bout de ses limites ou au-delà de ses capacités. Les troubles provoqués par l'épuisement qui en résulte sont fréquents, qu'il s'agisse de surmenage scolaire avec trop de choses à apprendre, ou bien d'un entraînement sportif trop intensif. Par des maux de tête persistant des journées entières, des douleurs d'estomac, de la faiblesse et des vertiges, ou encore des douleurs musculaires, son corps lui montre qu'il en fait trop ! *Ferrum* est frileux ; il aime la viande et les tomates, et préfère les repas chauds.

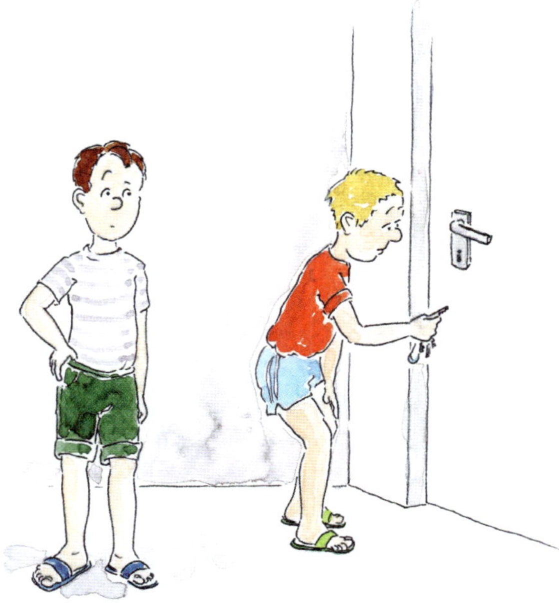

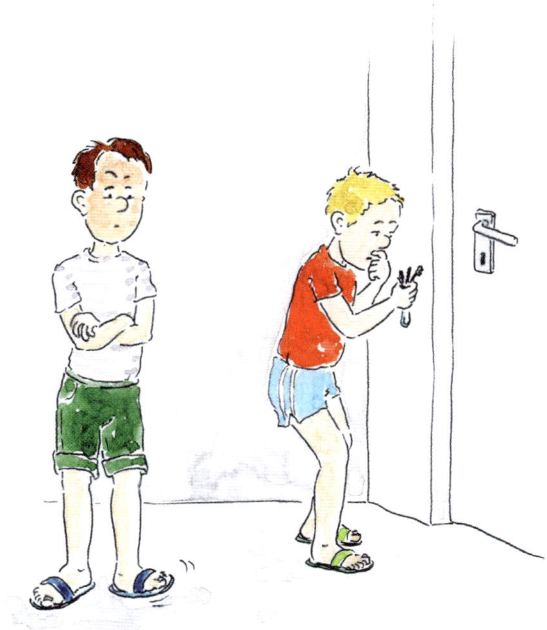

Impatient

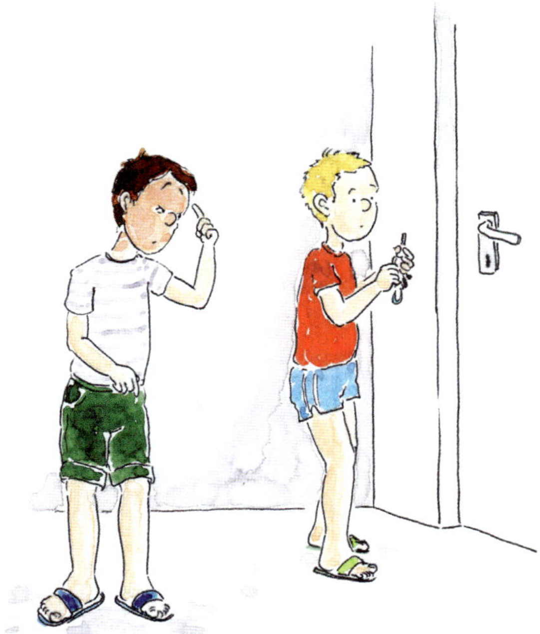

Vite irrité et contrarié

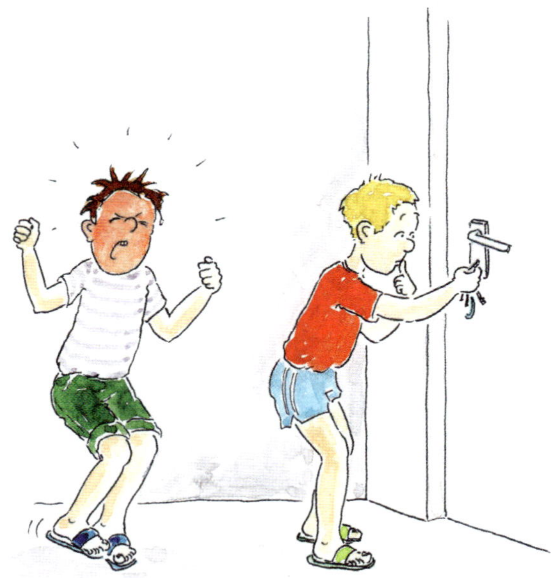

Tendance à la colère subite, mais garde sa contrariété et sa colère longtemps contenues

Troubles :

- **Troubles principaux :**
  Tendance aux saignements et anémie

- **Tête :**
  Maux de tête persistant des journées entières (pulsatiles ou martelants, améliorés par les saignements de nez), maux de tête en voiture, gonflement des paupières inférieures, afflux de sang à la tête, **vertiges** avec nausées en se levant, en se penchant ou par épuisement, vertige en regardant de l'eau couler, photophobie, otite moyenne (surtout à gauche), **extrême sensibilité au bruit,** pâleur du visage ou visage très rouge (par les douleurs ou les émotions fortes), saignements de nez chroniques, **saignements de nez violents et coulant à flot (surtout après s'être levé ou mouché)**, saignements de nez à chaque infection, sensibilité des dents, saignement des gencives, douleurs dentaires (améliorées en buvant froid)

- **Gorge/Poitrine :**
  Toux suffocante avec dyspnée, surtout le matin ou après avoir mangé, **toux** sèche **avec vomissements et saignements de nez,** toux avec expectoration teintée de sang, asthme bronchique, sensation d'oppression dans la poitrine

- **Estomac/Intestin :**
  Renvois, nausées (encore aggravées en buvant), **vomissements (souvent immédiatement après avoir mangé)**, sensation de plénitude après la moindre bouchée, douleurs crampoïdes à l'estomac, flatulences, diarrhée chronique **(surtout la nuit ou pendant un repas)**, mauvaise assimilation, intolérances ou allergies alimentaires

- **Cœur/Circulation :**
  Palpitations, souffle au cœur, **diathèse hémorragique, anémie avec faiblesse, vertiges et tendance à l'évanouissement**

- **Peau :**
  Ecchymoses, hématomes

- **Urogénital :**
  Miction goutte par goutte au mouvement (pas au repos), néphrite, métrorragie, troubles menstruels des jeunes filles

- **Appareil locomoteur :**
  Douleurs dorsales (améliorées par la marche lente), douleurs des épaules, douleurs dans les talons et les plantes des pieds, douleurs dans le tibia, désir irrépressible de plier les bras, agitation des extrémités, douleurs rhumatismales, douleurs en levant les épaules, myasthénie grave

- **Psychisme/Comportement :**
  Enurésie nocturne

Modalités :

← vers minuit, en étant assis au repos, par la transpiration

→ après s'être levé, par la marche lente

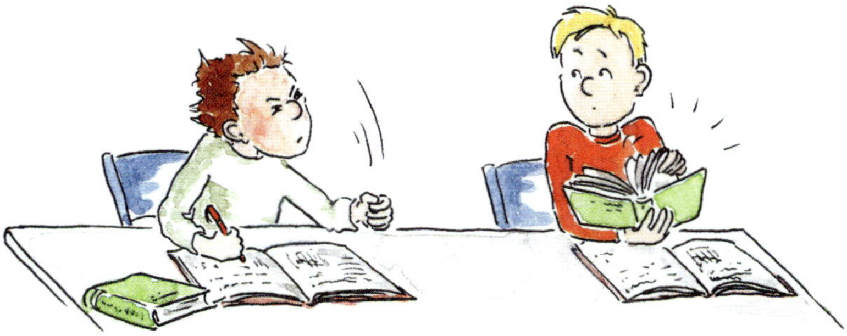

Irritabilité et colère au moindre bruit (par exemple un froissement de papier)

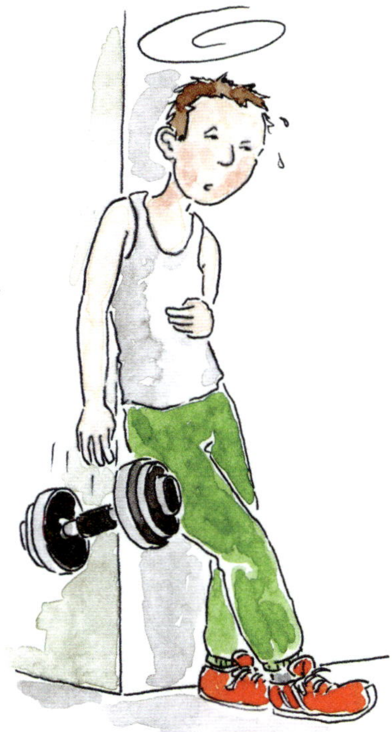

Faiblesse avec tendance aux vertiges et douleurs d'estomac après un gros effort physique

- **Fièvre :**
  Fièvre modérée avec visage très rouge, mais avec frilosité
- **Généralités :**
  Amaigrissement ou obésité, **sensibilité à la douleur, anémie ferriprive,** hyperthyroïdie

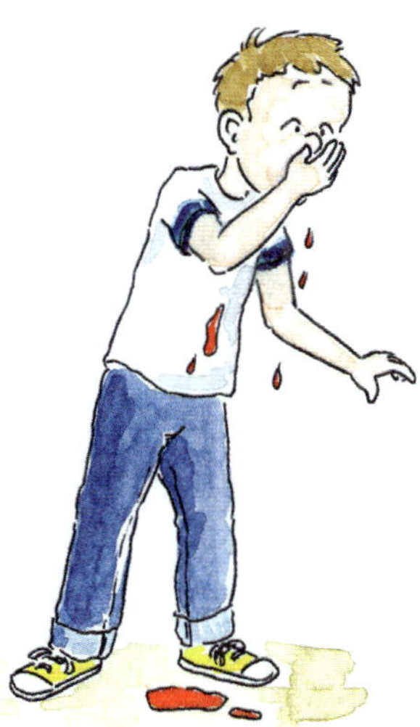

Saignements de nez chroniques, coulant souvent à flot, soudains et abondants

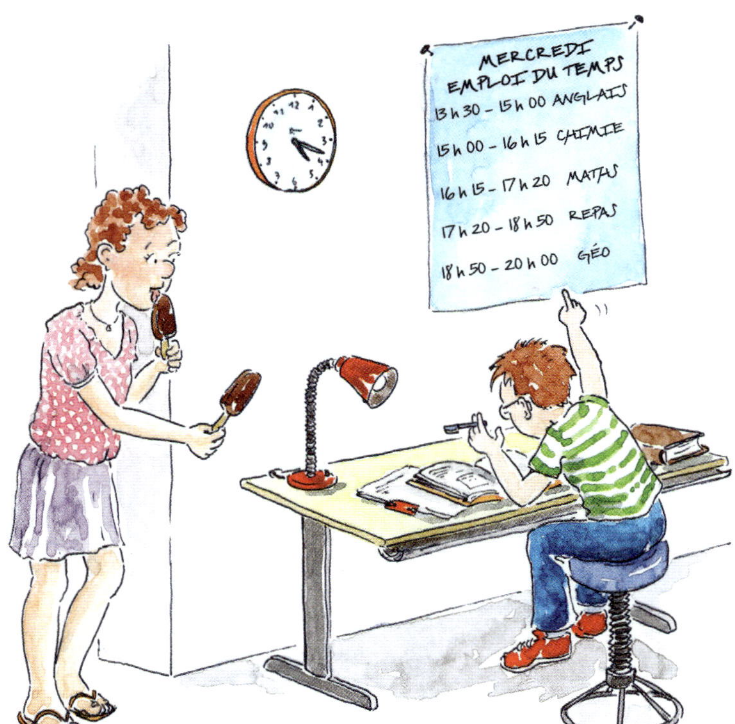

Discipline « de fer », travaille dur pour atteindre son but, être toujours le meilleur et accomplir toutes les tâches

Graphites

Graphite, mine de plomb, carbone naturel
Règne minéral

Tableau périodique :
Étape 10, série Carbone

Couleur : noir

Profil :

Pour l'indolent et mélancolique *Graphites,* le verre est toujours à moitié vide : il voit toujours le côté noir des choses. Les changements ne sont pas pour lui, bien au contraire, car les situations nouvelles ou les personnes étrangères angoissent beaucoup *Graphites.* Cet enfant est de toute façon très anxieux et pleurnichard. Il ressent dès le matin au réveil une peur indéterminée, une crainte de l'orage et de tout ce qui est possible et imaginable.

Graphites aime la musique, mais le fait d'en écouter le fait plutôt pleurer. En revanche, les pleurs améliorent tous ses troubles, de même que la nourriture (ce qui explique que *Graphites* ait tendance au surpoids). Sa lenteur de pensée et de réaction ainsi que sa faiblesse de concentration entraînent chez *Graphites* des problèmes d'apprentissage. L'enfant a une aversion pour toute sorte de travail et d'effort. Ce n'est donc pas sans raison que l'enfant *Graphites* a de fréquents maux de ventre avant d'aller à l'école (le lait chaud améliore un peu).

L'enfant *Graphites,* craintif et timide, a peu confiance en lui. Il est très indécis, irrésolu, et ne sait jamais vraiment ce qu'il doit faire. Sur tous les plans, mental comme physique, il paraît très indolent et apathique. Ainsi, l'enfant *Graphites* est toujours frileux et constipé, avec un métabolisme paresseux qui n'améliore pas spécialement ses problèmes de poids. *Graphites* ne devient irritable et quelque peu querelleur que lorsqu'il a faim, et il a très faim !

Les troubles apparaissent lorsqu'il y a dispute ou désaccord dans lequel il n'est toutefois pas directement impliqué (par exemple entre ses parents ou ses amis). Si l'enfant *Graphites* est réprimandé ou qu'on lui fait des remarques, il se met curieusement à rire. Non par provocation, mais plutôt par gêne afin d'éluder la situation.

Graphites est principalement un remède pour les filles « garçon manqué » et les garçons plutôt efféminés. Les problèmes de peau sont centraux chez *Graphites,* surtout des éruptions cutanées avec des sécrétions collantes de couleur jaune miel (comme la maladie de peau d'origine bactérienne, très contagieuse, appelée impétigo) et de la névrodermite qui tend à se surinfecter. *Graphites* est également très utile dans les eczémas du visage secs, rouges et prurigineux, surtout en cas d'éruptions cutanées opiniâtres autour des yeux.

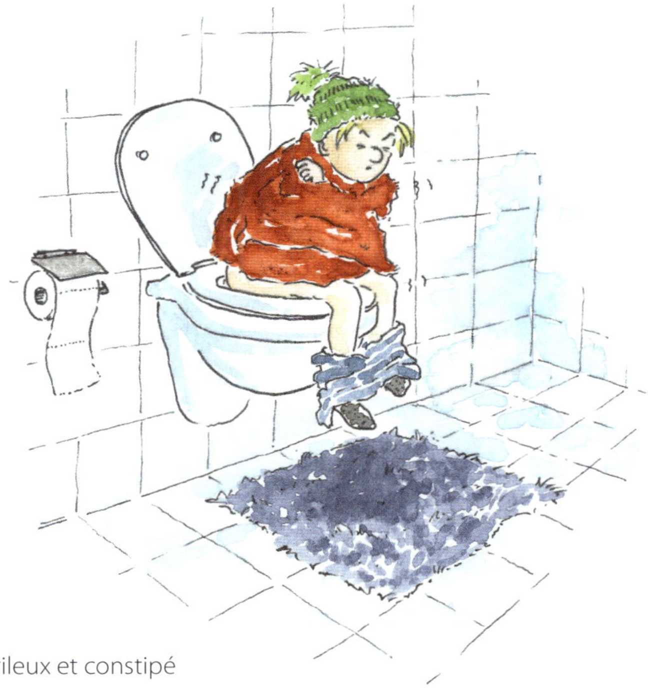

Frileux et constipé

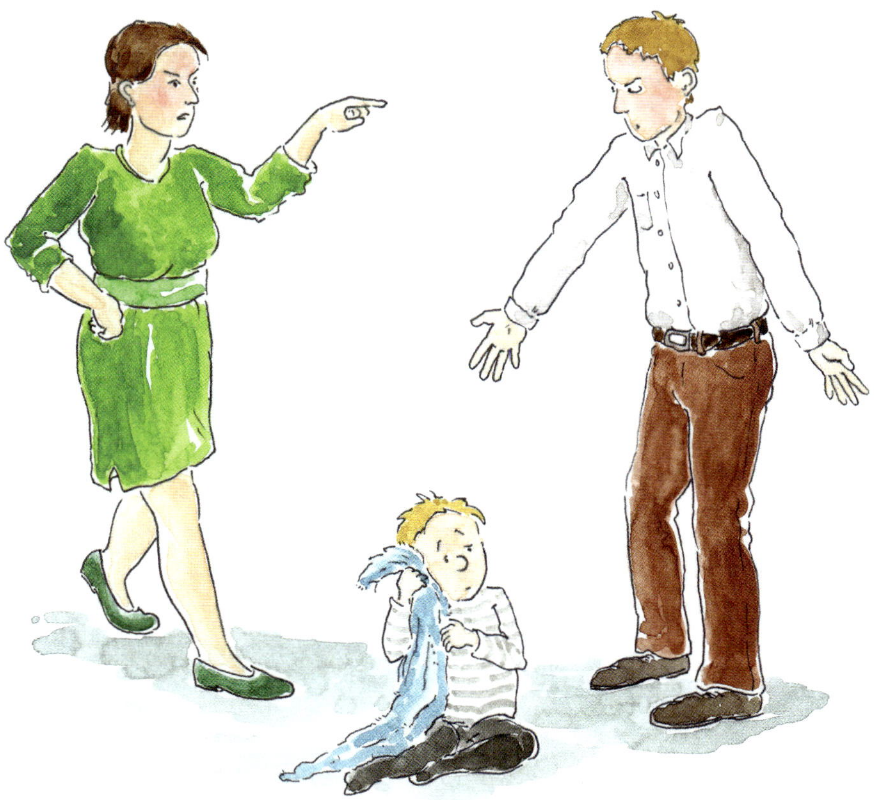

Très insécurisé et soucieux (surtout en raison des disputes constantes des parents)

Troubles :

Troubles principaux :
Éruptions cutanées et maladies de peau

Tête :
Mal de tête (le matin au réveil, provoqué par le rhume), sensation de vide dans la tête (comme étourdi), conjonctivite, eczéma du visage (surtout **eczéma autour des yeux),** otite moyenne, **inflammation ou eczéma du conduit auditif, eczéma humide derrière les oreilles,** acouphènes, difficulté d'audition, rhume chronique, nez bouché, sinusite

Gorge/Poitrine :
Toux nocturne, gonflement des ganglions cervicaux, tendance permanente à avaler, asthme bronchique

Estomac/Intestin :
Douleurs d'estomac (douleur constrictive, améliorée en mangeant chaud), **fringale** ou appétit augmenté, météorisme, flatulences, sensation de plénitude, coliques intestinales, rarement diarrhée, très souvent **constipation chronique,** hémorroïdes, douleurs rectales

Peau :
Croûtes de lait, **éruptions cutanées (surtout au visage, en particulier derrière les oreilles, sur le cuir chevelu, autour des yeux), eczéma atopique avec tendance à la surinfection, eczéma avec sécrétions jaune miel, impétigo**, érysipèle, **éruptions cutanées crevassées, suintantes, pruriantes, purulentes,** acné, psoriasis, acné rosacée, herpès, dartres, **intertrigo** (irritation entre les cuisses, entre les doigts ou dans les plis articulaires), irritation même chez les bébés dans les plis cutanés, mauvaise cicatrisation, la moindre blessure se met à suppurer (comme pour *Silicea*)

Urogénital :
Douleurs rénales

Appareil locomoteur :
Douleurs dorsales (sensation de foulure), surmenage des muscles et des tendons, raccourcissement des tendons, engourdissement des extrémités

Psychisme/Comportement :
Enurésie nocturne

Généralités :
Obésité, très frileux, bâillements fréquents et fatigue constante, **hypothyroïdie**

Modalités :

← la nuit, en ayant faim, par suppression d'éruptions cutanées

→ dans l'obscurité, par les enveloppements, en pleurant, en mangeant, par les boissons chaudes

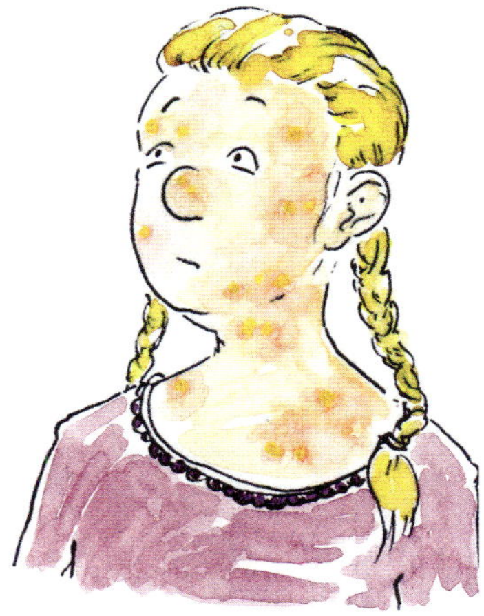

Éruptions cutanées avec sécrétions jaune miel, par exemple impétigo

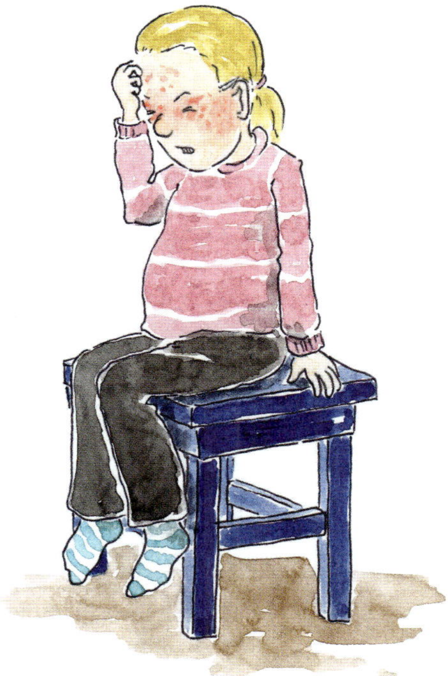

Éruptions cutanées avec démangeaisons, peau sèche, squameuse et enflammée (par exemple névrodermite, psoriasis)

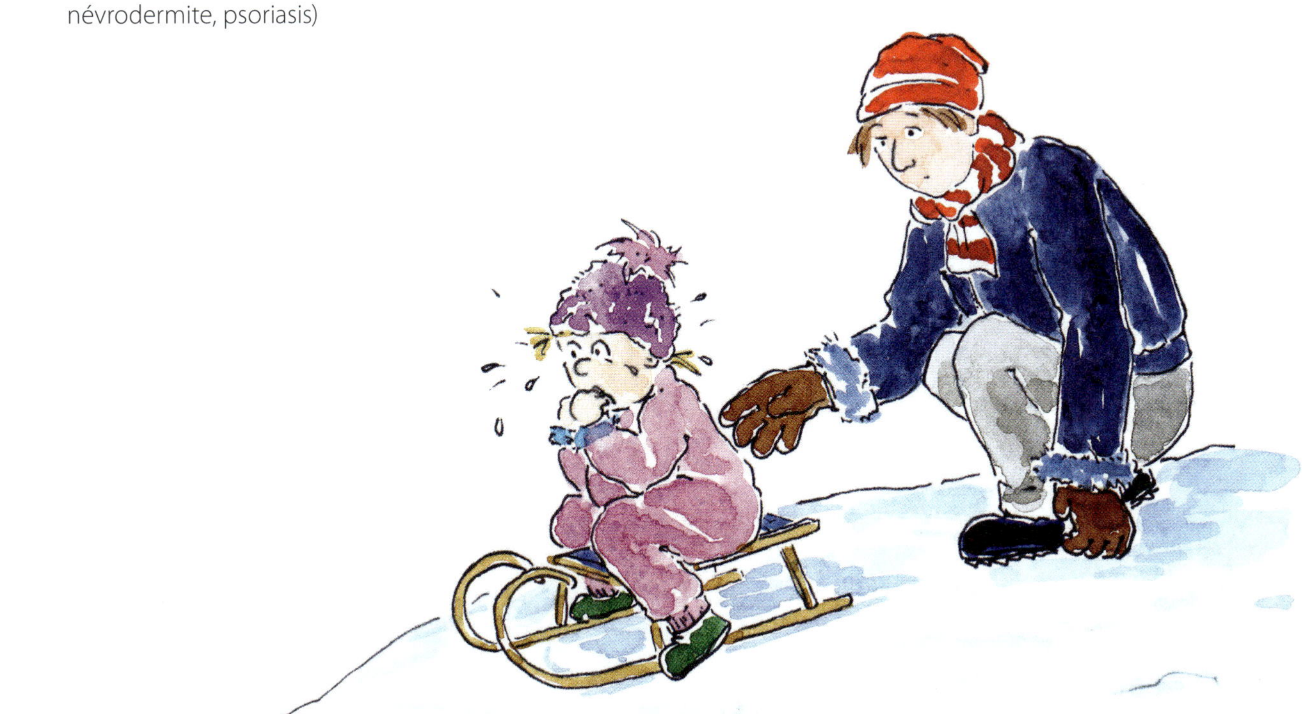

Très anxieux par rapport à tout ce qui est nouveau (amélioration en pleurant)

Hyoscyamus

Jusquiame noire (Hyoscyamus niger)
Famille des solanacées (Solanaceae)
Règne végétal

Couleur : 1 C (jaune citron)

Profil :

Hyoscyamus est un enfant drôle et joyeux, mais qui donne l'impression d'être remonté comme un coucou. Il rit trop fort et de façon niaise, papote sans cesse, touche à tout et gigote en tout sens. Ses mimiques et sa gestuelle sont souvent extrêmement prononcées. Au jardin d'enfants, *Hyoscyamus* embête parfois les autres enfants avec pas mal de méchanceté, et lors d'un accès de fureur il est capable de donner de vrais coups, de secouer et d'étrangler les autres enfants. Il a aussi des problèmes à l'école, car non seulement *Hyoscyamus* dérange les autres avec toute sorte de bêtises, fait des plaisanteries déplacées et se prend pour le guignol de la classe, mais encore sa concentration en pâtit évidemment beaucoup.

Le comportement sexuel précoce d'*Hyoscyamus* est particulièrement caractéristique : dès son jeune âge, l'enfant manipule en permanence ses organes génitaux, se déshabille volontiers entièrement et se masturbe extrêmement souvent, à l'occasion même en public. Et bien sûr, il adore jouer au docteur ! L'enfant plus âgé se comporte de façon précoce et lubrique, employant en toute conscience un langage grossier et obscène. Il reçoit ainsi tout naturellement l'attention qu'il attendait secrètement, car *Hyoscyamus* se sent facilement mal aimé et rejeté. Toutefois, l'attention qu'il suscite de la sorte est plutôt négative, non seulement en raison des ses manières niaises, indiscrètes et importunes, mais aussi par sa tendance aux disputes, à l'envie et aux ragots.

Sa jalousie est particulièrement notable : elle commence souvent avec la naissance d'un frère ou d'une sœur pour s'étendre ensuite aux autres enfants : amis, camarades de classe, collègues de sport. Par jalousie, *Hyoscyamus* devient méchant, méfiant et sournois. L'enfant développe même des troubles liés à la jalousie (par exemple incontinence nocturne ou tics neurologiques).

On remarque fréquemment un comportement et une apparence correspondant au sexe opposé (filles garçon manqué et garçons efféminés). *Hyoscyamus* a très soif, mais sa peur de l'eau semble provoquer une aversion à boire : en essayant d'avaler une boisson, il s'étouffe et celle-ci ressort finalement par le nez. Les bébés sont pris d'un violent hoquet après la tétée.

Le point central chez *Hyoscyamus* est un système nerveux surexcité avec agitation et hyperactivité, des troubles neurologiques et un comportement presque maniaque. L'enfant *Hyoscyamus* dort mal et se réveille souvent la nuit en criant fort.

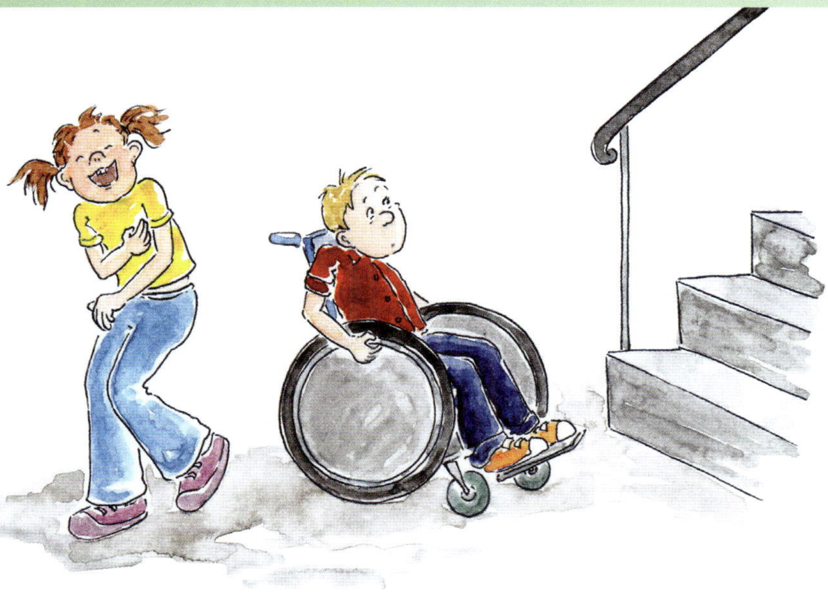

Rit dans des situations totalement inappropriées

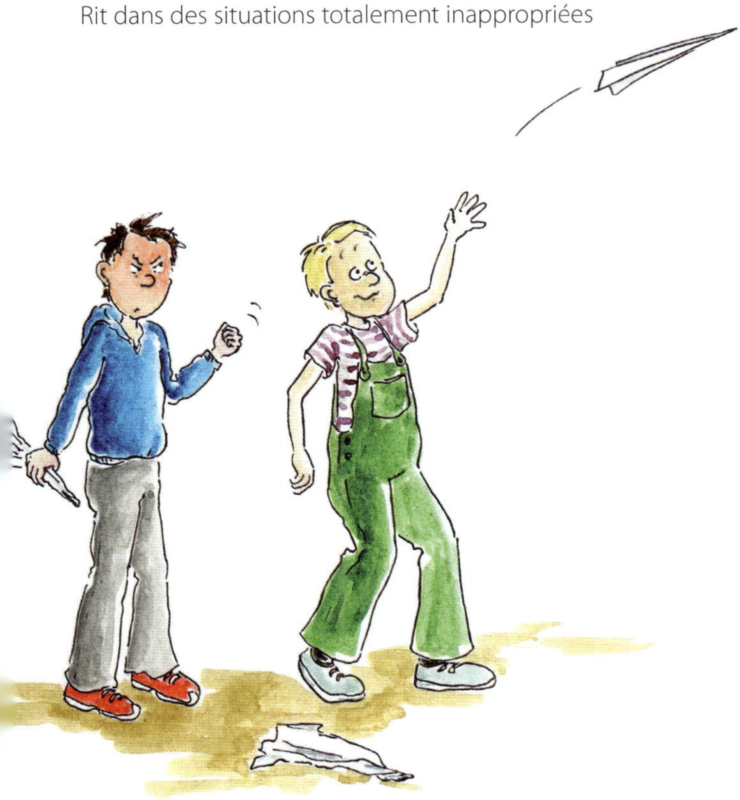

Extrêmement jaloux et envieux
vis-à-vis des autres enfants

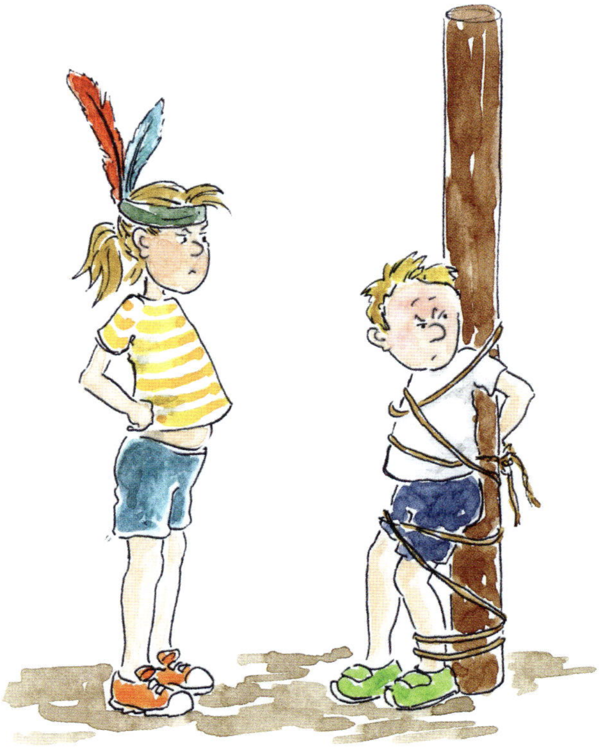

Comportement de jeu correspondant
à l'autre sexe

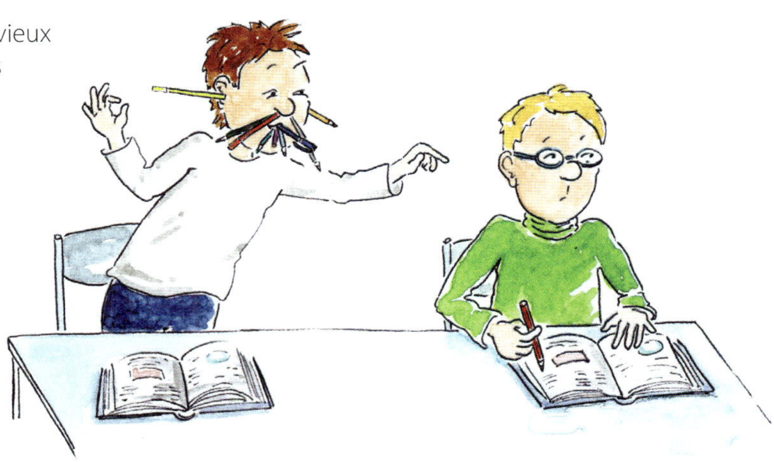

Niais et excité, clown
de la classe

Troubles :

- **Troubles principaux :**
  Problèmes de comportement et troubles neurologiques

- **Tête :**
  Maux de tête (surtout au front), nystagmus, strabisme, troubles visuels (vision double), acouphènes (tintements), vertiges, otite moyenne, difficulté d'audition, saignements de nez, douleurs dentaires névralgiques

- **Gorge/Poitrine :**
  Déglutition difficile, hoquet violent après avoir tété, chatouillement dans la gorge, toux suffocante, **toux spasmodique sèche survenant par crise la nuit** (aggravée en étant allongé, améliorée en s'asseyant dans le lit), aphonie après un choc

- **Estomac/Intestin :**
  Estomac sensible, gastrite (surtout par toxines), renvois amers, nausées et vomissements, hoquet, météorisme, flatulences, coliques intestinales, diarrhée (parfois avec miction concomitante)

- **Urogénital :**
  Miction involontaire

- **Appareil locomoteur :**
  Crampes musculaires, **contractions des muscles et des tendons,** trémulation **(secousses et tressautements des doigts, des bras et des jambes)**, mouvements involontaires, troubles de la coordination, paralysies

- **Système nerveux :**
  Méningite, encéphalite, commotion cérébrale, **convulsions** (déclenchées en entendant de l'eau couler, convulsions avec grincement de dents et miction involontaire, chorée, **épilepsie, tics neurologiques (par exemple roulement des yeux, « ramasse des flocons » (carphologie),** troubles du système nerveux central

- **Psychisme/Comportement :**
  Problèmes de comportement (hyperactif, nerveux, jaloux, indiscret, impudique, sexuellement précoce), **TDAH,** tendance à se comporter comme le sexe opposé (jusqu'au trouble d'identité), manie, **énurésie nocturne, encoprésie (incontinence fécale)**, grincements de dents en dormant, hydrophobie, enfant criard (réveil nocturne avec cris et sanglots)

Modalités :

← la nuit, après avoir mangé, en s'allongeant

→ en se penchant

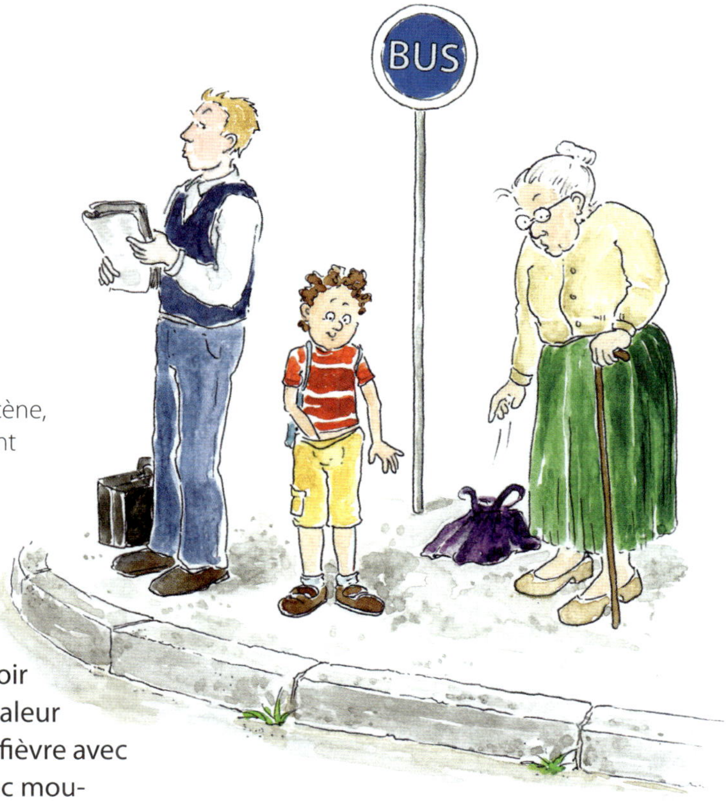

Comportement impudique et obscène, masturbation excessive chez l'enfant (même en public)

- **Fièvre :**
  Fièvre élevée commençant le soir et restant forte toute la nuit, chaleur brûlante ressentie dans la tête, fièvre avec délire et convulsions, fièvre avec mouvements involontaires des mains (par exemple en tirant la couverture du lit)

- **Généralités :**
  Troubles du sommeil, tendance extrême à la masturbation dès la petite enfance

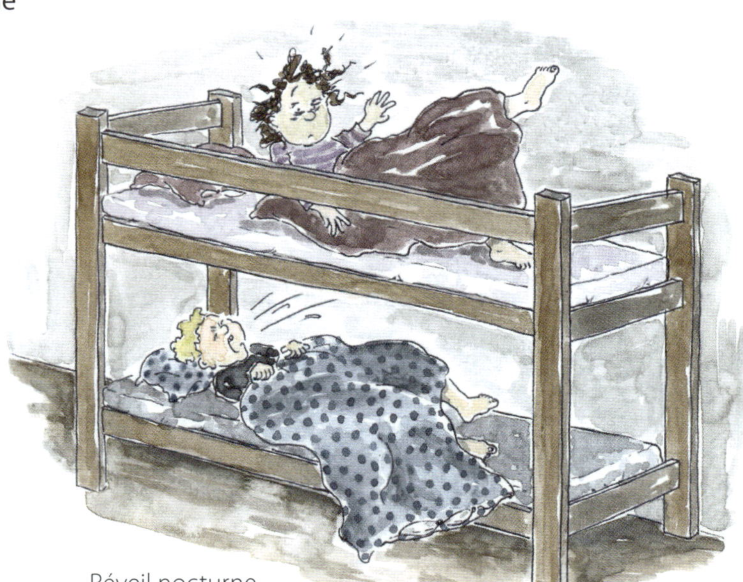

Réveil nocturne
avec cris et sanglots bruyants

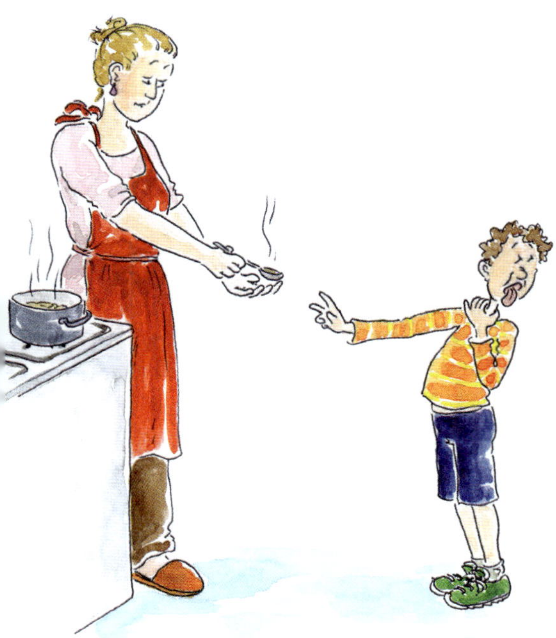

Gestes et comportements
outrés, mimiques exagérées

Ignatia

(Ignatia amara)
Fève de Saint-Ignace (Strychnos ignatii)
Famille des loganiacées (Loganiaceae)
Règne végétal

Couleur : 6-11 AB (tons rouge clair)

Profil :

On aimerait beaucoup consoler cet enfant et le prendre dans ses bras tant son chagrin est visible, mais la retenue d'*Ignatia* ne le permet pas. Il ne fait que soupirer sans cesse et se met désespérément en retrait pour s'abandonner en cachette à son chagrin. *Ignatia* pleure et sanglote à en déchirer le cœur. Il peut s'agir du deuil d'un membre de la famille (ou d'un animal domestique), de troubles provoqués par la séparation des parents, du mal du pays, d'un chagrin d'amour, d'une offense ou d'une déception. Tous ses troubles ont une cause émotionnelle, même si *Ignatia* est de toute façon très sensible, tantôt euphorique, tantôt abattu.

La joie et la peine sont si proches l'une de l'autre que parfois *Ignatia* rit et pleure réellement en alternance. Dans les situations émotionnelles intenses, *Ignatia* peut même se montrer très hystérique et tendre à s'évanouir, mais la plupart du temps il se met plutôt en retrait et ne tolère pas la consolation. Il est sensible, sentimental et romantique, aussi il aime les films et les histoires à l'eau de rose. Cela lui permet ainsi de fuir la réalité, source de chagrins. *Ignatia* reste longtemps fixé mentalement sur des événements désagréables. Par ailleurs, il ne supporte absolument pas la critique, craint constamment le rejet et devient irritable quand on le contredit. *Ignatia* est parfois d'une bonne humeur inaltérable et plutôt réservé à l'égard des autres, car il ne se laisse pas connaître en profondeur.

L'enfant *Ignatia* ne se laisse pas non plus volontiers caresser ou cajoler. Une sensation de pierre dans l'estomac ou de boule qui remonte révèle les émotions profondément enfouies à l'intérieur de lui. *Ignatia* a des symptômes très instables et contradictoires : par exemple, il avale plus facilement les aliments solides que liquides. Il existe chez *Ignatia* la tendance à manger à cause d'un chagrin. Pendant le repas, l'enfant transpire curieusement du visage. Il aime surtout les fruits, parfois même il ne mange rien d'autre (anorexie suite de chagrin).

Ignatia est « le » remède homéopathique des situations aiguës de chagrin ou de deuil et soulage bien tous les troubles psychosomatiques. Les enfants plus jeunes font des crises d'asthme ou mouillent à nouveau leur lit, tandis que les enfants *Ignatia* plus âgés ont plutôt des maux de tête, des troubles gastriques d'origine nerveuse ou des troubles alimentaires. L'enfant *Ignatia* réagit au stress émotionnel par la maladie.

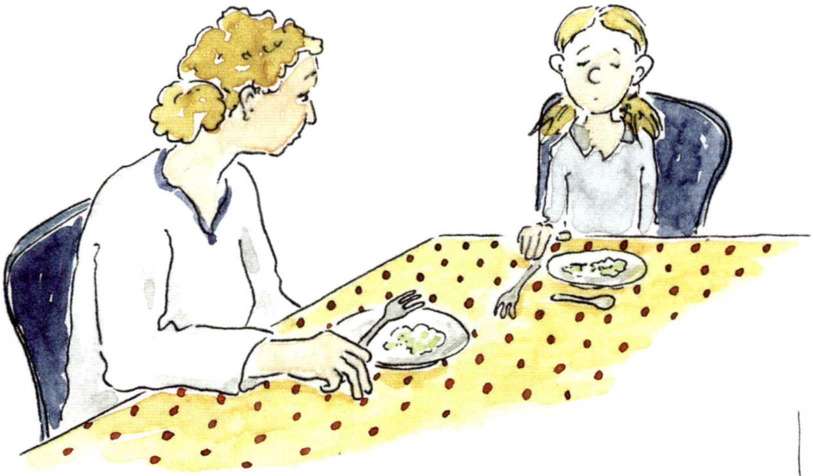

Troubles alimentaires, anorexie ou boulimie suite de chagrin

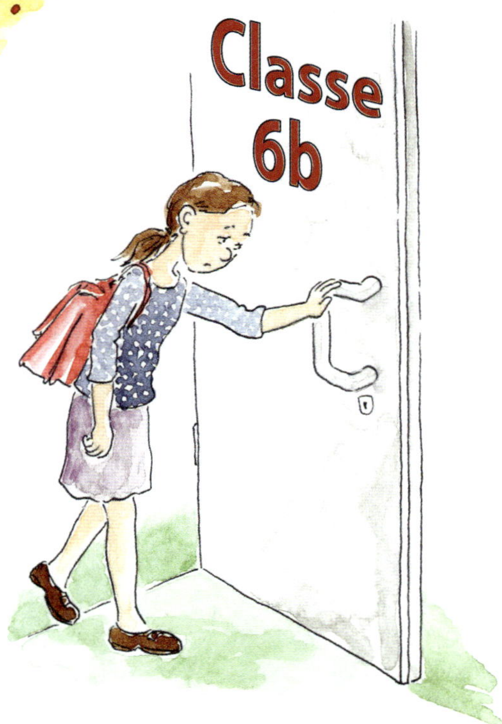

Peur de l'échec, se met lui-même sous pression

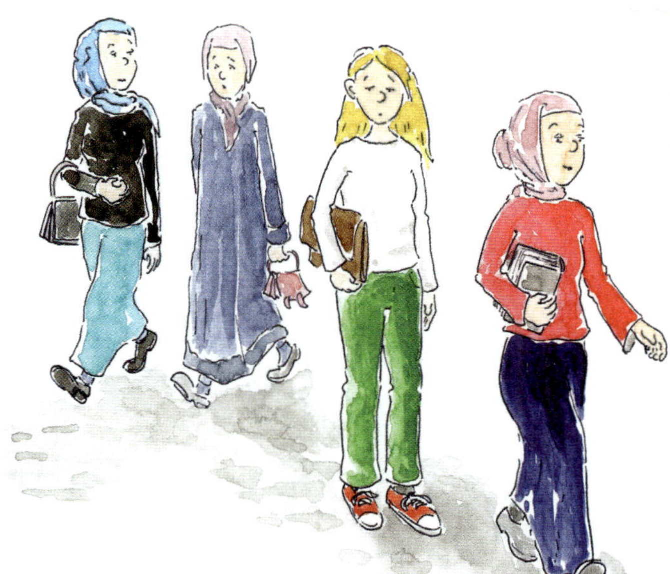

Mal du pays (par exemple lors d'un échange scolaire, d'un voyage scolaire, d'une excursion)

Troubles :

- **Troubles principaux :**
  Troubles suite de chagrin

- **Tête :**
  Maux de tête perçants **ou migraine suite de chagrin** (dès le matin au réveil), mal de tête périodique (comme par un clou), migraine avec sensation de vide dans l'estomac (amélioration passagère en mangeant), **bâillements permanents**, sinusite, chute de cheveux après stress émotionnel, troubles de la dentition

- **Gorge/Poitrine :**
  Pharyngite aiguë, douleurs de gorge (améliorées en avalant), laryngite avec laryngospasme, toux spasmodique avec suffocation, **asthme bronchique (déclenché par les émotions)**, otite moyenne, amygdalite chronique, tendance à déglutir en permanence, **globe hystérique,** sensation d'oppression dans la poitrine, **troubles respiratoires hystériques avec tachycardie, hyperventilation et évanouissement**

- **Estomac/Intestin :**
  Hoquet nerveux**, remontées** acides, nausées (améliorées en mangeant), sensation de vide dans l'estomac (non améliorée en mangeant), sensation de pierre dans l'estomac, **douleurs d'estomac lors d'un chagrin**, vomissements, gastrite, météorisme, flatulences, coliques intestinales, **coliques du nourrisson (chez les enfants allaités dont la mère souffre de chagrin)**, troubles digestifs nerveux (dyspepsie nerveuse), colon irritable, **diarrhée provoquée par les émotions ou les fruits,** ténesme, douleurs pendant la selle

- **Cœur/Circulation :**
  Miction involontaire

- **Urogénital :**
  Besoin d'uriner soudain ou nerveux, incontinence urinaire

- **Appareil locomoteur :**
  Chagrin intense, situation de deuil, hystérie, chagrin d'amour, mal du pays, **anorexie, boulimie, énurésie nocturne,** humeur dépressive, suites d'abus sexuels, choc de la défloration

- **Psychisme/Comportement :**
  Contractions musculaires, spasmes musculaires (surtout des muscles du dos), convulsions ou paralysies d'origine émotionnelle, rhumatisme juvénile

Modalités :

← le soir, à l'extérieur, par le chagrin, par le deuil, par les émotions violentes, après les repas, par la fumée de tabac, par le café, en pensant à ses troubles

→ pendant le repas, au mouvement, par le changement de position couchée

Chagrin d'amour, passion
romantique inassouvie

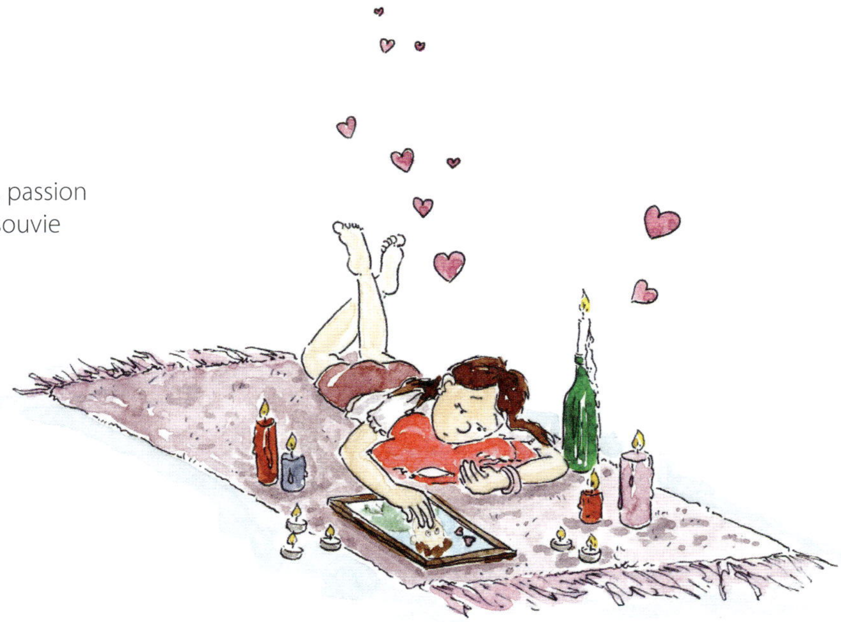

- **Fièvre :**
  Fièvre modérée avec absence de soif, souvent provoquée par les émotions

- **Généralités :**
  Remède aigu de deuil, remède de troubles psychosomatiques, symptômes contradictoires

Deuil intense, par
exemple par décès
d'un membre
de la famille

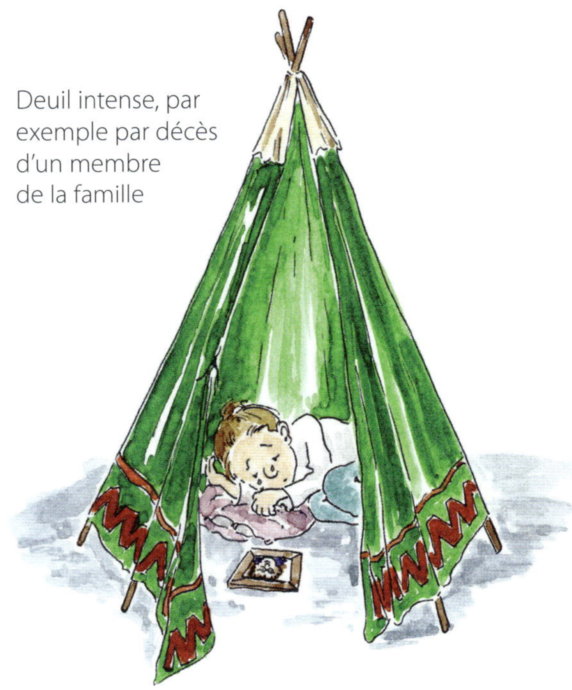

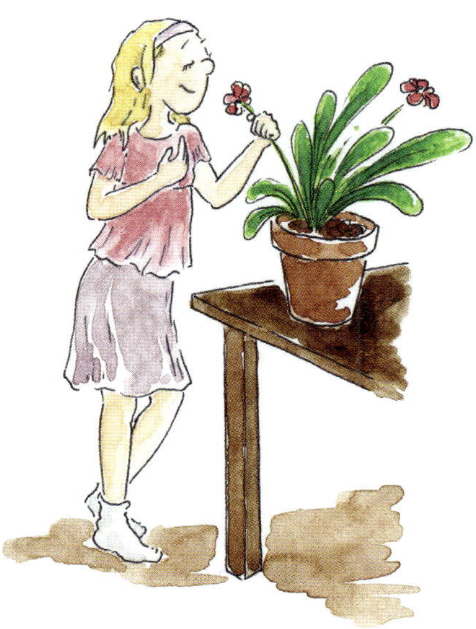

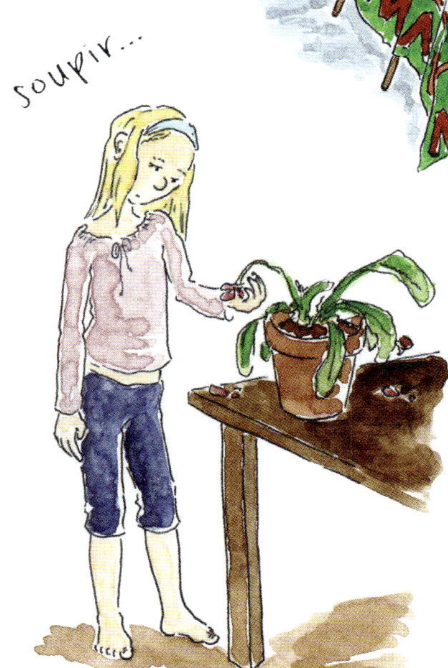

Émotivité extrême,
euphorie ou abattement

Kalium carbonicum

Carbonate de potassium
Potasse
Règne minéral

Tableau périodique :
Étape 1, série Fer (potassium)
Étape 10, série Carbone (carbone)
Couleur : 15-16 C (bleu roi)

Profil :

L'enfant *Kalium carbonicum* est poli, bien élevé, ordonné et serviable, c'est pourquoi il est apprécié des adultes !

Par rapport aux enfants de son âge, l'enfant *Kalium* plus grand s'adapte relativement bien et fait preuve de moins d'excitation. Il est très conscient de ses responsabilités et montre un grand sens du devoir (il veut aller à l'école même quand il est malade !). Il a le sens pratique et fait tout ce qui doit être fait. Les règles sont là pour être respectées ! S'il arrive à l'enfant d'être réprimandé (ce qui est rare), il fond en larmes. À vrai dire, il n'aime guère les changements dans sa vie et il est facilement déconcerté par l'imprévu. *Kalium carbonicum* accepte tout naturellement les valeurs, les normes et les habitudes de la famille et ne se rebelle pas. Mais seuls les parents savent bien que ce n'est qu'un côté de la médaille. Ils se doutent qu'un peu plus de spontanéité, d'imagination et d'émotivité feraient le plus grand bien à leur enfant. *Kalium carbonicum* n'a pas besoin de beaucoup de contact physique ni de tendresse, et il est hypersensible aux bruits. *Kalium carbonicum* a beaucoup de peurs (« peur dans l'estomac »). L'enfant plus jeune se réveille la nuit en criant de peur (l'horaire typique est entre 2 et 4 heures du matin), et pendant la journée il se raccroche fortement à une personne référente de la famille, comme on le voit surtout chez *Pulsatilla* (mais là, c'est toujours la mère !). Même à l'égard de ses amis, *Kalium carbonicum* se montre également possessif. Il a une relation forte à son père et a absolument besoin du modèle paternel pour prendre conscience de son identité et de sa vision du monde. Si le père ou la figure paternelle vient à manquer (à cause du travail, d'une séparation, de la maladie ou de la mort), les problèmes surgissent. Seulement beaucoup de self-control et de routine peuvent lui donner un équilibre, de même que la rigueur et la rigidité de ses pensées et de ses sentiments.

À la moindre cause, en particulier les bruits, *Kalium carbonicum* a de fortes frayeurs. Bien que son profil soit plutôt cérébral et qu'il s'enthousiasme pour tout ce qui touche à la logique et à la raison, cet enfant a souvent une faiblesse en calcul. On remarque fréquemment un gonflement des paupières supérieures ainsi qu'une forte sensibilité des plantes des pieds. *Kalium carbonicum* est facilement épuisé et constamment enrhumé (avec des douleurs des membres et une toux opiniâtre ou un asthme chronique).

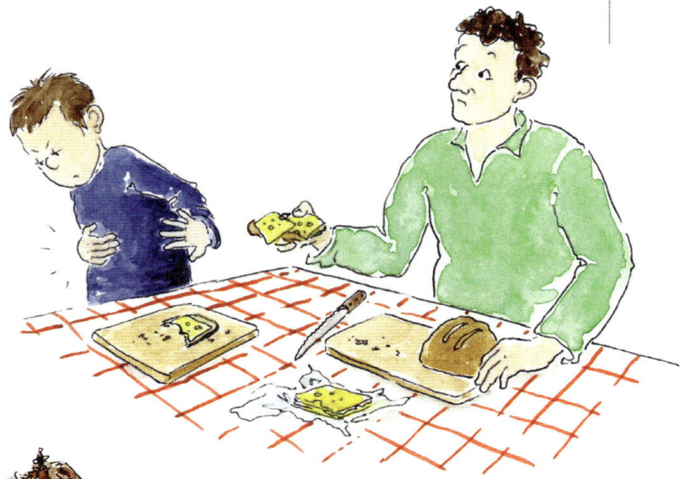

Aversion pour le pain, qui provoque des ballonnements et des douleurs d'estomac

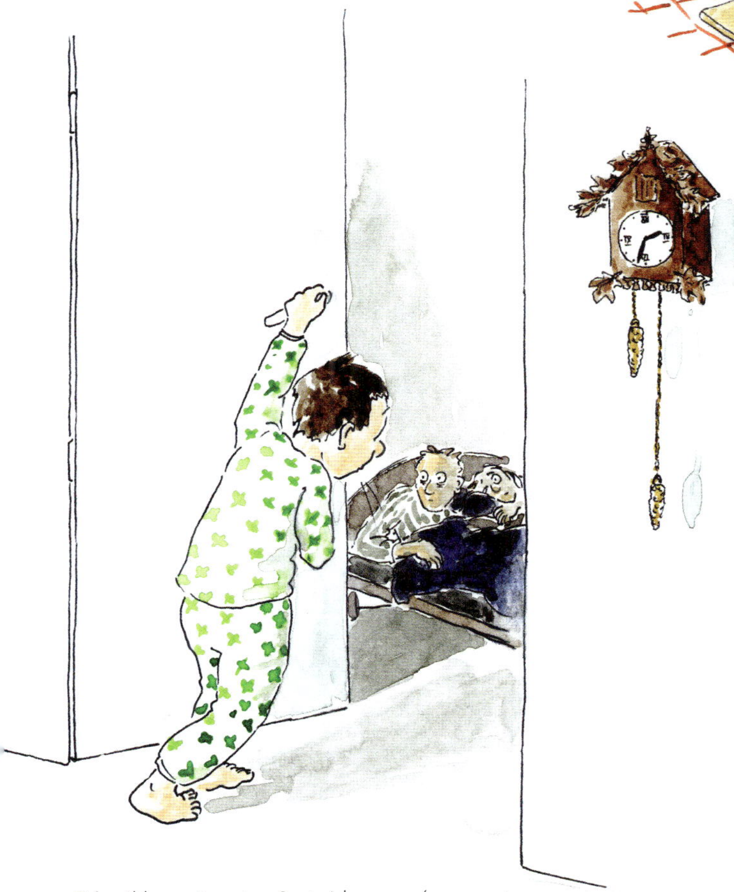

Réveil la nuit entre 2 et 4 heures (souvent provoqué par la toux ou l'asthme)

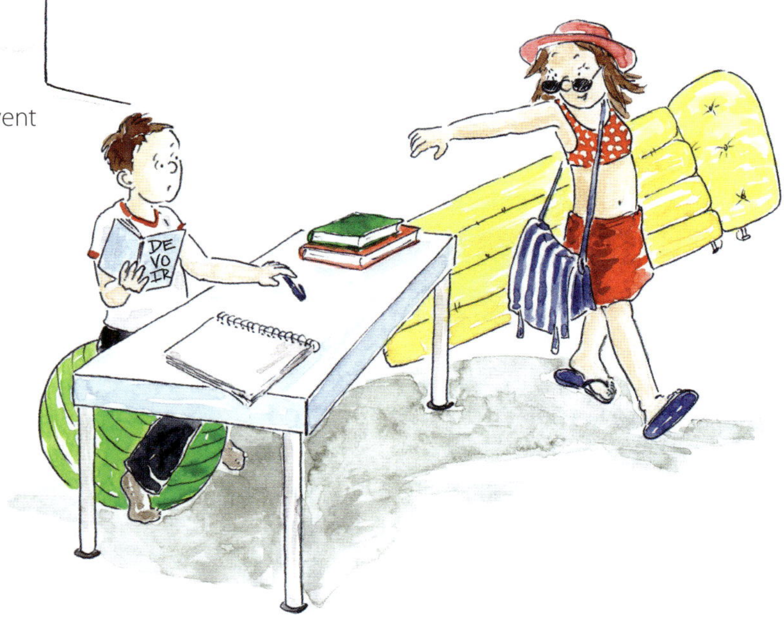

Désir de routine et d'activités planifiées, peu de spontanéité

Troubles :

Troubles principaux : Troubles bronchiques et douleurs des membres

Tête :

Maux de tête (par les courants d'air, suite de suppression de rhume par sprays nasaux), gonflement des paupières, rhume (avec narines croûteuses), nez bouché (aggravation dans une pièce chaude), sinusite, otite moyenne (surtout à droite, seulement cette oreille est rouge et chaude), douleurs d'oreille lancinantes, hypersensibilité aux bruits, sensibilité des dents à la température

Gorge/Poitrine :

Douleurs de gorge, troubles de la déglutition (surtout chez le nourrisson, d'où problèmes d'allaitement), irritation ou chatouillement du larynx, sensation de constriction dans la région du larynx, **toux dure et sèche avec douleur lancinante dans la poitrine, toux avec dyspnée (qui le réveille la nuit entre 2 et 4 heures du matin)**, toux sibilante et sifflante, picotements dans la gorge (doit sans cesse se racler la gorge), amygdalite, **asthme bronchique chronique** (dyspnée améliorée en « position du cocher »), asthme alternant avec diarrhée nocturne, **bronchite aiguë et chronique,** douleur lancinante à la poitrine (aggravée en respirant profondément), pleurésie, pneumonie (surtout du lobe inférieur droit), gonflement des ganglions cervicaux

Estomac/Intestin :

Douleurs d'estomac (« peur dans l'estomac »), nausées (améliorées en s'allongeant), douleurs abdominales coupantes, remontées acides, ballonnements (après avoir mangé du pain), météorisme, flatulences, gargouillements et glougloutements dans l'intestin (avant la selle), sensation de plénitude, constipation, hémorroïdes, démangeaisons et douleurs au rectum

Appareil locomoteur :

Douleurs des membres piquantes ou coupantes, douleurs dorsales (améliorées en marchant), douleur tiraillante depuis le bas du dos au-dessus de la hanche jusqu'à la cuisse, sciatique, raideur ou douleurs dans le bas du dos, lumbago, arthrite rhumatoïde juvénile, **torticolis (surtout à droite)**, inflammation de l'articulation de la hanche, douleurs du genou

Psychisme/Comportement :

Terreurs nocturnes, dyscalculie

Modalités :

← entre 2 et 4 heures du matin, par le froid, par les courants d'air, l'hiver, couché sur le côté gauche

→ pendant la journée, par temps chaud et humide, en marchant

- **Fièvre :**
  Fièvre avec douleurs dorsales, pire au milieu de la nuit (de 3 à 5 h)

- **Généralités :**
  Tendance aux refroidissements, diabète juvénile, tuberculose, œdème (rétention de fluides), tempérament allergique (surtout aux acariens), **obésité**

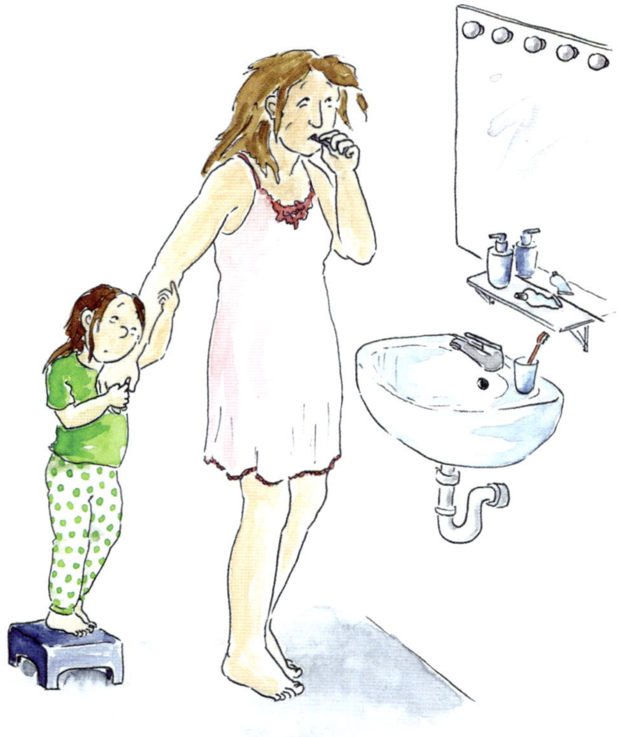

Possessif à l'égard de sa famille, se raccroche constamment à des personnes référentes

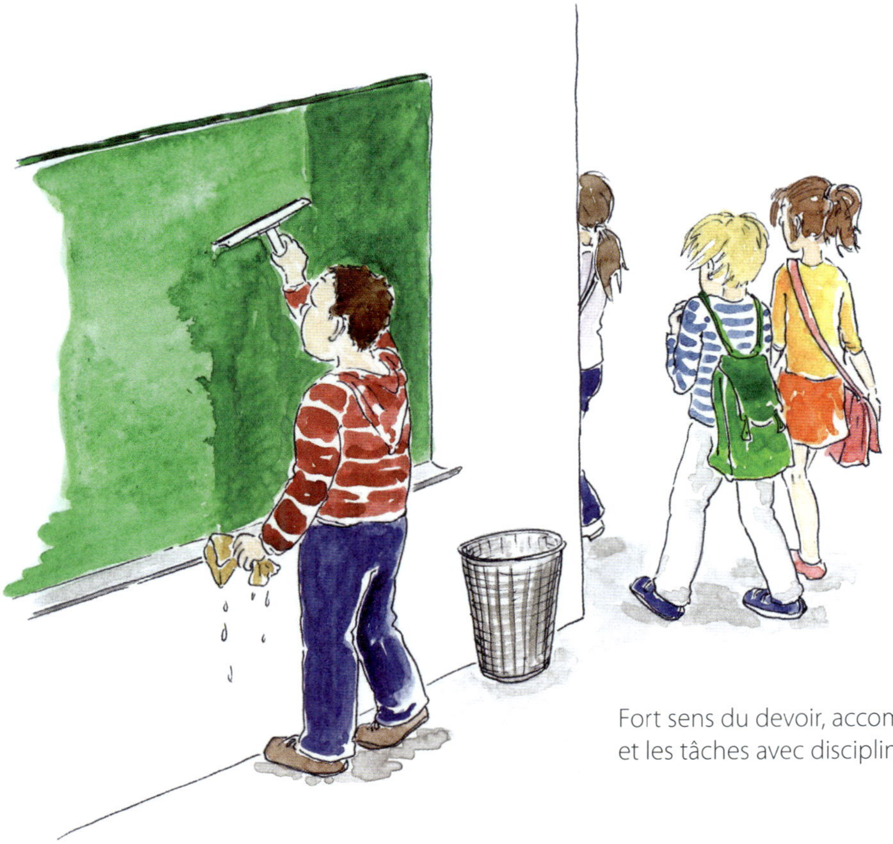

Fort sens du devoir, accomplit tous les devoirs et les tâches avec discipline

Lac caninum

Lait de chienne (Canidae)
Mammifères (Mammalia)
Règne animal

Couleur : 8 C (rouge vif), 8-10 D (rouge foncé)

Profil :

Quel enfant gentil et accommodant que ce *Lac caninum*, se dit-on avant de s'apercevoir rapidement qu'il y a chez lui quelque chose de très soumis qui intrigue !

Lac caninum a une image totalement négative de lui-même, suscitée et entretenue par une dévalorisation verbale permanente de la part de ses parents, parfois aussi par des châtiments corporels ou, dans le pire des cas, par des abus sexuels (le plus souvent du fait des parents eux-mêmes ou de l'entourage familial). Il lui manque l'attention et l'amour maternels, et donc la confiance de base : *Lac caninum* se sent inférieur, tel un « loser » laid et stupide, forcément sans valeur et indigne d'être aimé ! *Lac caninum* est « l'enfant victime » idéal des autres, il est en permanence objet de brimades et de harcèlement moral. Tel un chien, *Lac caninum* respecte les plus forts et de ce fait respecte l'autorité, car il croit qu'on le regarde de haut à juste titre. *Lac caninum* reste longtemps silencieux et frustré en réprimant sa fureur, parce que les autres enfants sont plus forts que ce « petit chien » peureux, craintif et pleurnichard.

Mais il arrive un moment où *Lac caninum* n'arrive plus à tout avaler (les troubles de la déglutition sont d'ailleurs tout à fait caractéristiques !) et il se met à mordre ! La fureur longtemps refoulée doit alors sortir, de préférence en terrain sûr (au sein de la famille). *Lac caninum* développe ainsi son imprévisibilité typique, passant rapidement de l'agitation nerveuse à la léthargie, puis à un accès de colère subite. La colère et la contrariété font ensuite vite place aux remords et aux reproches à soi-même. On observe également ce va-et-vient sur le plan physique sous forme de symptôme-guide : l'alternance de latéralité caractéristique de ses douleurs de tête et de gorge. L'enfant *Lac caninum* a parfois des troubles de la perception : il éprouve une étrange sensation de flotter lorsqu'il est couché dans son lit et croit ne pas le toucher. *Lac caninum* finit par perdre le peu de confiance en lui qui lui reste et développe des traits névrotiques (peur de toucher les parties de son propre corps, compulsion à se laver les mains).

L'enfant fait fréquemment des fautes en lisant, en écrivant et en parlant, et inverse les mots et les lettres (dyslexie). Des nausées chroniques provoquent chez lui une peur de manger, ce qui ne l'empêche pas d'avoir à nouveau faim après le repas et d'engloutir la nourriture. *Lac caninum* a souvent le bout du nez froid, pourtant le froid et le mouvement léger améliorent tous ses troubles. Mais son véritable point faible reste la gorge, qui est sensible aux inflammations et aux amygdalites chroniques (avec dépôts blancs),

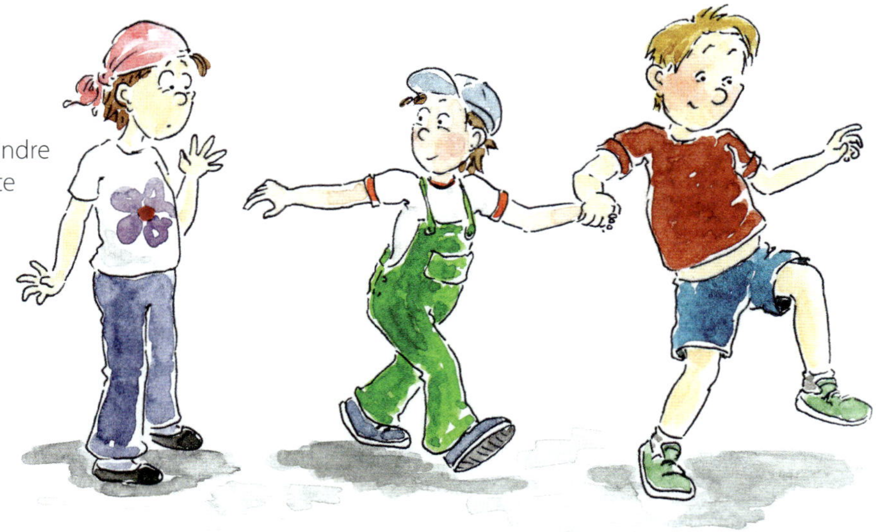

Ne supporte pas le moindre contact (de ce fait écarte souvent les doigts)

avec une alternance de côtés caractéristique. *Lac caninum* a une toux rauque et croupale. Il est extrêmement sensible à l'endroit où le chien porte son collier : il ne supporte pas de porter des vêtements serrés au cou, ni le moindre contact (comme les remèdes de serpents). Un signe curieux : *Lac caninum* a des visions de serpent ou bien il en rêve la nuit. L'enfant se réveille souvent la nuit en criant ou en pleurant fort. *Lac caninum* a soit un fort désir de lait, soit une aversion pour le lait, car en général il ne le supporte pas. Cela concerne surtout les bébés après le sevrage, quand ils sont nourris au biberon de lait de vache.

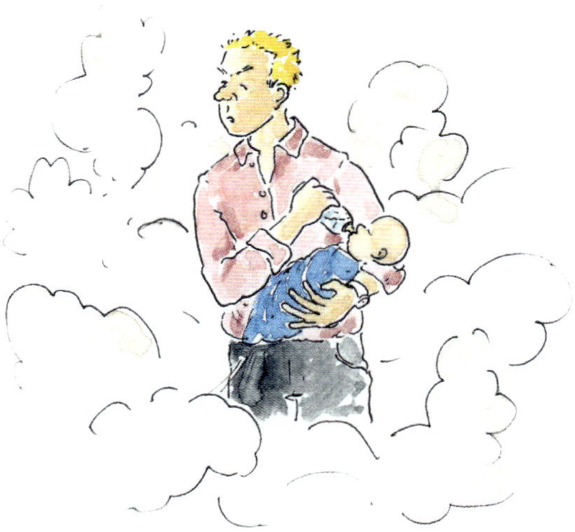

Problèmes digestifs chez les enfants nourris au biberon, intolérance au lait

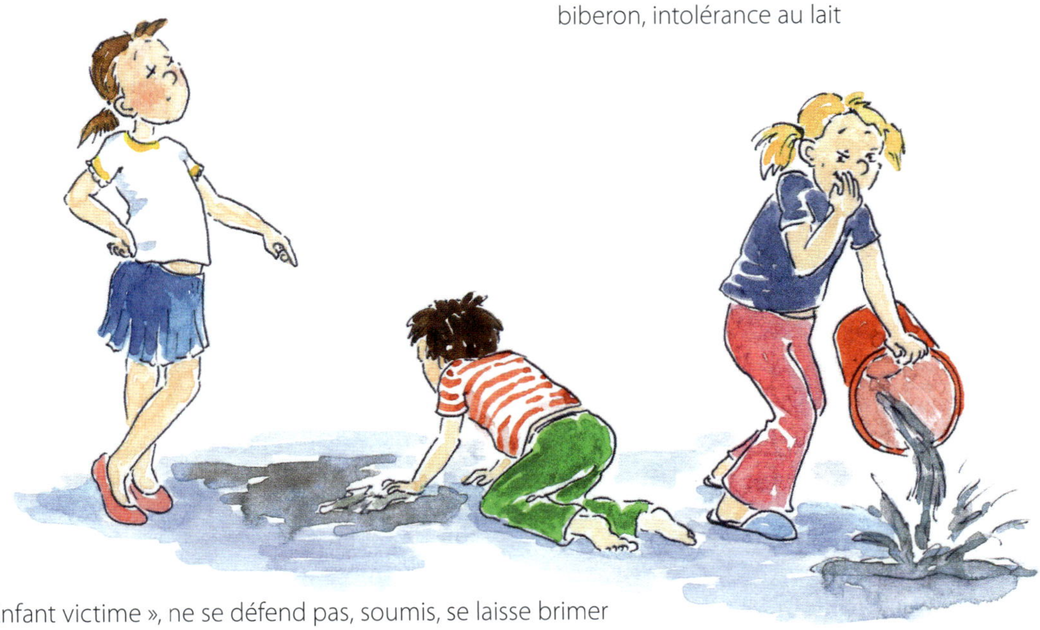

« Enfant victime », ne se défend pas, soumis, se laisse brimer

Troubles :

- **Troubles principaux :**
  Inflammation chronique de la gorge et des amygdales

- **Tête :**
  Maux de tête ou migraine à l'école (alternance de côtés), vertiges avec nausées et sensation de planer, photophobie, troubles visuels en lisant, **rhume chronique (souvent avec écoulements verdâtres), rhume et nez bouché avec alternance de côtés, sinusite chronique récidivante,** excellent odorat, acouphènes, salivation excessive, **polypes nasaux** (végétations adénoïdes hypertrophiées)

- **Gorge/Poitrine :**
  Pharyngite aiguë et chronique, douleurs de gorge (aggravées en avalant à vide), douleurs de gorge irradiant jusqu'aux oreilles (avec alternance de côtés), déglutition douloureuse, laryngite, **toux rauque et croupale, faux croup,** toux allergique avec chatouillements, **amygdalite aiguë ou chronique et récidivante (avec alternance de côtés**, dépôt d'aspect vernissé), bronchite, gonflement des ganglions cervicaux

- **Estomac/Intestin/Foie :**
  Douleurs d'estomac, renvois, nausées et vomissements, nausées chroniques, fringales, météorisme, flatulences, diarrhée, constipation, **intolérance ou allergie au lait de vache**, **intolérance au lactose**

- **Peau :**
  Éruptions cutanées avec démangeaisons, **eczéma atopique**, ichthyose

- **Urogénital :**
  Besoin fréquent d'uriner, miction involontaire, hypersensibilité des organes génitaux féminins, troubles de la menstruation chez les jeunes filles (douleurs du bas ventre, seins tendus avant les règles), gonflement des glandes mammaires chez les garçons (parfois même avec lactation)

- **Appareil locomoteur :**
  Raideur de la nuque, douleurs dorsales, douleurs des membres, douleurs de hanche, douleurs sciatalgiques, rhumatisme juvénile (douleurs articulaires erratiques), paresthésies, paralysie post-diphtérique

- **Psychisme/Comportement :**
  Enurésie nocturne, boulimie, dyslexie, bégaiement, **enfants criards (**réveil nocturne avec cris persistants), cauchemars

Modalités :

← la nuit, après avoir dormi, troubles périodiques (un jour le matin et le lendemain le soir), par le contact, par le mouvement (bien qu'il en ait le désir), par le vent froid, par le lait

→ au repos, en étant allongé, par le mouvement léger, par le changement de position, en se penchant en arrière

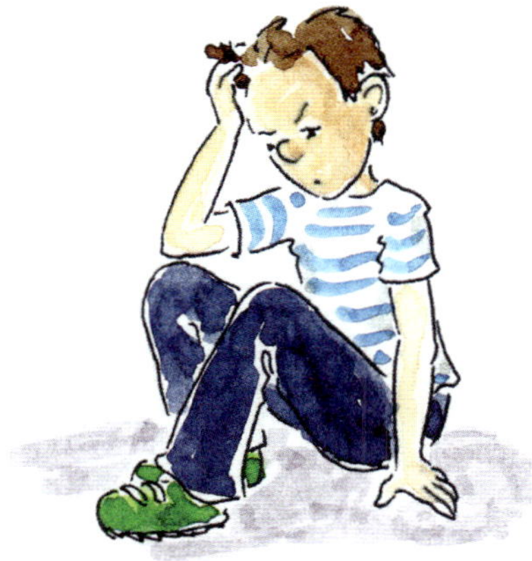

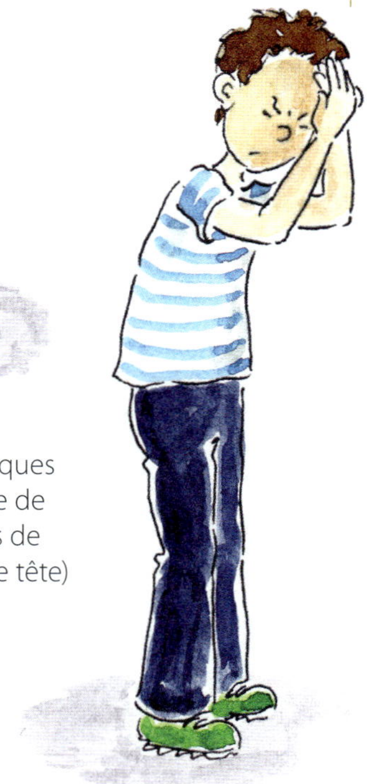

Douleurs erratiques avec alternance de côtés (douleurs de gorge, maux de tête)

- **Fièvre :**
  Fièvre avec transpiration abondante (qui jaunit le linge), alternance de forte chaleur et de frissons, fièvre rhumatismale

- **Généralités :**
  Tempérament allergique, diphtérie, scarlatine

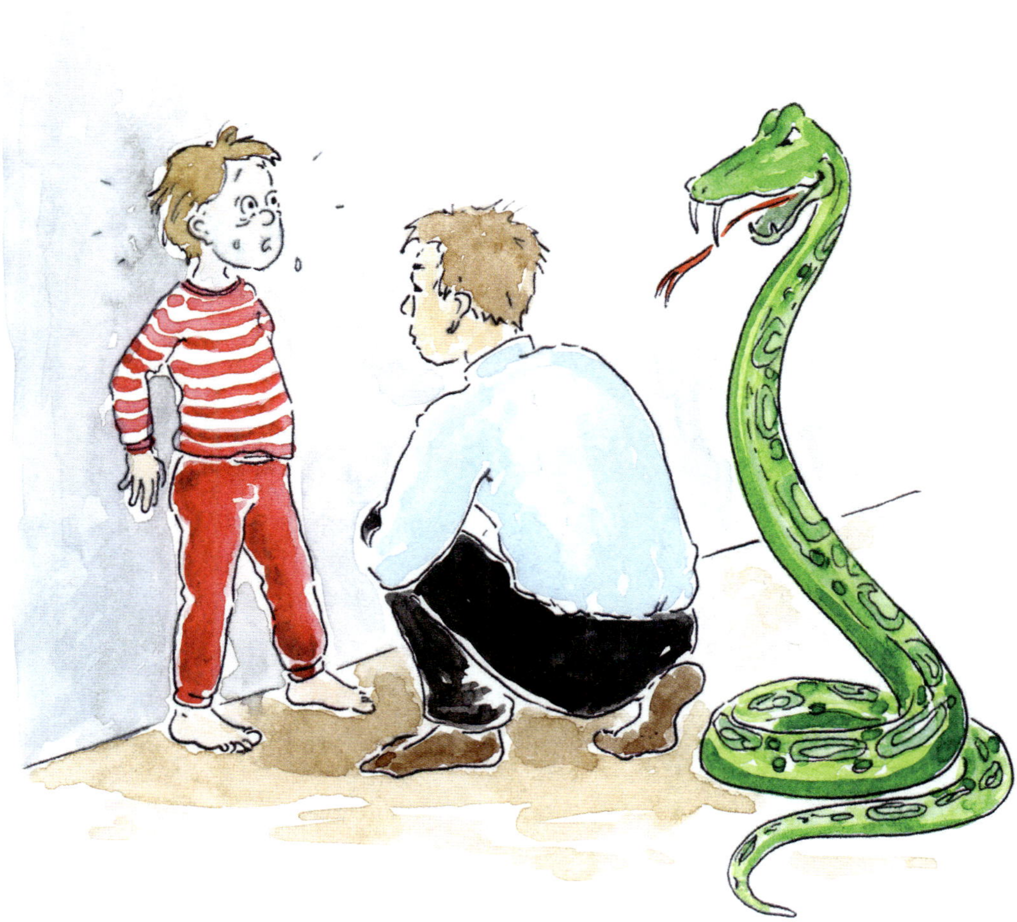

Cauchemars ou visions effrayantes de serpents

Lac delphinum

Lait de dauphin
Dauphin à nez de bouteille Atlantique
Grand dauphin (Tursiops truncatus)
Mammifères (Mammalia)
Règne animal

Couleur : 3 C (jaune d'œuf)

Profil :

Quel enfant gai et joyeux que ce *Lac delphinum* ! Il a plaisir à jouer, à dessiner, à bricoler, et il est très créatif.

L'enfant reste longtemps très joueur : il s'habitue difficilement à rester assis en classe pendant plusieurs heures et à accepter d'étudier sérieusement. *Lac delphinum* aime rire et plaisanter, que ce soit de lui-même ou des autres, mais il n'en cache pas moins ses peurs et ses soucis derrière ses manières insouciantes. L'anxiété ou les chocs vécus par la mère pendant la grossesse et l'accouchement peuvent déclencher des troubles, de même que les problèmes familiaux liés à l'alcoolisme ou à la toxicomanie des parents. Parfois, cet enfant a dû prendre des responsabilités très tôt, ce qui contraste avec la légèreté insouciante qu'il dégage. Généralement, l'enfant *Lac delphinum* est souvent clairvoyant : il pressent la menace d'un danger et a le sentiment de devoir être particulièrement vigilant. C'est pour cette raison qu'il essaie de cacher ses problèmes aux autres. Les jeux et les plaisirs aident *Lac delphinum* à oublier ses craintes pendant un moment. C'est un enfant qui a un grand sens de la famille, qui fait tout pour maintenir sa cohésion et qui s'inquiète beaucoup pour le bien-être de tous ses membres. Pourtant, *Lac delphinum* se sent facilement abandonné, parfois même isolé et exclu, c'est pourquoi il n'aime pas être seul. L'enfant se raccroche longtemps en particulier à sa mère, et il lui est très difficile de couper le cordon ombilical (par exemple pour aller au jardin d'enfants ou à l'école). À part cela, il est plein d'entrain, ouvert, communicatif, et il a beaucoup d'amis. *Lac delphinum* a un grand besoin d'amour et d'affection physique, il aime la tendresse et les câlins. Il est attentionné et protecteur à l'égard des humains comme des animaux. Naturellement, *Lac delphinum* adore la mer pour y barboter, jouer et nager. L'enfant est très sensible aux bruits lorsqu'il s'endort et il entend tout dans son demi-sommeil (la fameuse vigilance de *Lac delphinum* !). Son sommeil est très agité la nuit, il se tourne et se retourne sans cesse dans son lit. *Lac delphinum* a des habitudes alimentaires très capricieuses qui peuvent aller jusqu'à des troubles sérieux du comportement alimentaire, particulièrement s'il se sent abandonné.

Comme l'enfant *Phosphorus* qui lui ressemble beaucoup, il aime les glaces, les boissons froides et le chocolat. Les sinusites chroniques, souvent d'origine allergique, sont typiques. Les troubles changent souvent de côté et les douleurs ont souvent un caractère brûlant.

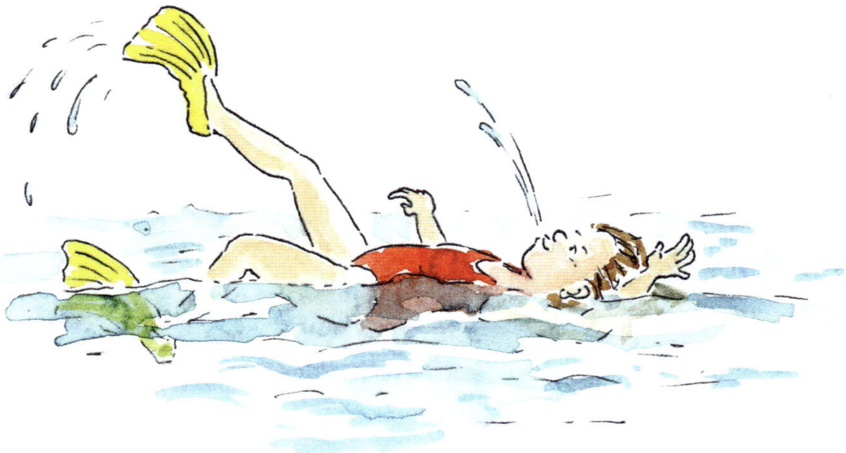

Adore la mer pour y nager, patauger et jouer

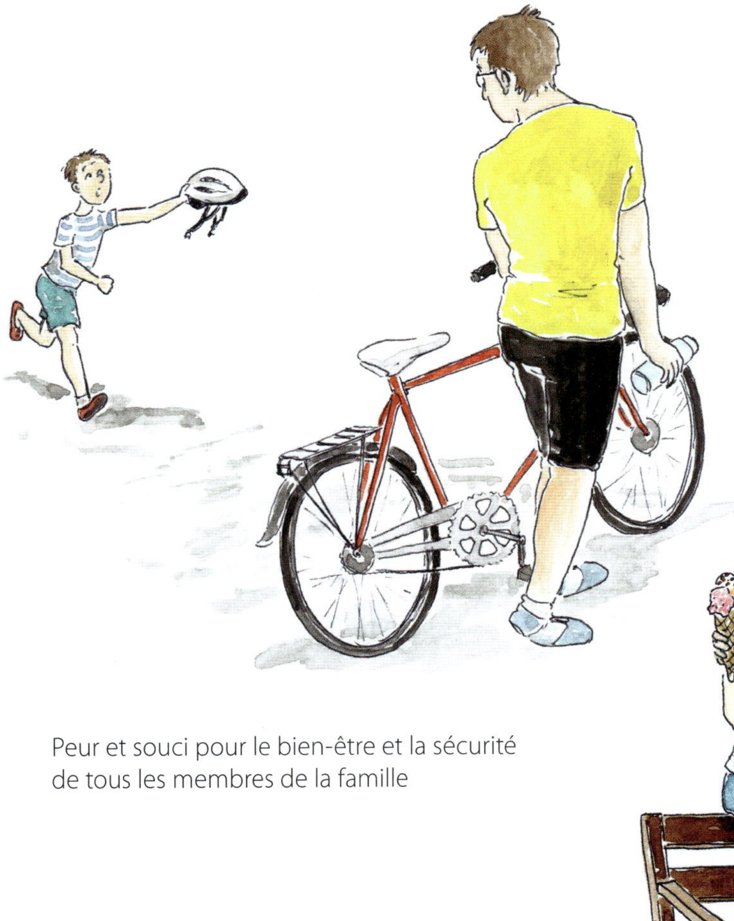

Peur et souci pour le bien-être et la sécurité de tous les membres de la famille

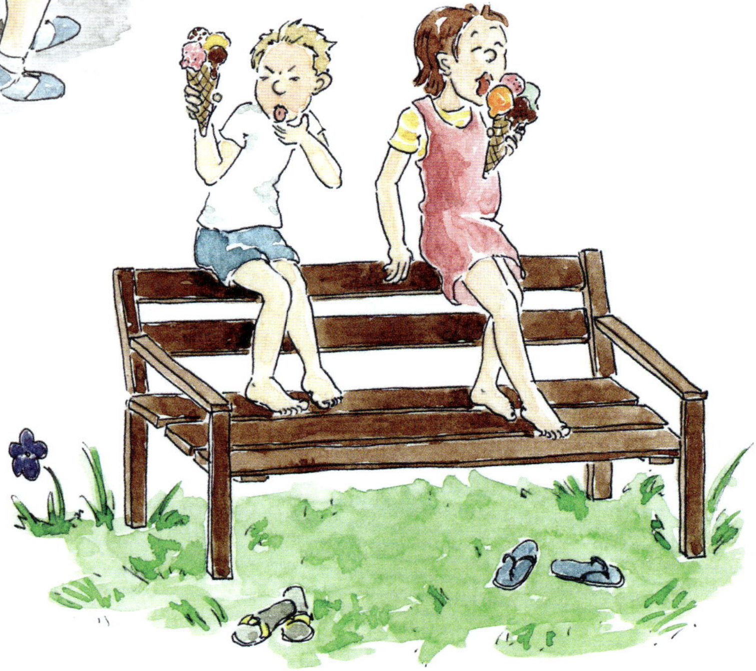

Désir de crème glacée et de boissons froides, mais qui provoquent une toux avec chatouillements

Troubles :

- **Troubles principaux :**
  Sinusites récidivantes

- **Tête :**
  Maux de tête (surtout au front, mais aussi à l'occiput et aux tempes), vertiges (tournis et vacillement, vacille du côté gauche avec troubles visuels), photophobie, sensibilité oculaire (douleur brûlante provoquée par exemple par du parfum ou autre), rhume (souvent avec de la température), nez bouché (souvent à gauche), rhinite allergique, **sinusite récidivante** (souvent par allergie aux acariens), aphtes récidivants, **hypersensibilité de l'ouïe, sensibilité aux bruits**

- **Gorge/Poitrine :**
  Pharyngite aiguë, sécheresse et **douleurs de la gorge (surtout le matin), toux sèche douloureuse, toux avec chatouillements**, **asthme bronchique allergique** (aggravé par les glaces et les boissons froides), bronchite, pneumonie

- **Estomac/Intestin/Foie :**
  Renvois, hyperacidité gastrique, brûlures d'estomac, nausées, douleurs brûlantes d'estomac en ayant faim ou en essayant de manger, météorisme, flatulences, diarrhée, constipation, hémorroïdes, intolérance au lait de vache, intolérance au lactose

- **Peau :**
  Éruptions cutanées avec démangeaisons brûlantes

- **Urogénital :**
  Besoin fréquent d'uriner, vessie irritable, douleurs brûlantes pendant la miction, troubles de la menstruation chez les jeunes filles

- **Appareil locomoteur :**
  Douleurs du genou, sciatique (aggravée du côté gauche), douleurs crampoïdes dans le mollet, le tibia et les orteils, paresthésies

- **Psychisme/Comportement :**
  Anorexie, boulimie, énurésie nocturne, bégaiement, troubles du sommeil (s'endort difficilement et se réveille facilement)

- **Généralités :**
  Tempérament allergique

Modalités :

← par la chaleur forte, du côté gauche

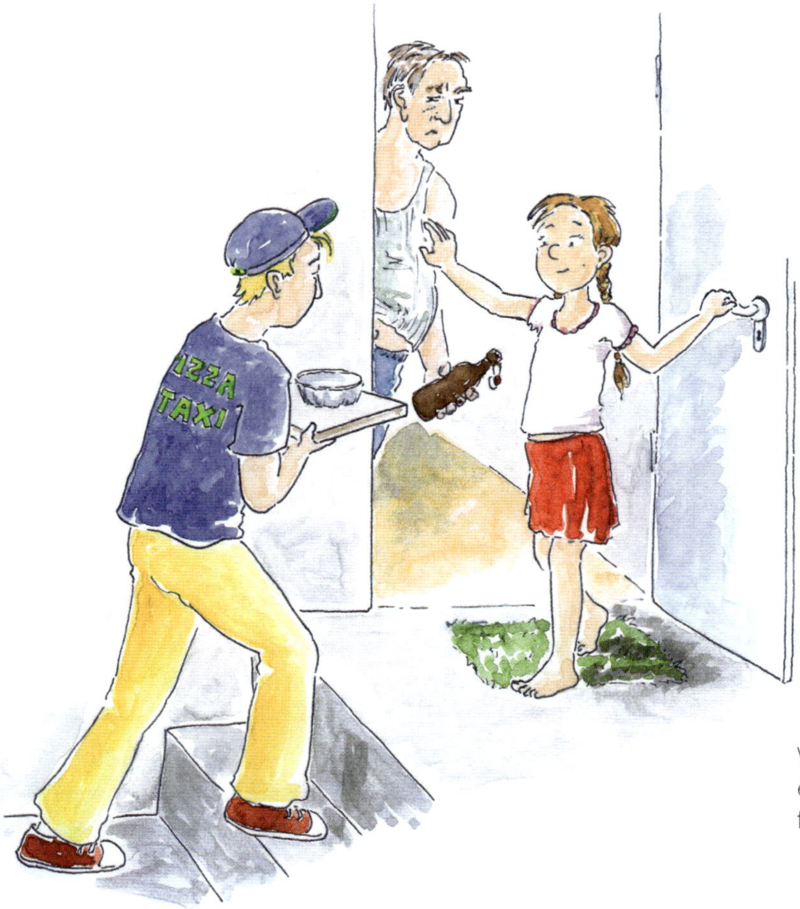

Visage impassible (« tout va bien »), essaie de cacher les rapports familiaux difficiles

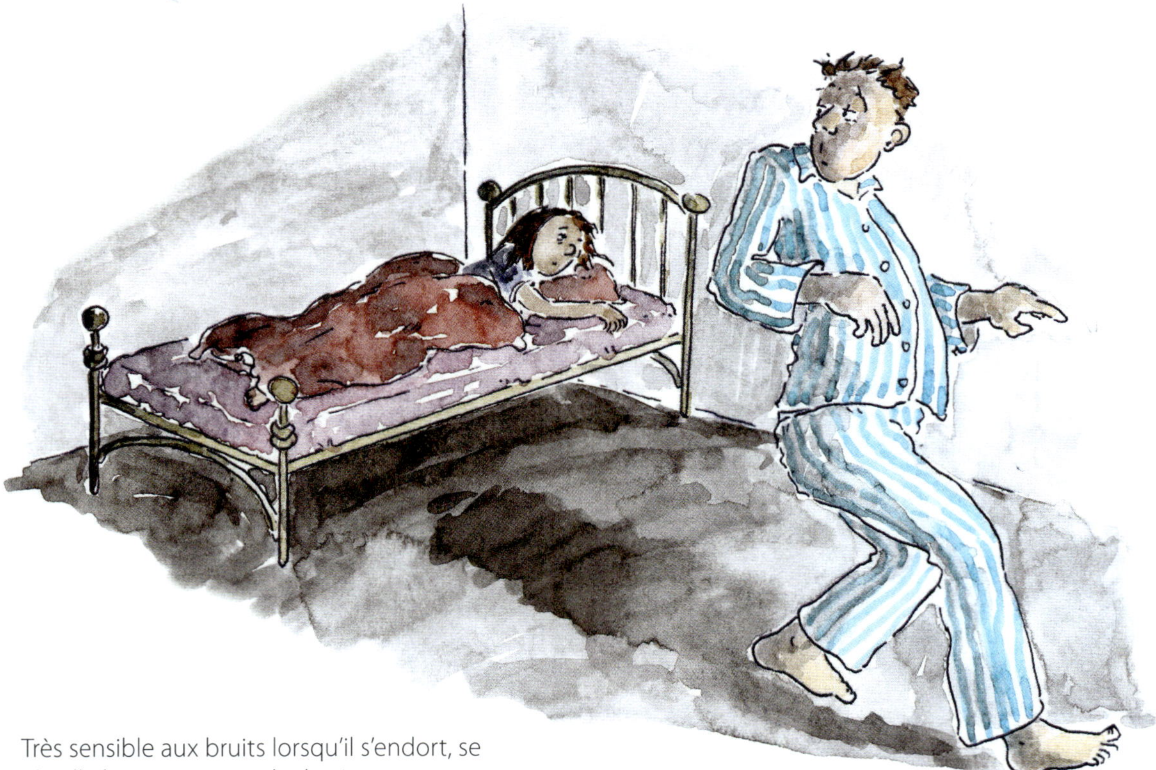

Très sensible aux bruits lorsqu'il s'endort, se réveille la nuit au moindre bruit

Lac felinum

Lait de chatte (Felidae)
Mammifères (Mammalia)
Règne animal

Couleur : 11 C (violet), 12-14 AB (lilas et lilas pastel), 18 C (aigue-marine)

Profil :

Lac felinum est vraiment un petit chaton : gentil, doux et câlin, vigilant et prudent, obstiné, capricieux et plein de tempérament. Mais s'il devient furieux, il se met alors à mordre et à griffer ! Cet enfant chat est un solitaire né qui aime rôder dehors dans la nature, surtout le soir au crépuscule. *Lac felinum* aime le sentiment d'indépendance et de liberté. L'enfant n'aime pas les espaces fermés, mais il a souvent un endroit préféré, chaud et douillet. En principe, *Lac felinum* adore être caressé (mais dans de rares cas, il a aussi une aversion pour le contact). Sa chambre est remarquablement propre et rangée, car *Lac felinum* a une manie de la propreté (tout comme les chats qui font constamment leur toilette). Il a un amour extraordinaire des animaux, en particulier des chats, sans doute parce qu'il se reconnaît en eux, et *Lac felinum* a plutôt un peu peur des chiens. La mort d'un animal domestique le rend inconsolable. *Lac felinum* a peur quand on attend quelque chose de lui : l'enfant devient alors extrêmement têtu et se met à faire ses propres choses. Même si *Lac felinum* a l'air un peu farouche, réservé et hautain (comme *Sepia*, dont il n'est pas très éloigné), il se sent en fait inférieur, laid et stupide. Dès l'enfance, il a une peur marquée de l'attachement et n'entretient pas d'amitiés solides. Il peut avoir aussi une aversion à l'égard de certains membres de sa famille. Tout cela peut être la conséquence d'un abus sexuel. En tout cas, il existe le plus souvent le net sentiment d'être négligé ou délaissé, c'est pourquoi *Lac felinum* cherche à se rendre totalement libre, selon la devise « maintenant ou jamais », et aspire à une indépendance et une autodétermination absolues car c'est ainsi que l'on devient invulnérable. Et pourtant, il subsiste une agressivité latente. Cette situation peut également se présenter chez des enfants adoptés en raison d'un contexte familial difficile. La jeune adolescente manifeste souvent une crainte vis-à-vis du sexe opposé et de la sexualité en général, mais comme toujours on trouve aussi le contraire : elle se raccroche excessivement le plus souvent à sa mère, et plus tard à son petit ami. *Lac felinum* a généralement un petit appétit et un besoin particulier de nourriture saine (à l'exception du curieux désir de manger du papier, que l'on observe parfois chez les tout-petits). Il existe une tendance à l'anorexie, et les troubles du sommeil ne sont pas rares non plus. Sur le plan physique, on observe surtout des maux de tête et des troubles oculaires (fatigabilité, sensibilité à la lumière, larmoiement et névralgie ciliaire avec fortes douleurs oculaires), ainsi que des bronchites et des cystites récidivantes. Sans oublier une allergie aux poils de chat !

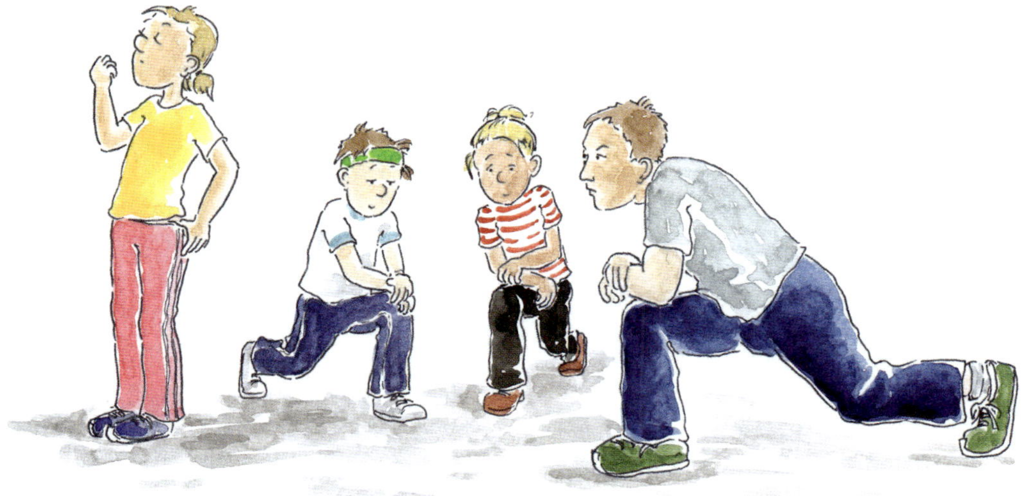

Obstiné, ne se laisse pas faire, ne supporte aucune ingérence étrangère, fait ses propres choses

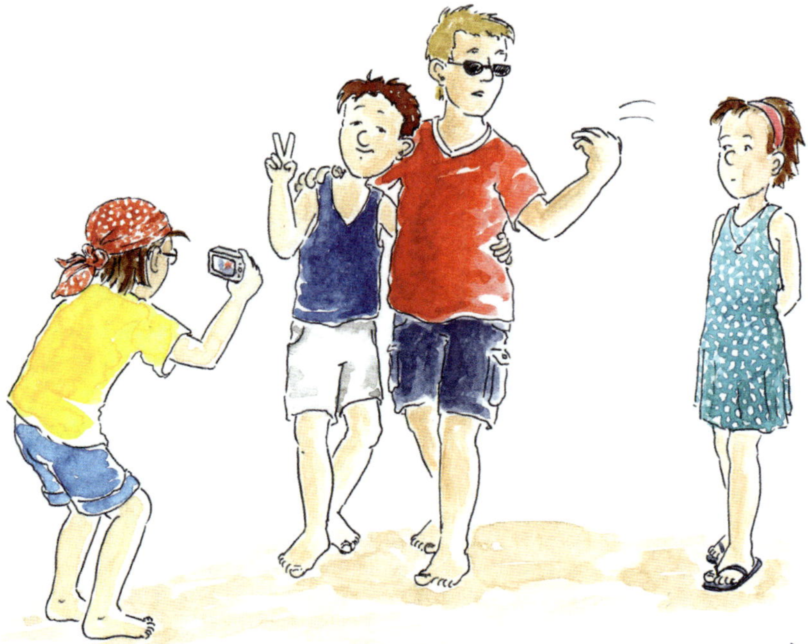

Refus de la proximité physique, surtout avec le sexe fort, peur de la sexualité

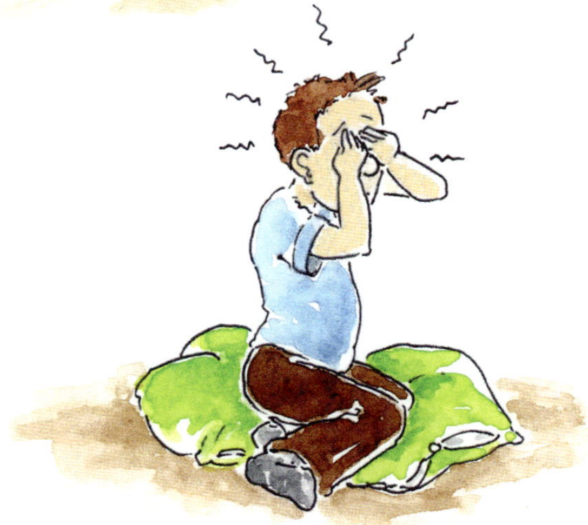

Douleurs oculaires piquantes ou maux de tête lancinants derrière les yeux

Troubles :

- **Troubles principaux :**
  Maux de tête et problèmes oculaires chez l'enfant

- **Tête :**
  Maux de tête lancinants (surtout derrière les yeux, aggravés par la lecture ou la télévision), migraine (du côté gauche), **douleurs oculaires piquantes ou coupantes**, névralgie ciliaire, **photophobie,** conjonctivite, iritis, orgelets, asthénopie **(faiblesse de la vue après efforts oculaires)**, rhinite allergique (surtout par **allergie aux poils de chat**, également aux acariens), sinusite chronique (aggravée à gauche)

- **Gorge/Poitrine :**
  Bronchite récidivante, amygdalite, asthme bronchique, pneumonie

- **Estomac/Intestin :**
  Hyperacidité gastrique, nausées, renvois, météorisme (après avoir mangé), intolérance au lait de vache, intolérance au lactose (plus constipation que diarrhée)

- **Urogénital :**
  Cystites récidivantes chez les jeunes filles, aménorrhée, troubles de la menstruation (crampes du bas-ventre)

- **Appareil locomoteur :**
  Douleurs dorsales crampoïdes

- **Système nerveux :**
  Tics neurologiques (surtout tressautements oculaires, clignement des yeux)

- **Psychisme/Comportement :**
  Anorexie, suites d'abus sexuels, troubles après un viol, troubles liés à l'adoption

- **Généralités :**
  Tempérament allergique, troubles du sommeil

Modalités :

← dans les espaces étroits, couché sur le côté gauche, par le lait, quand on attend quelque chose de lui

→ à l'extérieur

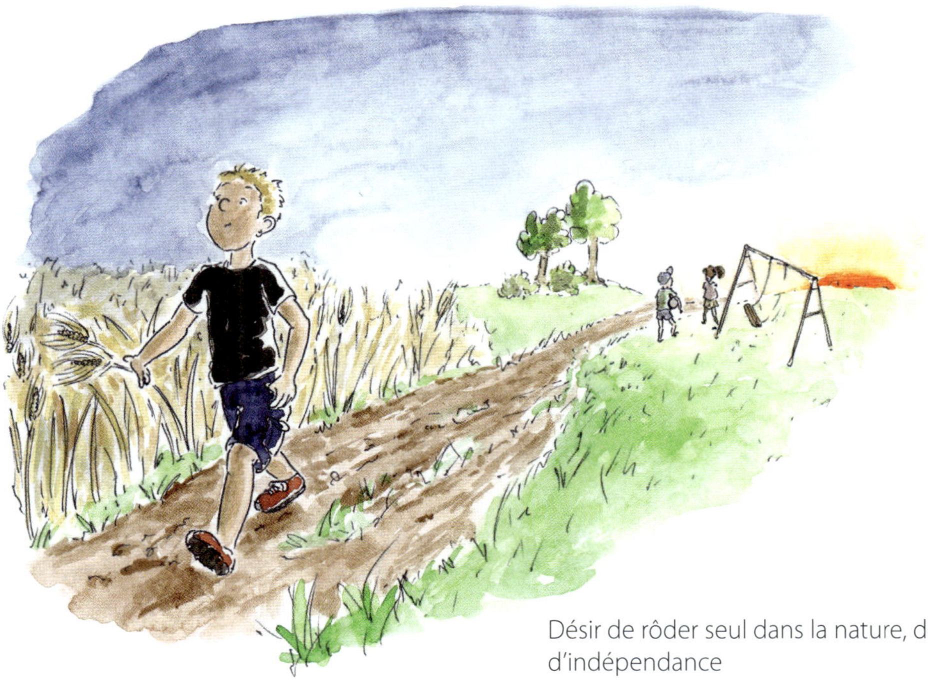

Désir de rôder seul dans la nature, désir de liberté et d'indépendance

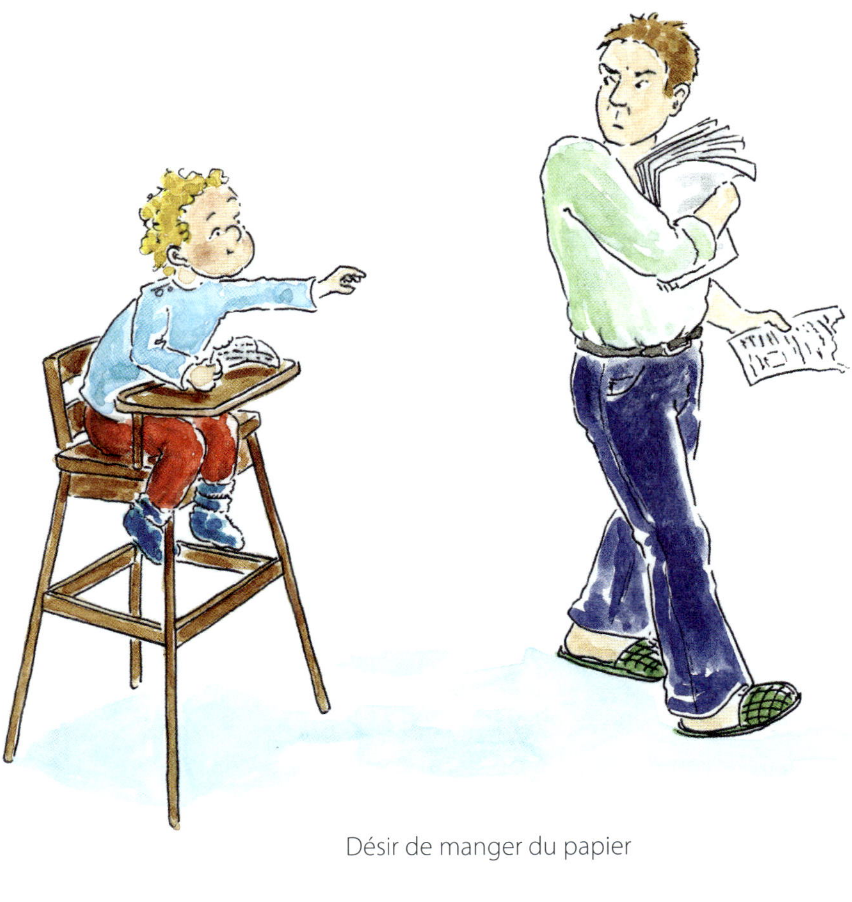

Désir de manger du papier

Lac humanum

Lait maternel

Couleur : 8-10 D (rouge foncé), 15-16 C (bleu roi)

Profil :

Lac humanum est le lait maternel homéopathique, mais à qui pourrait-il bien être utile ? Aux enfants auxquels manque la mère ! Cela peut être temporaire en raison d'un accouchement prématuré, d'une séparation des parents (père qui élève seul son enfant) ou d'absences trop fréquentes de la mère, de la maladie ou de la mort. Le lait maternel signifie maman, chaleur, protection, sécurité et nourriture ! Si tout cela manque, la confiance de base manque aussi et le jeune enfant devient anxieux, manque d'assurance, se sent seul et abandonné. *Lac humanum* aime avoir quelque chose dans la bouche, par exemple sa tétine, son biberon, des bonbons, un chewing-gum ou toute sorte de choses qu'il tète ou suce sans cesse. Il s'agit bien sûr de substituts au sein et à l'amour maternels, qui expriment un sentiment profondément intériorisé : « je n'en ai jamais assez ! » Il n'y a donc rien d'étonnant à ce que *Lac humanum* soit un remède particulièrement utile dans les troubles de la nutrition, les allergies alimentaires et surtout les troubles du comportement alimentaire. Ces troubles peuvent avoir pour origine une absence d'allaitement ou un sevrage prématuré. Un profond sentiment d'abandon et une sensibilité particulière à la chaleur, à l'amour, au besoin de se sentir compris et en sécurité, accompagnent en permanence *Lac humanum* et l'amènent, dans son profond désir de relation symbiotique, à se raccrocher fortement à sa mère, à ses parents ou à ses amis. D'autres essaient d'échapper à cet état d'abandon en s'évadant dans leurs rêves : l'enfant a alors souvent l'air somnolent, absent et comme « déconnecté ». Des problèmes de concentration à l'école en sont la conséquence. Sur le plan des relations humaines, *Lac humanum* se met également en retrait et s'isole des autres. Lorsqu'il est adolescent, ce désir de fuir la réalité et de planer peut le conduire à la toxicomanie. Ainsi, l'enfant *Lac humanum* plus âgé apparaît souvent très distant et indifférent à tout. Il fait preuve d'une indépendance ostentatoire, selon la formule : « ce que je ne peux pas avoir, je n'en veux pas ! », mais en réalité il se sent simplement seul et abandonné. *Lac humanum* a toujours trop froid (il manque de chaleur maternelle !). Il aime les aliments chauds, les sucreries, le lait, le chocolat et particulièrement le nougat (Nutella® !). Il a très soif de grandes quantités d'eau, surtout la nuit. Le déni de son sentiment d'abandon se traduit sur le plan physique par une sensation de picotement et d'engourdissement sur différentes parties du corps, ou par une névrodermite avec de fortes démangeaisons. Sur le plan moteur, *Lac humanum* est également assez maladroit, il manque de coordination et laisse tout tomber ou trébuche sans arrêt. D'autre part, il

Désir de Nutella®, mais intolérance au lait et aux produits laitiers

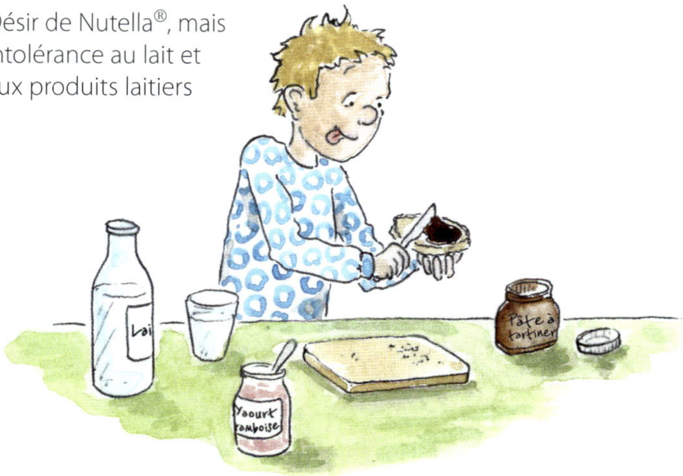

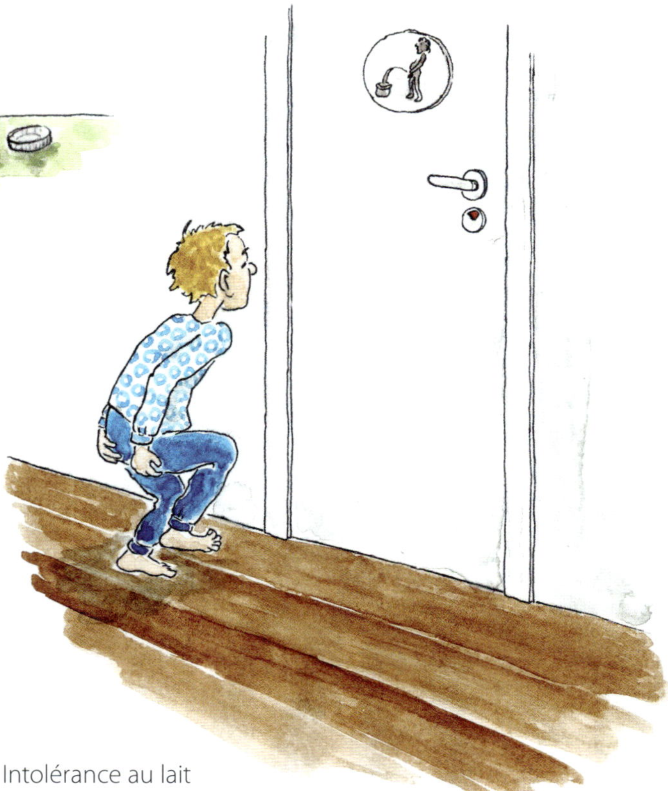

Intolérance au lait avec diarrhée (surtout le matin)

peut montrer un besoin extrême d'amour et de symbiose, c'est pourquoi *Lac humanum* veut rester toujours bébé pour qu'on prenne soin de lui. L'enfant plus âgé a un comportement étonnamment bébé qui ne correspond pas à son âge (parfois après la naissance d'un petit frère ou d'une petite sœur, ou encore, lorsque les parents sont séparés, après un week-end chez le père). *Lac humanum* favorise le développement ultérieur de ces enfants et leur responsabilité personnelle, tandis que pour tous ceux qui ont manqué du côté nourricier de la mère, il comble le vide en leur apportant confiance et chaleur. *Lac humanum* est un remède particulièrement important pour les nourrissons en période d'allaitement et pour les troubles qui trouvent leur origine dans cette étape de la vie.

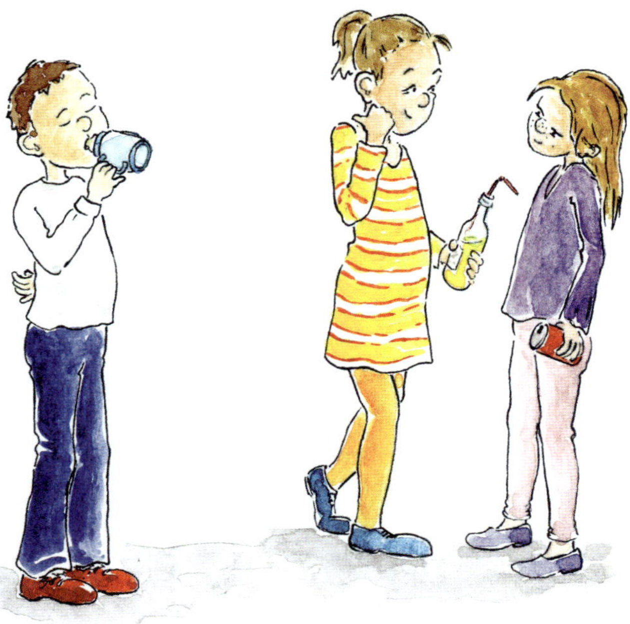

Comportement bébé chez les enfants plus âgés, net désir de se remettre à téter, de sucer son pouce, etc.

Troubles :

Troubles principaux :

Troubles de la nutrition, allergies et névrodermite

Tête :

Maux de tête (souvent douleur frontale sourde), **rhume chronique,** nez bouché d'un seul côté (surtout le matin au réveil), rhinite allergique, **sinusite** (souvent par allergie aux acariens ou aux pollens), douleur d'écorchure dans la bouche

Gorge/Poitrine :

Amygdalite chronique (avec alternance de côtés), bronchite chronique

Estomac/Intestin/Foie :

Douleurs d'estomac, **renvois constants, nausées et vomissements,** météorisme, flatulences, diarrhée **(chronique ou après avoir bu du lait)**, fringale, **intolérance ou allergie au lait de vache, intolérance au lactose**, intolérance au blé, maladie cœliaque, mauvaise assimilation

Peau :

Éruptions cutanées avec fortes démangeaisons, **eczéma atopique (débutant le plus souvent après le sevrage ou en l'absence d'allaitement)**

Appareil locomoteur :

Paresthésies dans différentes parties du corps

Psychisme/Comportement :

Problèmes de comportement régressif, TDASH (« Pierrot de la lune »), anorexie, boulimie, troubles du sommeil (difficultés d'endormissement)

Généralités :

Troubles depuis l'allaitement, par absence d'allaitement ou sevrage précoce, remède pour les prématurés et les enfants en couveuse, tendance aux refroidissements, tempérament allergique, **rhume des foins,** mucoviscidose, problèmes de dépendance (nicotine, alcool, drogues)

Modalités :

← le matin au réveil, l'après-midi entre 13 et 15 heures, le soir et la nuit (mais avant minuit), troubles périodiques (tous les jours), en se déplaçant (voiture, train), par le lait

→ en se baignant, en buvant

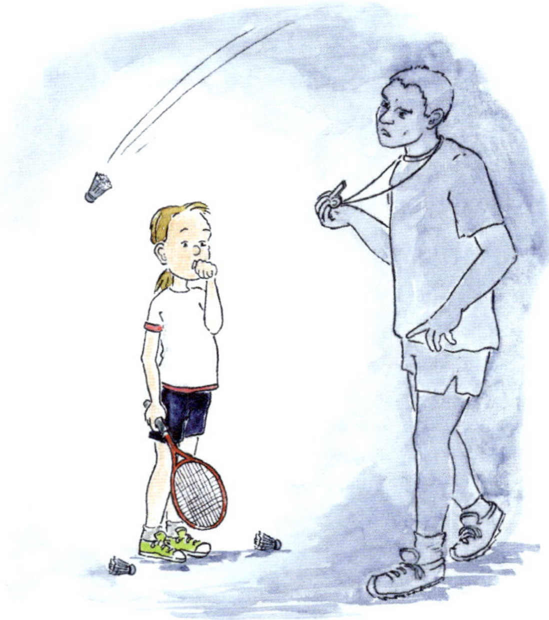

Rêveur, déconcentré, absent, se sent comme « déconnecté »

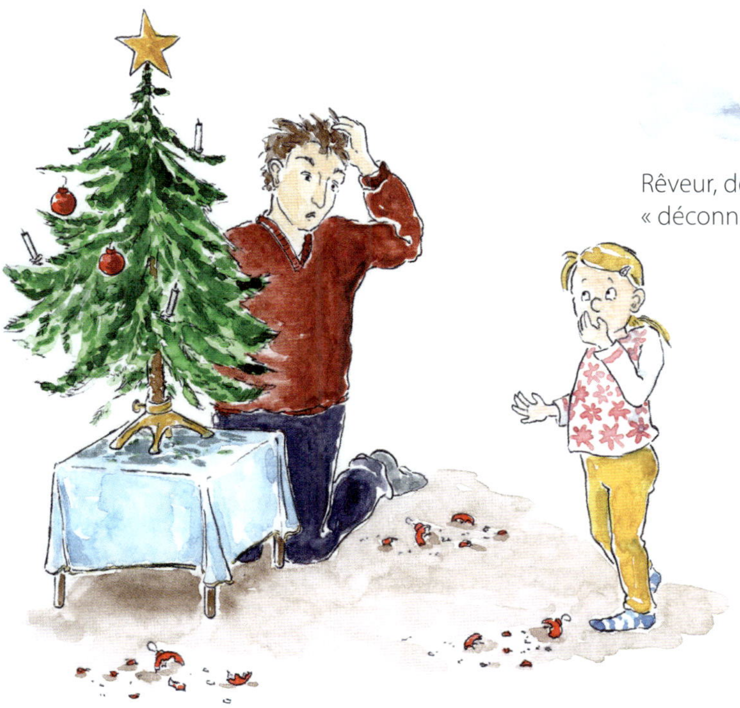

Se tord les mains, maladresse des mains, fait sans cesse tomber quelque chose

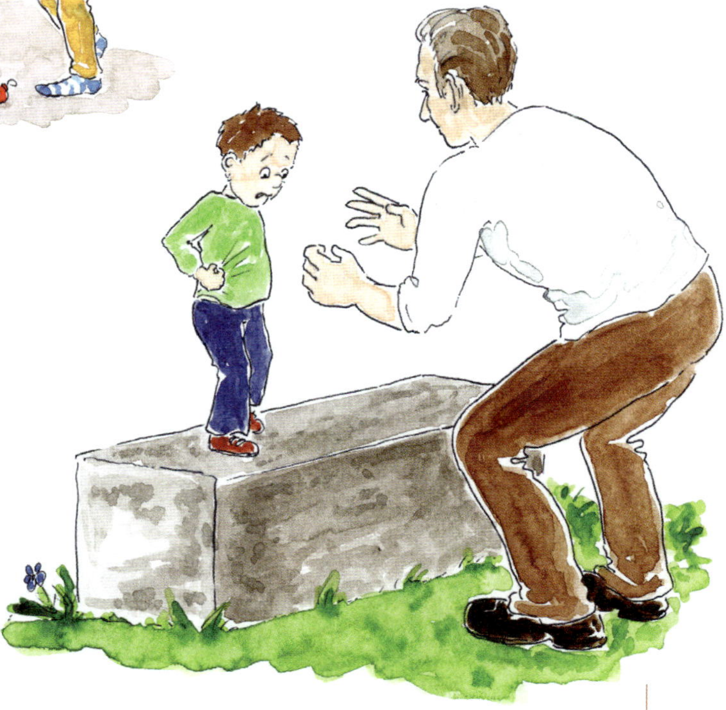

Manque de confiance de base à cause d'un « manque de mère » (absence trop fréquente ou décès de la mère, père élevant seul son enfant, orphelin)

Lac leoninum

Lait de lionne (Panthera leo)
Mammifères (Mammalia)
Règne animal

Couleur : 4-5 C (rouge vif),
18 C (aigue-marine)

Profil :

Si l'on fait bien attention, on peut reconnaître facilement le petit lion : *Lac leoninum* (qui a souvent une belle crinière) est plein de force et d'énergie, mais il ne sait tout simplement pas quoi en faire.

C'est le plus souvent un garçon très aimable mais irritable, bruyant et impatient. Il aime sa famille et les autres enfants (frères et sœurs, cousins et cousines) qui peuvent le protéger. Mais il s'agit souvent d'un enfant unique ou tout au moins de l'aîné, très égocentrique, dictatorial, jaloux et dominateur. L'enfant lion a incontestablement des qualités de chef ! *Lac leoninum* est très fier et défend son territoire de façon souveraine et téméraire. Les garçons sont bruyants et querelleurs, mais ils ne sont ni méchants ni rancuniers. *Lac leoninum* engage volontiers de petites bagarres avec les autres garçons en rugissant et en criant de plaisir, tout en donnant aussi quelques coups, toujours par jeu ! Cependant, *Lac leoninum* oublie alors rapidement son énergie et sa force exceptionnelles. De même, son seuil de patience et de tolérance est bas (comme *Chamomilla* et *Mercurius*), c'est pourquoi il s'irrite pour des futilités et fait preuve d'une grande impulsivité. Cela crée des problèmes, même si sa fureur s'évanouit vite. Les troubles apparaissent surtout en cas de fierté et d'honneur blessés. L'enfant *Lac leoninum* a facilement l'impression qu'on se moque de lui et qu'il n'est pas pris au sérieux, ce qu'il n'aime absolument pas. Il a très faim (son désir de steaks saignants est typique), mais il est vite rassasié et ensuite particulièrement indolent et fatigué (c'est généralement le cas après le déjeuner entre 13 et 15 heures). Ce n'est que vers 19 heures que *Lac leoninum* retrouve son énergie, aussi l'enfant a bien sûr du mal à se calmer et pleure fort parce qu'il n'arrive pas à s'endormir. La nuit, *Lac leoninum* a un sommeil très agité, il rêve d'animaux sauvages et se réveille fréquemment (généralement après minuit). Cet enfant adore le film « Le Roi Lion » ! D'ailleurs la fille *Lac leoninum* existe aussi, bien évidemment. Elle ne se distingue peut-être pas autant par son impulsivité (même si elle aime bien donner le ton elle aussi), mais elle a souvent un intérêt particulier pour les plantes et les animaux, et aime s'aventurer dans la nature. Elle fait preuve d'une certaine arrogance alliée à une forte ambition, celle d'être la meilleure en tout. Si *Lac leoninum* ne peut pas exprimer son énergie, on remarquera par exemple une tendance spasmodique à cligner ou ciller des yeux, des maux de tête pulsatiles, une toux convulsive, un asthme bronchique ou un ventre ballonné. Les douleurs de gorge avec sensation d'écorchure le matin au réveil sont caractéristiques, de même que les problèmes de sommeil.

Le chef bienveillant, qui parle volontiers
sur un ton de commandement

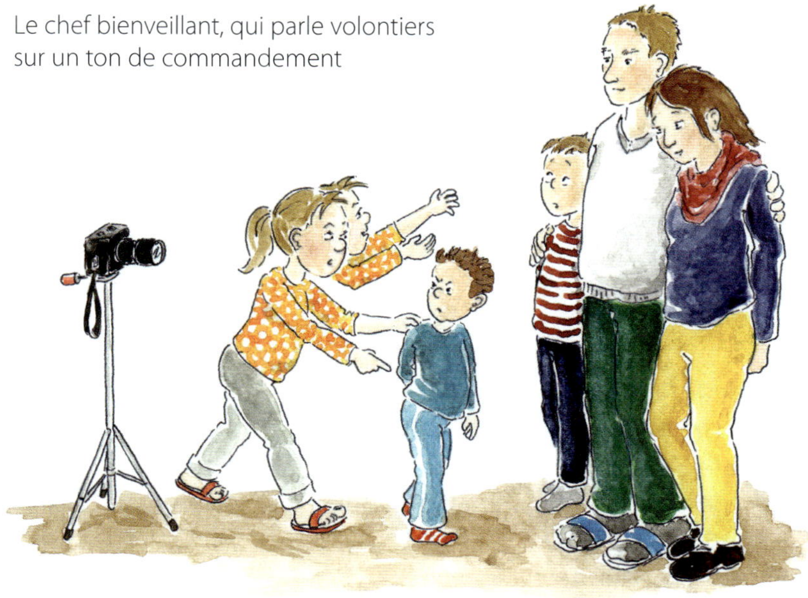

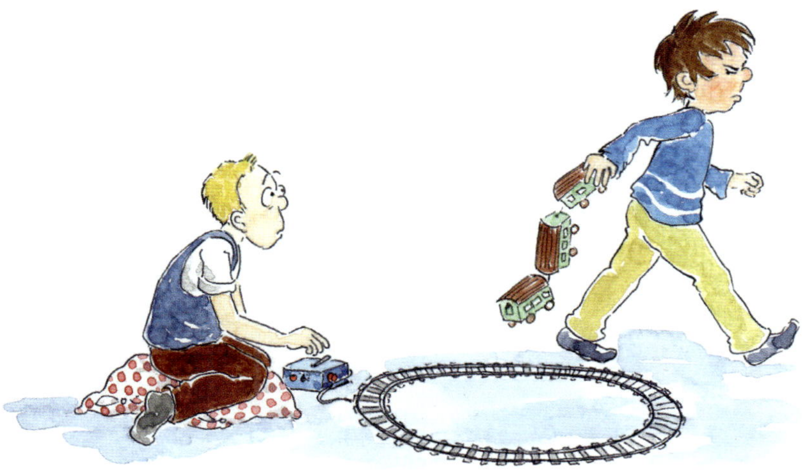

Impulsif, s'emporte vite, seuil de tolérance faible avec absence de contrôle des impulsions…

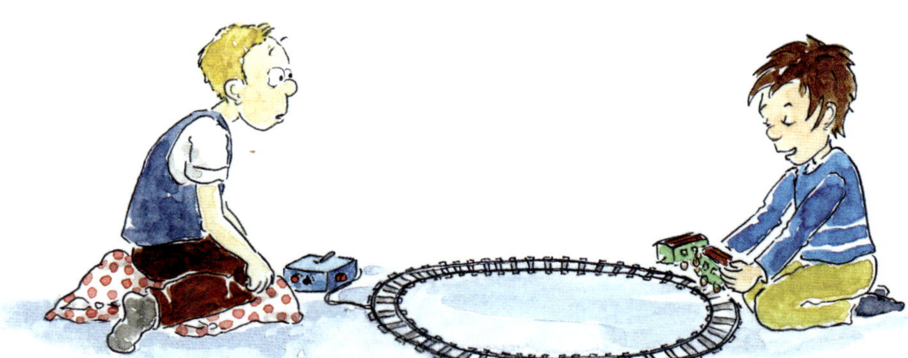

… Mais tout s'arrange rapidement ensuite, conciliant, pas rancunier

Troubles :

- **Troubles principaux :**
  Problèmes de comportement agressif

- **Tête :**
  Maux de tête (pulsatiles, particulièrement au front ou à la tempe gauche, surtout le soir), gonflement des paupières, tendance aux clignements ou aux cillements de la paupière gauche, sécheresse de la bouche, douleur sur le bout de la langue, comme écorchée

- **Gorge/Poitrine :**
  Douleurs de gorge avec sensation d'écorchure (surtout le matin au réveil), toux violente, spasmodique et quinteuse, bronchite, **asthme bronchique,** douleur lancinante à la poitrine (côtes)

- **Estomac/Intestin/Foie :**
  Sensation de plénitude, renvois, météorisme, flatulences, jaunisse du nouveau-né

- **Peau :**
  Éruptions cutanées avec démangeaisons et brûlures (surtout aux bras et aux cuisses, améliorées au grattage), teigne, urticaire

- **Appareil locomoteur :**
  Douleurs dorsales, douleurs dans les jambes (en étant debout), paresthésies (surtout des mains)

- **Système nerveux :**
  Tics neurologiques (surtout cillements et clignements des yeux)

- **Psychisme/Comportement :**
  Problèmes de comportement avec agressivité et manque de contrôle des impulsions

- **Généralités :**
  Troubles du sommeil (l'enfant a du mal à s'endormir, son sommeil est agité et il se réveille après minuit)

Modalités :

← au réveil, par temps chaud, par les vêtements chauds, par le contact, par les secousses, par la pression légère, par le lait

→ le soir à partir de 19 heures, à l'air frais, par la pression ferme, en se déshabillant, par les applications froides

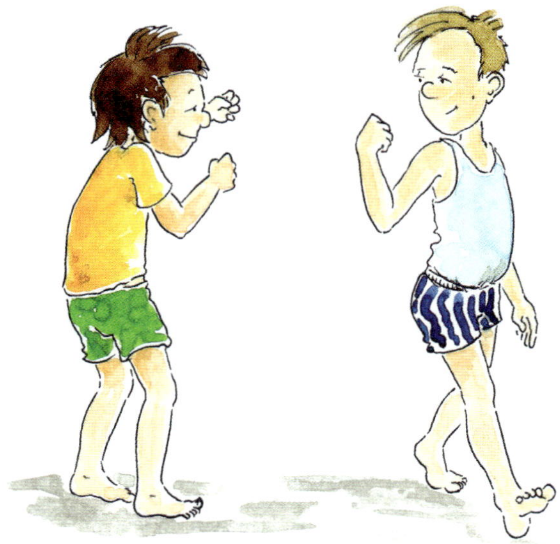

Aime les petites bagarres, se dispute volontiers et souvent, le plus souvent (mais pas toujours) seulement par plaisir

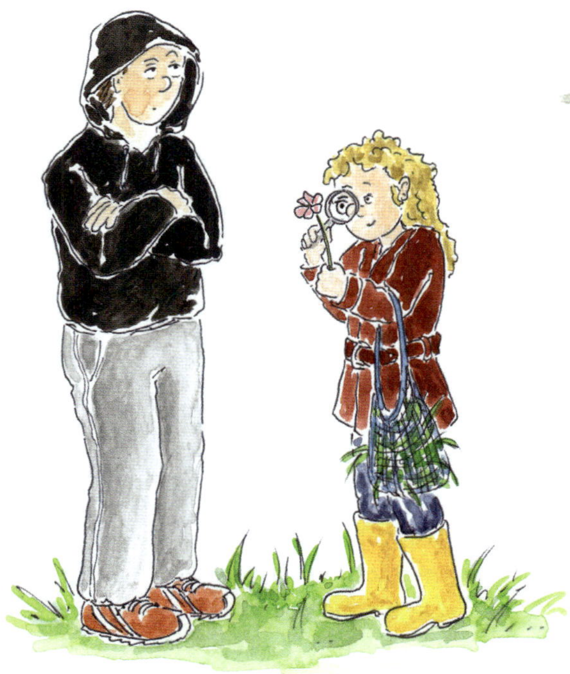

Petit naturaliste, aime la nature et les animaux, aime être dehors

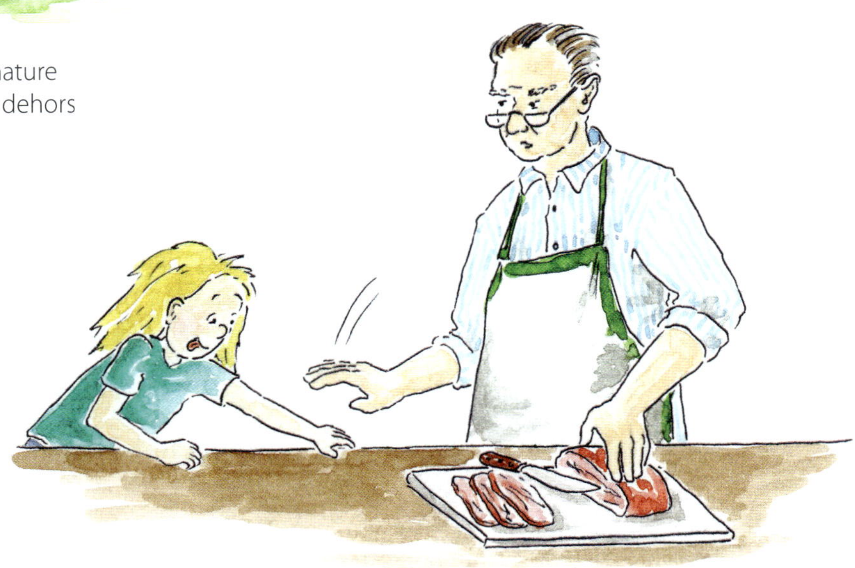

Désir de viande, y compris de steaks saignants

Lachesis

Venin du serpent bushmaster
(Lachesis mutus)
Reptiles (Reptilia)
Règne animal

Couleur : 19 C (aigue-marine)

Profil :

L'enfant *Lachesis* est éveillé, plein de vie, intelligent et curieux, il est toujours en train de raconter quelque chose ! Ce bavardage est très notable et peut s'avérer assez pénible pour les parents et les enseignants.

Lachesis est toujours en mouvement, il est rare que l'enfant reste tranquillement assis dans un coin. Il adore chanter et danser ! Il est très émotif et sensible, mais fait peu de cas des sentiments des autres. Malheureusement, il est rarement apprécié car il manifeste souvent ses traits de caractère négatifs. *Lachesis* est extrêmement jaloux, possessif et envieux, et ne cède jamais rien à personne ! Pour lui, les autres enfants sont davantage des concurrents que des amis potentiels. *Lachesis* doit être seul au centre de l'attention, et pour cet enfant tous les moyens sont bons. *Lachesis* exploite ignominieusement les points faibles des autres enfants pour se moquer d'eux, les tromper et leur faire du tort. Et comme il peut avoir beaucoup de répartie et de mordant, cela lui réussit généralement bien. *Lachesis*, le « serpent perfide » à la langue fourchue, manipule son entourage de manière intrigante. Il prend plaisir à mentir, tromper et se disputer, il aime raconter des ragots et dénigrer les autres. Cet enfant atteint ses objectifs par la flatterie, le mensonge ou la duperie, ce dont il n'a pas réellement besoin car il dispose généralement d'une grande intelligence. À l'adolescence, la jeune *Lachesis* se montre vaniteuse et précoce : plutôt charmante et coquette, elle s'habille en se donnant un look, et pour cela choisit des vêtements et des bijoux très colorés et originaux. Toutefois *Lachesis* n'aime pas les vêtements serrés, en particulier rien de serré au cou car elle a une peur panique d'étouffer. C'est de ce fait un remède éprouvé pour les enfants dont le cordon ombilical était enroulé autour du cou à la naissance. La gorge est en effet très sensible au contact. Il existe souvent une forte sensation de chaleur, surtout à la tête, et tout s'aggrave pendant la nuit ou tôt le matin (il s'endort pendant l'aggravation !). *Lachesis* a des problèmes pour déglutir et sa langue tremble quand il la tire. Mais le plus frappant chez *Lachesis*, ce sont les troubles qui surviennent généralement du côté gauche (à l'exception des douleurs dorsales qui élancent dans la jambe droite), surtout dans les inflammations aiguës de la gorge où la douleur irradie souvent jusqu'à l'oreille gauche. Déglutir à vide ou avaler des liquides est plus douloureux qu'avaler des aliments. Ce sont les boissons froides qui améliorent le plus rapidement les douleurs de gorge.

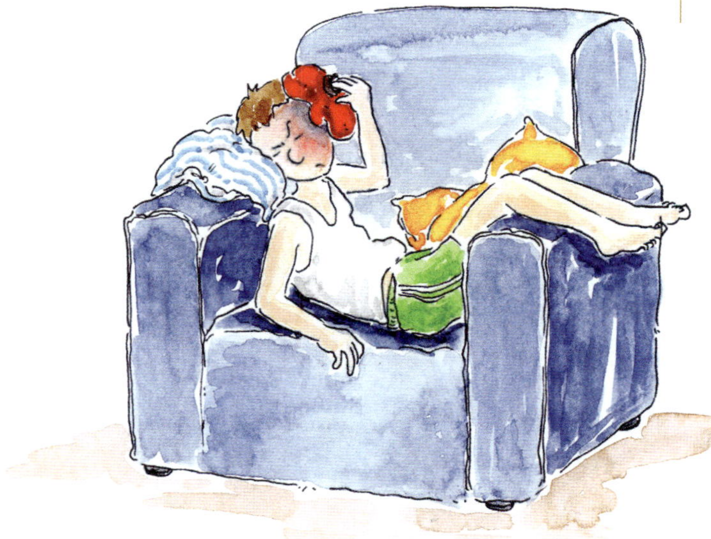

Tous les troubles surviennent toujours du côté gauche, par exemple dans les douleurs d'oreille

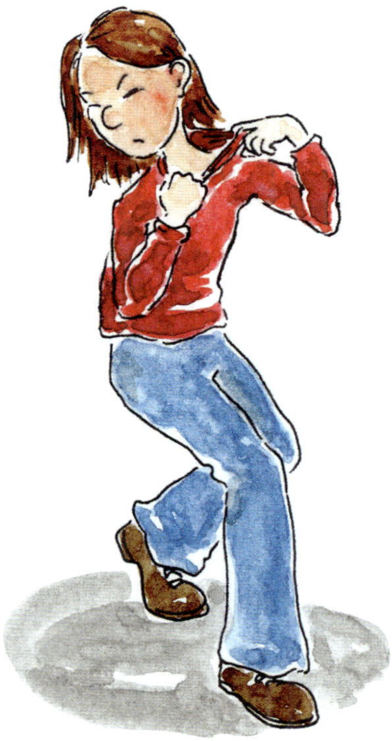

Ne supporte pas les vêtements serrés, surtout au cou

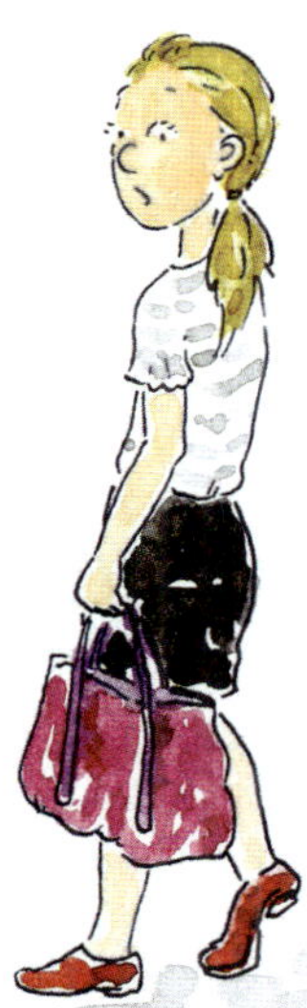

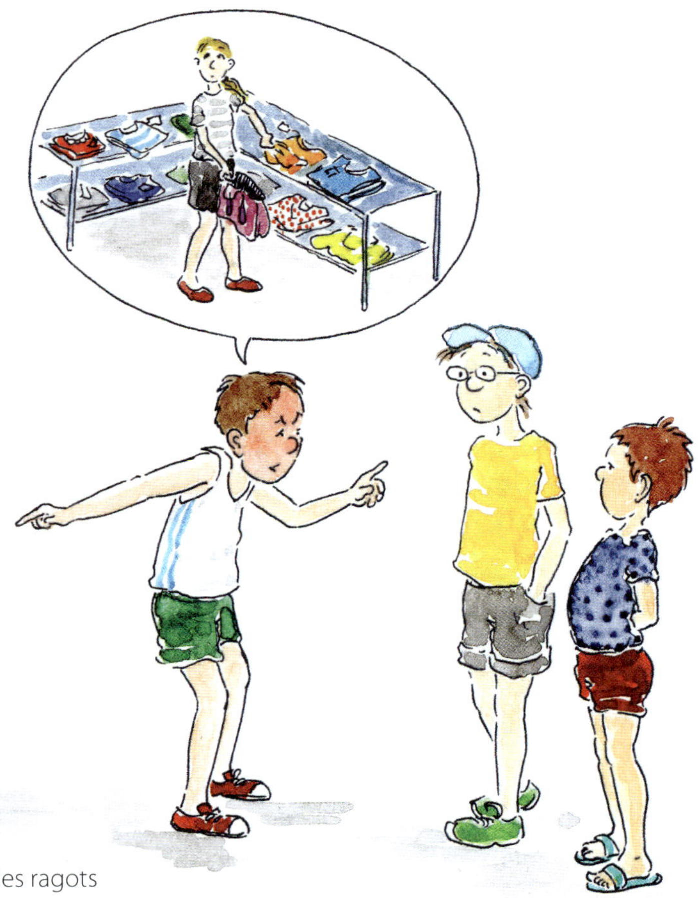

Mauvaise langue, fait courir des bruits et des ragots sans tenir compte des sentiments des autres

Troubles :

Troubles principaux :
Inflammation de la gorge et des amygdales du côté gauche

Tête :
Hémorragie cérébrale, **maux de tête (battants, pressurants)**, migraine (accompagnée d'obstruction du nez), vertiges au réveil, afflux de sang à la tête, saignements dans l'œil, **otite moyenne avec douleurs pulsatiles dans l'oreille (du côté gauche),** sensibilité des oreilles au vent, saignements de nez (sang rouge foncé), douleurs dentaires pulsatiles, saignements des gencives (après extraction), glossite

Gorge/Poitrine :
Pharyngite aiguë avec gorge rouge foncé (du côté gauche, ou d'abord du côté gauche puis du côté droit), douleurs de gorge avec sensation d'écorchure (aggravées en avalant à vide), amygdalite aiguë (surtout du côté gauche, amélioration par les boissons froides), sensation douloureuse de boule dans la gorge (globe hystérique), **sensation de constriction dans la gorge, toux violente qui chatouille (déclenchée par le moindre contact du larynx),** toux avec dyspnée, **asthme bronchique (suite d'émotions, en particulier la jalousie),** asthme allergique (surtout par le crin de cheval), bronchite spastique, pneumonie, cyanose chez le nourrisson et le jeune enfant (crises d'étouffement, par exemple par un corps étranger)

Estomac/Intestin :
Gastrite, douleurs d'estomac, nausées et vomissements, diarrhée, constipation (selles comme des crottes de mouton), hémorroïdes, saignement du rectum, appendicite

Peau :
Érysipèle, acné rosacée

Appareil locomoteur :
Forte sensation de chaleur, sensation de lourdeur ou paralysie des extrémités, sciatique (du côté droit)

Cœur/Circulation :
Affections cardiaques, endocardite rhumatismale, souffle au cœur, inflammation veineuse, troubles de la coagulation, diathèse hémorragique, œdèmes, hypertension, **lymphangite,** toxémie, septicémie

Urogénital :
Troubles de la menstruation chez les jeunes filles (surtout du côté gauche, troubles améliorés par le début des

Modalités :

← au printemps, pendant le sommeil, après avoir dormi, par le contact, par la pression ou la striction (en particulier au cou), au soleil, par la chaleur forte, par les boissons très chaudes, en fermant les yeux, du côté gauche

→ par l'apparition de sécrétions

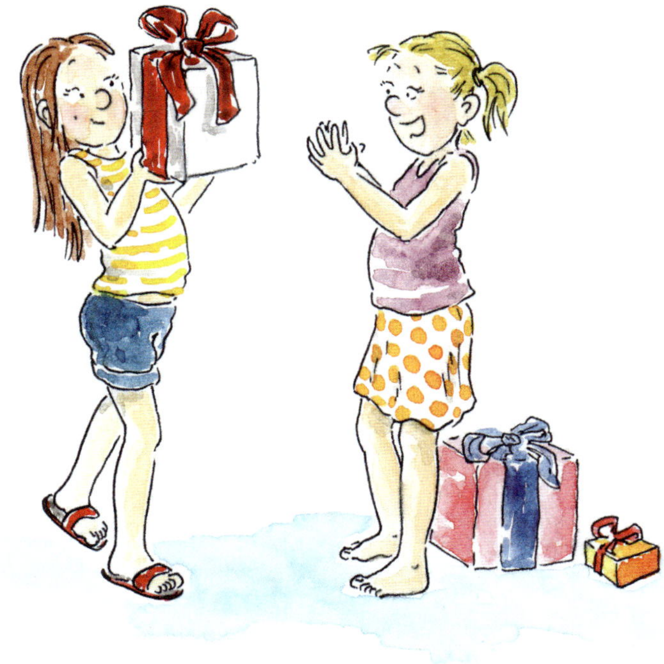

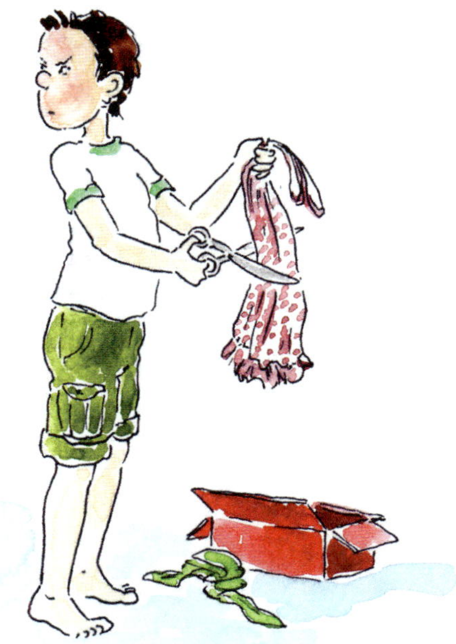

Très jaloux et envieux, devient alors méchant et odieux

règles), métrorragie, précocité sexuelle, intolérance aux spécialités hormonales (« pilule »)

- **Système nerveux :**
  Convulsions (passant inaperçues pendant le sommeil), épilepsie

- **Psychisme/Comportement :**
  Problèmes de comportement social (ment, trompe, se dispute), anorexie, hystérie

- **Fièvre :**
  Fièvre (souvent tôt le matin à 7 heures) avec absence de soif et bavardage intense, fièvre le soir vers 22 heures avec apathie

- **Généralités :**
  Infections virales, rougeole, oreillons, scarlatine, diphtérie, intolérance aux tests allergiques ou à la désensibilisation, suites de striction du cordon ombilical à la naissance (« peur d'étouffer » prénatale)

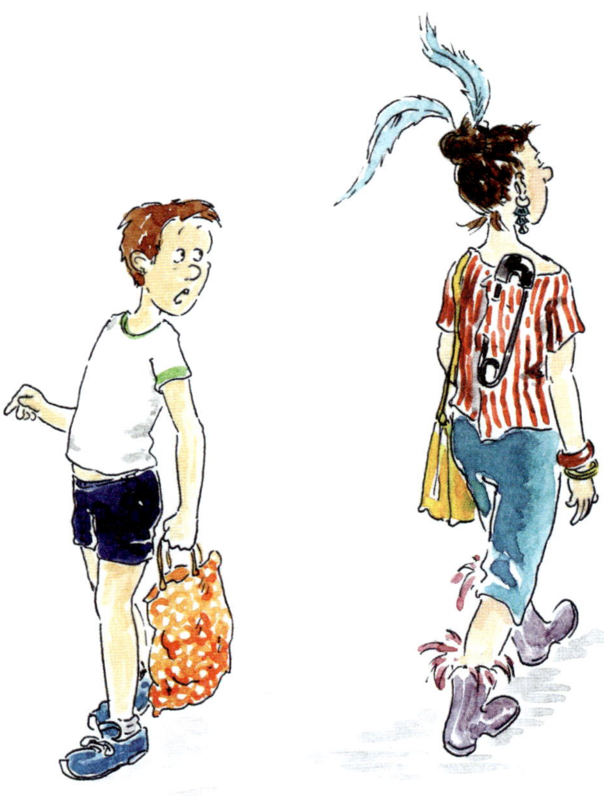

Allure extravagante, vêtements, bijoux, coiffure et couleur de cheveux très voyants

Lithium phosphoricum

Phosphate de lithium
Règne minéral

Tableau périodique :
Étape 1, série Carbone (lithium),
Étape 15, série Silicium (phosphore)

Couleur : 17 C (vert turquoise)

Profil :

On observe chez cet enfant une versatilité totale. D'une part se manifestent, avec l'élément *Lithium*, une dépendance et une vulnérabilité marquées, et chez les enfants plus grands ou les écoliers un comportement typiquement bébé. Il est difficile de les déshabituer de la tétine, du biberon ou du fait de sucer leur pouce. D'autre part se manifeste le caractère phosphorique, vif, curieux, ouvert, avec un besoin permanent de se faire des amis.

Sur la base de ces deux éléments combinés, on constate chez *Lithium phosphoricum* un va-et-vient dont il ne parvient pas à se défaire. Son besoin particulier de protection pousse *Lithium phosphoricum* à rechercher constamment des relations. L'enfant noue de nouvelles amitiés avec spontanéité et enthousiasme, mais il laisse tomber ses amis tout aussi vite dès que d'autres enfants a priori plus intéressants apparaissent dans son champ de vision. Il en va de même de ses activités : *Lithium phosphoricum* commence tout avec impulsivité et curiosité, mais son intérêt retombe vite et il ne persévère en rien. Sa curiosité, son désir de nouvelles expériences et de nouvelles aventures sont extraordinaires, tout est intense et formidable, mais reste très superficiel ou bien fait vite l'objet de regrets et s'arrête. À l'école, *Lithium phosphoricum* rencontre évidemment de gros problèmes dus à sa dissipation, son manque de concentration et son tempérament extrêmement remuant. Sa versatilité peut à l'extrême évoquer un comportement maniaco-dépressif, mais la plupart du temps c'est simplement qu'il ne parvient pas à se faire de vrais amis dans la durée en raison de ses impulsions incontrôlées et de son comportement irréfléchi. Il passe pour inconstant et superficiel. *Lithium phosphoricum* s'en aperçoit et, triste et déçu, finit par se mettre en retrait et perdre sa pétillante joie de vivre du début.

Dans la pratique, *Lithium phosphoricum* est un des remèdes homéopathiques à retenir en cas de problèmes scolaires avec troubles de la concentration et hyperactivité pouvant aller jusqu'au TDAH. C'est alors le remède indiqué, non seulement lorsque l'enfant est relativement remuant et dissipé, mais encore lorsque ce comportement s'accompagne d'une manière d'entrer en contact avec les autres enfants infantile et inadéquate par rapport à son âge, et lorsque les amitiés restent fugaces et superficielles.

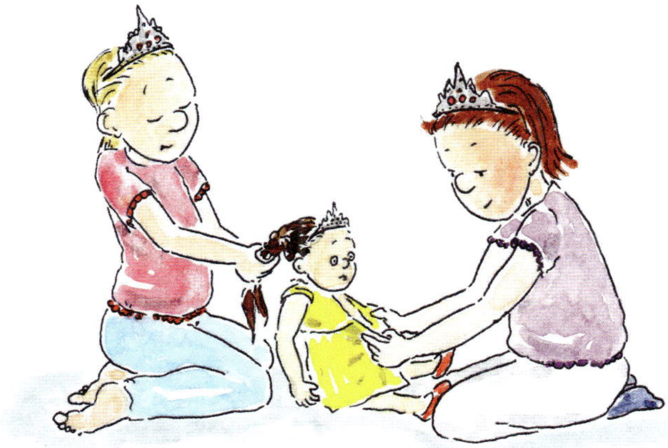

Se fait vite des amis, est ouvert et communicatif

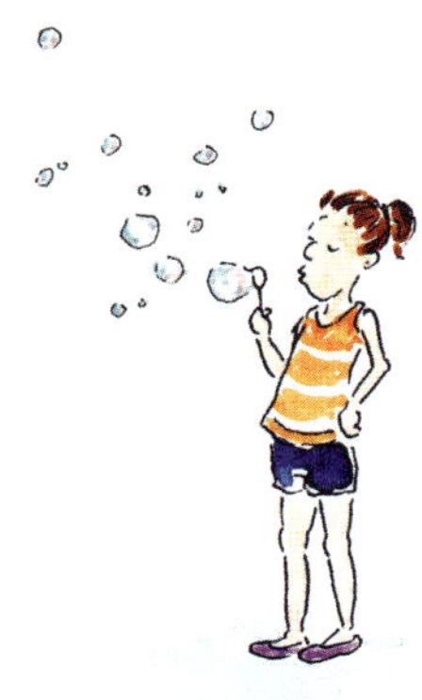

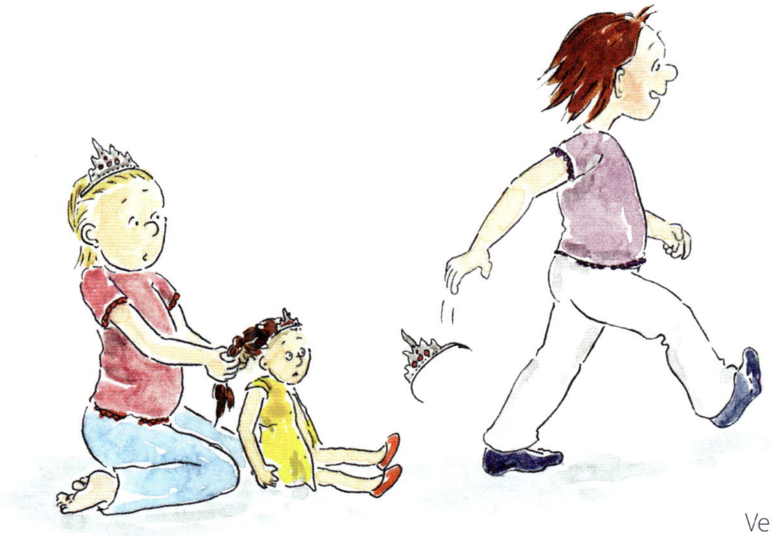

Versatile et infidèle, les amitiés se finissent rapidement lorsque d'autres paraissent plus intéressantes

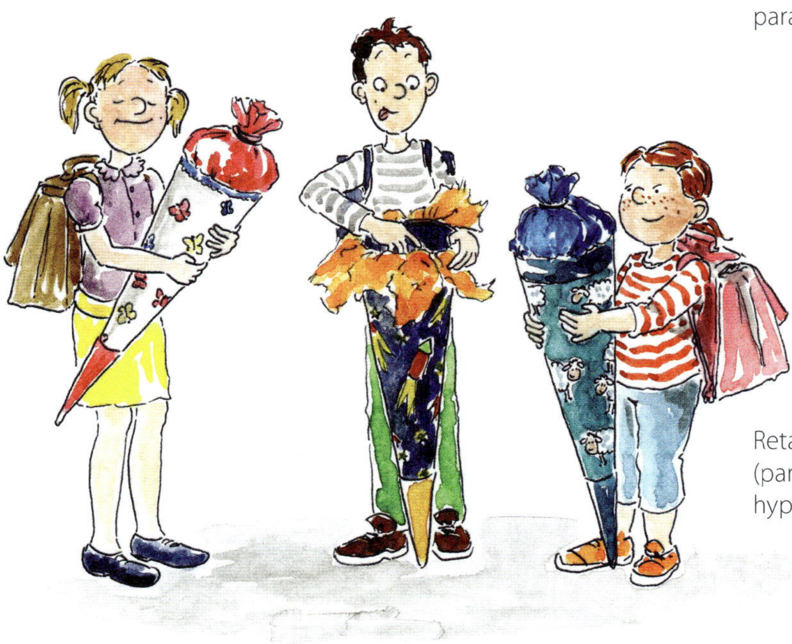

Retard de croissance (parfois lié à une hypothyroïdie)

Troubles :

- **Troubles principaux :**
  Problèmes de comportement

- **Tête :**
  Maux de tête avec sensation de lourdeur, eczéma du cuir chevelu, cataracte, douleur déchirante au visage, acouphènes, abcès dans le conduit auditif, rhume avec éternuements (surtout le matin), nez bouché, sinusite, sensibilité des dents, caries précoces, douleurs dentaires, troubles suite à l'éruption des dents de sagesse, goût amer dans la bouche

- **Gorge/Poitrine :**
  Bronchite, asthme bronchique

- **Estomac/Intestin :**
  Sensibilité de l'estomac, douleurs d'estomac, nausées (surtout la nuit), vomissements, diarrhée

- **Appareil locomoteur :**
  Douleurs de croissance, picotements au bout des doigts

- **Urogénital :**
  Calculs vésicaux, **douleurs rénales**, calculs rénaux

- **Psychisme/Comportement :**
  Troubles de la concentration, hyperactivité, **TDAH,** manque de contrôle des impulsions, **comportement ne correspondant pas à l'âge de l'enfant** (veut rester « petit ou bébé »), troubles maniaco-dépressifs (prédisposition familiale éventuelle), schizophrénie

- **Généralités :**
  Diathèse hémorragique (saignements de nez fréquents, saignements des gencives, etc.), **hypo ou hyperthyroïdie chez l'enfant,** troubles de croissance

Modalités :

← par le mouvement, par les odeurs, du côté droit

L'éternel petit enfant, comportement inadapté par rapport à son âge, ne joue qu'avec les enfants plus jeunes

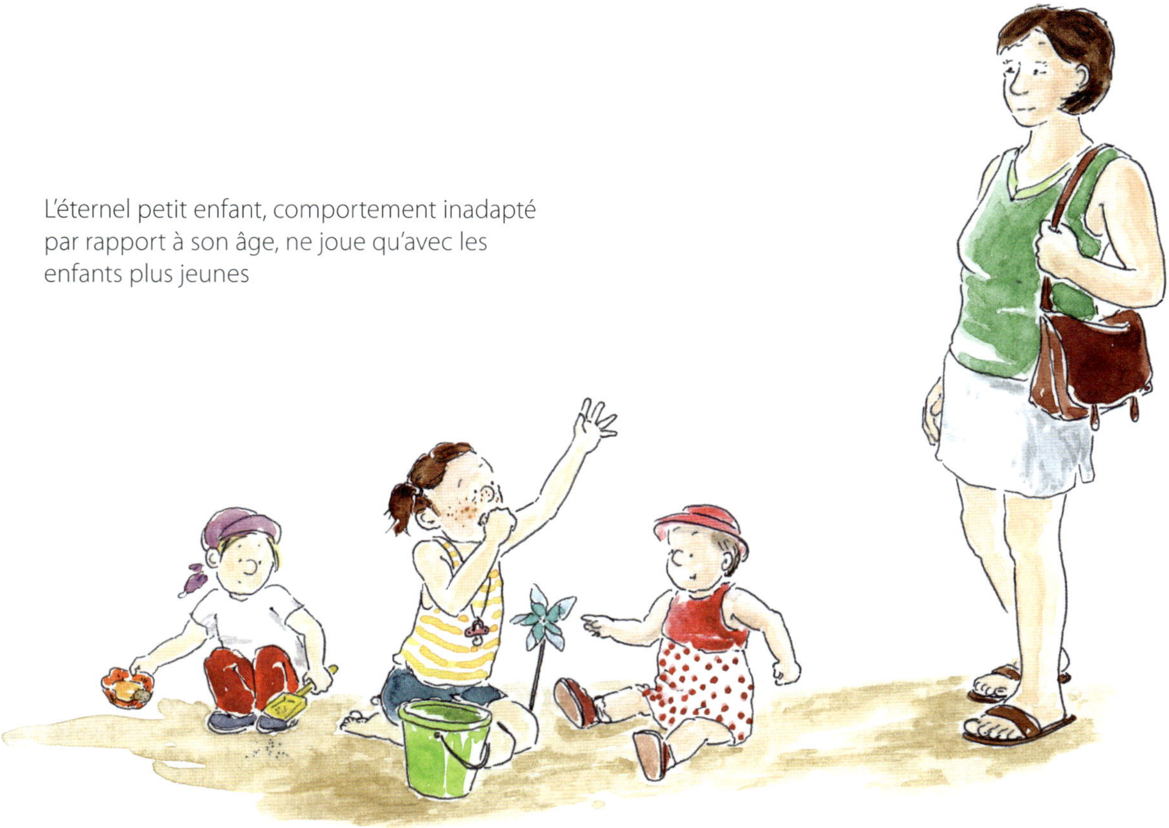

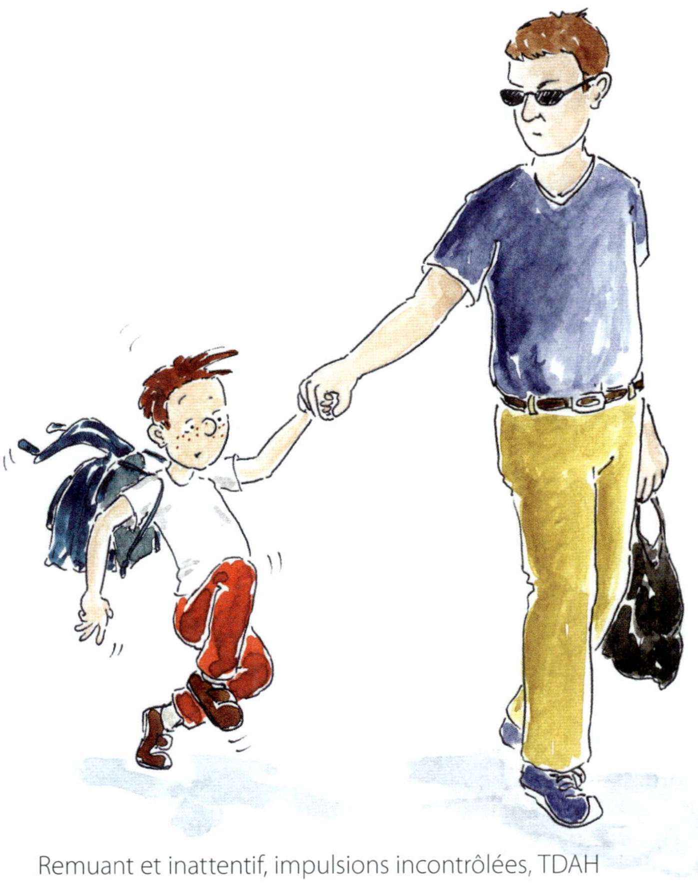

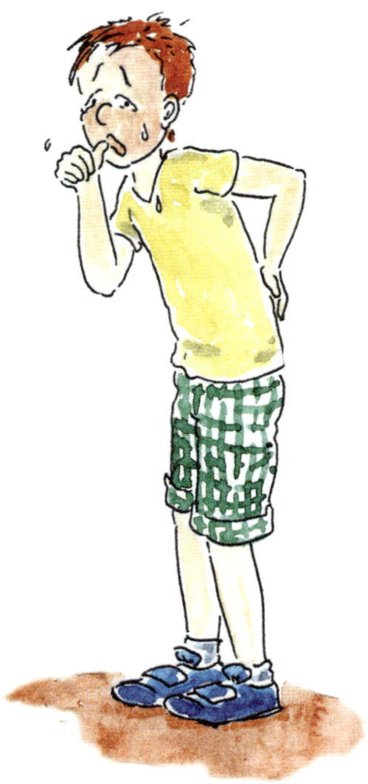

Troubles des reins chez l'enfant

Remuant et inattentif, impulsions incontrôlées, TDAH

Lycopodium

Pied de loup (Lycopodium clavatum)
Famille des lycopodiacées (Lycopodiaceae)
Règne végétal

Couleur : 15-16 E (bleu foncé)

Profil :

Quel enfant intelligent que ce *Lycopodium*, qui absorbe sans effort les connaissances comme s'il s'agissait du lait maternel ! Il se montre très ambitieux à l'école et ne laisse planer aucun doute sur le fait qu'il est le meilleur (et il l'est effectivement le plus souvent).

Lycopodium est tout disposé à donner des cours de soutien aux plus faibles, car il aime faire la leçon comme un adulte avec une certaine condescendance. Mais sa confiance en lui n'est pas aussi solide qu'elle paraît généralement, et l'enfant *Lycopodium* dissimule sa grande peur de l'échec par de l'arrogance et de la vantardise. C'est pour cela que *Lycopodium* n'est pas toujours aimé de ceux de son âge. On rencontre aussi parfois un enfant *Lycopodium* qui ne parvient pas à cacher son manque d'assurance, qui se sent réellement petit et paraît timide et anxieux. Mais c'est le plus souvent l'enfant typiquement *Lycopodium* que nous croisons, celui pour lequel les enseignants chantent des hymnes de louange et n'arrivent pas à comprendre pourquoi les parents de *Lycopodium* le considèrent comme un enfant difficile à diriger. En effet, à la maison *Lycopodium* se conduit comme un petit dictateur car il s'y trouve en terrain sûr ! Il est souvent de mauvaise humeur, irritable, rebelle, il pique des colères subites, commande ses parents, ses frères et sœurs (lorsque ceux-ci le laissent faire) et donne des leçons aux autres ! Il traite les plus faibles que lui avec une complaisance hautaine, considère comme des rivaux ceux qui se mettent en travers de son chemin et ne reconnaît l'autorité que de personnes réellement compétentes. Ce sont assez rarement des filles, plutôt des garçons qui paraissent un peu trop maigres, frêles, efféminés ou maladifs. *Lycopodium* a souvent un « front de penseur », haut mais ridé. Malgré son intelligence, il peut souffrir de dyslexie et son écriture est de ce fait souvent illisible et maladroite. *Lycopodium* est plutôt peu sportif et faible sur le plan moteur (même le bébé a des problèmes pour marcher à quatre pattes), par contre il est très vif d'esprit. Les personnes *Lycopodium* sont des cérébraux typiques qui n'ont pas de grandes exigences sur le plan émotionnel et peuvent estimer préférable de céder quand cela leur paraît plus habile.

Lycopodium aime bien se gonfler et pas seulement de vantardise, car ce sont de vrais ballonnements qui lui donnent surtout du souci (*Lycopodium* est le principal remède pour les ballonnements). Le bébé *Lycopodium* a constamment des renvois, le hoquet lorsqu'il tète et des gargouillements et des glougloutements dans l'intestin. Le ventre est tendu et

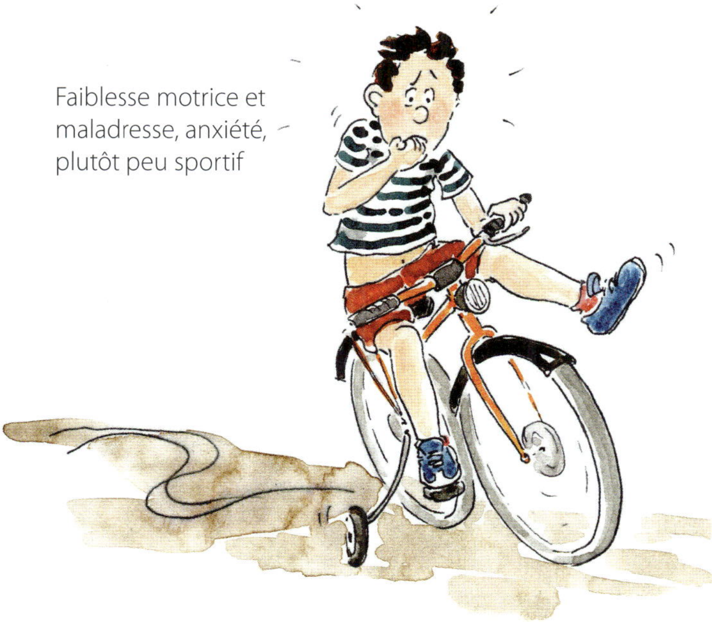

Faiblesse motrice et maladresse, anxiété, plutôt peu sportif

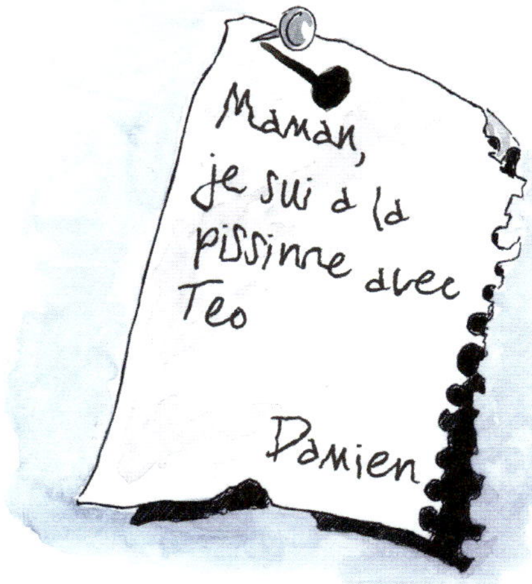

Dyslexie, fait des fautes en écrivant et en lisant, mauvaises notes en dictée, écriture très illisible

dur comme une peau de tambour, ce qui le fait pleurer de douleur. De ce fait, il ne supporte pas les vêtements serrés. Malgré un bon appétit permanent (le nourrisson veut sans cesse être allaité, l'enfant se lève la nuit pour manger), il maigrit fortement. On observe souvent une perte d'appétit soudaine pendant le repas (il a les yeux plus gros que le ventre !). Le matin, *Lycopodium* se met à larmoyer dès le réveil, mais l'aggravation de son état se situe typiquement entre 16 et 20 heures. *Lycopodium* aime le sucré et les féculents (pommes de terre, pâtes, riz, pain). L'enfant aime manger chaud et a une aversion et une intolérance aux choux et aux oignons. La latéralité droite des troubles de *Lycopodium* est caractéristique et l'on observe fréquemment une très légère inclinaison de la tête de ce côté (torticolis provoqué par la lésion de l'articulation de la tête à la naissance ou par une paralysie cérébrale).

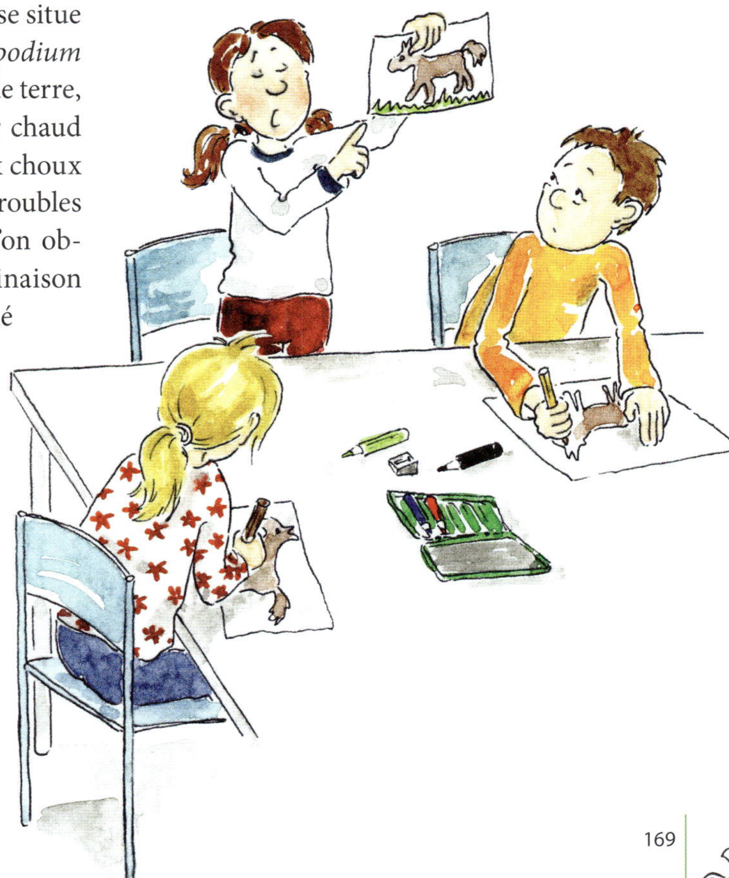

Donneur de leçons, crâneur, aime jouer à l'adulte et au professeur

Troubles :

- **Troubles principaux :**
  Troubles digestifs avec ballonnements

- **Tête :**
  Maux de tête (provoqués par la faim, un sommeil trop long, après avoir mangé du chocolat), eczéma de la tête, conjonctivite, **rhume du nourrisson**, reniflements chez le nouveau-né, nez bouché chez le nourrisson, rhume avec sécrétions purulentes, sinusite, **otite moyenne chronique (à droite)**, difficulté d'audition après scarlatine, polypes nasaux (végétations adénoïdes hypertrophiées)

- **Gorge/Poitrine :**
  Pharyngite aiguë (surtout à droite), douleurs de gorge, laryngite, toux en s'endormant (l'enfant tousse pendant le sommeil), **toux sèche chronique (aggravée de 16 à 20 heures)**, amygdalite chronique ou récidivante, faux croup, bronchite, bronchiolite, asthme bronchique (provoqué par des troubles d'estomac), pneumonie (généralement poumon droit), pneumonie récidivante ou prolongée

- **Estomac/Intestin/Foie :**
  Douleurs d'estomac (après sucreries), fringale, remontées acides, hoquet permanent, **ventre tendu comme un tambour, ballonnements douloureux avec gaz bloqués** (météorisme), flatulences, **gargouillements et glougloutements dans l'intestin,** coliques intestinales, colite, dyspepsie, **coliques du nourrisson, coliques des trois mois,** souvent constipation chronique (après avoir bu du lait ou mangé des sucreries, en voyage), diarrhée infectieuse aiguë (provoquée surtout par les clostridies ou des parasites intestinaux), selles d'abord dures puis liquides, péritonite, **amaigrissement malgré un bon appétit**, mauvaise assimilation, intolérance au blé (maladie cœliaque), hernie inguinale (à droite), troubles hépatiques

- **Cœur/Circulation :**
  Palpitations provoquées par des gaz bloqués (syndrome de Rœmheld)

- **Peau :**
  Éruptions cutanées, eczéma séborrhéique, furoncles, acné, nævi, squames, verrues, crevasses aux talons

- **Urogénital :**
  Dysurie (miction douloureuse), rétention urinaire, **cystite chronique et récidivante**, calculs et petits calculs rénaux, diathèse urique, pyélite, désir de sucreries avant les règles chez les jeunes filles, hypogonadisme, orchite, **cryptorchidie**

Modalités :

← l'après-midi de 16 à 20 heures, par la chaleur, du côté droit, de droite à gauche, au lit

→ après minuit, par le mouvement, en se rafraîchissant, en se découvrant, en mangeant et buvant chaud

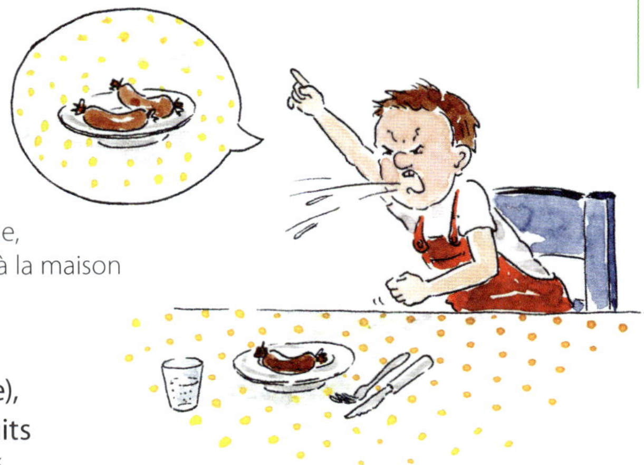

Petit tyran domestique,
dictatorial et irritable à la maison

- **Appareil locomoteur :**
  Torticolis (du côté droit, principal remède), syndrome KISS (troubles de symétrie induits des vertèbres cervicales), scoliose (du côté droit), **faiblesse musculaire** généralisée, arthrite rhumatoïde juvénile (surtout du côté droit), paralysie cérébrale infantile (PCI)

- **Système nerveux :**
  Convulsions, épilepsie

- **Psychisme/Comportement :**
  Terreurs nocturnes, dyscalculie, **dyslexie**, bégaiement, enfant criard (réveil nocturne avec cris persistants)

- **Fièvre :**
  Fièvre modérée de 16 à 20 heures

- **Généralités :**
  Tendance aux refroidissements, amaigrissement avec fringales, goutte, mononucléose (surtout du côté droit)

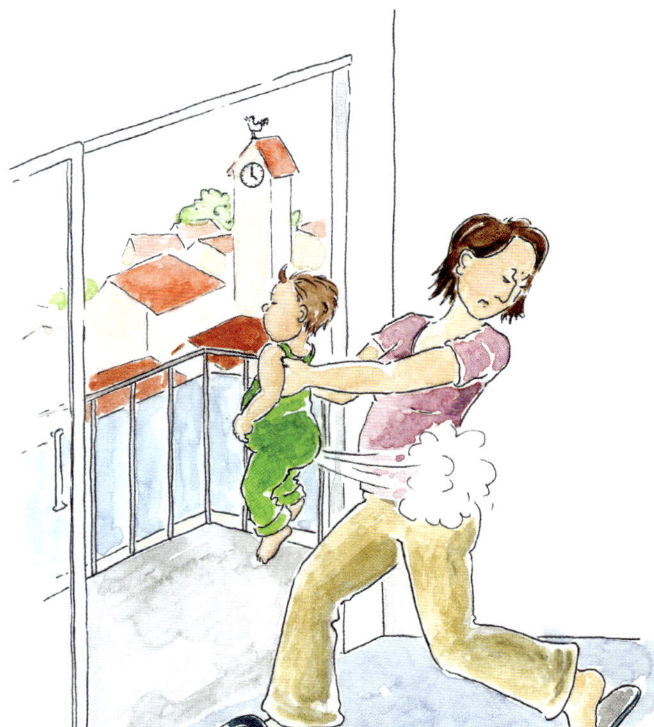

Troubles digestifs avec beaucoup de flatulences, aggravation de 16 à 20 heures

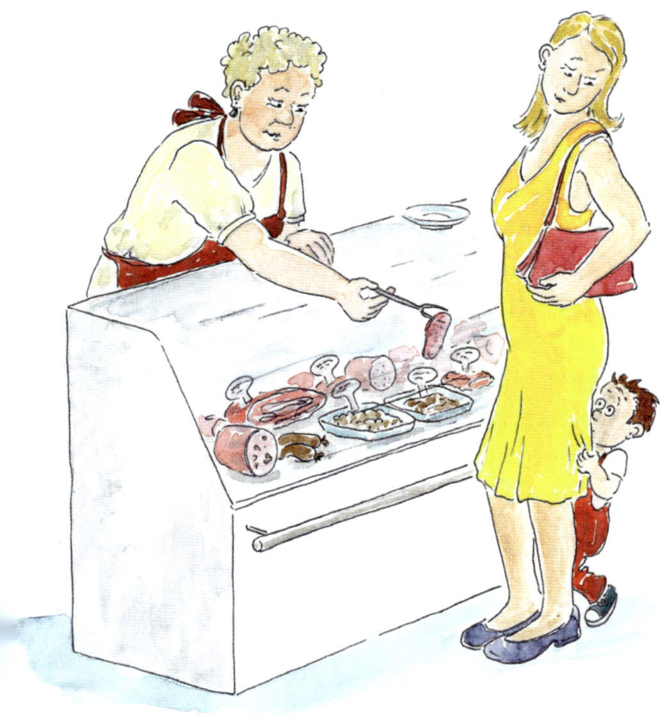

Peur des étrangers,
lâche et sans courage

Magnesia carbonica

Carbonate de magnésium
Règne minéral

Tableau périodique :
Étape 2, série Silicium (magnésium),
Étape 10, série Carbone (carbone)
Couleur : 20-22 E (vert foncé)

Profil :

Magnesia carbonica est un enfant difficile, querelleur et agressif, avec une expression sombre dans le visage. Mais d'où cela provient-il ? En y regardant de plus près, on retrouve un père trop sévère, agressif ou même violent, qui enfreint le territoire de l'enfant et blesse son amour-propre. La colère contenue de l'enfant d'une part et le désir désespéré d'amour et de reconnaissance du père d'autre part s'expriment dès lors en imitant un modèle de comportement agressif et rude.

Dans l'histoire des gamins Tom Saywer et Huckleberry Finn, de Mark Twain, on retrouve un équivalent du thème de *Magnesia carbonica* fréquemment mentionné. Plus rarement, *Magnesia carbonica* (que l'on décrit parfois aussi comme un pacificateur) tente de résoudre son conflit intérieur par une douceur et une adaptation particulières, ainsi que par un besoin marqué d'harmonie. Il ne peut ainsi supporter la moindre dispute dans son entourage (querelles permanentes entre parents ou amis). Le sentiment d'être abandonné et mal aimé se manifeste aussi bien sûr en cas d'absence du père ou des parents, comme c'est souvent le cas aujourd'hui non seulement des orphelins, des enfants adoptifs et des enfants en nourrice, mais aussi et surtout des enfants dont les parents sont divorcés ou qui rentrent tard à la maison. *Magnesia carbonica* est taciturne et a des difficultés à nouer des contacts. Il est très sensible et sursaute au moindre bruit ou lorsqu'on le touche par surprise.

Les dents sont elles également très sensibles, de ce fait un rendez-vous chez le dentiste fait tout un drame. *Magnesia carbonica* se réveille le matin plus fatigué qu'en allant se coucher, aussi est-il très grincheux le matin. Il a beaucoup d'appétit, même après le repas (le nourrisson pleure après avoir tété car il a encore faim), et pourtant il ne prend pas assez de poids. Il ne supporte absolument pas le lait, même au biberon. Il arrive même que le lait maternel ressorte non digéré chez les enfants allaités. Par contre, l'enfant plus âgé aime beaucoup la viande ! Tout est aigre chez *Magnesia carbonica* : l'expression de son visage, de même que l'odeur corporelle et toutes les sécrétions (transpiration, vomi, selles, etc.). Ses troubles ont le plus souvent un caractère crampoïde et *Magnesia carbonica* apporte un soulagement et une détente, particulièrement dans les crampes musculaires et abdominales.

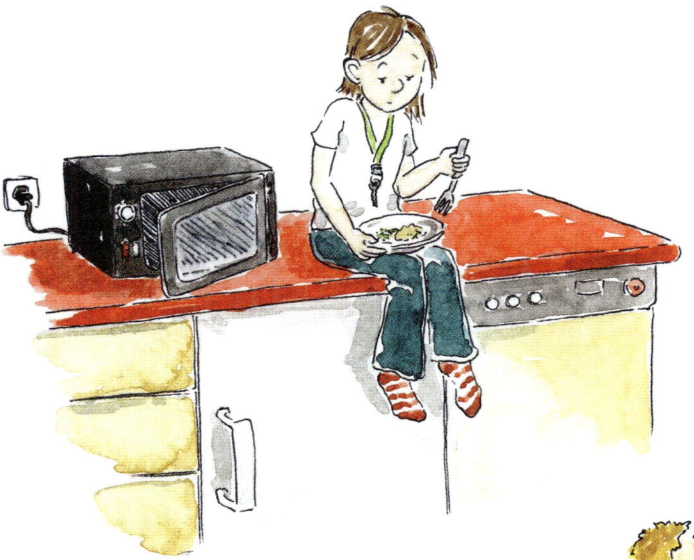

Sentiment d'abandon (orphelins, enfants adoptés, enfants en nourrice, enfants naturels, enfants dont les parents sont divorcés ou rentrent tard à la maison)

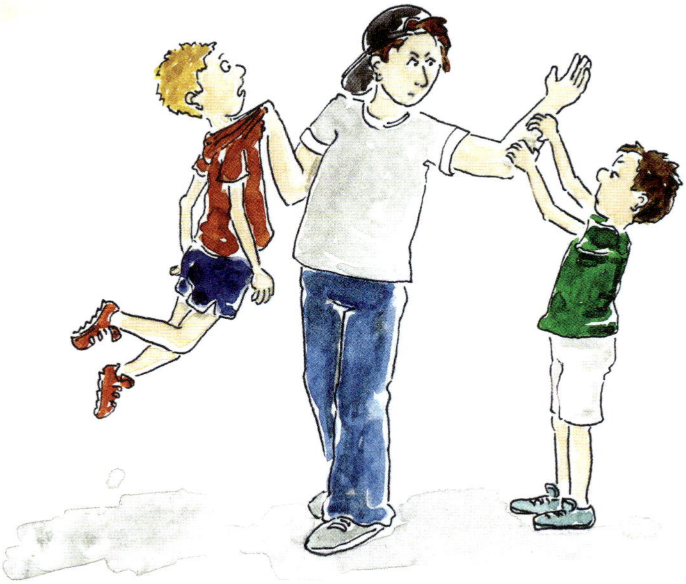

Grand besoin d'harmonie, aversion pour les disputes

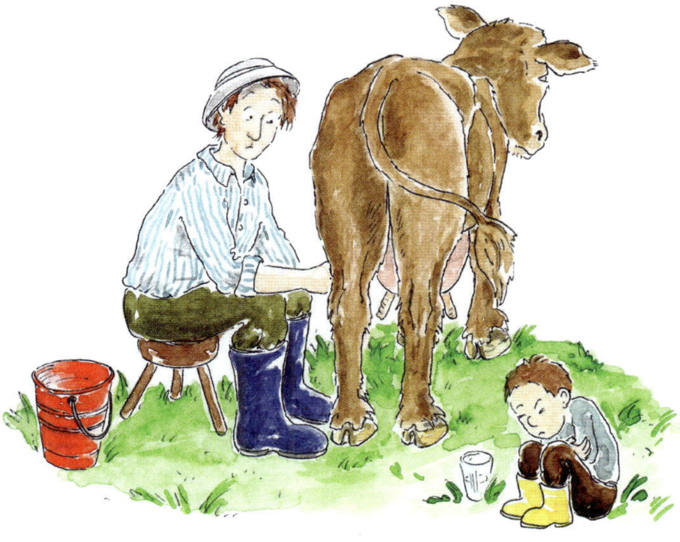

Douleurs abdominales comme des coliques et diarrhée après avoir bu du lait de vache, améliorées en se recroquevillant

Troubles :

- **Troubles principaux :**
  Troubles digestifs spasmodiques

- **Tête :**
  Maux de tête lancinants et tiraillants (tout de suite après l'école, par épuisement), eczéma du cuir chevelu, cataracte, **douleur déchirante au visage,** goût amer dans la bouche, acouphènes, abcès dans le conduit auditif, rhume, nez bouché, sinusite, rhume avec éternuements (surtout le matin), **sensibilité des dents,** caries précoces, **douleurs dentaires**, troubles suite d'éruption des dents de sagesse

- **Gorge/Poitrine :**
  Douleurs de gorge, grattement dans la gorge, gorge sèche et râpeuse, toux sèche et spasmodique, bronchite

- **Estomac/Intestin/Foie :**
  Remontées acides, **brûlures d'estomac,** vomissements acides, nausées, météorisme, flatulences, **gargouillements et glougloutements dans l'intestin** (avant la selle), **ballonnements chez le nourrisson**, douleurs abdominales autour du nombril, **gastro-entérite aiguë avec douleurs abdominales violentes et spasmodiques/coliques**, coliques du nourrisson, **coliques des trois mois,** diarrhée (pendant la dentition, pendant une bronchite, après avoir bu du lait), **diarrhée** chronique avec selles non digérées ou mousseuses de couleur verdâtre (comme du frai de grenouille), constipation après un choc psychologique, fringale avec amaigrissement, intolérance au lait de vache

- **Peau :**
  Éruptions cutanées comme des boutons, peau sèche avec démangeaisons, transpiration aigre, érythème fessier

- **Urogénital :**
  Troubles menstruels spasmodiques chez les jeunes filles

- **Appareil locomoteur :**
  Crampes musculaires (surtout dans les mollets), raideur du dos, lourdeur des pieds, douleurs déchirantes ou brûlantes des membres, paresthésies avec engourdissement et picotements

- **Système nerveux :**
  Névralgie du trijumeau

Modalités :

← par périodes (toutes les trois semaines), par temps froid, par vent froid, par un changement de température, par la chaleur du lit, au repos, par le lait

→ par l'air chaud, en marchant à l'extérieur

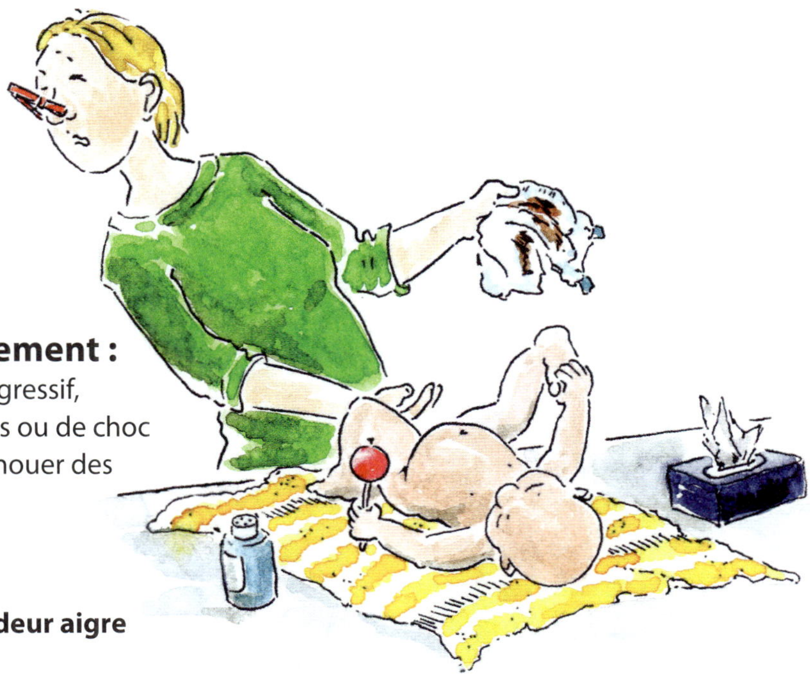

- **Psychisme/Comportement :**
  Trouble de comportement agressif, suites de violences physiques ou de choc psychologique, difficultés à nouer des contacts

- **Généralités :**
  Sécrétions corporelles d'odeur aigre (transpiration, vomi, selles)

Sécrétions corporelles aigres comme la transpiration, les selles, le vomi, l'haleine, l'odeur corporelle

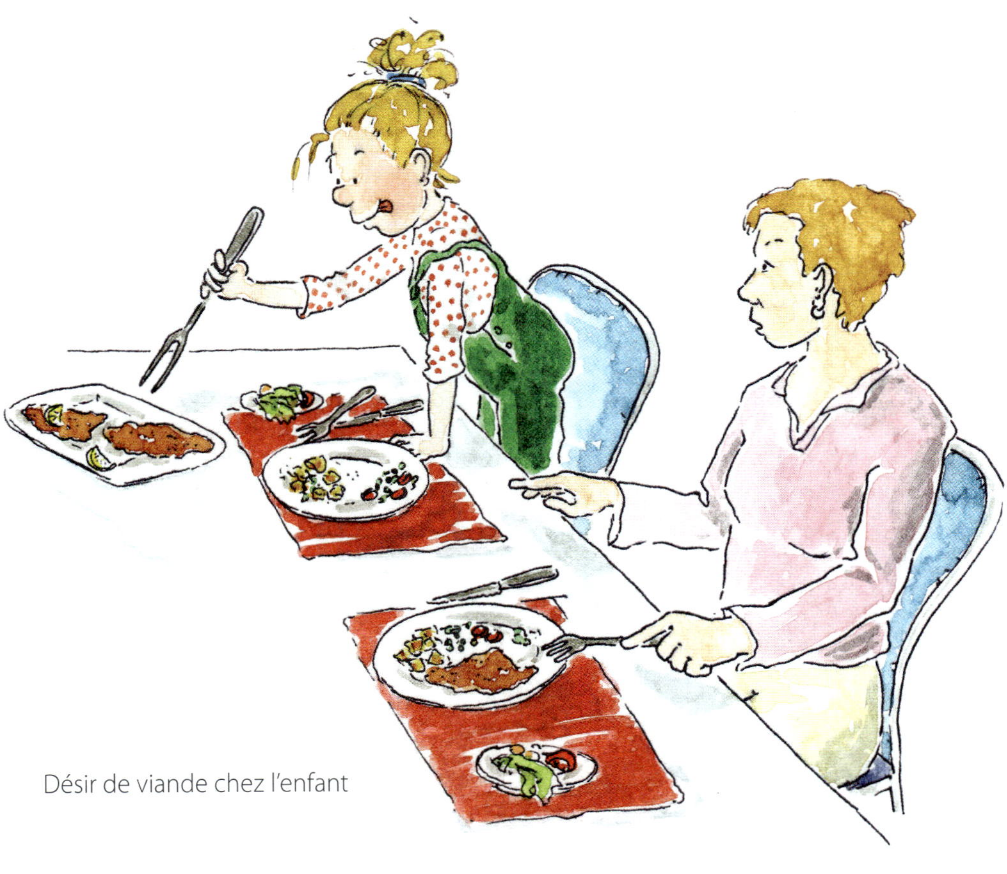

Désir de viande chez l'enfant

Medorrhinum

Nosode de la gonorrhée/blennorragie extrait de sécrétions purulentes de patients porteurs de Neisseria gonorrhoeae (neisseriaceae)
Nosode

Couleur : 15-16 C (bleu moyen)

Profil :

Medorrhinum est très vivant, capricieux et imprévisible. C'est un enfant très gentil et joyeux, mais dont l'humeur peut changer d'un coup. D'un extrême à l'autre !

Un trait caractéristique : il peut tout d'abord s'enthousiasmer pour un animal et le caresser affectueusement, puis soudain lui tirer violemment la queue. Même s'il peut avoir l'air doux et craintif, il y a un côté agressif et méchant qui sommeille profondément en lui et qui se manifeste de temps à autre. *Medorrhinum* peut se montrer très violent et provocateur ; on dirait presque qu'il cherche à être puni ! Son agitation et sa tension intérieures se manifestent par sa tendance à se ronger les ongles, sa précipitation et sa hâte permanentes, de même que son impatience. Il commence beaucoup de choses mais ne finit rien et remet volontiers ses devoirs au lendemain. *Medorrhinum* est enthousiaste, passionné et plein de curiosité. Il veut connaître le monde avec un désir d'aventure et une énergie sans limites ! Le jeune enfant *Medorrhinum* préfère d'ailleurs marcher à quatre pattes que sur ses jambes. Toutefois, les enfants *Medorrhinum* sont actifs surtout la nuit, au grand dam de leurs parents.

Du reste, il est inutile de promener *Medorrhinum* aux bras pendant des heures car il joue dans sa chambre ou dans son lit, tout heureux et satisfait, pendant que les autres dorment. C'est pour cela que c'est une vraie marmotte pendant la journée ! Ses troubles sont aggravés dès le lever du soleil et s'améliorent nettement dans la soirée. Sa capacité de concentration n'est pas particulièrement bonne : l'enfant *Medorrhinum* s'écarte volontiers du sujet quand il raconte une histoire et a du mal à se concentrer sur une seule chose ou un seul sujet. Il est remuant, étourdi, et il a souvent des problèmes scolaires (dyslexie, TDAH). *Medorrhinum* est coquet ; soit il aime les marques à la mode, soit il s'habille de façon très cool et décontractée.

Medorrhinum a un rayonnement très intense et vit dans les extrêmes : il dévore ou bien il jeûne (boulimie fréquente), il n'y a pas de moyen terme. Déjà enfant, *Medorrhinum* fait preuve d'un comportement sexualisé (comme *Hyoscyamus*), puis d'une sexualité précoce à l'adolescence avec une inclination pour l'alcool, les drogues et le tabac. Il veut simplement tout essayer ! La crainte des choses imaginaires, en particulier que quelqu'un soit derrière lui, est typique de ce profil. *Medorrhinum* a un désir particulier d'oranges ou de jus d'orange. Tous ses troubles s'améliorent nettement à la mer, tandis que les changements de temps aggravent ses refroidissements chroniques. *Medorrhinum* est un remède connu pour les cys-

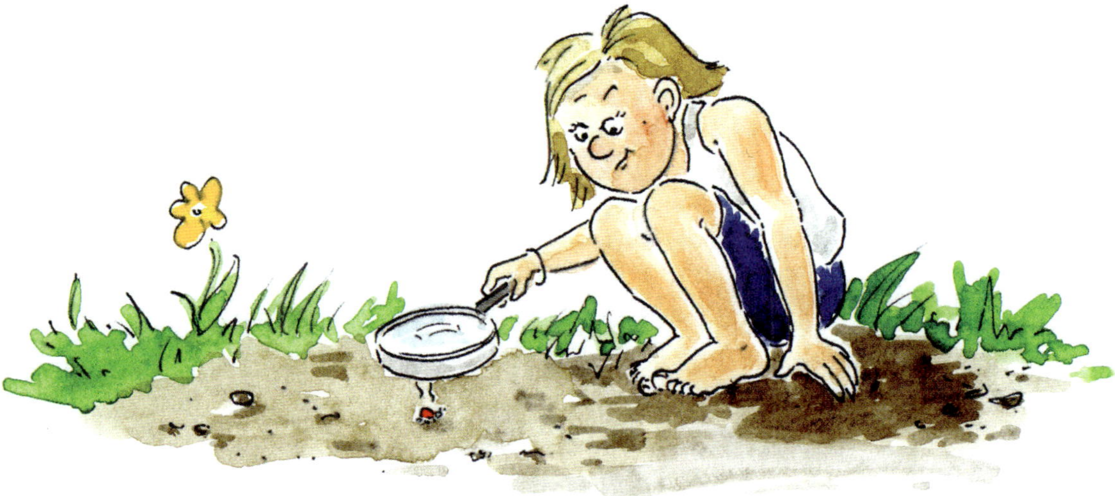

Cruauté envers les animaux

tites de la petite enfance et pour les éruptions cutanées avec inflammation et irritation dans la région anale chez l'enfant langé, particulièrement là où la rougeur de l'éruption marque une délimitation nette avec la peau saine (un peu comme chez le babouin). L'enfant *Medorrhinum* dort souvent sur le ventre et en positon génu-pectorale. Les sécrétions corporelles (par exemple selles et urine) ont parfois une odeur de poisson.

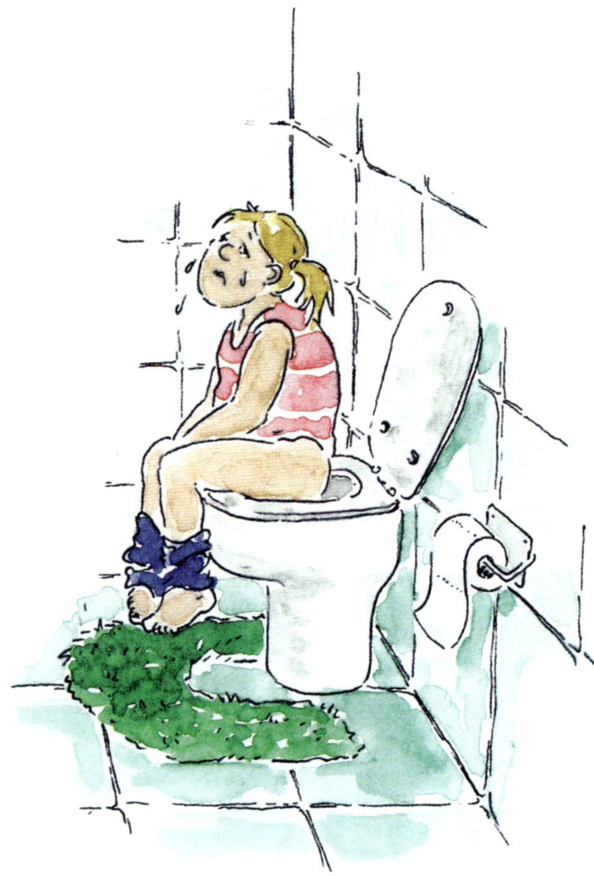

Cystites permanentes depuis la petite enfance

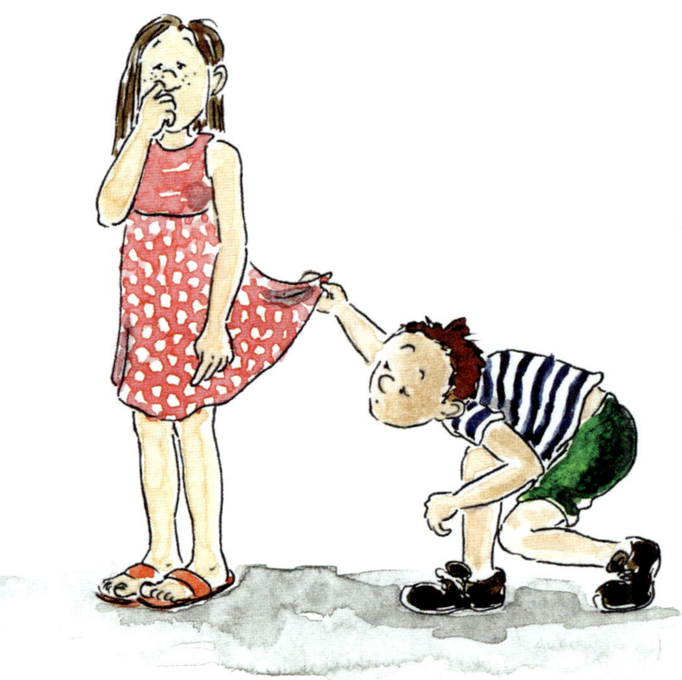

Précocité sexuelle et comportement nettement sexualisé

Troubles :

Troubles principaux :
Cystite, asthme bronchique et rhumatisme juvénile

Tête :
Maux de tête (seulement la journée), conjonctivite, rhume chronique, sinusite chronique récidivante, nez bouché, saignements de nez

Gorge/Poitrine :
Asthme bronchique (amélioré en position génu-pectorale et en tirant la langue), asthme bronchique accompagné ou alternant avec une éruption cutanée

Estomac/Intestin :
Douleurs d'estomac (surtout la nuit), renvois, météorisme, coliques du nourrisson (améliorées en position génu-pectorale ou couché sur le ventre), constipation (surtout dès les premiers jours de vie), douleurs pendant la selle

Cœur/Circulation :
Maladie cardiaque dans la petite enfance

Peau :
Eczéma avec démangeaisons, **eczéma atopique,** psoriasis, herpès, verrues, urticaire, démangeaisons sans éruption cutanée (aggravation par la chaleur et en y pensant), **érythème fessier (rouge vif, nettement délimité)**, nævus occipital (« morsure de cigogne »)

Urogénital :
Besoin fréquent d'uriner, urine d'odeur âcre ou forte, **cystite chronique récidivante dès le jeune âge,** leucorrhée chez la petite fille, précocité sexuelle, tendance à la masturbation

Appareil locomoteur :
Arthrite rhumatoïde juvénile, douleurs rhumatismales des membres et des articulations, sensation de brûlure le long de la colonne vertébrale, **douleurs des genoux (surtout gauche)**, œdème de la cheville

Psychisme/Comportement :
Enurésie nocturne, anorexie, boulimie, dyslexie, TDAH, automutilation (scarifications), éveillé la nuit et somnolent le jour

Généralités :
Tendance aux refroidissements, tempérament allergique, gonorrhée ou infarctus du myocarde dans les antécédents familiaux, **troubles du sommeil,** obésité

Modalités :

← à la lumière du jour jusqu'au coucher du soleil, par la chaleur forte, en pensant à ses troubles

→ par le temps humide, allongé sur le ventre, au bord de la mer

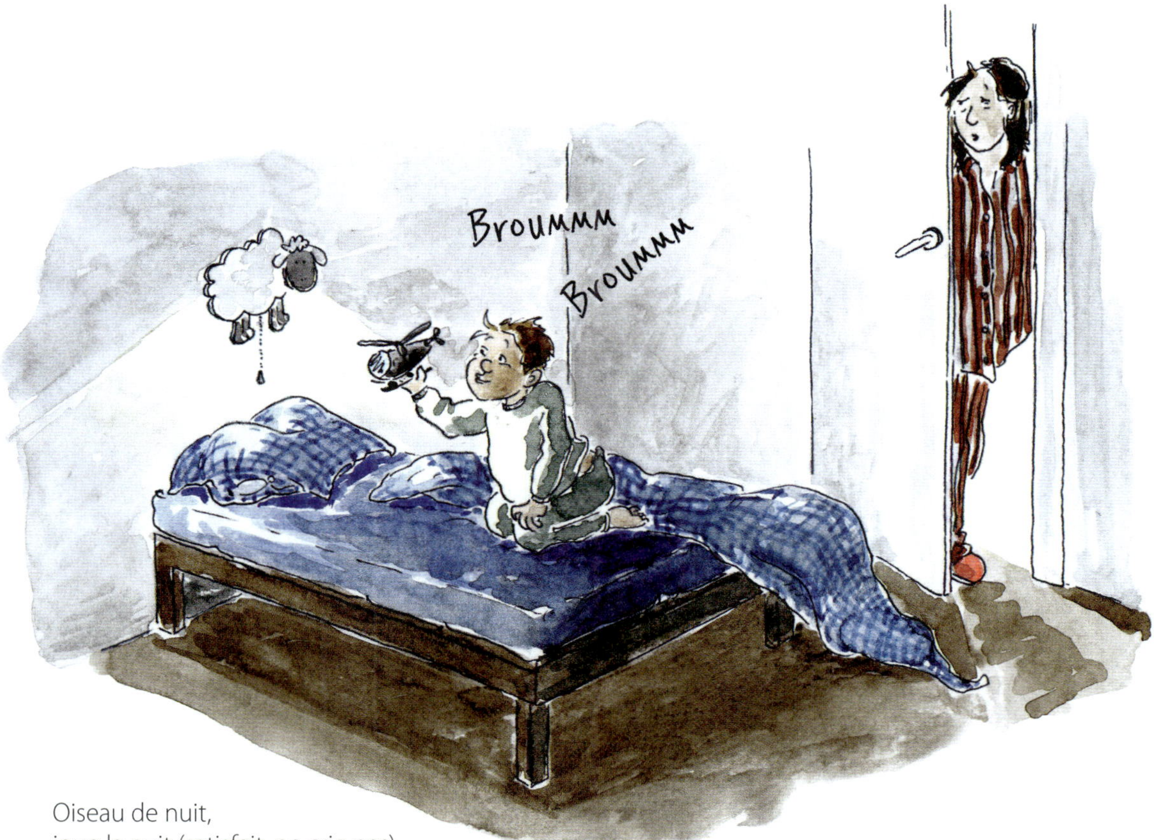

Oiseau de nuit,
joue la nuit (satisfait, ne crie pas),
fatigué et ramolli la journée

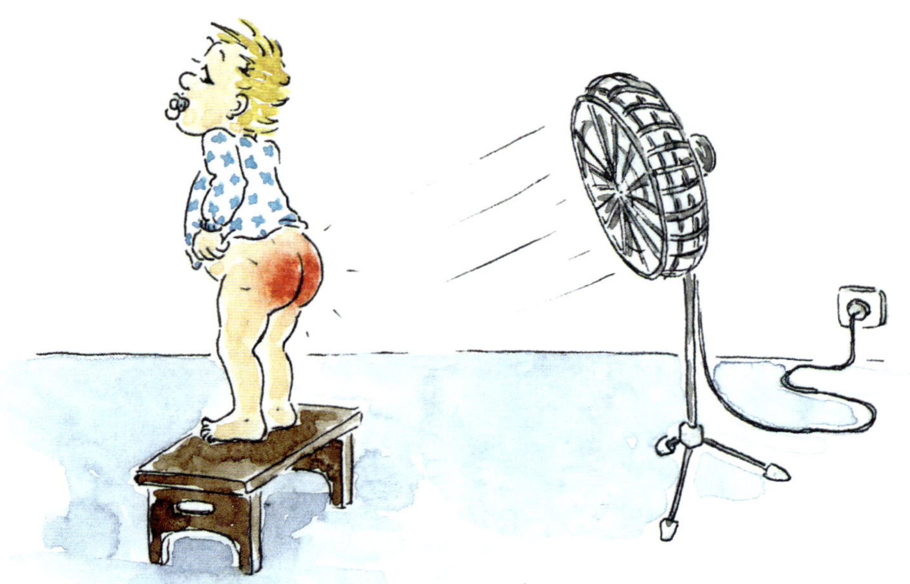

Érythème fessier, « cul de babouin » chez l'enfant langé

Mercurius solubilis

Oxyde noir de mercure
préparé selon les indications
du Dr Hahnemann
(Mercurius solubilis Hahnemanni)
Règne minéral

Tableau périodique :
Étape 12, série Or (mercure),
Étape 16, série Carbone (oxygène)
Couleur : 19 DE (bleu-vert foncé)

Profil :

C'est un meneur, un révolutionnaire, comme dans les livres ! *Mercurius solubilis* est violent, fier, agité, agressif et rebelle, il ne peut pas contrôler ses impulsions. Lors de ses accès de colère, les autres doivent vite se mettre à l'abri car un enfant *Mercurius* crache, donne des coups de pied, frappe violemment. Il a tendance à faire usage de la force sans le moindre sentiment de culpabilité. Méfiant, *Mercurius solubilis* se sent vite attaqué et comme entouré d'ennemis, mais c'est malgré tout souvent lui qui déclenche les bagarres. L'enfant est despotique et s'emporte facilement, il n'accepte absolument aucune remarque de la part de quiconque. Ce qui, au positif, pourrait passer pour un tempérament directif aboutit chez *Mercurius solubilis* plutôt à des disputes, à des renvois de l'école et à des actes malveillants. L'enfant aime les films d'horreur où le sang coule à flot et les jeux d'action sur l'ordinateur avec beaucoup de violence et de fusillades. Lorsqu'il se sent vexé et agressé, il développe un fort sentiment de haine qu'il parvient difficilement à contrôler. De temps en temps, *Mercurius solubilis* se met à faire le clown de façon un peu vantarde, compulsive, déplacée et extravagante, tout comme il est justement. En plus de son tempérament notoirement agressif et querelleur, on remarque aussi son agitation : *Mercurius* ne peut pas rester assis tranquillement, il est constamment en train de courir partout ou de faire des acrobaties. Il est toujours pressé et aime les sports avec beaucoup de mouvement et de vitesse (skateboard, roller, karting). Il lui arrive pourtant parfois de ne pas pouvoir suivre sa propre frénésie intérieure, car *Mercurius solubilis* est plutôt lent pour penser, répondre et agir. S'il ne montre à personne sa tristesse et son désespoir profonds, ceux-ci peuvent cependant pousser *Mercurius solubilis* à l'abus d'alcool et de drogues, voire à une tendance suicidaire. Sa sensibilité à la température est caractéristique dans les deux sens : il a vite trop chaud ou trop froid. Il craint de s'endormir parce que tous ses troubles s'aggravent nettement la nuit et qu'au fond de lui subsistent des peurs, notamment de l'obscurité, des voleurs, des esprits et de la mort. On remarque une tendance aux infections purulentes chroniques et aux indurations glandulaires, une odeur forte du corps et de la sueur, ainsi qu'une tendance générale à transpirer (un enfant *Mercurius* n'a jamais la peau sèche). La sueur teinte le linge en jaune et est très difficile à éliminer. De même que cet enfant est violent, ses troubles le sont aussi et présentent une tendance destructive (par exemple, les otites moyennes chroniques attaquent rapide-

Très sensible à la température. Caractéristique : sensible à la chaleur forte ET au froid, a vite trop chaud ou trop froid

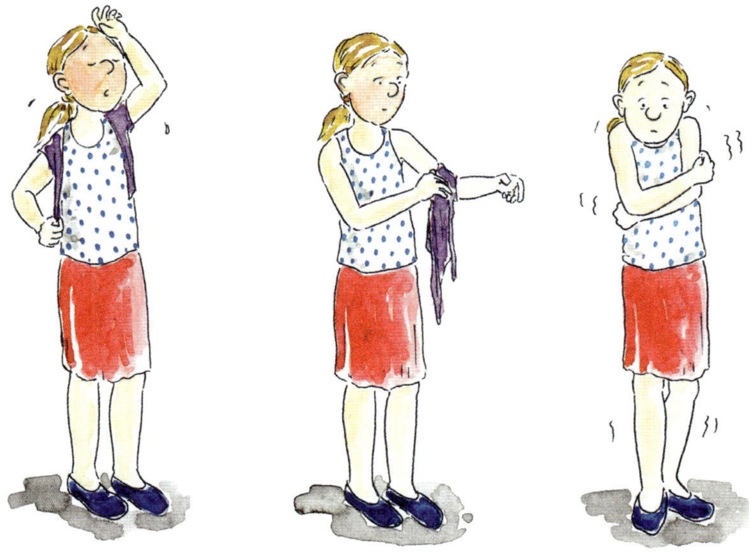

ment la structure osseuse de l'oreille). On doit aussi penser au fait qu'un amalgame dentaire chez la mère peut se transmettre à l'enfant par le cordon ombilical et déclencher chez lui des symptômes de *Mercurius solubilis*.

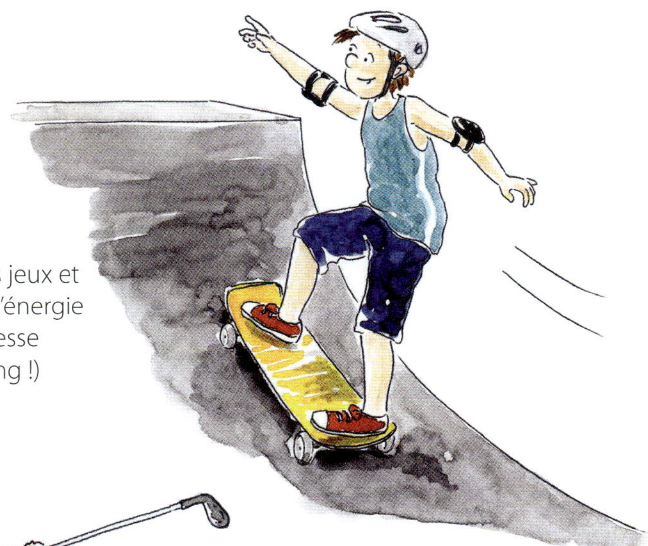

Plein d'énergie, aime les jeux et les activités où l'excès d'énergie peut se convertir en vitesse (skateboard, roller, karting !)

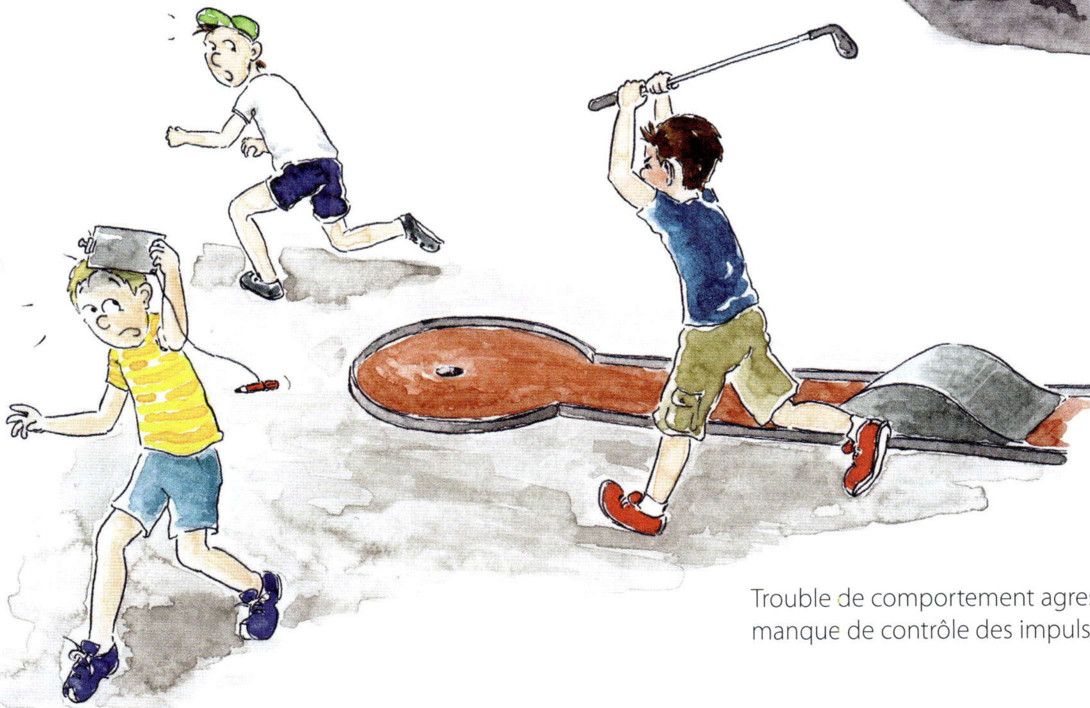

Trouble de comportement agressif avec manque de contrôle des impulsions

Troubles :

Troubles principaux :
Amygdalites purulentes et otite moyenne chronique

Tête :
Éruptions cutanées purulentes à la tête (abcès, furoncles, acné, érysipèle, dermatite séborrhéique), maux de tête (surtout au front, sensation de constriction), maux de tête d'origine sinusale, conjonctivite purulente (même chez le nouveau-né), iritis, kératite, rhume purulent, éternuements sans rhume, rhinorrhée jaune-verdâtre, rhume après amygdalite, **sinusite aiguë et chronique, otite moyenne aiguë et chronique** (avec sécrétions purulentes jaunâtres à verdâtres et d'odeur nauséabonde), **otorrhée** chronique**,** furoncle dans le conduit auditif, menace de perforation du tympan, mastoïdite, parotidite, difficulté d'audition après scarlatine, salivation nocturne, suppuration des ganglions cervicaux, troubles de la dentition, **suppuration des dents et des racines dentaires**, aphtes, **gingivites, haleine forte,** gonflement de la langue, empreintes des dents sur la langue, goût métallique dans la bouche

Gorge/Poitrine :
Pharyngite aiguë et chronique, laryngite, toux aboyante ou sèche et spasmodique, **amygdalite purulente aiguë, amygdalite chronique ou récidivante**, bronchite, pneumonie (du côté droit), gonflement et induration des ganglions cervicaux

Estomac/Intestin/Foie :
Hoquet, renvois, brûlures d'estomac, nausées, vomissements, gastrite, diarrhée, flatulences, ténesme pendant la selle, selles fréquentes, troubles hépatiques, pancréatite, hépatite, jaunisse du nouveau-né, prolapsus anal

Peau :
Éruptions cutanées purulentes, **abcès, furoncles,** acné, érysipèle, impétigo, dermatite séborrhéique, éruptions vésiculeuses et pustuleuses, éruptions cutanées avec démangeaisons (aggravées par la chaleur du lit), eczéma atopique, chute de cheveux

Urogénital :
Besoin fréquent d'uriner, sensation de brûlure en urinant, **troubles génitaux,** ulcères sur le pénis, balanite, érections douloureuses, phimosis, vaginite, leucorrhée chez les jeunes filles avec démangeaisons et brûlures, gonflement des glandes mammaires chez les garçons (parfois même avec sécrétion de lait), précocité sexuelle

Modalités :

← la nuit, par temps humide, par la transpiration, couché sur le côté droit, dans une pièce surchauffée, par la chaleur du lit, par les températures extrêmes

→ en changeant de position couchée

Otites moyennes purulentes récurrentes avec sécrétions nauséabondes (surtout à droite)

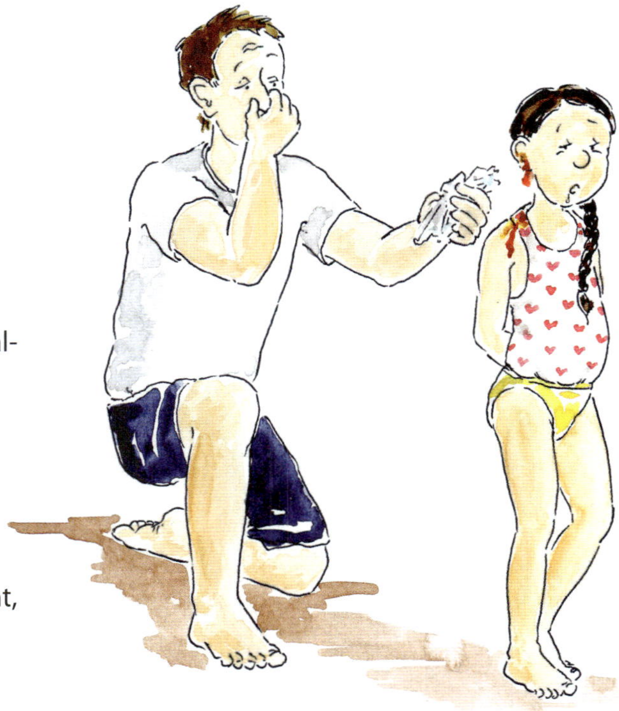

- **Appareil locomoteur :**
  Périostite tibiale, scoliose, douleurs osseuses, arthrite rhumatoïde juvénile
- **Système nerveux :**
  Douleurs névralgiques du visage, névralgie du trijumeau
- **Psychisme/Comportement :**
  Trouble de comportement agressif avec tendance aux agressions violentes, énurésie nocturne, boulimie, TDAH, dyslexie, dyscalculie, bégaiement, tendance à l'abus de drogues
- **Fièvre :**
  Fièvre hectique avec transpiration abondante et fluctuations importantes pendant la journée
- **Généralités :**
  Tendance aux refroidissements, **suites d'amalgames dentaires** (souvent par le cordon ombilical ou le placenta de la mère), forte tendance à la transpiration **(sueur qui jaunit le linge et qui est difficile à éliminer),** indurations glandulaires, mononucléose, affections cancéreuses infantiles (par exemple leucémie)

Haleine forte et putride

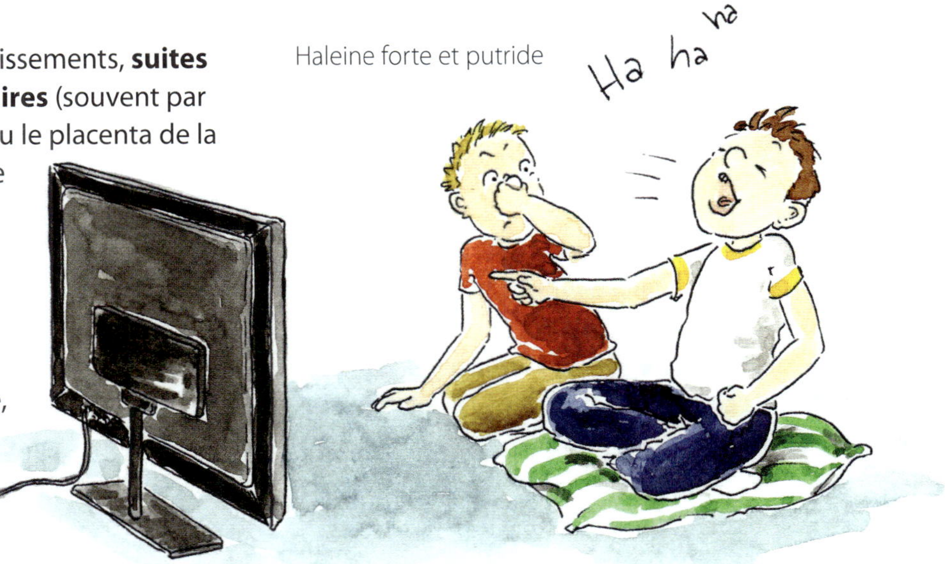

Natrum muriaticum

Sel de cuisine (chlorure de sodium)
Règne minéral

Tableau périodique :
Étape 1, série Silicium (sodium),
Étape 17, série Silicium (chlore)
Couleur : 17 C (bleu azur)

Profil :

Le plus souvent petit et mince et avec un cou fin, l'enfant *Natrum muriaticum* est introverti. Il s'habille convenablement mais de façon discrète, et se comporte avec politesse, discrétion et timidité.

Il évite le regard des étrangers. Pourquoi ? Par crainte de dévoiler ses véritables sentiments ! De cela, *Natrum muriaticum* ne veut parler à personne. Tout au fond de lui, il y a un long chagrin, une rancœur, une déception, un rejet ou une blessure. Il se sent mal aimé et délaissé. Il s'agit souvent en effet d'un manque d'amour des parents (généralement de la part du parent de sexe opposé), d'un décès dans la famille ou d'une séparation des parents qui rend *Natrum muriaticum* profondément triste et le fait souffrir. Mais parfois de simples blessures de l'âme suffisent à ce que, du fait de son hypersensibilité, *Natrum* les ressente comme de grands traumatismes. Quoi qu'il en soit, l'enfant *Natrum muriaticum* s'est construit un mur de protection derrière lequel il se retire par peur d'être à nouveau blessé. *Natrum* ne pleure que dans le silence de sa chambre et refuse catégoriquement les câlins ou même la consolation. Dès lors, il essaie vaillamment de ne pas montrer son chagrin, voire même sa fureur et sa haine. Et si plus tard il lui arrive de laisser éclater sa colère sous un ciel serein, c'est parce que des sentiments longtemps dissimulés se sont réveillés. *Natrum muriaticum* est sérieux et s'efforce de satisfaire à ses obligations et à ses responsabilités, mais il continue d'alimenter son profond traumatisme intérieur et ne se confie qu'à ses journaux intimes. *Natrum* adore lire et faire de la musique (de préférence du violon ou un instrument similaire), de même qu'il préfère la littérature de qualité et la musique classique. De par son comportement consciencieux et adapté, l'enfant essaie de trouver de l'amour et de la reconnaissance, mais il demeure rigide, réservé, peu émotif, et refuse les gestes physiques d'affection. Cela finit par lui donner une existence de martyr, une sorte d'autopunition dont *Natrum muriaticum* ne cherche d'ailleurs pas à se libérer. Quoi que les parents fassent pour réparer une erreur commise (ce n'est pas un hasard si l'enfant *Natrum* est souvent l'aîné), il ne leur laisse aucune chance : *Natrum* est extrêmement rancunier. Puisqu'il n'y a pas d'issue à ce dilemme, *Natrum muriaticum* peut développer des tendances dépressives. Du fait des émotions non extériorisées, on observe souvent des maux de tête, des éruptions cutanées et une incontinence nocturne (les pleurs de l'âme).

À l'adolescence, la jeune fille *Natrum* a du mal à accepter sa féminité et ne devient femme qu'assez tardivement. Elle se montre fermée et évite les contacts. De même que *Natrum* retient son chagrin sans pouvoir être consolé, l'enfant souffre également de constipation chronique.

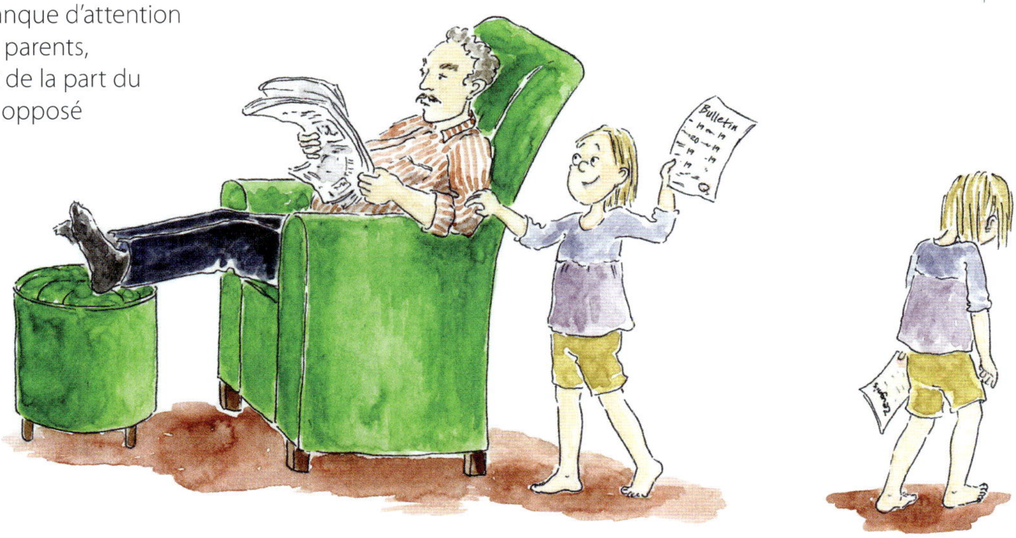

Chagrin par manque d'attention
et d'amour des parents,
le plus souvent de la part du
parent de sexe opposé

Comme la peau et les muqueuses sont souvent beaucoup trop sèches, il a très soif ! Les lèvres sont sèches et crevassées, et l'on retrouve souvent des vésicules d'herpès. Il n'a pas beaucoup d'appétit et a tendance à prendre ses repas à des heures irrégulières, aussi n'est-il pas rare que son poids soit insuffisant et qu'il ait tendance à l'anorexie. Il peut y avoir des problèmes d'alimentation chez le nourrisson, car la nourriture représente les soins qui sont ici refusés. La dentition est tardive, de même que l'apprentissage du langage. *Natrum muriaticum* préfère généralement les aliments salés (les chips à la place des sucreries) et amers (il aime le chocolat amer !). Le soleil, de même que la compassion et la consolation, aggravent tous les troubles.

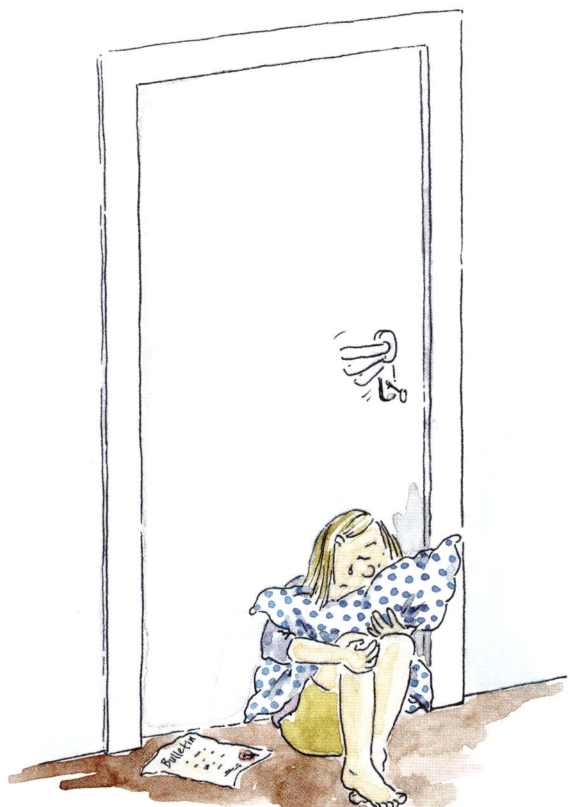

Chagrin silencieux, ne veut pas être
consolé, ne pleure que lorsqu'il est seul

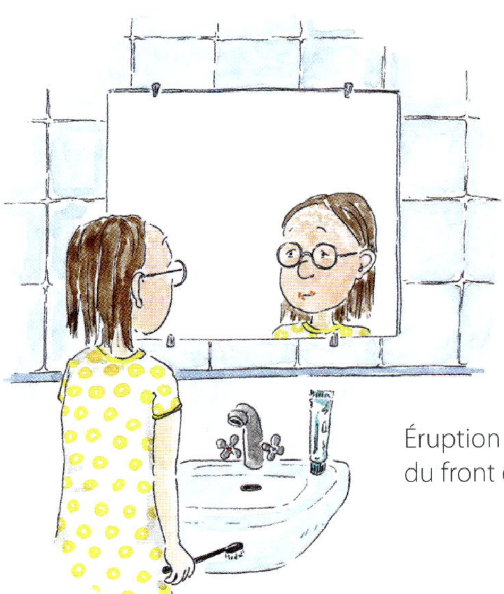

Éruption cutanée à la limite
du front et des cheveux

Troubles :

- **Troubles principaux :**
  Troubles suite de chagrin et maux de tête

- **Tête :**
  Maux de tête martelants ou explosifs associés à des douleurs de nuque, maux de tête en lisant longtemps, par excès de télévision, d'ordinateur ou de soleil (aggravés à midi, par l'effort ou la lumière), **maux de tête à l'école** (dès 10 heures du matin), **maux de tête chroniques** (suite d'émotions non extériorisées, d'offense ou de vexation), maux de tête avant les règles, **migraine,** photophobie, yeux rouges (par excès de lecture, de télévision ou d'ordinateur), sténose du canal lacrymal, rhinite allergique avec éternuements violents (surtout le matin), **rhinorrhée** (pendant quelques jours, puis nez bouché), **rhinorrhée translucide et blanchâtre** (comme du blanc d'œuf), perte du goût pendant le rhume, muguet buccal, aphtes, **herpès labial**

Modalités :

← vers 10 heures du matin, par l'effort mental, par la consolation, par la chaleur forte, en parlant, par le bruit, par la musique forte, au soleil, dans une pièce surchauffée, au bord de la mer

→ à l'extérieur, par des horaires de repas irréguliers, par un bain froid, par les vêtements serrés, par une pression sur le dos, couché sur le côté droit

- **Gorge/Poitrine :**
  Pharyngite aiguë, quintes de toux (par irritation ou chatouillement du larynx, ou en passant de l'extérieur dans une pièce chaude), laryngite, amygdalite chronique, bronchite, asthme bronchique

- **Estomac/Intestin :**
  Fringale le matin entre 10 h et midi, douleurs d'estomac, hoquet violent, météorisme, flatulences, **constipation chronique,** plus rarement diarrhée (surtout le matin en été), fissure anale

- **Peau :**
  Peau très sèche, éruptions cutanées (typiquement à la limite du front et des cheveux), **eczéma atopique** (généralement aggravation par un séjour à la mer, mais parfois amélioration), éruptions herpétiques, psoriasis, érysipèle, acné rosacée, urticaire, **acné,** verrues (surtout aux mains), **allergie au soleil,** squames, peau et cheveux gras

- **Urogénital :**
  Miction involontaire (par exemple en toussant), troubles menstruels spasmodiques chez les jeunes filles, aménorrhée

- **Appareil locomoteur :**
  Troubles de la nuque, **douleurs,** tiraillantes **de la nuque** (surtout à gauche) avec maux de tête, tension dans la nuque, **douleurs dorsales** (améliorées couché sur un support dur)

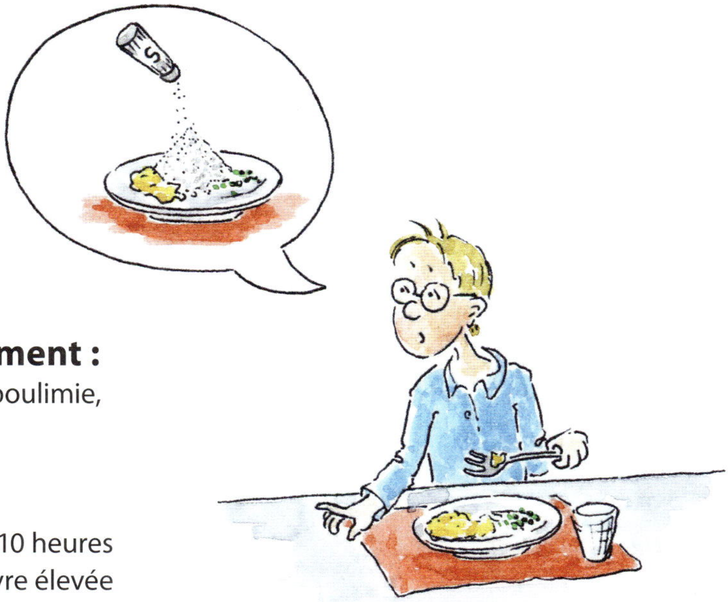

Désir de sel, d'aliments salés

Psychisme/Comportement :

Enurésie nocturne, anorexie, boulimie, suite d'abus sexuels

Fièvre :

Fièvre aggravée le matin vers 10 heures avec désir de se découvrir, fièvre élevée avec délire

Généralités :

Tendance aux refroidissements, dépressions dans les antécédents familiaux, amaigrissement, anémie, tempérament allergique, **rhume des foins, allergie aux acariens,** hyperthyroïdie, maladie de Hodgkin, œdème, oxyurose, troubles suite à une naissance prématurée

Toujours la tête dans les livres, les jeunes filles écrivent leur journal intime avec assiduité, elles aiment la musique classique et la littérature

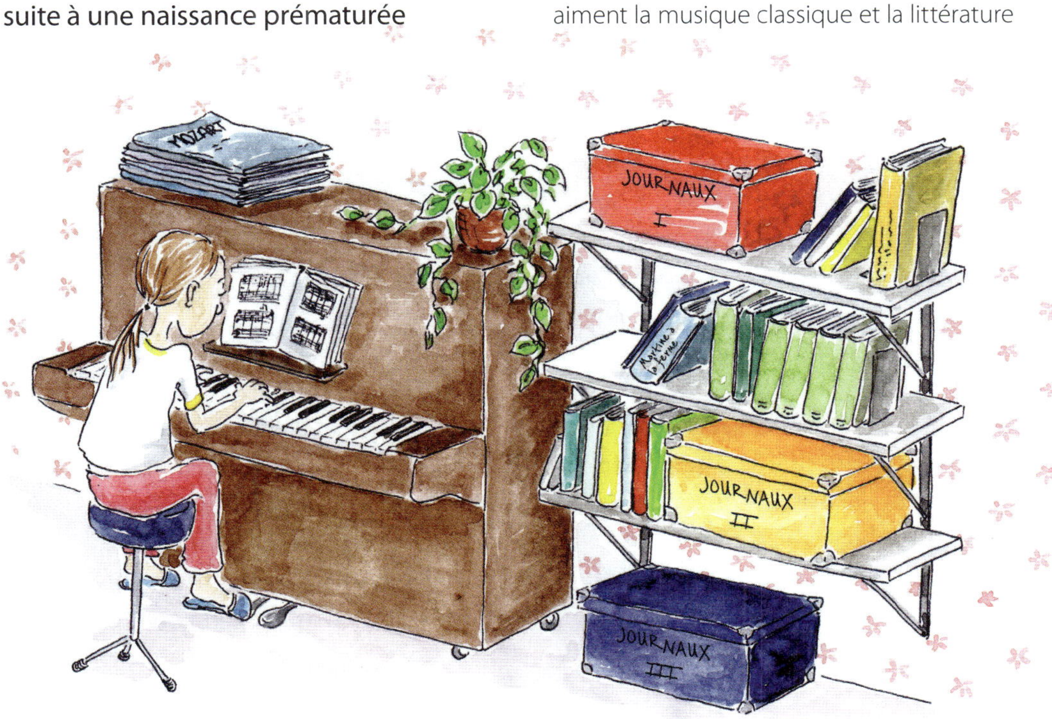

Nux vomica

Noix vomique (Strychnos nux vomica)
Famille des loganiacées (Loganiaceae)
Règne végétal

Couleur : 3 C (jaune d'œuf)

Profil :

Cette petite boule d'énergie est de la trempe des champions ! *Nux vomica* connaît les objectifs ambitieux qu'il s'est fixés, et l'enfant les atteint grâce à un travail méticuleux et ciblé. De ce fait, il n'aime absolument pas être dérangé, surtout par les bruits et la musique qui le détournent de son élan et de sa concentration.

Nux vomica est colérique, c'est pourquoi il réagit vite avec violence et irritabilité. Il s'énerve pour des futilités et se montre généralement très critique, querelleur et railleur. De ce fait, l'enfant *Nux vomica* est toujours très tendu et plisse fréquemment le front. Comme il accomplit ses tâches de façon ciblée tout en respectant les délais fixés, et qu'il est en même temps très pointilleux sur la ponctualité, il est constamment sous la pression du temps et se montre vite impatient avec ceux qui sont plus lents que lui. Il est très ordonné et soigneux avec ses affaires, aussi n'aime-t-il guère les prêter. *Nux vomica* répond sèchement et est très enclin à la contradiction et à la pédanterie. Mais il ne se fait pas non plus de cadeaux, étudie sans relâche et ne s'accorde que peu de distraction et de repos. Dans sa violence, *Nux vomica* peut même injurier ses parents (un peu comme *Lycopodium*, mais celui-ci fait preuve de plus de retenue en présence d'étrangers). L'enfant *Nux vomica* a une bonne confiance en lui et un caractère ouvert et honnête. Il n'aime pas les injustices, surtout bien sûr quand ce sont d'autres qui en tirent profit. Mais son ambition démesurée d'être encore et toujours le ou la meilleur(e), et surtout de vouloir impressionner ainsi les personnes extérieures, font de *Nux vomica* un enfant difficile, d'autant qu'il peut devenir très envieux lorsqu'il lui arrive de ne pas être le premier. S'il ne parvient pas à être le meilleur de la classe, être élu délégué ou numéro un en sport, des troubles se déclarent alors, car cette tension intérieure permanente réclame aussi son tribut sur le plan physique. *Nux vomica* souffre surtout de troubles gastro-intestinaux d'origine nerveuse, provoqués par le stress et renforcés par sa tendance à consommer des aliments gras et épicés, comme les chips et les hamburgers, de même que plus tard du café et de l'alcool en excès.

L'enfant *Nux vomica* est très frileux, il prend facilement froid et a souvent des crises d'éternuements spasmodiques lorsqu'il est enrhumé. Il a du mal à s'endormir en raison d'un afflux de pensées permanent, ou bien il se réveille entre 3 et 4 heures du matin et ne peut plus se rendormir ensuite. Cependant, une courte sieste lui fait énormément de bien.

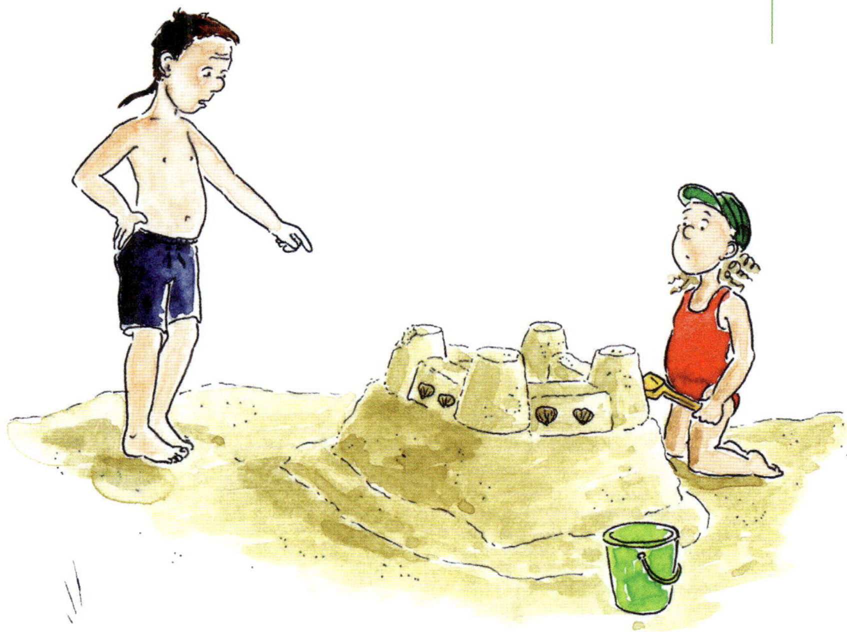

Critique, railleur à l'égard des autres

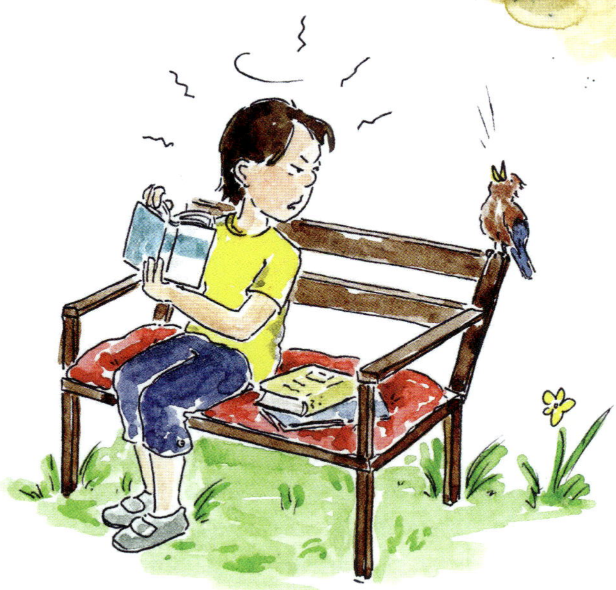

Très sensible aux bruits, réagit de façon très irritable aux bruits ou lorsqu'on le dérange

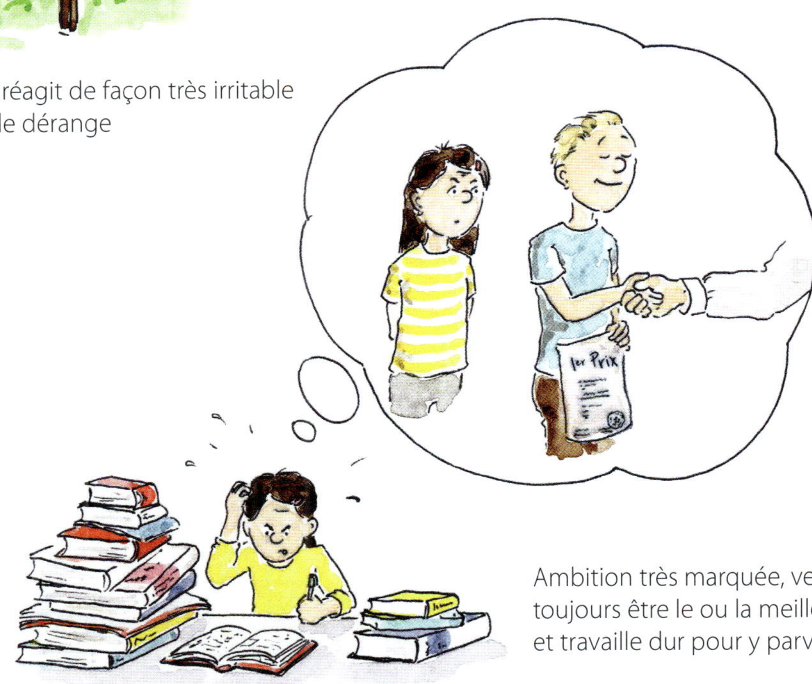

Ambition très marquée, veut toujours être le ou la meilleur(e) et travaille dur pour y parvenir

Troubles :

Troubles principaux :

Troubles gastro-intestinaux d'origine nerveuse

Tête :

Maux de tête d'origine gastrique (accompagnés de douleurs d'estomac ou de constipation), maux de tête (surtout à l'occiput, améliorés en fermant les yeux), **maux de tête à l'école,** mal de tête (suite de consommation d'alcool, d'effort mental, de contrariété ou de stress), mal de tête après manger ou pendant les troubles digestifs, maux de tête sinusaux, conjonctivite chez le nourrisson et le jeune enfant, photophobie, troubles visuels, acouphènes (bourdonnements, grondements), nez sec et bouché, rhinite allergique, crises violentes d'éternuements (surtout le matin), **rhume du nourrisson** avec reniflements chez le nouveau-né, goût amer dans la bouche, mauvaise haleine

Gorge/Poitrine :

Pharyngite aiguë, laryngite, **grattements dans la gorge**, douleurs de gorge, déglutition permanente, hoquet chez le nouveau-né, toux sèche qui chatouille, toux douloureuse (se tient la tête dans les mains), toux avec suffocation, coqueluche, sensation de boule dans la gorge qui remonte, bronchite, asthme bronchique (provoqué par des flatulences)

Estomac/Intestin :

Renvois, **brûlures d'estomac,** hoquet spasmodique, hoquet du nouveau-né, reflux œsophagien, **hyperacidité gastrique,** sensation de pierre dans l'estomac, dérangement d'estomac, **douleurs d'estomac pressurantes ou pinçantes (surtout par le stress ou la nervosité), gastrite aiguë et chronique,** sensation de plénitude, **nausées et vomissements (surtout après colère ou excès alimentaires)**, sténose ou spasme du pylore, **constipation** (surtout chez le nouveau-né), diarrhée (surtout après colère ou frayeur), douleur dans la région ombilicale, hernie ombilicale, flatulences, gargouillis et glougloutements dans l'intestin, **coliques intestinales (surtout chez le nourrisson),** jaunisse du nouveau-né, hémorroïdes, douleurs du rectum, maladie de Crohn, colite ulcéreuse

Appareil locomoteur :

Douleurs dorsales (après un courant d'air ou une colère), raideur de la nuque,

Modalités :

← le matin, par temps froid et sec, par les courants d'air, par l'effort mental, après avoir mangé, par le contact, par les épices fortes, par les stimulants comme le café, l'alcool et les médicaments (mais désir d'en prendre)

→ le soir, par temps humide (il aime la pluie !), par le repos, par un court sommeil réparateur, par la pression forte

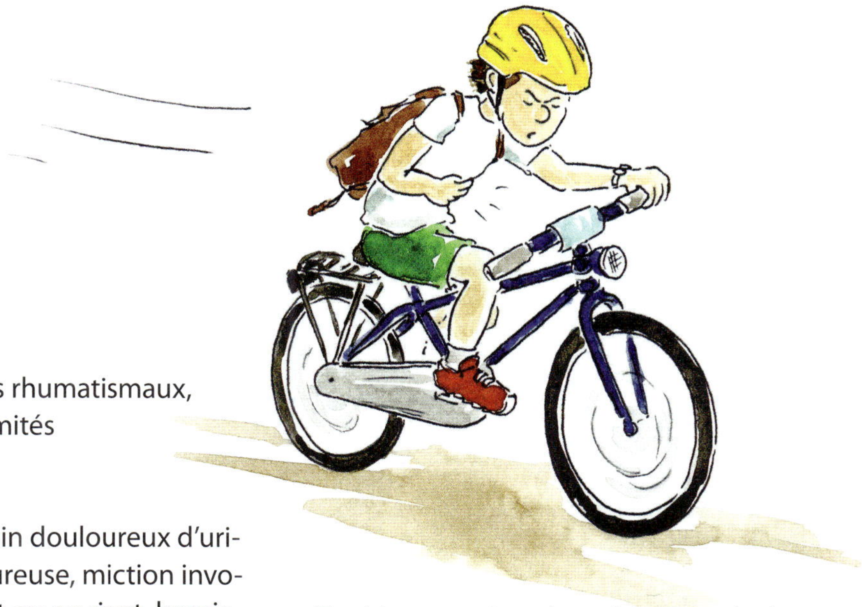

troubles articulaires rhumatismaux, faiblesse des extrémités

Urogénital :

Cystite aiguë, besoin douloureux d'uriner, miction douloureuse, miction involontaire en toussant ou en riant, hernie des testicules

Troubles gastro-intestinaux fréquents, douleurs abdominales pressurantes et pinçantes, surtout par le stress

Système nerveux :

Convulsions suite de verminose ou de réprimande, épilepsie, tics neurologiques, constriction des mâchoires (crampe des muscles de la mâchoire)

Psychisme/Comportement :

Enurésie nocturne, troubles du sommeil (par afflux de pensées)

Fièvre :

Fièvre gastrique, fièvre avec désir de chaleur

Généralités :

Tendance aux refroidissements, toujours frileux, **troubles du sommeil** (trop d'idées dans la tête, ne parvient pas à déconnecter), troubles par manque de sommeil, tempérament allergique, **rhume des foins**, troubles suite d'excès de télévision et d'ordinateur, **suites de traitements allopathiques trop fréquents** (antibiotiques, paracétamol, cortisone et psychotropes, comme la Ritaline®)

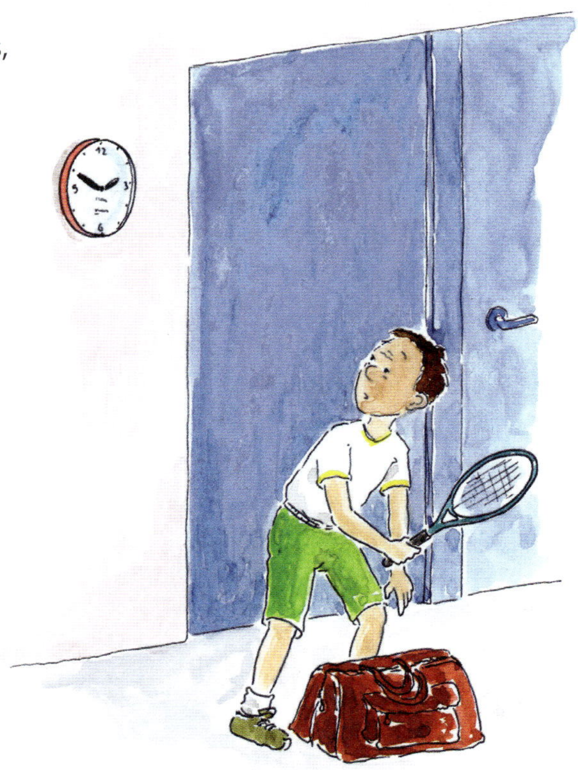

Extrêmement ponctuel, remplit méticuleusement ses obligations de la journée, constamment sous la pression du temps.

Opium

Extrait du lait séché de pavot
(Papaver somniferum)
Famille des papavéracées (Papaveraceae)
Règne végétal

Couleur : 2 C (jaune)

Profil :

Des événements dramatiques ou un choc terrible paralysent *Opium* et le conduisent à des problèmes de comportement.

En raison d'un accident, de la mort de membres de la famille ou de violence sous quelque forme que ce soit, l'enfant traumatisé se réfugie dans son monde intérieur. Il se sent apathique, paraît hébété, comme étourdi, et a l'impression d'être dans un mauvais rêve… mais, une chose est sûre, pas dans la réalité pure et dure. Le retrait dans le monde intérieur sauve *Opium*, car il souffre d'un sentiment de choc permanent. D'autre part, des troubles du comportement peuvent apparaître également, tels qu'une tendance à l'agressivité, une témérité extrême, de la cleptomanie et des mensonges. Cependant, l'enfant *Opium* ne ment pas par calcul (comme le fait *Tuberculinum*), mais parce qu'il manque du sens de la réalité. Les sens d'*Opium* sont trop à vif, ou bien au contraire émoussés. Cela se manifeste par exemple par une absence de douleurs dans des troubles habituellement douloureux.

Opium dit qu'il va bien lorsqu'il est malade, et effectivement il est remarquablement gai et actif quand il a de la fièvre. Par ailleurs, *Opium* s'effraie facilement et sursaute violemment pour des riens. Dans son euphorie, il peut faire preuve de beaucoup d'imagination et concevoir des projets titanesques. Il a en outre une bonne mémoire et une bonne capacité de compréhension. Toutefois, *Opium* apparaît parfois étrangement figé, non concerné, distant, intellectuellement absent. Son regard est comme perdu dans le vide, puis soudain il peut piquer une crise de colère ou d'agressivité. On observe de façon caractéristique des pupilles rétrécies ou de grandeur inégale. Les problèmes de comportement déjà mentionnés ainsi que d'autres troubles provoqués par un choc apparaissent au premier plan : somnolence comateuse, insensibilité marquée à la douleur, rétention urinaire, constipation ou incontinence fécale, manque de réaction aux médicaments indiqués ou bien troubles consécutifs à certains médicaments (surtout paracétamol et psychotropes). *Opium* doit être aussi envisagé chez les enfants dont la naissance a été très difficile et traumatique (interruption du travail, arrêt cardiaque, accouchement aux forceps ou par ventouse, apnée du nouveau-né) et qui développent ensuite des troubles particuliers, par exemple une tendance aux crises d'épilepsie. Les nouveau-nés *Opium* ont des difficultés à téter en raison de leur extrême somnolence.

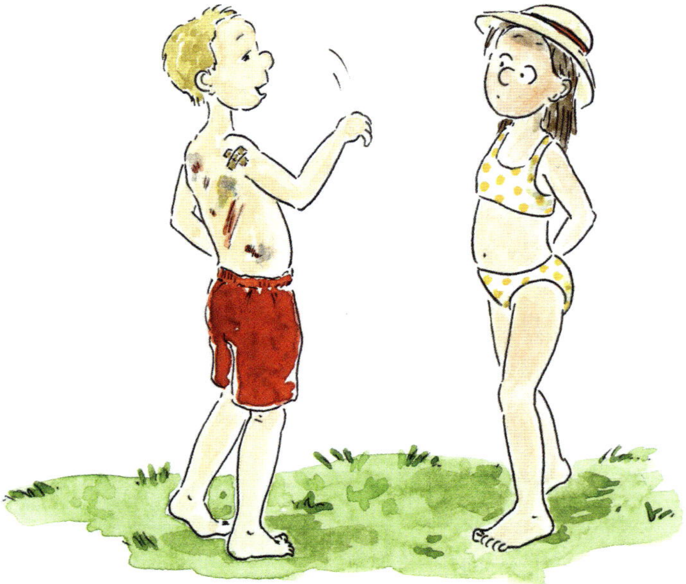

Insensibilité à la douleur en cas de blessures qui normalement sont douloureuses

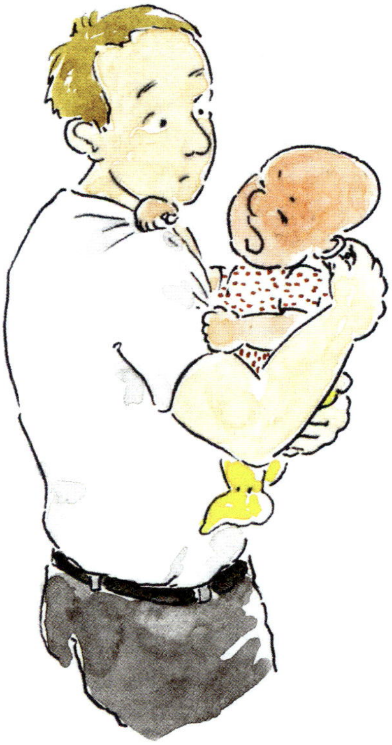

Suites de blessures à la tête (par exemple naissance par ventouse)

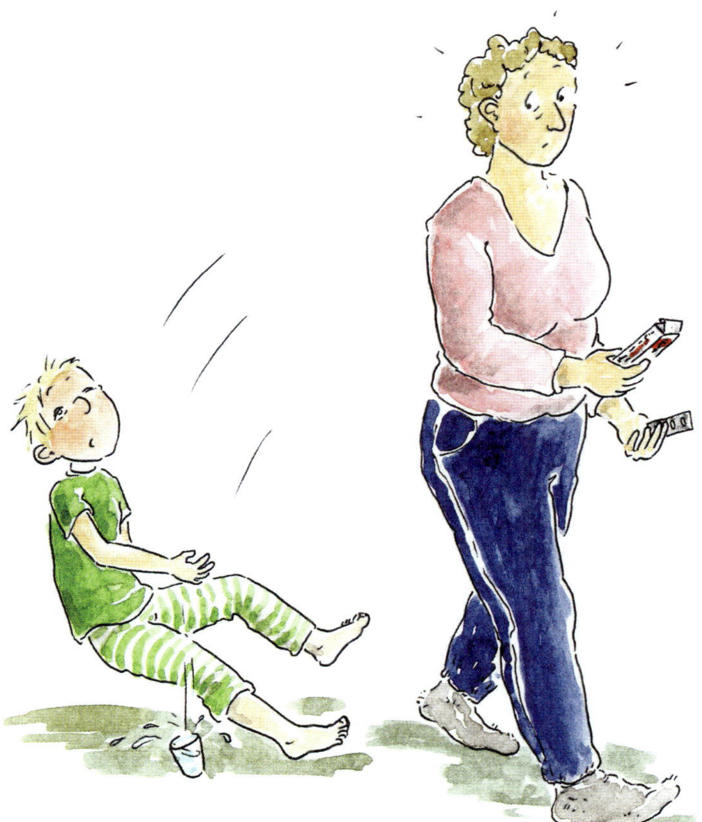

Suites de narcotiques (fièvre, hyperventilation, perte de connaissance et arrêt circulatoire)

Troubles :

- **Troubles principaux :**
  Problèmes de comportement après choc

- **Tête :**
  Maux de tête diffus, vertiges, **myosis** (plus rarement mydriase), paupières tombantes (ne peut pas fermer les yeux correctement)

- **Gorge/Poitrine :**
  Respiration avec râles ou ronflements, **pauses respiratoires** (surtout en dormant), **toux spasmodique avec dyspnée**, asthme bronchique, asphyxie du nouveau-né, cyanose, hyperventilation (suite de terreur)

- **Estomac/Intestin :**
  Douleurs d'estomac, coliques intestinales, nausées et vomissements, diarrhée (suite de peur), flatulences, **constipation** extrême par inactivité intestinale (surtout chez le nouveau-né), selles comme des petites billes noires et dures, iléus, invagination de l'intestin, vomissements fécaloïdes, selles involontaires, hernie inguinale

- **Urogénital :**
  Besoin inefficace d'uriner ou **rétention urinaire** (après une frayeur)

- **Appareil locomoteur :**
  Faiblesse musculaire, crampes musculaires, tremblements et tressautements ou paralysie des extrémités, raideur des membres (rigidité tétanique)

- **Système nerveux :**
  Hémorragie cérébrale, hydrocéphalie, méningite, encéphalite, convulsions, **épilepsie** (souvent après une naissance difficile), opisthotonos

- **Psychisme/Comportement :**
  Problèmes de comportement tels que tendance agressive, mensonges, bégaiement, témérité extrême, cleptomanie, somnambulisme **après un choc** (traumatisme, accident, opération, décès de membres de la famille), suites d'abus sexuels, somnambulisme, autisme, **encoprésie**

- **Fièvre :**
  Fièvre élevée avec délire, fièvre avec apathie, désir de se découvrir

- **Généralités :**
  Perte de connaissance, troubles suite de blessure à la tête (traumatisme, naissance difficile aux forceps ou par ventouse), insensibilité relative à la douleur,

Modalités :

← pendant et après le sommeil, par la chaleur forte, au soleil

→ par le froid, en se déshabillant, par la marche continue

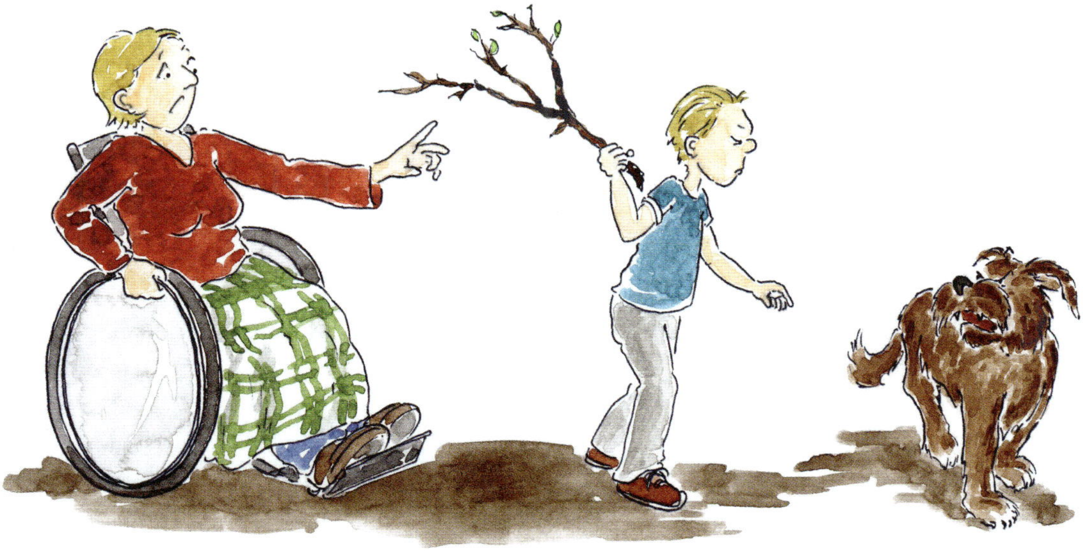

troubles suite de médicaments comme anesthésiques, psychotropes (par exemple Ritaline®) ou paracétamol, avec hyperventilation pouvant aller jusqu'à l'arrêt circulatoire, **troubles suite d'expérience de mort imminente** (choc anaphylactique ou cardiogénique ou neurogène, coma, naissance dramatique)

Troubles suite de choc (expérience de mort imminente, accident, violence, décès dans la famille, traumatisme de guerre, etc.), par exemple problèmes de comportement avec agressivité

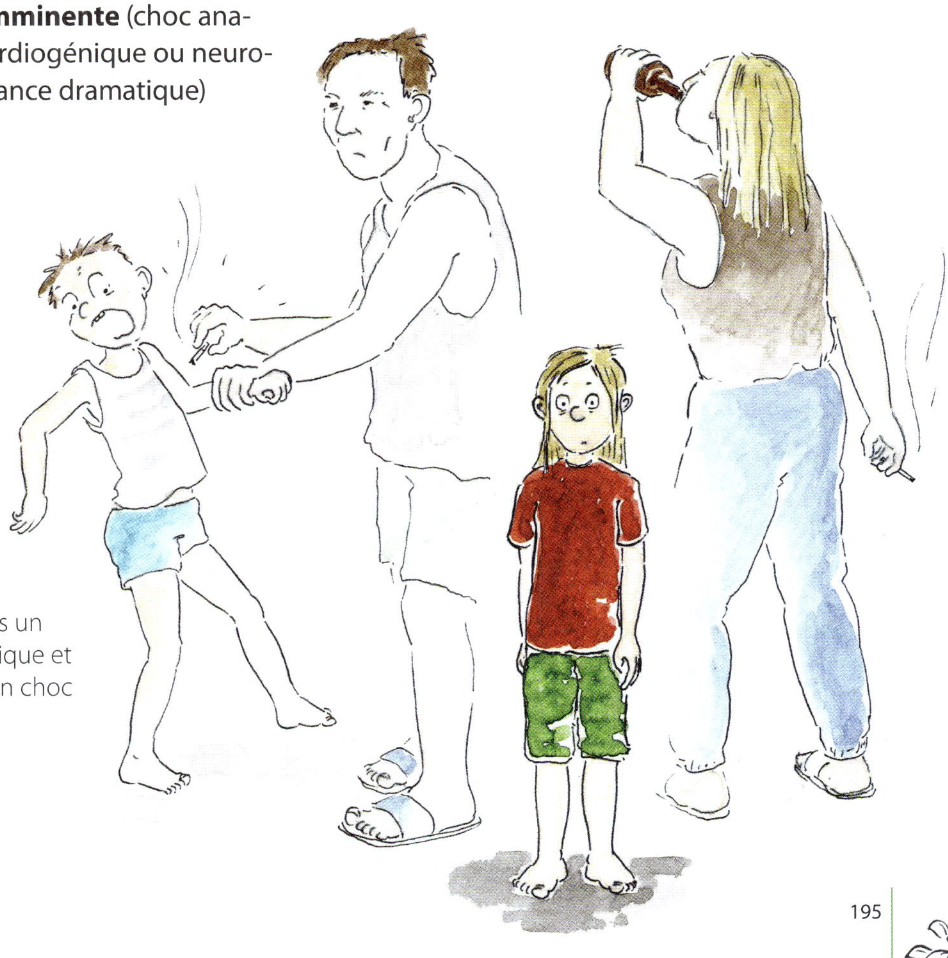

Se sent comme dans un mauvais rêve, apathique et comme sidéré par un choc

Phosphoricum acidum

Acide phosphorique
(Acidum phosphoricum)
Règne minéral

Tableau périodique :
Étape 1, série Hydrogène (hydrogène)
Étape 15, série Silicium (phosphore)

Couleur : 4-5 C (orange), 20-22 D (vert foncé)

Profil :

Phosphoricum acidum est le type même de l'adolescent à la mentalité je-m'en-foutiste et à l'humeur du genre « lâchez-moi les baskets », mais l'enfant plus jeune peut se trouver aussi dans un état *Phosphoricum acidum.*

Une chose importante à savoir : fondamentalement, *Phosphoricum acidum* n'est pas aussi indifférent à l'égard de ce qui auparavant lui faisait plaisir, il n'est pas aussi somnolent, aussi peu concerné, aussi détaché, aussi absent et épuisé. C'est en réalité un enfant éveillé et plein de fraîcheur, actif et curieux de la vie. Mais il y a quelque chose qui lui a pris son énergie : une maladie grave, une poussée de croissance ou un chagrin silencieux. On voit souvent *Phosphoricum acidum* déçu par un manque de reconnaissance ou d'amour de ses parents, ou bien blessé par des reproches infondés. Il peut aussi souffrir d'un chagrin d'amour ou du mal du pays. Dans ce cas il ne parle plus, il répond lentement ou plus du tout, ou alors de façon laconique et sèche, et il se met en retrait. L'enfant pubère devient d'humeur nerveuse et mélancolique. Des problèmes de concentration à l'école viennent s'y ajouter, de même qu'une grande faiblesse qui se trouve au premier plan dans ce tableau de remède.

Une vraie sensation de torpeur ! *Phosphoricum acidum* est physiquement et mentalement épuisé jusqu'au véritable *burn-out.* Il est parfois réellement surmené, par exemple sur le plan scolaire, au point d'envisager un changement d'école. Curieusement, il a souvent un désir de fruits et de jus de fruit, de choses rafraîchissantes et pétillantes, comme si cela pouvait le rafraîchir et le stimuler ! *Phosphoricum acidum* est un bon remède pour l'enfant épuisé qui a tendance à dormir pendant la journée et souffre beaucoup de maux de tête à l'école Il ne peut supporter le bruit de la classe et toute activité mentale ou physique aggrave encore ses maux de tête.

Phosphoricum acidum est également utile dans les douleurs de croissance qui peuvent se déclarer depuis le jardin d'enfants jusqu'à la fin de la croissance, surtout dans les jambes. Du fait d'une poussée de croissance forte et soudaine, *Phosphoricum acidum* est sans énergie et affaibli. Même les troubles avancés des jeunes filles anorexiques survenant après un chagrin (avec amaigrissement, faiblesse extrême, fatigue et repli sur soi) peuvent être traités par *Phosphoricum acidum.*

Fatigue permanente
avec tendance à dormir pendant la journée

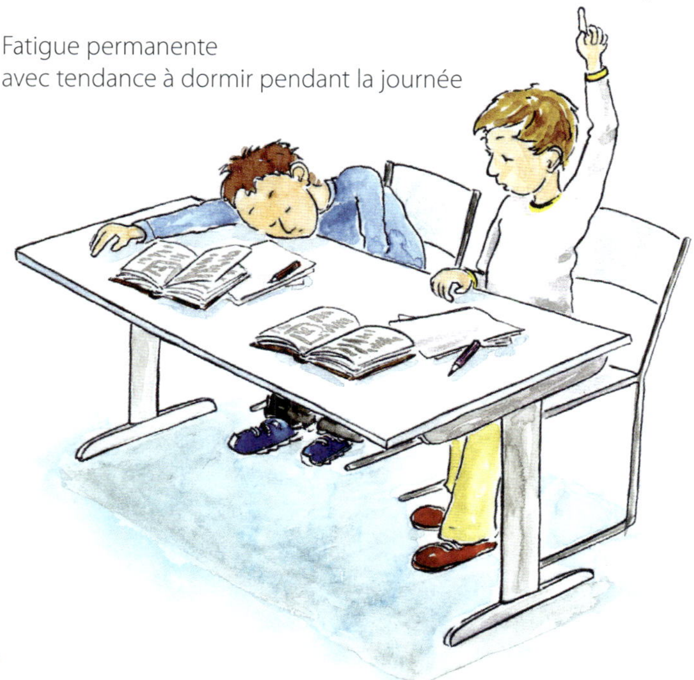

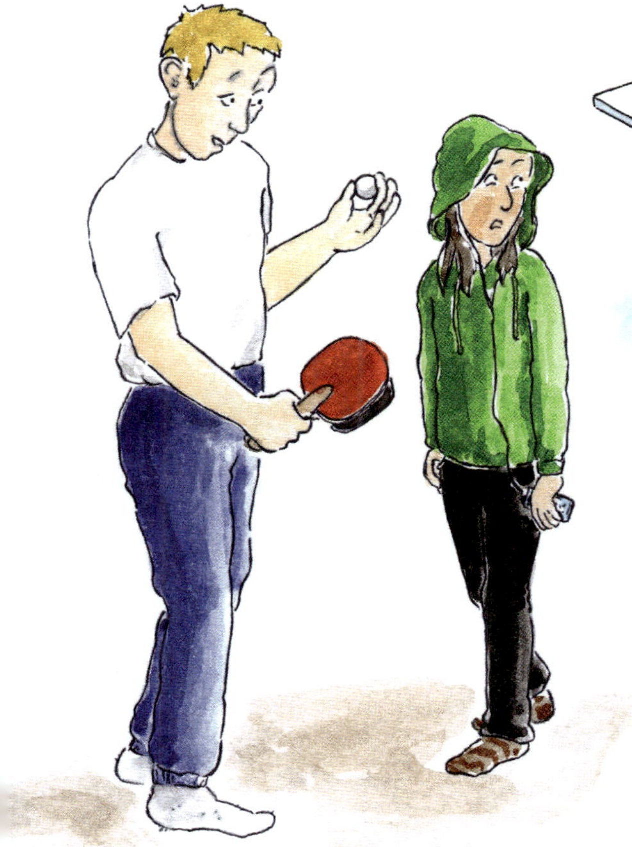

Je-m'en-foutiste, grognon et indifférent
(surtout à l'égard des adultes)

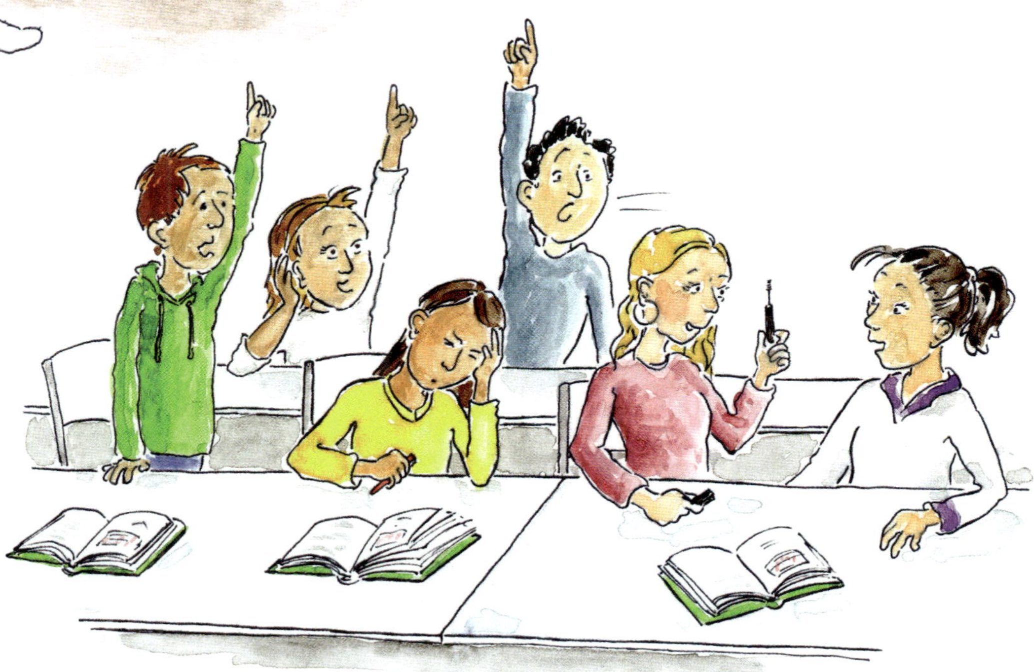

Maux de tête à l'école (aggravés
par toute activité et surtout par le bruit)

Troubles :

- **Troubles principaux :**
  Maux de tête à l'école, troubles de croissance et burn-out

- **Tête :**
  Maux de tête à l'école (aggravés par l'effort mental et le bruit), maux de tête avec sensation d'un poids lourd sur le crâne, migraine, **vertiges (suite d'effort mental),** photophobie, otite moyenne, acouphènes, difficultés d'audition, chute de cheveux (après chagrin), sécheresse de la bouche

- **Gorge/Poitrine :**
  Toux qui chatouille, asthme bronchique

- **Estomac/Intestin :**
  Ballonnements, **diarrhée chronique chez le jeune enfant,** coliques intestinales, encoprésie

- **Urogénital :**
  Incontinence urinaire (même pendant la journée), glycosurie, néphrite, aménorrhée chez les jeunes filles

- **Appareil locomoteur :**
  Douleurs de croissance, douleurs osseuses, scoliose, ostéomyélite, douleurs dorsales (surtout à la colonne cervicale), faiblesse de type paralytique

- **Psychisme/Comportement :**
  Enurésie nocturne (jusqu'à l'adolescence), **anorexie**, mal du pays, **somnolence,** tendance à dormir pendant la journée, humeur dépressive, tendance au repli social, **troubles de la concentration**

- **Fièvre :**
  Fièvre modérée mais épuisante, souvent provoquée par les émotions

- **Généralités :**
  Épuisement aigu, **syndrome de fatigue chronique,** tendance à l'évanouissement, mononucléose, diabète sucré juvénile, remède de puberté

Modalités :

← par l'effort, quand on lui parle, par perte de liquides, par les vêtements serrés

→ en restant au chaud

Problèmes de croissance (grandit trop tôt et/ou trop vite), douleurs de croissance

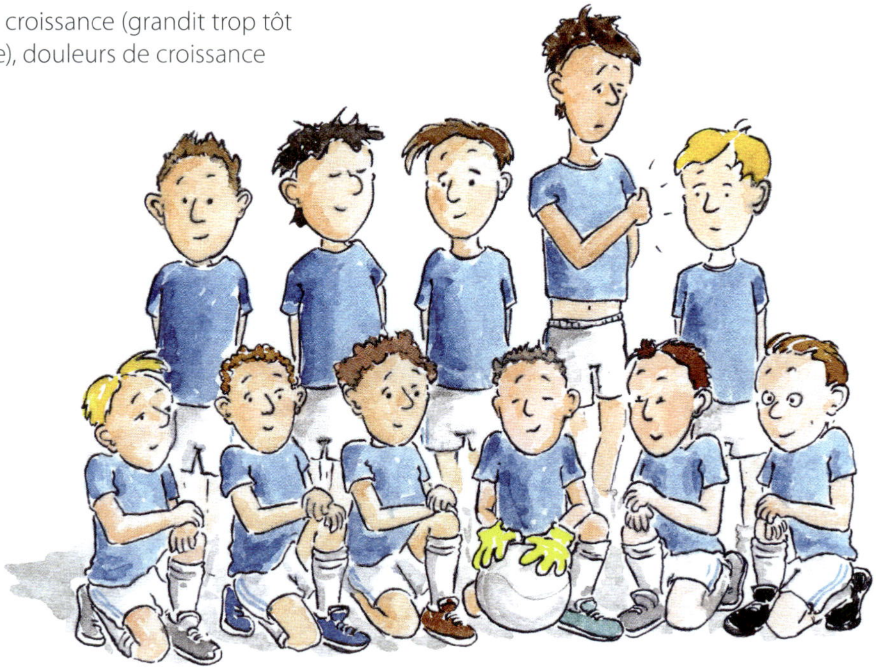

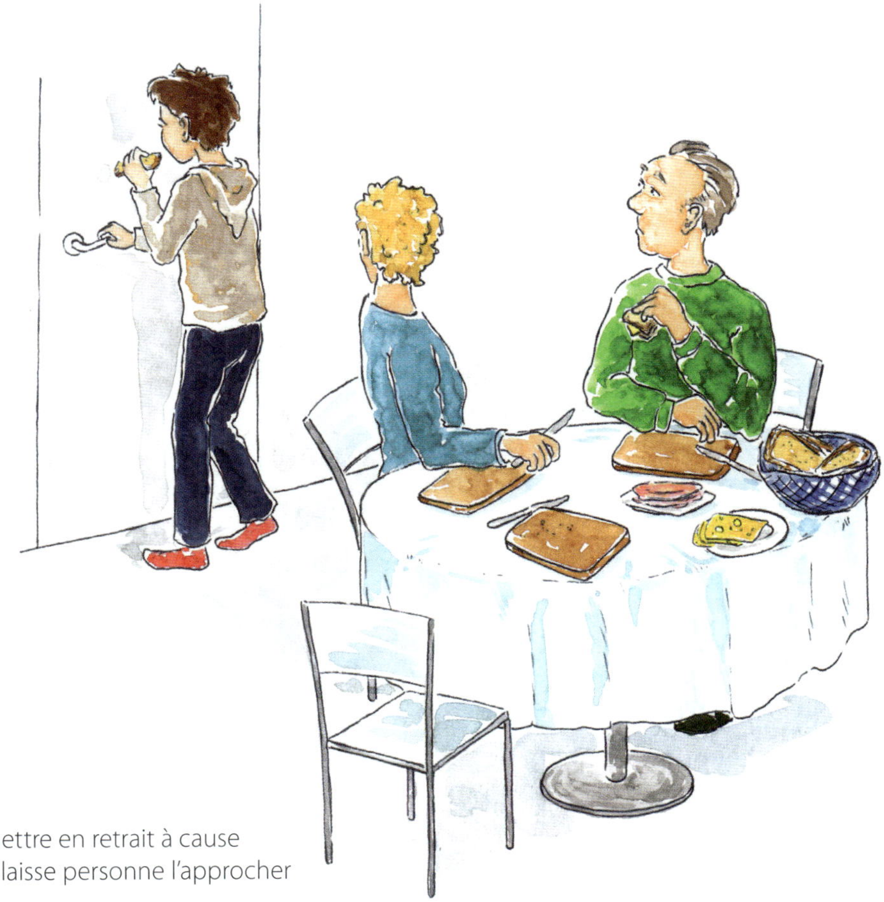

Tendance à se mettre en retrait à cause d'un chagrin, ne laisse personne l'approcher

Phosphorus

Phosphore jaune
Règne minéral

Tableau périodique :
Étape 15, série Silicium

Couleur : 20-22 C (vert menthe à vert prairie)

Profil :

Cordial et extraverti, *Phosphorus* est tout simplement un être qui pense de façon positive ! Il aime les gens, les amitiés et l'amour ! C'est à la puberté qu'on rencontre le type *Phosphorus* pur : l'adolescent déborde d'émotions (par analogie avec sa tendance aux saignements), il s'éprend et se déprend rapidement, il est sociable et communicatif, facilement impressionnable et ouvert à tout ce qui est nouveau, et bien sûr il aime les fêtes et les plaisirs. L'école est le lieu idéal pour rencontrer des amis ! Il cherche à esquiver discrètement le véritable travail et les obligations, mais si quelqu'un a besoin d'aide, *Phosphorus* y répond de manière généreuse et serviable. *Phosphorus* a une personnalité lumineuse, avec une grâce et un rayonnement qui ne passent pas inaperçus. Grand et mince, avec des cheveux roux, blonds ou auburn, il a souvent des taches de rousseur et de grands yeux brillants avec de longs cils soyeux. Qui pourrait se montrer méchant envers cette créature pleine de charme et de joie de vivre ?

Lorsqu'on lui fait un reproche, le petit *Phosphorus* disparaît dans sa chambre en sifflotant joyeusement et se met à faire un dessin, qu'il montrera peu après avec enthousiasme à celui qui l'a réprimandé. Il n'est jamais longtemps triste, vexé, ni même en colère. Quel enfant ravissant que ce *Phosphorus*, toujours de bonne humeur, actif, créatif et joyeux ! Il n'y a donc rien d'étonnant à ce qu'il ait beaucoup d'amis et un vaste cercle de relations. L'extraordinaire sensibilité de *Phosphorus* se manifeste dans sa clairvoyance et sa réceptivité aux énergies et aux tensions (orages, rayonnement tellurique, pollution électromagnétique). Mais cela implique aussi que *Phosphorus* ne sache pas vraiment mettre de limites ! À l'école, l'enfant se laisse vite distraire, il n'arrive pas à se concentrer et se met à rêvasser. À l'origine de ses troubles, on trouve souvent une forte poussée de croissance à la puberté qui épuise passablement *Phosphorus*. Même les changements de temps lui causent bien du souci. *Phosphorus* a surtout des douleurs brûlantes (par exemple douleurs de gorge, douleurs d'estomac) qui lui donnent envie de boissons froides, mais l'enfant ne les tolère pas et les vomit. Dès petit, *Phosphorus* a des problèmes de bronches : il est sujet au faux croup, enchaîne bronchite sur bronchite et finit par avoir de l'asthme ou des laryngites. *Phosphorus* tousse en permanence avec une toux d'irritation sèche et chronique ou bien un enrouement. L'enfant *Phosphorus* aime les tomates, le chocolat et souvent aussi le poisson. Il peut difficilement rester seul et a de nombreuses peurs, en particulier à propos de sa santé et de ce qui pourrait lui arriver. Même les orages lui font peur. Beaucoup de troubles surviennent du côté gauche, d'ailleurs il n'arrive pas à dormir sur ce côté ! L'enfant

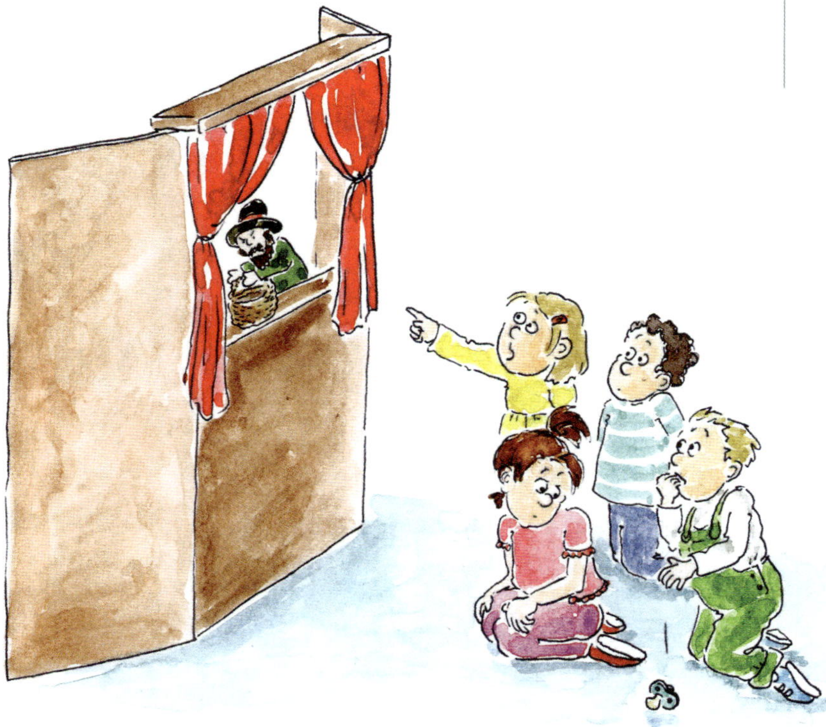

Phosphorus aime le contact physique, il est particulièrement chatouilleux, il aime les câlins et tout particulièrement qu'on le caresse et qu'on le masse.

Faiblesse de concentration due à une forte dissipation

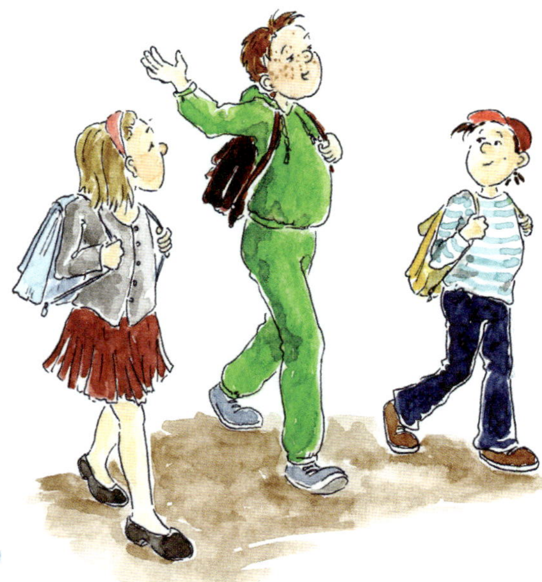

Se sent bien en société et parle beaucoup quand il est au centre de l'attention

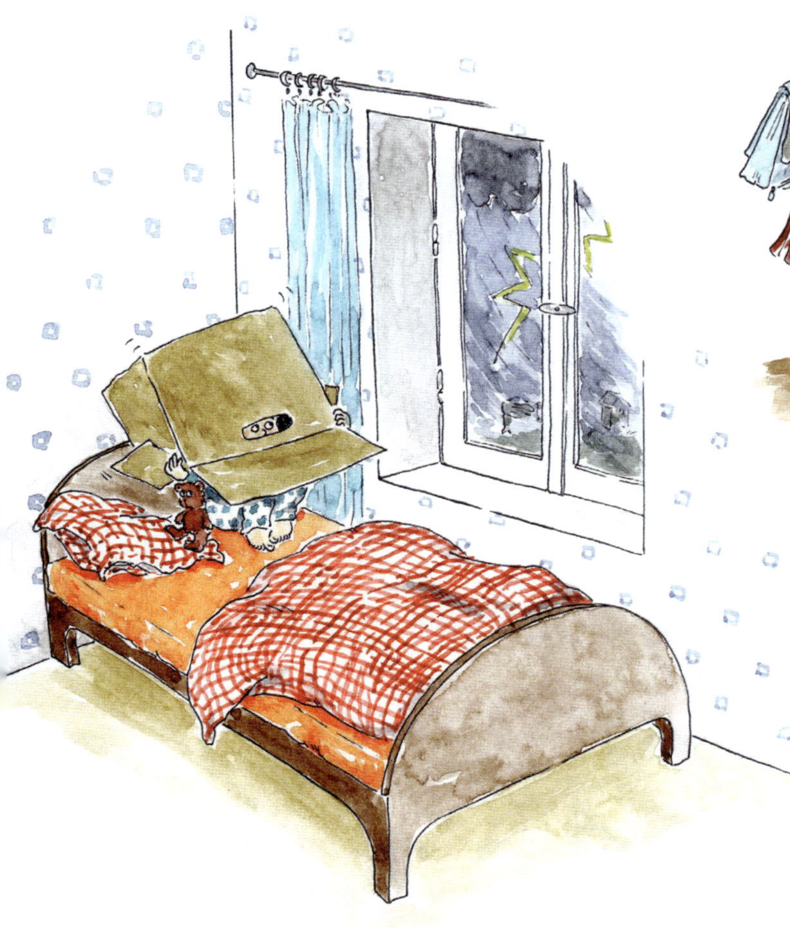

Peur de l'orage (facilement effrayé, surtout par le bruit du tonnerre)

Troubles :

- **Troubles principaux :**
  Laryngite, bronchite et toux d'irritation sèche

- **Tête :**
  Maux de tête (provoqués par la faim, accompagnés de fringales, de troubles visuels et de sensibilité olfactive, souvent avant un orage), maux de tête périodiques à l'école, vertiges (par l'odeur des fleurs ou du parfum), conjonctivite, rétinite, atrophie des nerfs optiques, paralysie des muscles extra-oculaires, photophobie, rhume (avec yeux larmoyants), écoulement nasal teinté de sang, nez bouché (dans une pièce chaude, avec alternance de côtés), **tendance aux saignements du nez et des gencives**

- **Gorge/Poitrine :**
  Pharyngite aiguë et chronique, **douleurs de gorge** (améliorées par les boissons froides), **toux sèche** (surtout le soir au lit en s'endormant, aggravée si l'enfant est couché sur le côté gauche), toux qui chatouille, toux saccadée, raclements de gorge permanents, envie de tousser à chaque changement de température, **laryngite aiguë, enrouement, faux croup, bronchite aiguë et chronique,** asthme bronchique, bronchiolite, **pneumonie** (surtout lobe inférieur gauche), coqueluche

- **Estomac/Intestin/Foie :**
  Gastrite, gastro-entérite, nausées, **douleurs d'estomac,** vomissements aigus, **tendance chronique aux vomissements, vomissement de boissons froides et après avoir mangé de la glace (dès que celle-ci se réchauffe dans l'estomac)**, météorisme, flatulences, diarrhée récidivante chez le nourrisson, diarrhée aqueuse épuisante, pancréatite, diabète sucré, jaunisse, jaunisse du nouveau-né, cirrhose du foie juvénile due au cuivre, maladie de Gilbert, intussusception/invagination, sténose ou spasme du pylore, hépatite (surtout hépatite A), maladie de Crohn

- **Cœur/Circulation :**
  Diathèse hémorragique, anémie, leucémie, palpitations (provoquées par le moindre mouvement ou la moindre émotion, aggravées en étant couché sur le côté gauche), myocardite

- **Peau :**
  Pétéchies, ecchymoses, purpura hémorragique, purpura rhumatoïde, hématomes (**tendance aux ecchymoses** par le

Modalités :

← le soir, au crépuscule, par le changement de temps, pendant l'orage, après avoir été mouillé par temps très chaud, couché sur le côté gauche, en montant des escaliers, par les boissons froides, en mangeant chaud, par l'effort physique et mental

→ dans l'obscurité, à l'extérieur, par le froid, en dormant, couché sur le côté droit, en se lavant à l'eau froide, par les aliments froids

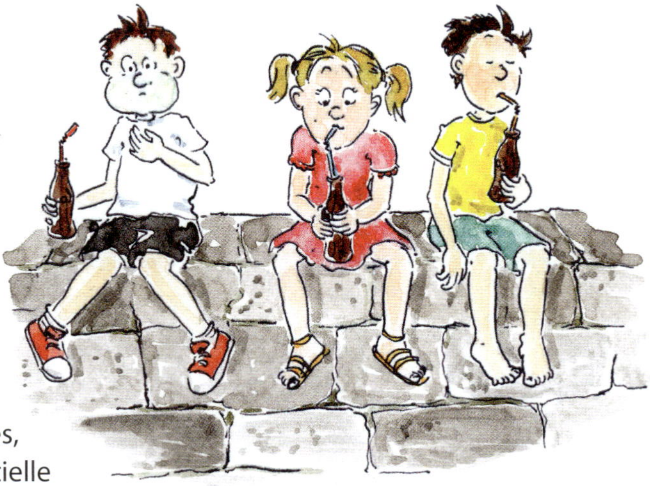

Désir de boissons froides, mais qu'il ne tolère pas ; vomissements de boissons froides

moindre coup), hémangiomes, psoriasis, urticaire, chute partielle des cheveux (zones chauves)

- **Urogénital :**
  Néphrite chronique, albuminurie, troubles menstruels chez la jeune fille, dysménorrhée accompagnée de faiblesse

- **Appareil locomoteur :**
  Torticolis (cou bloqué, surtout à gauche), douleurs de croissance

- **Psychisme/Comportement :**
  TDAH ou TDASH (« Pierrot de la lune »)

- **Généralités :**
  Tendance aux bronchites depuis la naissance, tempérament allergique, faiblesse, hypotension, anémie, **troubles suite d'anesthésie** (anesthésiques), après prise de psychotropes (par exemple Ritaline®) et corticothérapie, troubles suite de naissance prématurée (après éclampsie)

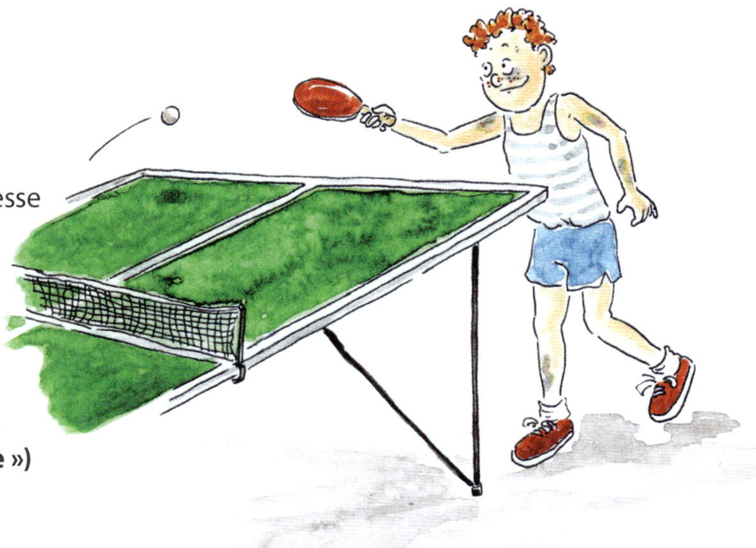

Tendance aux saignements (saignements de nez, apparition très rapide d'ecchymoses, saignements des gencives)

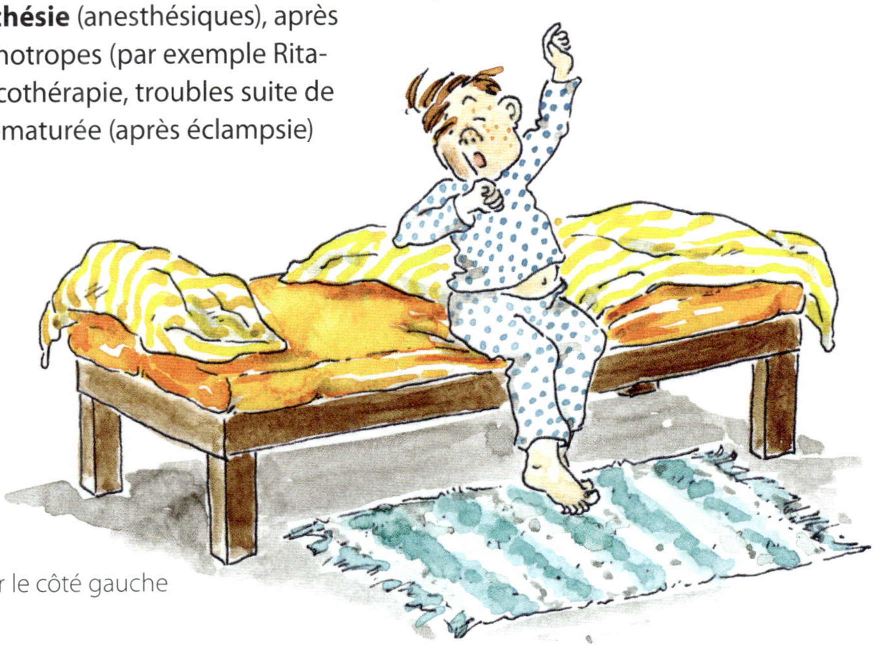

Ne peut dormir sur le côté gauche

Psorinum

Nosode de la gale (Scabies)
extrait d'un bouton de gale chez l'homme
Acarien de la gale (Sarcoptes scabiei)
Acariens (Acari)
Règne animal

Couleur : 3 C (jaune d'œuf), 20-22 E (vert foncé)

Profil :

L'enfant *Psorinum* souffre d'un manque d'énergie vitale, qui se manifeste autant dans son comportement que dans la mauvaise capacité réactionnelle de son système immunitaire.

Il apparaît pâle, maladif, amaigri, et donne l'impression d'être désespéré, déprimé et anxieux. Sa peau semble malsaine, comme s'il ne se lavait pas (sans que ce soit nécessairement le cas, même s'il a effectivement une grande aversion pour le bain et la douche !), et sent la crotte de souris. *Psorinum* a généralement des problèmes de peau : outre une peau qui cicatrise mal et qui en principe est beaucoup trop sèche, se manifestent des éruptions cutanées de toute sorte, toujours accompagnées d'agitation et de démangeaisons si fortes qu'elles peuvent le pousser au désespoir. Si *Psorinum* va particulièrement bien pendant un certain temps, c'est qu'à coup sûr une aggravation dramatique va s'ensuivre. Cela suffit à en faire un pessimiste né, en proie à de nombreuses peurs, en particulier du malheur, de l'échec et de l'avenir. Il ne croit pas que les choses puissent aller bien, il est constamment découragé et se sent négligé et abandonné. Et, de fait, il l'est souvent ! *Psorinum* vient souvent d'une famille nombreuse, ou bien est un enfant unique qui se retrouve seul la plupart du temps (par exemple si les parents sont souvent absents). Il a intériorisé un sentiment de pauvreté, non seulement du fait qu'il vit parfois effectivement au seuil de la pauvreté, mais encore parce que l'enfant *Psorinum* éprouve avant tout le sentiment de manquer d'attention et de soins, de même que de chance et d'espérance. Cela crée un sentiment de désespoir extrême, d'abattement et de résignation, correspondant en particulier aux enfants qui souffrent depuis des années de névrodermite sévère. L'enfant *Psorinum* souffre surtout la nuit de démangeaisons insupportables aggravées par la chaleur du lit, mais non améliorées par le grattage (comme chez *Sepia*), qui le poussent à se gratter jusqu'au sang. Puis, pendant la journée, il éprouve de la honte devant les autres enfants à cause de sa peau griffée et de ses éruptions croûteuses, suintantes et sanguinolentes. Du fait de ses périodes de veille nocturne, *Psorinum* est tellement épuisé et sans énergie pendant la journée que l'enfant développe des fringales, surtout la nuit, ce qui ne l'empêche pas de rester trop petit et trop maigre. *Psorinum* est extrêmement frileux et aime les vêtements chauds (même en été), de même que les bonnets (mais pas en laine, car il ne supporte pas le contact de la laine sur la peau). L'enfant *Psorinum* a fortement tendance à prendre froid, il est toujours malade et a très peu de résistance pour surmonter les affections chroniques. Lorsqu'il est bien indi-

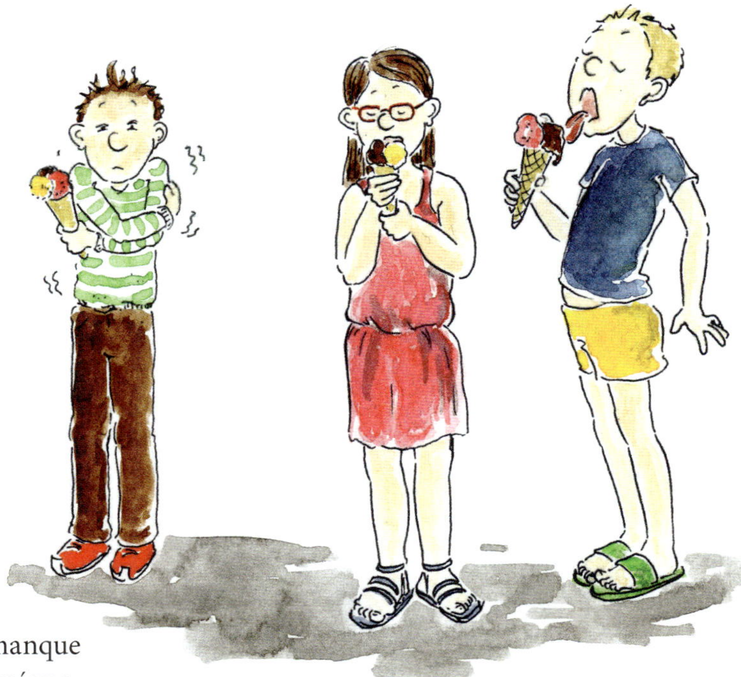

Extrême frilosité, a besoin de vêtements chauds même en été

qué, *Psorinum* peut pallier le manque de réaction à des remèdes homéopathiques pourtant bien choisis (comme *Sulphur*).

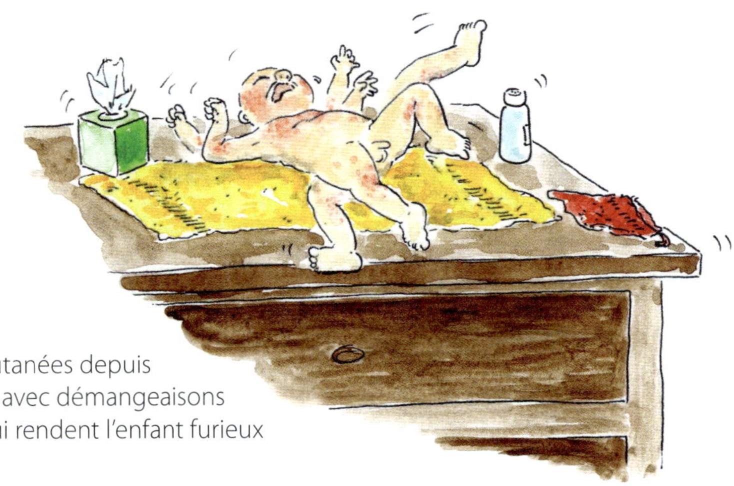

Éruptions cutanées depuis la naissance avec démangeaisons extrêmes qui rendent l'enfant furieux

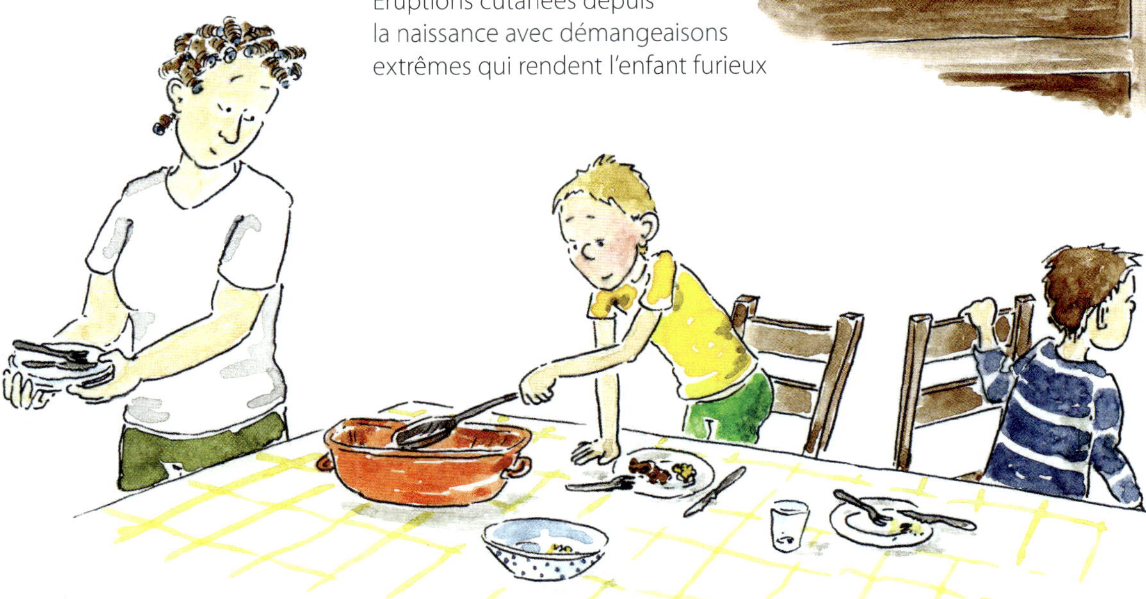

Gros appétit, mange beaucoup mais sans prendre de poids (l'enfant reste trop petit, trop maigre et avec un poids insuffisant)

Troubles :

- **Troubles principaux :**
  Éruptions cutanées chroniques avec fortes démangeaisons

- **Tête :**
  Maux de tête suite de suppression d'éruptions cutanées (par exemple pommades à la cortisone), **maux de tête à l'école**, maux de tête avec sensation de faim ou troubles visuels (scintillements), peau du visage très sèche et rugueuse, éruptions cutanées pruriantes et suintantes (surtout derrière les oreilles), conjonctivite, abcès des gencives, aphtes, haleine putride, rhume avec sécrétions malodorantes, rhinite allergique, otite moyenne chronique, sécrétions malodorantes des oreilles, démangeaisons dans le conduit auditif, acouphènes (sonneries)

- **Gorge/Poitrine :**
  Toux avec dyspnée (en particulier après boissons froides), amygdalite chronique et récidivante, asthme bronchique (alternant avec eczéma atopique), dyspnée (aggravée à l'air frais, à l'extérieur !), toux et asthme après suppression d'éruptions cutanées, bronchite

Modalités :

← la nuit vers 1 heure du matin, par le froid, par les courants d'air, par temps froid, par le changement de temps, par la chaleur du lit, par le café, par la laine sur la peau, par exposition directe au soleil

→ en mangeant, en s'allongeant, par la chaleur, par les vêtements chauds (même en été)

- **Estomac/Intestin :**
  Fringales (en particulier pendant les maux de tête ou la nuit), renvois, brûlures d'estomac, douleurs d'estomac, ulcère d'estomac, météorisme, flatulences, le plus souvent constipation, rarement diarrhée (foncée et d'odeur repoussante), mauvaise assimilation

- **Peau :**
  Prurit **(démangeaisons insupportables de la peau)**, peau très sèche, rugueuse, crevassée, croûtes de lait, **éruptions cutanées et eczéma avec agitation et fortes démangeaisons (souvent dès la naissance), eczéma atopique** (avec zones atteintes typiques comme plis de la peau, plis de flexion et entre les doigts), acné rosacée, herpès, acné, ongles cassants, éruptions autour des ongles, squames

- **Appareil locomoteur :**
  Faiblesse des articulations, rotation interne des jambes

- **Psychisme/Comportement :**
  Enfant criard (réveil nocturne avec cris persistants)

- **Généralités :**
  Tendance aux refroidissements, mauvais état nutritionnel, **tempérament allergique,** rhume des foins, gale aiguë (acrodermatite), récidivante ou dans les antécédents familiaux

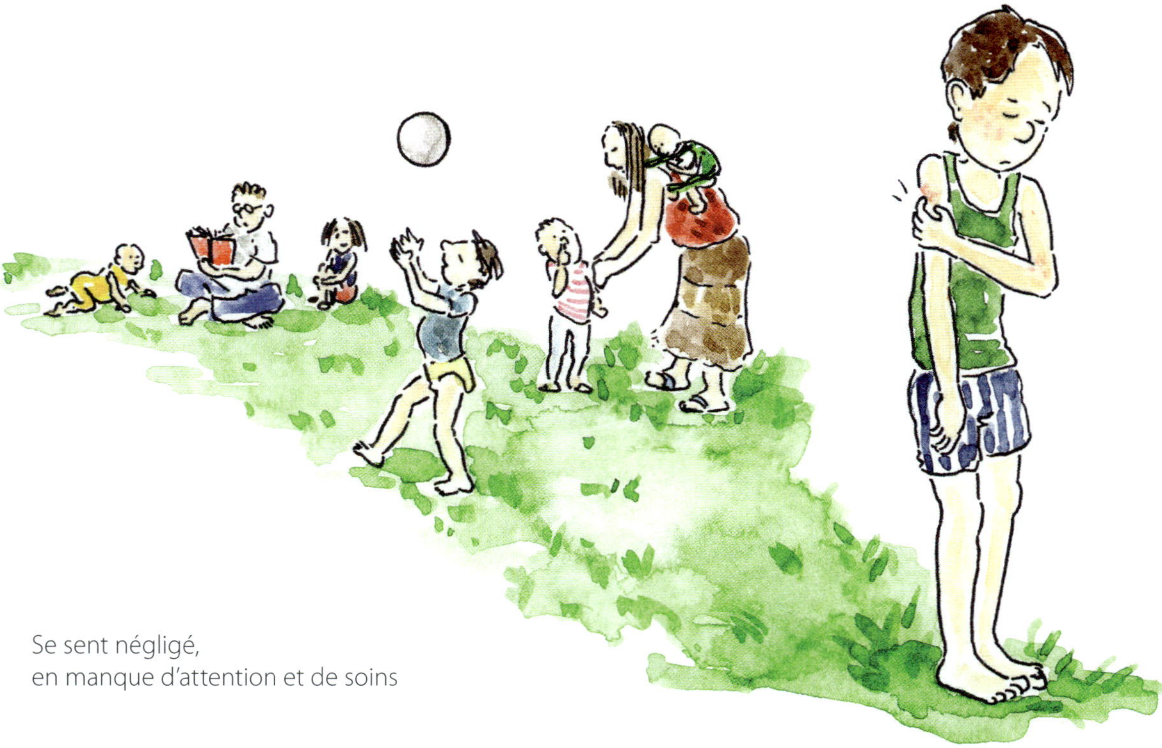

Se sent négligé,
en manque d'attention et de soins

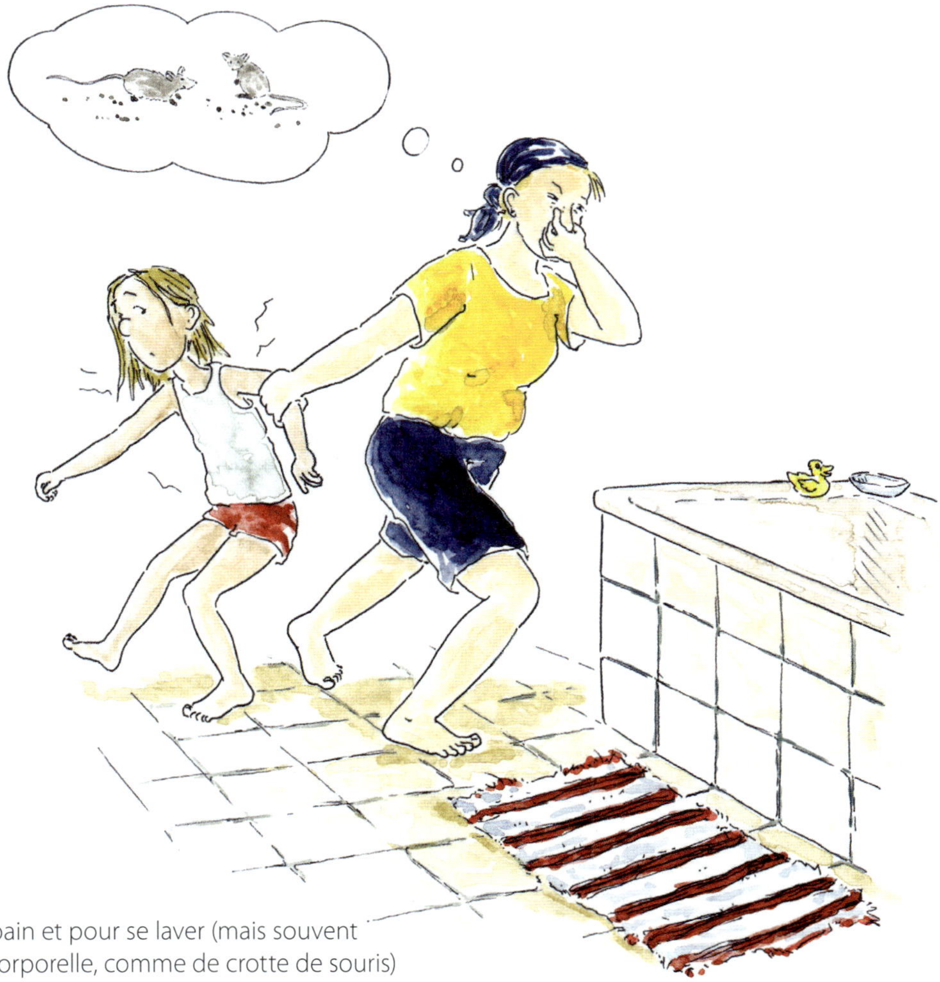

Aversion pour le bain et pour se laver (mais souvent
mauvaise odeur corporelle, comme de crotte de souris)

Pulsatilla

Anémone des prés
(Pulsatilla pratensis)
Famille des ranonculacées
(Ranunculaceae)
Règne végétal

Couleur : 2 C (jaune d'or), plus rarement 15-16 C (bleu roi)

Profil :

Quelle petite fille charmante ! Ce sont surtout les mères des petits garçons constamment en train de se bagarrer qui regardent avec beaucoup d'envie cet amour de *Pulsatilla*, car celle-ci joue bien sagement dans un coin avec ses poupées. Elle aide sa mère avec obéissance, paraît douce et accommodante, peut-être un peu gênée et hésitante. Sa sollicitude et son charme font de *Pulsatilla* la meilleure des mamans pour les poupées ! Mais par ailleurs, cette enfant pleurniche beaucoup et se raccroche fermement aux jupes de sa maman. Les angoisses de séparation, et surtout la peur de ne pas être aimée et d'être abandonnée, sont à l'origine des troubles nombreux et changeants de *Pulsatilla*. Son besoin extrême de consolation (qui améliore tous les troubles) et d'attention, de même que sa jalousie, surtout à la naissance d'un frère ou d'une sœur, sont dus au fait que *Pulsatilla* aimerait en permanence se sentir aimée, en particulier de sa mère. C'est un enfant qui se plaint volontiers, qui est capricieux et facilement vexé, et qui ne demande qu'à être aimé, consolé, câliné ! *Pulsatilla* a une douceur très féminine et une silhouette souvent un peu potelée, mais il peut s'agir aussi bien sûr d'un garçon impressionnable. Ce n'est pas toujours facile pour lui, car il a une allure un peu efféminée et préfère jouer avec les filles et les poupées plutôt qu'au football. Lorsqu'il est plus âgé, l'enfant *Pulsatilla* se repose volontiers sur les autres et devient ainsi rapidement dépendant. *Pulsatilla* se caractérise également par son indécision, son besoin constant de confirmation (surtout de l'amour des autres) et son apitoiement sur lui-même. C'est un remède merveilleux pour le caractère lunatique et les alternances d'humeur d'origine hormonale, caractéristiques des adolescents à la puberté ! La petite fille *Pulsatilla* a une peur notable des hommes. L'enfant présente une absence totale de soif (même en cas de fièvre) et, une fois couché (ce qu'il n'aime guère), il dort de préférence sur le dos avec les bras relevés au-dessus de la tête. *Pulsatilla* est le remède indiqué dans de nombreuses maladies infantiles avec fièvre, surtout pour la rougeole. Comme celle-ci est devenue rare en raison de la forte couverture vaccinale, *Pulsatilla* est aujourd'hui utilisé plus fréquemment comme remède aigu dans les refroidissements avec rhinorrhée jaunâtre et purulente et dans les otites moyennes. La toux de l'enfant *Pulsatilla* est grasse le matin, sèche la journée et devient si violente la nuit que l'enfant se réveille et ne parvient pas à dormir. *Pulsatilla* est aussi très utile dans les dérangements d'estomac dus aux excès de crème glacée et de sucreries (par exemple après un goûter d'anniversaire). On peut également administrer ce remède au bébé qui est pris d'un violent hoquet après la tétée ou la nuit en dormant. Il est

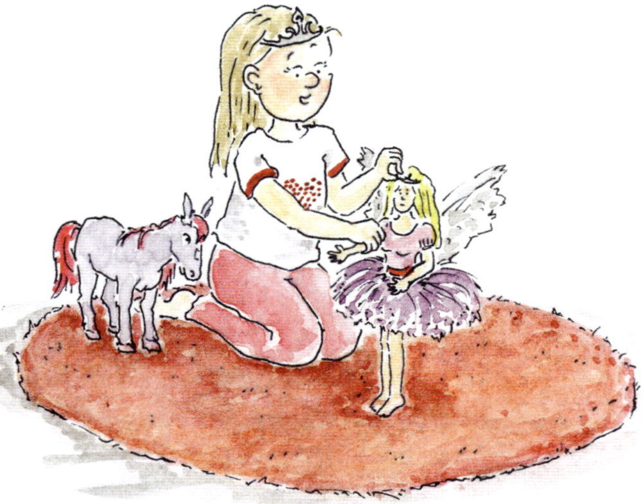

Aime les princesses et les poupées, c'est la meilleure des mamans pour les poupées !

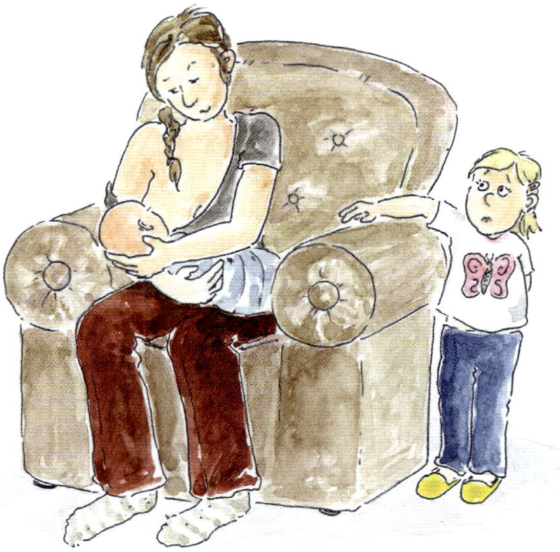

Jalousie à l'égard du petit frère ou de la petite sœur qui vient de naître, veut toute l'attention pour elle (pour lui)

surtout indiqué en chronique pour les troubles (en particulier maux de tête à l'école ou douleurs abdominales) qui s'accompagnent d'une tendance à pleurnicher et à se raccrocher, et qui sont instantanément améliorés par la consolation ! De plus, les troubles de l'enfant *Pulsatilla* sont extrêmement changeants et se modifient en permanence. *Pulsatilla* agit comme remède de soutien pendant la période de sevrage et contribue à adoucir l'angoisse de séparation lorsque l'enfant entre au jardin d'enfants ou à l'école, ou bien lorsque, pour une raison ou une autre, il est momentanément séparé de la mère. Il est également indiqué lorsque réapparaissent des comportements correspondant à des stades de développement antérieurs (par exemple si l'enfant se remet à marcher à quatre pattes au lieu de se mettre sur ses jambes).

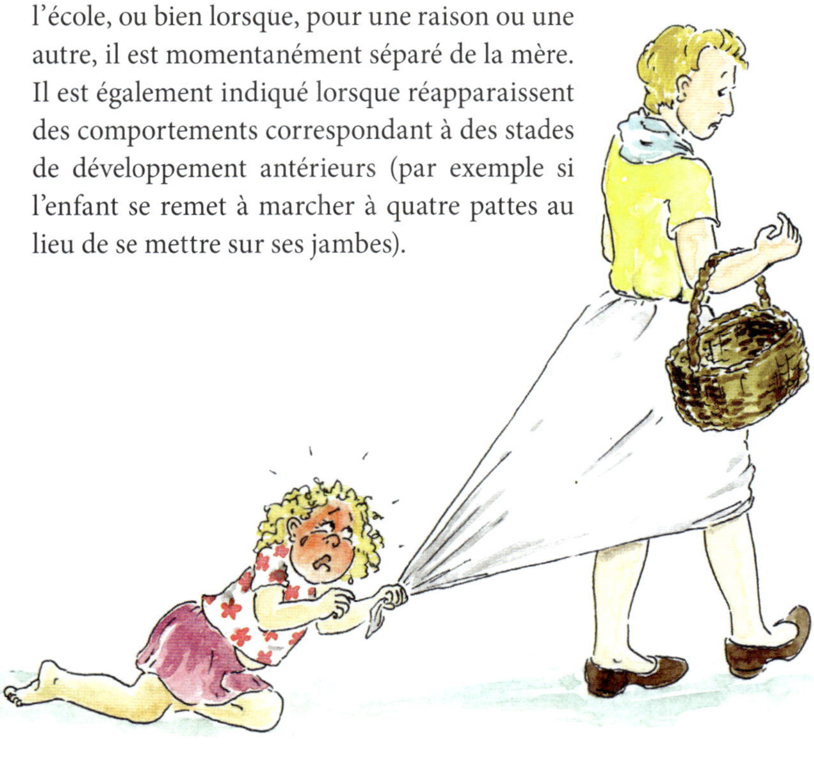

Se raccroche exagérément à sa mère, est pendue à ses jupes, dépendance à la mère

Troubles :

- **Troubles principaux :**
  Troubles changeants et dépendance à la mère

- **Tête :**
  Maux de tête (par l'effort mental, après excès alimentaire, suite de peur ou de terreur, améliorés en se promenant à l'air frais), maux de tête dans une pièce chaude dont l'air est vicié (salle de classe), **migraine** chez les jeunes enfants et les écoliers, sténose du canal lacrymal, **conjonctivite purulente (surtout chez le nouveau-né)**, orgelets, **rhume aigu avec sécrétions jaune verdâtre** (amélioré à l'extérieur), **rhume du nourrisson**, rhinite allergique, sinusite, **otite moyenne aiguë** (chronique avec difficulté d'audition, souvent après rougeole ou scarlatine), acouphènes, perte du goût pendant le rhume, goût amer dans la bouche

- **Gorge/Poitrine :**
  Hoquet après la tétée, douleurs de gorge, **toux (grasse le matin, sèche la journée et le soir)**, toux (améliorée à l'extérieur, aggravée dans une pièce chaude et la nuit), **asthme bronchique** (après suppression d'éruptions cutanées, refroidissement ou vaccination ROR), bronchite, pneumonie, coqueluche

- **Estomac/Intestin :**
  Douleurs d'estomac, nausées et vomissements (surtout après excès de sucreries, de glace ou d'aliments trop gras), gastrite aiguë et chronique, diarrhée (par stress émotionnel, après aliments gras, fruits ou glaces), diarrhée alternant avec constipation, selles de couleur et de consistance très variables

- **Cœur/Circulation :**
  Anémie, palpitations d'origine nerveuse chez la jeune fille à la puberté

- **Peau :**
  Éruptions cutanées avec démangeaisons, urticaire, éruptions cutanées pendant les maladies infantiles (rougeole, rubéole, varicelle), acné

- **Urogénital :**
  Miction involontaire ou rétention urinaire (surtout après refroidissement), cystite avec fort besoin d'uriner et brûlure pendant la miction, cystite chronique, vaginite chronique, leucorrhée, troubles menstruels chez la jeune fille, troubles testiculaires après oreillons, orchite

- **Psychisme/Comportement :**
  Enurésie nocturne, boulimie, dépendance à la mère (fixation extrême à la mère, se

Modalités :

← dans la soirée, après avoir mangé, par les aliments gras et lourds, par les excès alimentaires (surtout sucreries), dans une pièce chaude, par la chaleur forte

→ à l'extérieur, par l'air frais (en ouvrant la fenêtre), par le mouvement, par les applications froides, en mangeant et en buvant froid (bien que l'enfant n'ait pas soif)

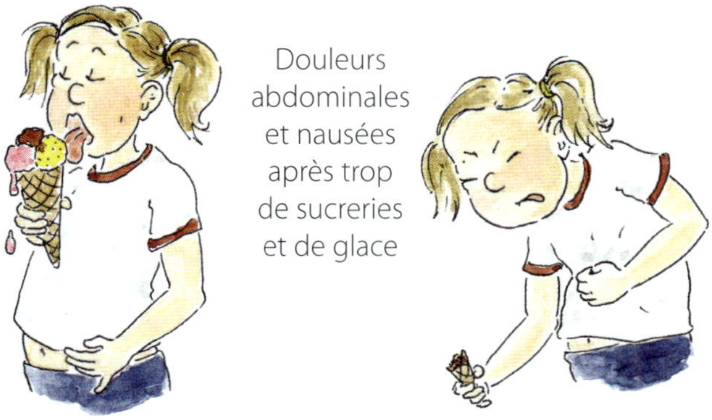

Douleurs abdominales et nausées après trop de sucreries et de glace

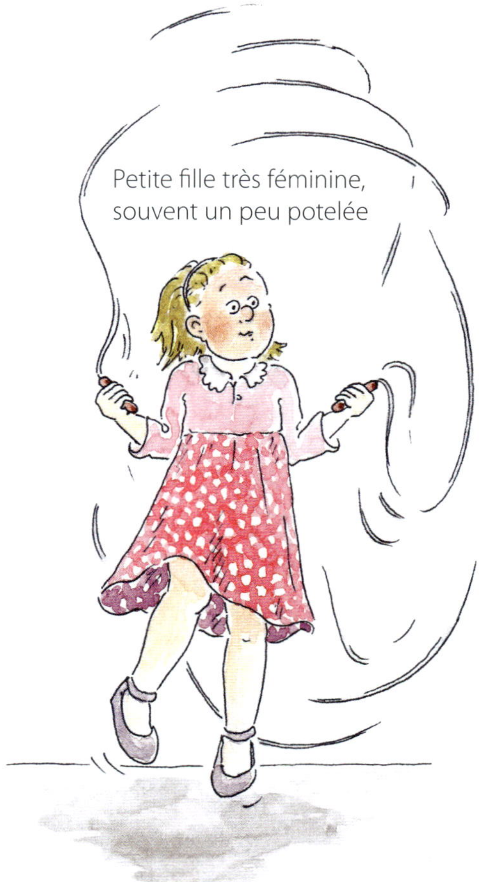

Petite fille très féminine, souvent un peu potelée

raccroche à elle), **angoisse de séparation**, troubles suite de sevrage, enfant criard (crie pendant le sommeil sans se réveiller), problèmes de comportement régressif

Fièvre :

Fièvre modérée à élevée, le plus souvent l'après-midi à partir de 14 heures (après la sieste) ou tôt le matin vers 6 heures (amélioration au cours de la matinée !), fièvre avec transpiration, fièvre élevée avec délire, fièvre gastrique, désir de se découvrir

Généralités :

Maladies infantiles avec fièvre (surtout rougeole, mais aussi oreillons, rubéole, varicelle, scarlatine), troubles fortement variables, obésité, tempérament allergique, rhume des foins, remède de puberté

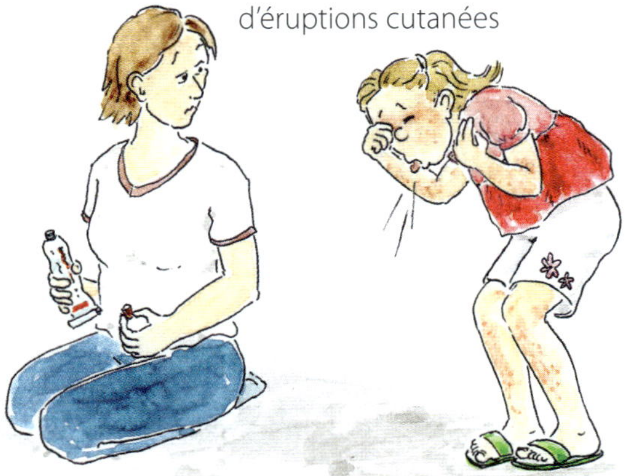

Asthme suite de suppression d'éruptions cutanées

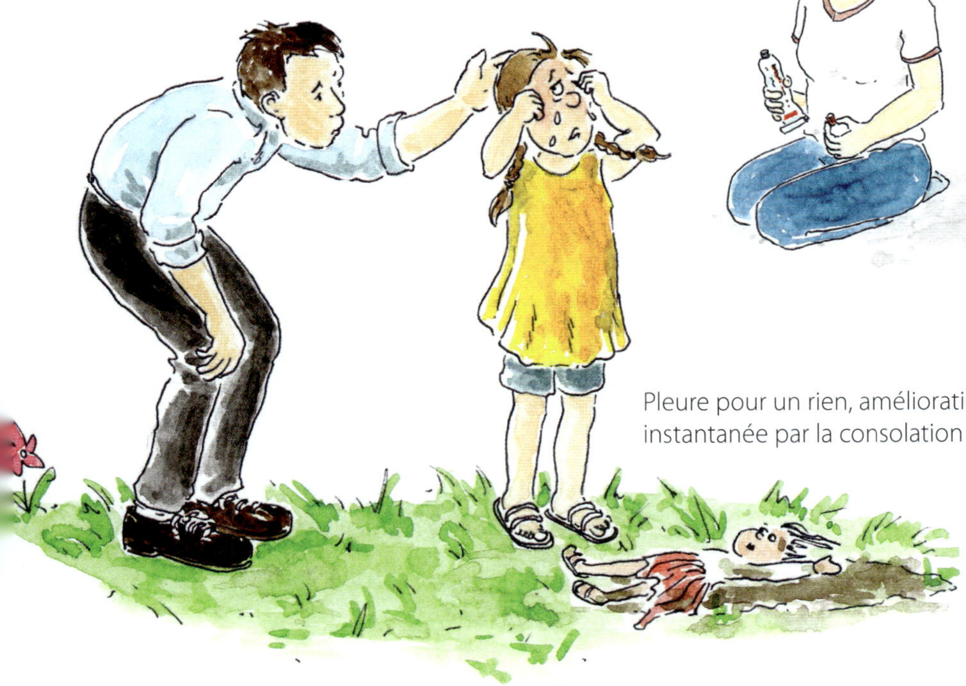

Pleure pour un rien, amélioration instantanée par la consolation !!!

Saccharum

(Saccharum officinale)
Canne à sucre (Saccharum officinarum)
Graminées (Poaceae)
Règne végétal

Couleur : 20-22 C (vert), 3 C (jaune)

Profil :

Comme *Saccharum*, presque tous les enfants aiment le sucre, les douceurs et le chocolat, mais l'enfant *Saccharum* y réagit par des problèmes de comportement : il devient en effet très remuant, déconcentré, irritable, voire agressif.

Il est surtout difficile d'amener cet enfant à prendre des repas normaux (bien que de nos jours le fait que les enfants refusent de manger des légumes cuits ne soit pas très caractéristique), car il réclame trop d'aliments sucrés. L'enfant met tout à la bouche, en particulier ses doigts qu'il tète et qu'il suce. Évidemment, il aime les tétines et il est difficile de l'en déshabituer. L'enfant *Saccharum* se ronge les ongles, parfois même les ongles des orteils. Il réagit de façon extrêmement jalouse à la naissance d'un petit frère ou d'une petite sœur, car il n'est pas sûr de l'amour de sa mère. On trouve donc au premier plan une recherche désespérée d'amour, d'affection et d'attention, que l'enfant compense par la dépendance au sucre. La cause peut être un sevrage ou une séparation précoce d'avec la mère (du fait de son absence), ou simplement un manque de contact et d'affection physiques avec les parents. *Saccharum* réclame sa mère (et son père !), il se raccroche, veut des câlins et aime le contact physique tendre et proche (comme si l'enfant voulait retourner dans le ventre de sa mère). Le jeune enfant *Saccharum* aime bien aussi se faire bercer et balancer. C'est un enfant capricieux et de tempérament colérique qui peut être d'un côté gentil et câlin, et de l'autre excité, récalcitrant, querelleur, ou bien grognon, prétentieux, impudent ou encore agressif. Son irritabilité ne cesse d'augmenter avec la faim. Il est pris dans un cercle vicieux : plus il mange sucré, plus son taux de sucre est perturbé, ce qui le met fréquemment dans un état d'hypoglycémie avec faiblesse, tremblements et irritabilité. Il est en tout cas extrêmement remuant et ne cesse de gigoter en tout sens. De ce fait, *Saccharum* manque beaucoup de concentration à l'école et sa capacité d'attention est très courte ; l'enfant est agité et ne peut rester tranquillement assis (TDAH). Il fait des fautes en écrivant et en dictée (il oublie des mots). On remarque une irritabilité particulière le matin au petit déjeuner. L'enfant *Saccharum* lutte contre son vide intérieur en mangeant des sucreries et a donc naturellement tendance à grossir. Mais, selon l'homéopathe Tinus Smits, on rencontre assez fréquemment l'inverse chez les enfants : leur chagrin intérieur et leur quête insatisfaite de chaleur, d'amour et de sécurité conduisent à un manque d'appétit et les fait maigrir. Ils rejettent toute tentative de contact et deviennent parfois des solitaires au caractère difficile.

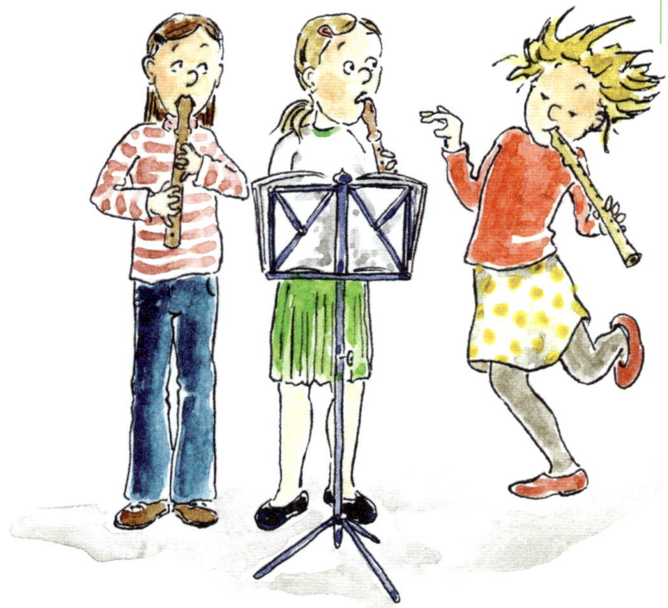

Hyperactif, nerveux, agité, remuant
après avoir consommé des sucreries

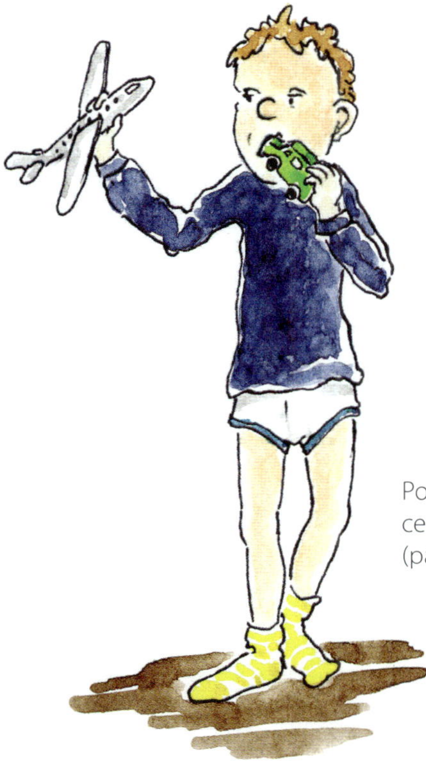

Porte à la bouche tout
ce qu'il trouve et le tète
(par exemple un jouet)

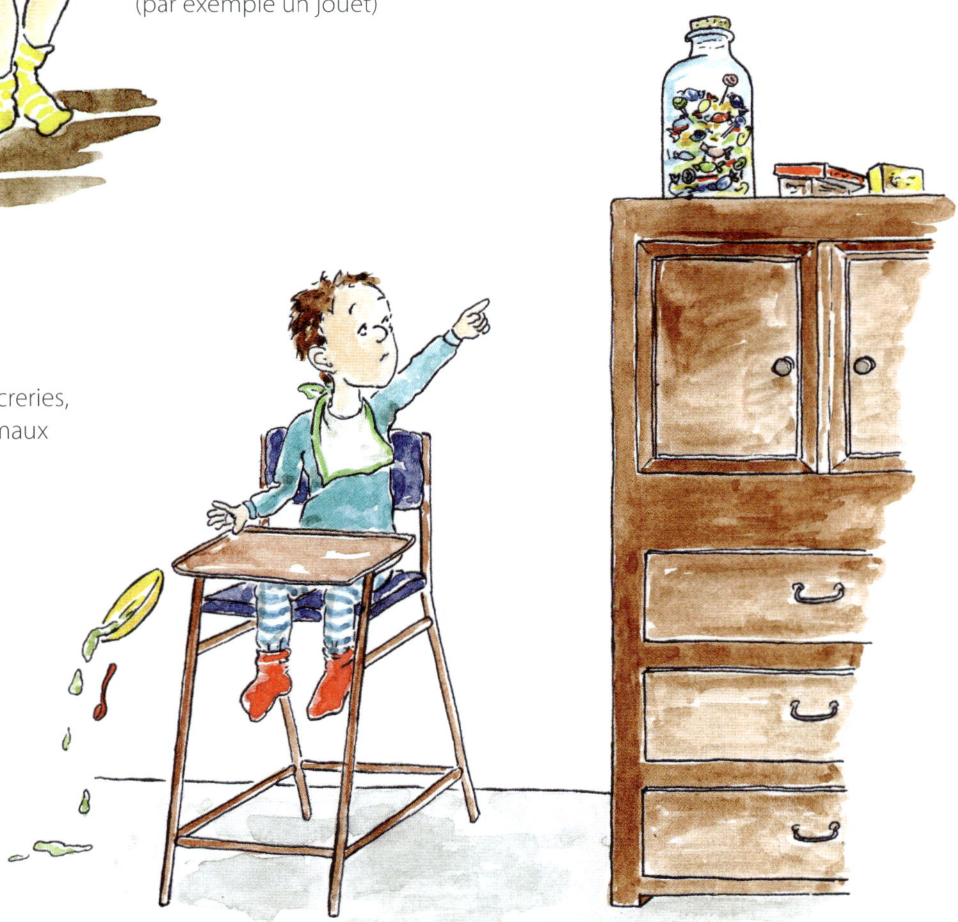

Désir extrême de sucreries,
refuse les repas normaux

Troubles :

Troubles principaux :
Problèmes de comportement et troubles par le sucre et les douceurs

Tête :
Maux de tête périodiques (par exemple hebdomadaires), sécheresse des muqueuses (yeux, nez, bouche) et troubles qui en découlent, rhume chronique, rhinite allergique, sinusite, otite moyenne, otorrhée purulente, dépôt blanc épais sur la langue, aphtes, muguet buccal

Gorge/Poitrine :
Sécheresse de la gorge, toux grasse, enrouement, aphonie

Estomac/Intestin :
Renvois, brûlures d'estomac, **hyperacidité gastrique,** sensation de vide dans l'estomac, appétit insatiable (ou manque d'appétit), **douleurs abdominales** autour du nombril, nausées, gastrite, plus de constipation que de diarrhée, **fortes flatulences, mycose intestinale/muguet** (envahissement de la flore intestinale par le candida albicans), anus rouge et enflammé, démangeaisons à l'anus, **intolérance au sucre,** intolérance au fructose, mauvaise assimilation

Peau :
Éruptions cutanées sèches (surtout au visage), eczéma atopique, urticaire

Appareil locomoteur :
Douleurs rhumatismales, douleurs osseuses, paresthésies dans les bras et les doigts, panaris

Psychisme/Comportement :
Problèmes de comportement agressif, **TDAH,** se ronge les ongles, anorexie, boulimie

Généralités :
Antécédents familiaux de diabète sucré, anémie, tempérament allergique, rhume des foins,obésité ou mauvaise assimilation avec amaigrissement

Modalités :

← avant le petit-déjeuner, par le sucre, par les douceurs, par le chocolat

→ le soir, en mangeant

Se sent vite mal aimé et devient jaloux à la naissance d'un petit frère ou d'une petite sœur

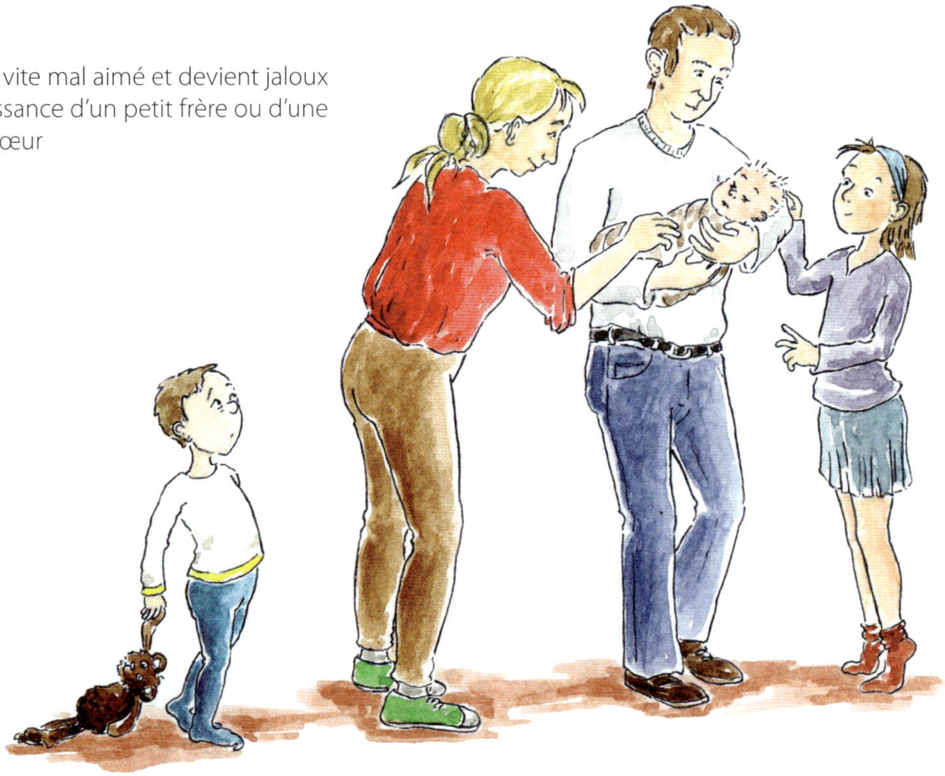

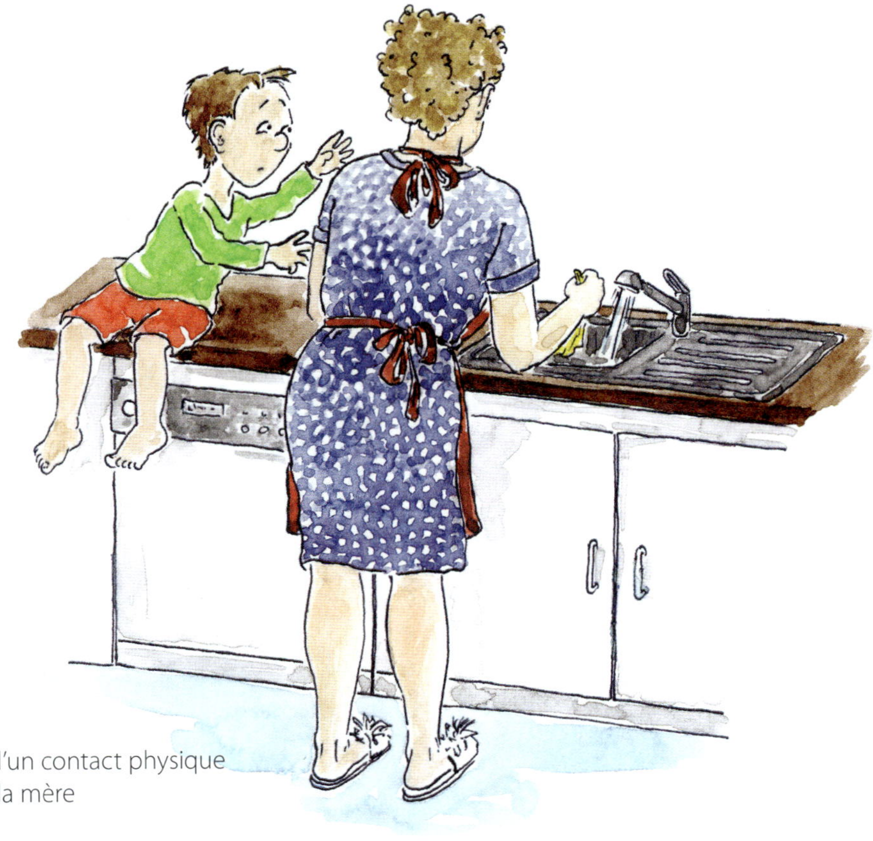

Besoin extrême d'un contact physique permanent avec la mère

Sepia

Encre de la seiche commune
(Sepia officinalis)
Mollusques (Mollusca)
Règne animal

Couleur : 15-16 E (bleu foncé)

Profil :

La petite fille *Sepia* a des cheveux généralement foncés. Sûre d'elle et rapidement autonome, elle a l'air sérieuse, réservée et introvertie. Elle ne livre pas facilement ses sentiments et ne se confie pas même à ses parents. L'enfant *Sepia* se montre également indifférent aux personnes qui l'aiment.

Sepia paraît toujours avoir un nuage de mélancolie suspendu au dessus d'elle : elle a un regard triste, est souvent de mauvaise humeur et a une vision négative de la vie. Quelle peut bien en être la raison ? *Sepia* est toujours insatisfaite, d'elle-même comme de tout le monde. La seule chose qui soit en mesure d'améliorer l'humeur de *Sepia* est le mouvement. Elle aime le sport et, lorsqu'à l'adolescence elle a l'occasion de sortir avec les autres, c'est sur la piste de danse qu'elle se met à vivre et ses yeux à briller. Tous ses troubles sont améliorés par la danse ! Pourtant, elle se met le plus souvent vite en retrait et donne l'impression d'être cassante et effrontée à l'égard des autres. Les câlins et les embrassades ne sont guère du goût de *Sepia*, et pas davantage la consolation. *Sepia* marque clairement la limite entre elle et les autres, ce qui la rend solitaire, mais une conduite transgressive (dans les cas extrêmes, un abus sexuel) est souvent à l'origine de ce comportement. Une autre causalité peut être une naissance prématurée ou les conséquences d'une dépression post-partum de la mère, qui n'a pu se consacrer à son bébé avec suffisamment d'affection. *Sepia* réagit à tout cela par défi ou bien tristesse. La petite fille *Sepia* est souvent assez garçon manqué, tandis que le garçon *Sepia*, qui évidemment existe aussi, paraît plutôt efféminé. La jeune fille *Sepia* a ses premières règles tardivement et ses seins sont plutôt petits. Elle est parfois très tournée vers son père, qu'elle prend volontiers pour modèle en termes de performances, par exemple dans un loisir particulier (elle aime l'équitation) ou un sport (par exemple le football féminin). Sur le plan physique, on trouve de nombreux symptômes uro-génitaux (cystites, troubles menstruels des jeunes filles), des maux de tête et de la névrodermite (surtout aux mains). La peau de *Sepia* est prurigineuse, sèche et très crevassée, et cet état s'aggrave nettement en hiver. Comme chez *Psorinum*, le grattage n'améliore rien ! Beaucoup de troubles se retrouvent préférentiellement sur le côté gauche du corps. L'enfant *Sepia* aime les aliments acides et ne tolère pas le lait de vache. On remarque un teint de peau plutôt foncé, surtout sur la selle du nez (également jaunâtre). À l'instar de *Causticum, Sepia* est un remède éprouvé dans l'incontinence urinaire au cours du premier sommeil, avant minuit.

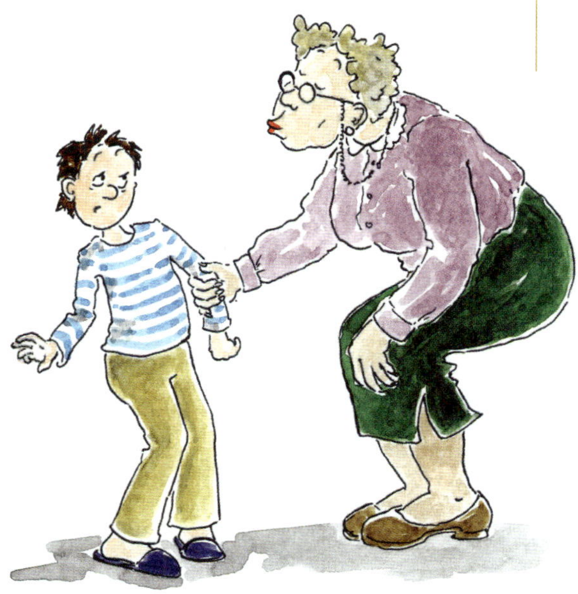

N'aime pas les câlineries, les embrassades et les rapprochements physiques maladroits

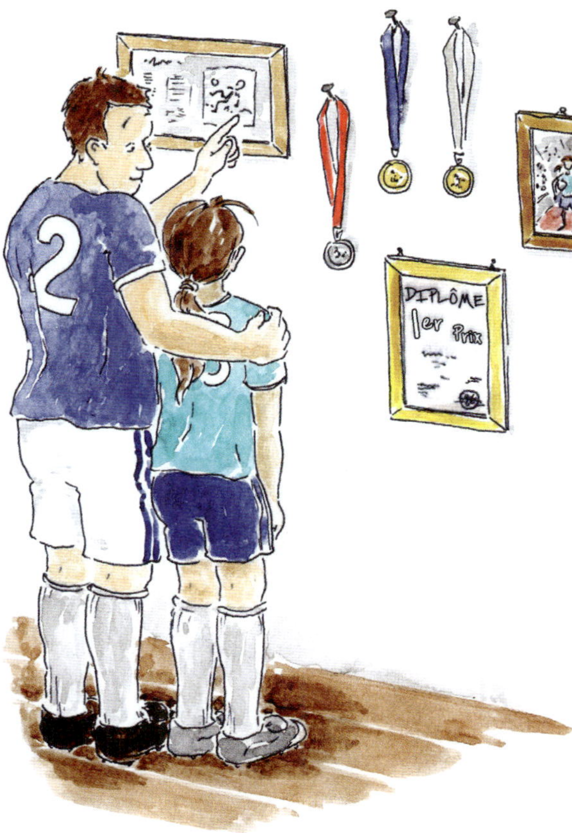

Très tournée vers le père (la fille prend modèle sur son père), jeune fille garçon manqué

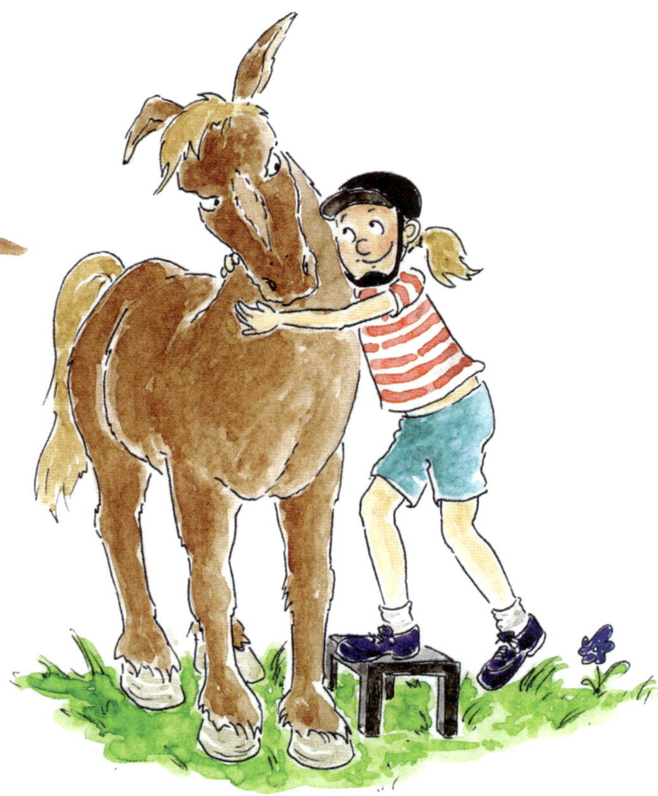

Folle des chevaux, aime l'équitation

Troubles :

- **Troubles principaux :**
  Troubles uro-génitaux

- **Tête :**
  Maux de tête (surtout derrière les yeux, améliorés par l'effort physique), migraine (du côté gauche, souvent avec troubles visuels), ptôse (paupière tombante), conjonctivite catarrhale, faiblesse visuelle en lisant et en écrivant, rhinorrhée vert-jaunâtre, nez bouché, sinusite (qui s'améliore si on supprime le lait de vache), polypes nasaux (hypertrophie des végétations adénoïdes)

- **Gorge/Poitrine :**
  Pharyngite, refroidissement ascendant, douleurs de gorge, pharynx rouge foncé, laryngite, toux sèche et épuisante (comme venue du ventre, oblige à s'asseoir dans le lit), amygdalite chronique (du côté gauche)

- **Estomac/Intestin :**
  Hoquet, remontées acides, douleurs abdominales (le matin), nausées (surtout par les odeurs), météorisme, flatulences, diarrhée (surtout pendant la dentition, après avoir bu du lait), constipation, prolapsus rectal, excoriation à l'anus, appétit augmenté pendant les maux de tête, jaunisse du nouveau-né, ictère cholestatique (par exemple par cirrhose du foie due au cuivre ou par maladie de Gilbert), intolérance au lait de vache, intolérance au lactose, mal des transports

- **Peau :**
  Croûtes de lait, éruptions cutanées, **peau sèche et crevassée,** eczéma crevassé des mains, eczéma atopique (**aggravé en hiver,** aggravé à la flexion des genoux et des coudes, aggravé en se lavant), impétigo, psoriasis, éruptions herpétiques (sur les paupières, sur les lobes des oreilles), teigne, acné, mycose cutanée, vitiligo, herpès labial, verrues, nævi

- **Urogénital :**
  Cystite aiguë ou récidivante, émission involontaire d'urine en toussant ou en riant, néphrite chronique, phimosis, herpès génital, début tardif des règles, vaginite, leucorrhée (brûlante, excoriante, avec démangeaisons), aménorrhée, dysménorrhée, troubles menstruels, syndrome prémenstruel, intolérance aux spécialités hormonales (« pilule »)

- **Appareil locomoteur :**
  Rhumatisme juvénile, craquements dans les articulations

Modalités :

← dans la matinée et le soir, par temps froid, en hiver, du côté gauche, en se lavant, après avoir transpiré, avant l'orage

→ par le mouvement (danse, sport), par la chaleur du lit, par les vêtements chauds, par les applications chaudes, par la pression

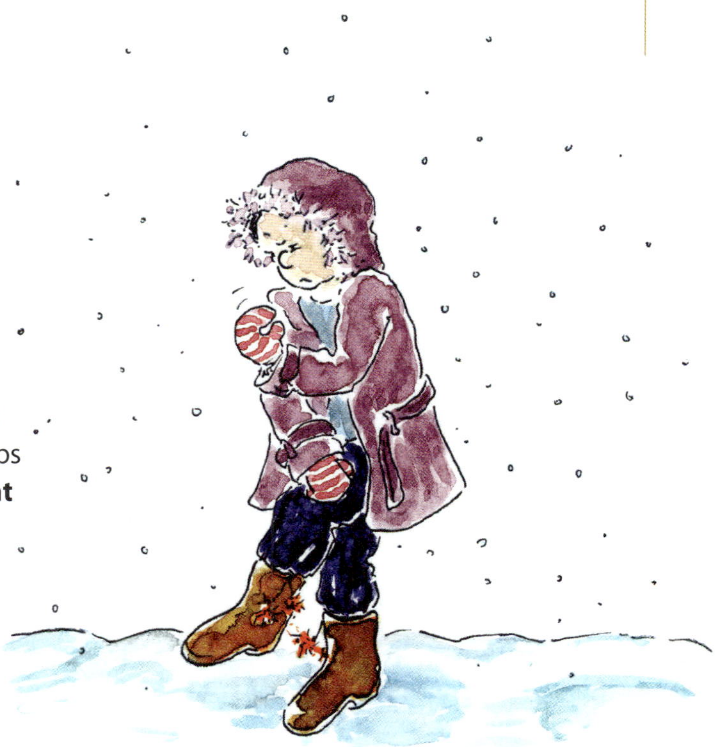

- **Psychisme/Comportement :**
  Humeur dépressive (surtout par temps couvert), **énurésie nocturne (pendant le premier sommeil, avant minuit),** suites d'abus sexuels

- **Fièvre :**
  Fièvre avec absence de soif (souvent provoquée par les émotions)

- **Généralités :**
  Tendance aux refroidissements, tendance à l'évanouissement (en restant trop longtemps debout ou dans les espaces fermés), troubles suite de naissance prématurée ou de dépression post-partum de la mère

Peau très sèche qui démange, éruptions cutanées aggravées l'hiver

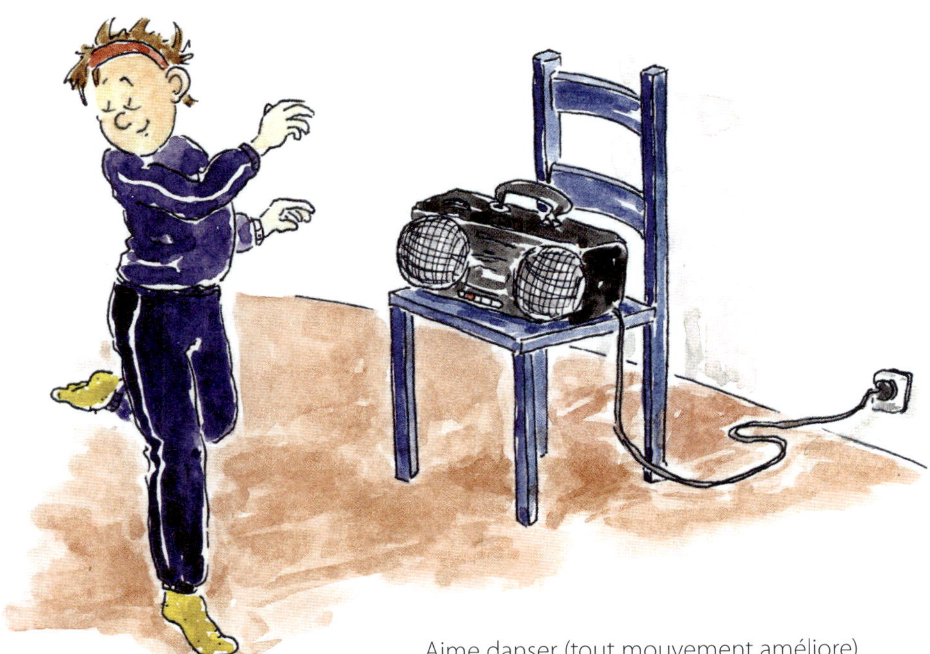

Aime danser (tout mouvement améliore)

Silicea

Acide silicique, silice pure,
cristal de roche, quartz
Règne minéral

Tableau périodique :
Étape 10, série Silicium (silicium),
Étape 16, série Carbone (oxygène)

Couleur : 20-22 C/E (vert clair, vert foncé)

Profil :

Ce petit enfant gracile et bien élevé, avec des cheveux blonds et fins, une peau claire couleur d'albâtre et des traits délicats, c'est *Silicea* ! Cet enfant paraît tiré à quatre épingles, car le petit *Silicea* accorde déjà beaucoup d'importance à son apparence et le matin choisit soigneusement ses vêtements. L'ordre et la propreté sont absolument essentiels pour lui, sa chambre est toujours irréprochable, et plus encore : *Silicea* est réellement tatillon dans les moindres détails (un petit pli sur son drap de lit peut même empêcher *Silicea* de fermer l'œil de la nuit, tout comme la fameuse « Princesse au petit pois »). À la consultation, quand on lui demande quelque chose, l'enfant *Silicea* regarde toujours d'abord sa mère ou son père avec un air timide et hésitant, car il n'ose pas donner lui-même la réponse. Mais ce n'est pas parce qu'il ne la connaît pas ! *Silicea* n'ose pas parce qu'il a peur de commettre une erreur (il craint pour son image) ! En toute logique, son estime de soi est bien trop négative, car *Silicea* est intelligent, discipliné, consciencieux, et par conséquent toujours bien préparé, par exemple pour ses devoirs en classe ou ses exposés. Toujours la tête dans les livres, il sait beaucoup de choses. Cependant, stressé par sa peur des examens et de l'échec, *Silicea* se sent souvent comme paralysé et souffre parfois réellement d'une sorte de black-out (bien qu'en fait il sache tout). L'enfant *Silicea* est sage, sensible et le plus souvent très protégé, mais il est en même temps têtu et obstiné. Bien qu'il ne cherche pas à défendre ses opinions en élevant la voix, il finit par les imposer avec calme et ténacité en ne se laissant pas faire. *Silicea* a certes un manque de confiance en lui, mais fondamentalement, son psychisme est stable. Il est plutôt faible physiquement et facilement épuisé, car *Silicea* a un problème de nutrition (mauvaise assimilation). Cela commence dès le plus jeune âge (par exemple en refusant ou en vomissant le lait maternel), c'est pourquoi l'enfant *Silicea* reste généralement trop petit et fluet et a peu d'appétit. L'hiver, il est très sujet aux refroidissements ainsi qu'aux inflammations et aux infections purulentes des yeux, des sinus, de l'oreille moyenne et des bronches. Le moindre froid provoque des troubles (surtout le froid à la tête) et il a les pieds souvent glacés. Malgré tout, l'enfant préfère les aliments froids et le biberon du bébé *Silicea* ne doit pas être trop chaud. Il transpire surtout de la nuque et sa transpiration des pieds est particulièrement excoriante. Dès la petite enfance, *Silicea* souffre souvent de constipation et de problèmes de peau, puis, quand il est en âge d'aller à l'école, de troubles lors du changement de dentition, de maux de tête (améliorés en fermant les yeux) et de troubles de l'appareil musculo-squelettique. Il a une peur notable des objets pointus et des piqûres. *Silicea* favorise l'expulsion des corps étrangers hors des tissus (par exemple une écharde).

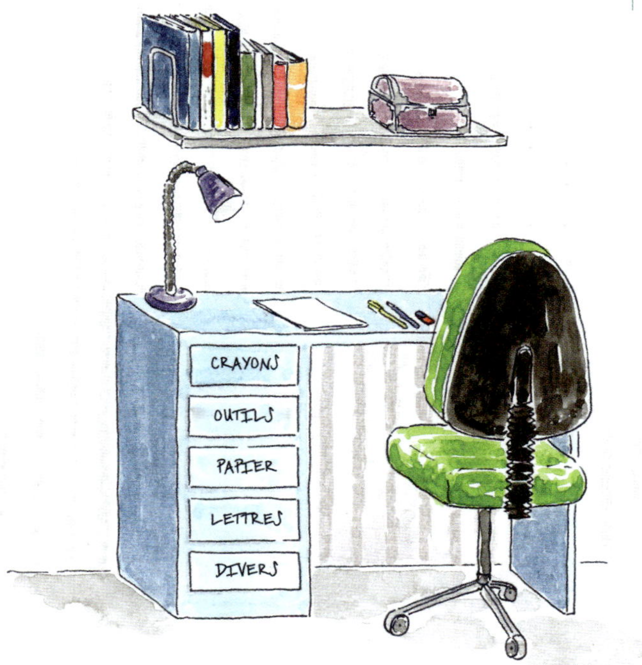

Maniaque pour des détails (« Princesse au petit pois »), très ordonné

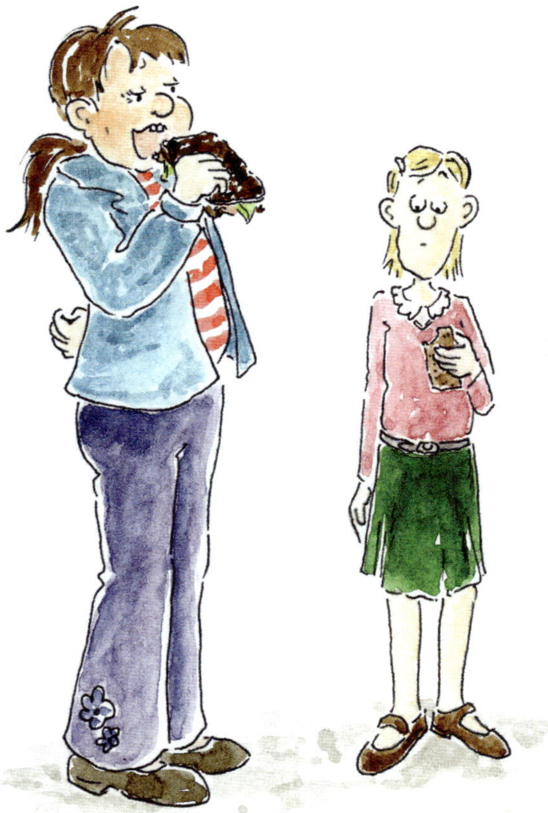

Problèmes de nutrition, mauvais appétit, enfant trop petit et trop maigre

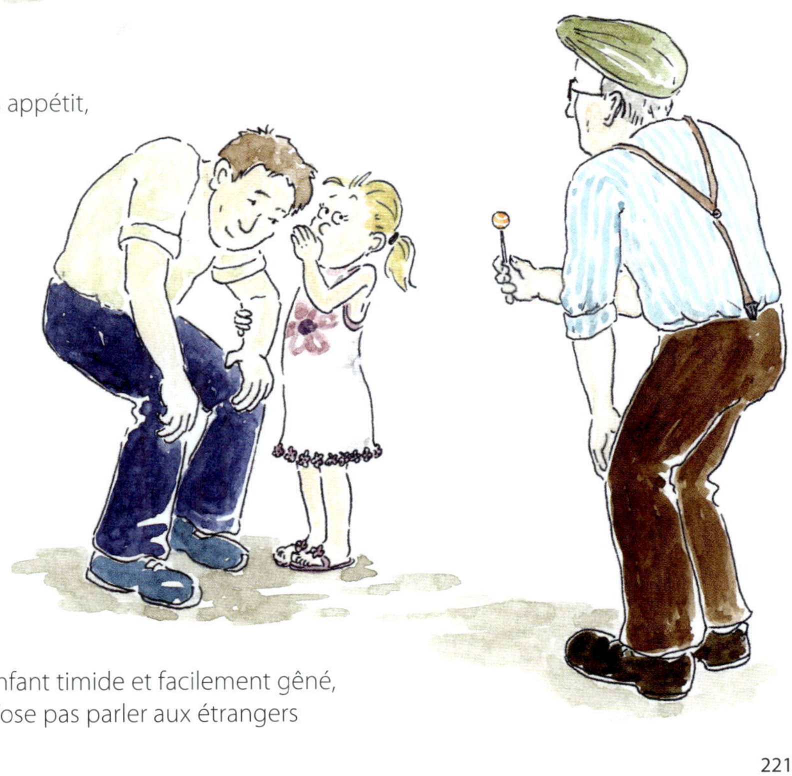

Enfant timide et facilement gêné, n'ose pas parler aux étrangers

Troubles :

Troubles principaux :

Tendance aux refroidissements et infections purulentes

Tête :

Maux de tête catarrhaux (surtout au front), maux de tête chroniques (aggravés par le froid à la tête et par les courants d'air, améliorés en gardant la tête au chaud), maux de tête en portant des lunettes, maux de tête accompagnés de douleurs de nuque, maux de tête (pendant les trajets en voiture), **conjonctivite purulente,** faiblesse de la vue, opacité de la cornée droite, orgelets récidivants, chalazion, inflammation des glandes lacrymales, sténose du canal lacrymal (chez le nouveau-né), **rhume avec sécrétions purulentes,** sécheresse chronique du nez (surtout le matin), saignements de nez, **sinusite** aiguë et chronique, douleurs dans les sinus frontaux et maxillaires, **otite moyenne** aiguë et chronique, otorrhée, abcès dans le conduit auditif, **troubles de la dentition, troubles lors du changement de dentition, gingivite, abcès à la racine des dents,** dents de mauvaise qualité (caries précoces, émail dentaire défectueux, les dents se cassent facilement), gonflement des ganglions cervicaux, inflammation purulente des ganglions cervicaux

Gorge/Poitrine :

Pharyngite aiguë et chronique**, maux de gorge avec sensation d'écharde,** laryngite, toux (au changement de temps, par le froid ; améliorée par les boissons chaudes), amygdalite purulente aiguë et chronique, **bronchite (pendant tout l'hiver),** asthme bronchique (surtout par l'air froid, la poussière ou le foin), pneumonie prolongée

Estomac/Intestin :

Aversion à la vue et à l'odeur des aliments, nausées (surtout après vaccination), vomissements (même du lait maternel), renvois après chaque repas, douleurs abdominales spasmodiques (améliorées par les flatulences), ballonnements avec gaz bloqués (surtout la nuit), diarrhée (pendant la période d'allaitement, pendant la dentition, après vaccination), **constipation chronique,** besoin inefficace d'aller à la selle (les selles remontent), abcès rectal, intolérance au lait absence d'appétit, **mauvaise assimilation,** appendicite chronique, hernie inguinale

Peau :

Éruptions cutanées, **eczéma atopique avec tendance à la surinfection**, eczéma des pieds, acné, furoncles, **abcès,** abcès aux aisselles après vaccination, vitiligo, hé-

Modalités :

← le matin, par le froid (surtout à la tête), par temps froid, après avoir été mouillé, en se découvrant, à la nouvelle lune, en s'allongeant, en se lavant, par le lait, par le lait maternel

→ en été, par la chaleur, en s'enveloppant la tête (bonnet)

mangiome, **problèmes d'ongles** (cassants, déformés ou atrophiés), ongles incarnés et enflammés, taches blanches sur les ongles, panaris, cicatrices (surtout si elles sont douloureuses ou si elles se rouvrent), chéloïdes, mauvaise cicatrisation (toute blessure suppure), tendance à la transpiration excoriante des pieds, mycose des pieds

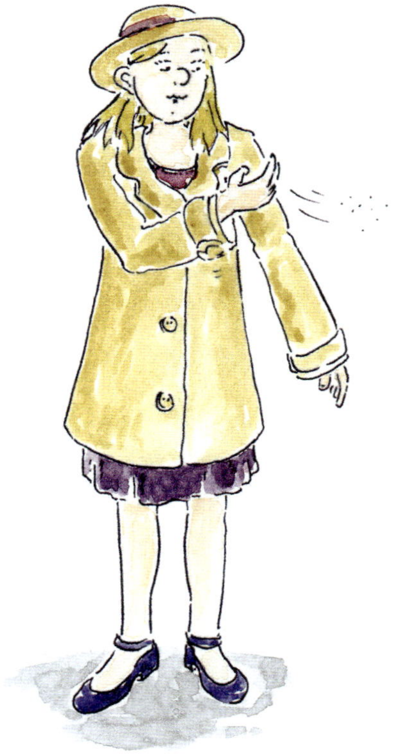

Enfants bien élevés, bien protégés et bien habillés, « tirés à quatre épingles »

- **Appareil locomoteur :**
  Faiblesse musculaire, fractures, os cassants, douleurs osseuses, **scoliose,** ostéomyélite, poliomyélite, inflammation de l'articulation de la hanche, dysplasie de la hanche, exostoses

- **Urogénital :**
  Cystite après avoir eu les pieds froids, incontinence urinaire (même la journée)

- **Système nerveux :**
  Convulsions (suite de vaccinations)

- **Psychisme/Comportement :**
  Enurésie nocturne (surtout dans le premier sommeil)

- **Fièvre :**
  Fièvre après vaccination

- **Généralités :**
  Tendance aux refroidissements, infections streptococciques aiguës, anémie, vers (pendant la dentition), **tendance à la suppuration,** suite de vaccinations, fermeture tardive des fontanelles, nanisme, mauvaise assimilation, **manque d'appétit,** troubles suite de naissance prématurée, problèmes d'allaitement dus au refus du lait maternel

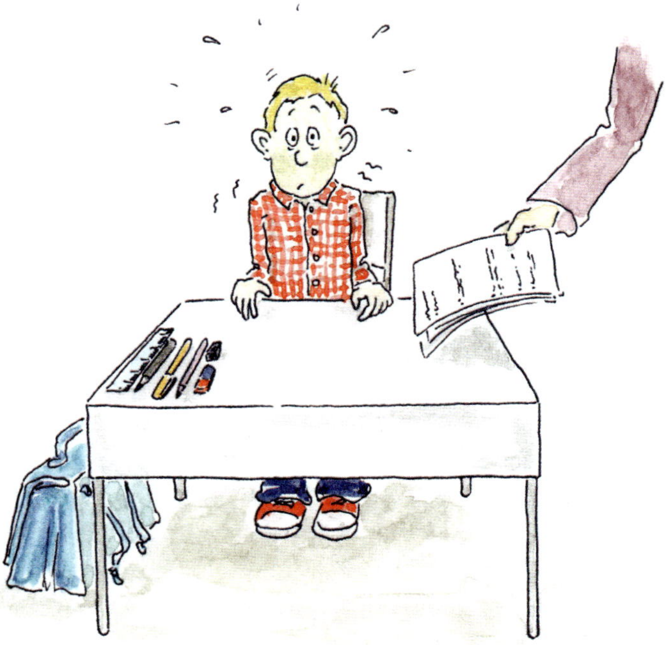

Peur des examens avec « black-out », même s'il est intelligent et qu'il s'y est bien préparé

Staphysagria

Herbe aux poux, dauphinelle staphisaigre (Delphinium Staphysagria)
Famille des ranonculacées (Ranunculaceae)
Règne végétal

Couleur : 6 C (rouge-orangé)

Profil :

L'enfant *Staphysagria* est sage et bien élevé, il veut faire tout correctement et ne se rebelle jamais bruyamment ! Par timidité et gentillesse, l'enfant *Staphysagria* dit « oui » même quand en réalité il pense « non ». C'est pour cela qu'il est si facile de l'opprimer et de le blesser ! C'est une âme très sensible qui a un sens prononcé de la beauté. Mais cet enfant raffiné porte en lui beaucoup de chagrin ! *Staphysagria* pleure lorsqu'on s'adresse à lui, il n'ose pas exprimer son opinion et ne dit plus rien quand on le blesse. Mais derrière cette façade d'indifférence apparente gronde une colère faite d'indignation refoulée. *Staphysagria* est d'abord souvent grognon, irritable, constamment en train de se plaindre et de se lamenter, il est facilement vexé et extrêmement rancunier. Tous les troubles proviennent d'offenses et d'humiliations, souvent de la part de parents trop sévères et trop autoritaires qui ne montrent pas suffisamment d'attention et d'amour à leur enfant, et dans les cas extrêmes d'abus sexuels. C'est particulièrement du fait que les parents ou les membres de la famille tolèrent ces abus ou ne veulent pas vraiment y croire, que l'enfant éprouve des sentiments de honte et de culpabilité, de même qu'une offense profonde. Un cas classique chez *Staphysagria* ! Même des blessures moins dramatiques à l'âme peuvent conduire l'enfant soit à une résignation empreinte de dignité, soit à une indignation fortement intériorisée. Il suffit pour cela que cet enfant sensible et timide soit envoyé trop tôt à la garderie ou au jardin d'enfants, et que cela s'avère au-dessus de ses forces. *Staphysagria* a besoin de beaucoup d'attention et se sent en permanence négligé, et ce dès le plus jeune âge. *Staphysagria* se réfugie alors souvent dans ses rêveries et devient encore plus taciturne. Il ravale sa contrariété, son chagrin, son offense et son indignation jusqu'à l'éclatement. Il peut alors en arriver à des explosions de rage d'une violence surprenante, au cours desquelles *Staphysagria* se met à trembler de colère de tout son corps. Parfois, cette libération d'énergie s'exprime pudiquement par une forte tendance à la masturbation. On peut observer aussi des incontinences urinaires, voire même fécales. Ou bien l'enfant réagit par des crises de fringale suivies de vomissements (boulimie). L'enfant *Staphysagria* est fragile, il paraît pâle et maladif avec des cernes sombres autour des yeux et un regard plein de chagrin. Ses troubles physiques sont surtout des maux de tête (qui donneront plus tard de classiques migraines), des douleurs abdominales et des cystites. *Staphysagria* est un remède efficace pour le traitement homéopathique des orgelets et des piqûres de moustiques, de même pour toute sorte de blessure

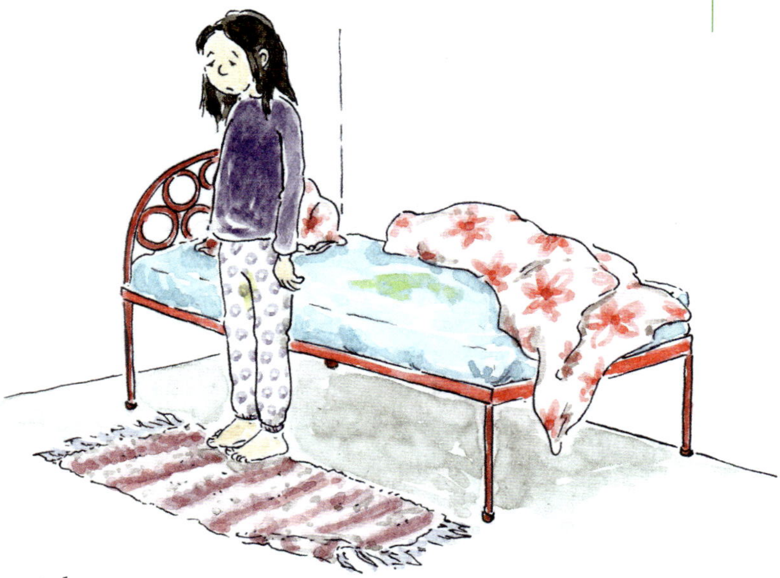

par coupure (même après un traitement dentaire ou une opération). L'enfant *Staphysagria* est très sensible au contact et a, tout comme *Silicea*, une peur marquée des objets pointus (aiguilles, piqûres).

Suites d'abus sexuels (par exemple incontinence nocturne)

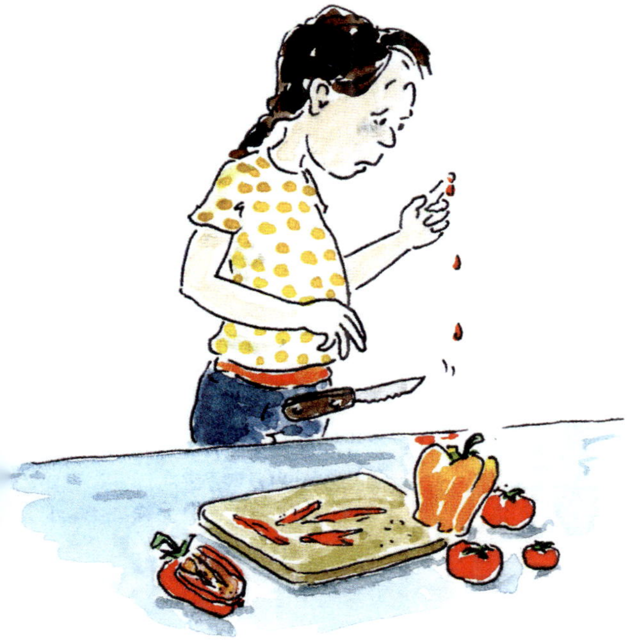

Blessures par coupures

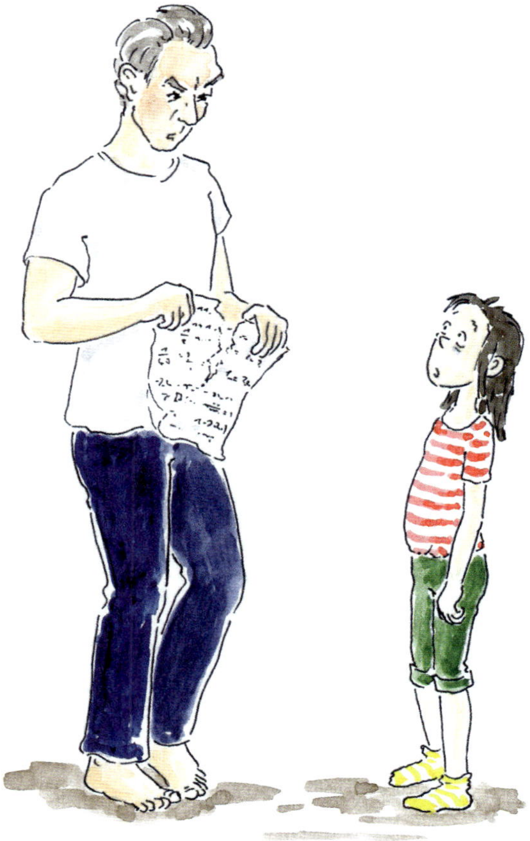

Troubles suite d'offense, surtout de la part de parents sévères

Troubles :

- **Troubles principaux :**
  Polyurie et cystite

- **Tête :**
  Maux de tête frontaux (après offense, contrariété ou chagrin), **migraine**, sensibilité du cuir chevelu, éruptions cutanées sur la tête et autour des yeux, conjonctivite, **orgelets récidivants,** chalazions, éruptions cutanées derrière les oreilles, douleur névralgique du visage, **caries** précoces chez l'enfant, douleurs dentaires, dents de mauvaise qualité, dents très sensibles, abcès dentaires

- **Gorge/Poitrine :**
  Toux qui chatouille (après contrariété et colère), toux et éternuements concomitants, gonflement des ganglions cervicaux, déglutition permanente en parlant

- **Estomac/Intestin :**
  Douleurs chroniques d'estomac (« peur dans l'estomac »), douleurs d'estomac (améliorées en se penchant en avant), gastrite chronique (suite de chagrin prolongé), **coliques flatulentes** du nourrisson, coliques ombilicales, météorisme, flatulences, coliques intestinales, diarrhée (suite de contrariété ou de colère), constipation

- **Peau :**
  Tendance aux piqûres d'insectes et troubles consécutifs (surtout piqûres de moustiques), verrues (très sensibles au toucher), démangeaisons (sensation de picotements et de piqûres sur la peau), **psoriasis**

- **Urogénital :**
  Forte envie d'uriner, **vessie irritable, cystite aiguë et chronique,** miction involontaire, fortes brûlures en urinant, **irritation de l'urètre,** sensibilité du vagin, érections fréquentes

- **Appareil locomoteur :**
  Douleurs rhumatismales, douleurs osseuses, paresthésies dans les bras et les doigts, panaris

- **Psychisme/Comportement :**
  Suites d'abus sexuels et de viol, choc de la défloration, **énurésie nocturne** (d'origine émotionnelle), boulimie, forte tendance à la masturbation, encoprésie (incontinence fécale)

- **Généralités :**
  Blessures par coupures (coupures, opérations, traitements dentaires), tendance aux et **troubles par piqûres d'insectes (surtout moustiques),** anémie

Modalités :

← par le contact, par les offenses, par le chagrin, par la colère contenue, par la sieste

→ après le petit-déjeuner, par le repos nocturne, par la chaleur

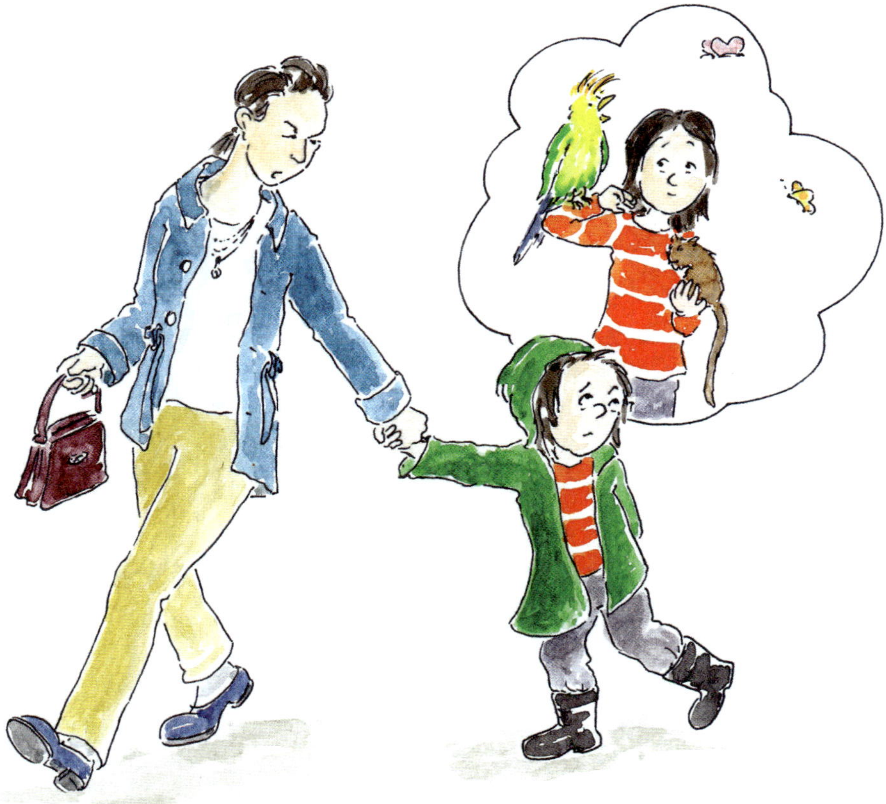

Tendance à rêvasser

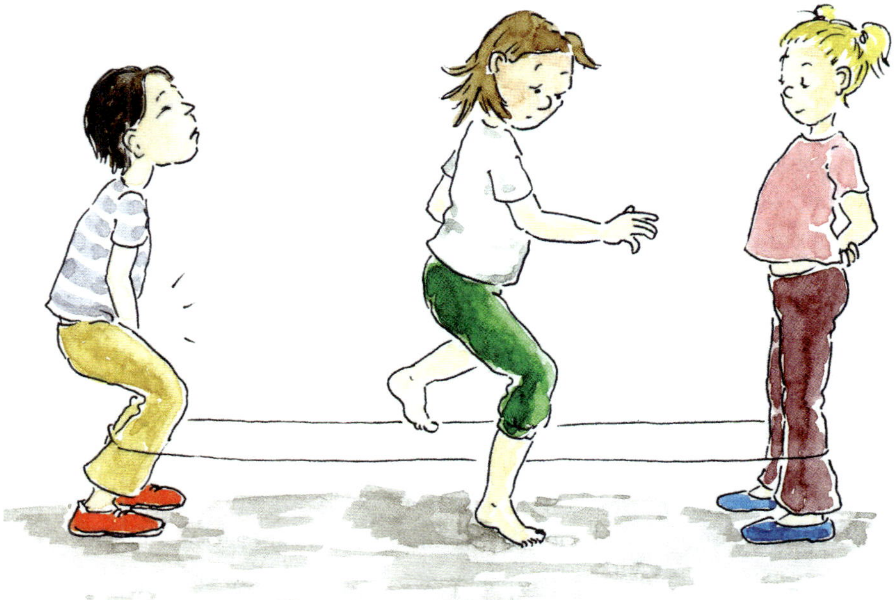

Vessie irritable ou cystite avec forte envie d'uriner et brûlure pendant la miction

Stramonium

Pomme épineuse (Datura stramonium)
Famille des solanacées (Solanaceae)
Règne végétal

Couleur : 8-10 E (rouge foncé), 12-14 DE (violet)

Profil :

Qu'est-ce qui a bien pu plonger cet enfant dans une panique si profonde ? *Stramonium* se réveille la nuit avec des cris et le regard fixe, il se raccroche paniqué à ses parents et voit des animaux sauvages qui veulent le mordre. Il a peur qu'on s'approche de lui et de beaucoup d'autres choses, même pendant la journée. Le clapotis de l'eau met *Stramonium* dans un état de peur panique, tout comme les chiens (noirs), l'obscurité et les tunnels.

Les troubles psychiques et neurologiques, si caractéristiques de l'enfant *Stramonium*, surviennent après un choc important : il peut s'agir d'une expérience violente, d'un abus, d'un accident (y compris pendant la grossesse), ou simplement d'un film inapproprié à la télévision. Un traumatisme à la naissance peut également créer à long terme un état de surexcitation du système nerveux de ce type. Outre des attaques de panique et des cauchemars, *Stramonium* a une imagination étonnamment vive et essaie parfois d'attraper les choses qu'il s'est imaginées. Cela s'accompagne de mimiques et de gestes appuyés pouvant aller jusqu'à des contractions musculaires involontaires, un strabisme et un bégaiement. Ce bouillonnement intérieur se manifeste non seulement par de l'agitation et un manque de concentration (par exemple à l'école), mais encore par de l'agressivité et des accès de fureur incontrôlés pouvant aller jusqu'à une véritable violence. *Stramonium* a tendance à griffer et à mordre les autres enfants lors d'une dispute. Et pourtant, c'est en réalité un enfant incroyablement gentil, sympathique, sensible et généreux. Mais *Stramonium* pique sans arrêt des crises et son regard sauvage trahit la véritable panique intérieure qui l'envahit à l'idée que quelque chose de terrible puisse lui arriver. L'enfant *Stramonium* a une crainte extrême de l'eau qui coule : il ne veut pas se doucher et se comporte alors, par peur, comme un animal sauvage pris au piège. C'est le jeune enfant qui se réveille la nuit en poussant des cris et qui, pris de peur panique, veut aller dans le lit de ses parents (pas par habitude ou par ennui, ni non plus parce que c'est plus douillet) ! L'enfant *Stramonium* se raccroche beaucoup à ses parents en recherchant constamment leur présence et leur protection, bien qu'il puisse apparaître violent et téméraire aux yeux des autres enfants. Pour dissimuler ses peurs, il peut aussi se montrer ostensiblement indifférent ou vantard, ou bien faire le clown en classe. Il est bavard, indiscret, et a besoin en permanence de compagnie.

Stramonium est l'un des principaux remèdes dans les troubles anxieux infantiles et la surexcitation du système nerveux avec convulsions et paralysies. Il faut également en tenir compte chez les enfants « sauvageons » hyperactifs avec troubles de la concentration.

Manque de contrôle des impulsions,
frappe et mord les autres enfants

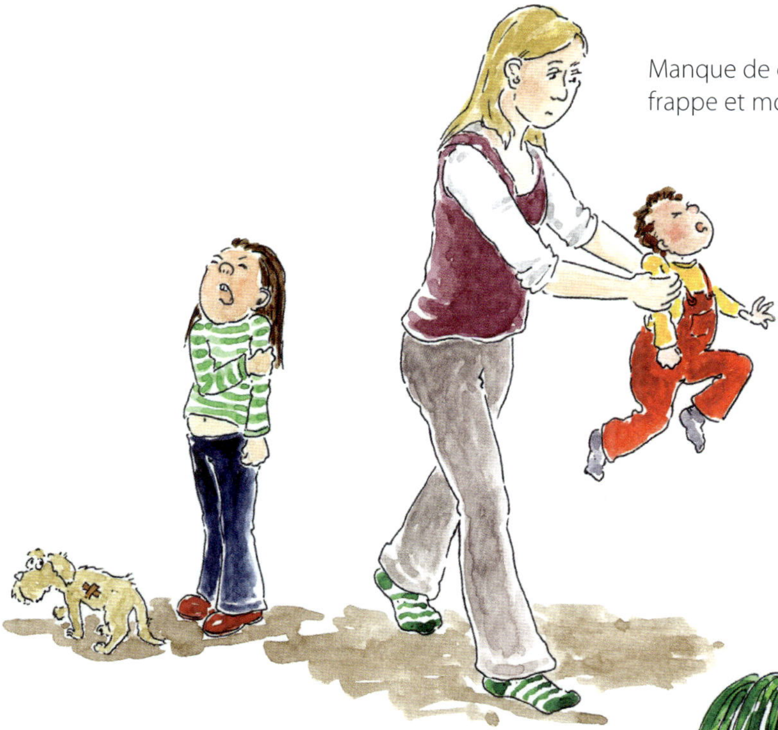

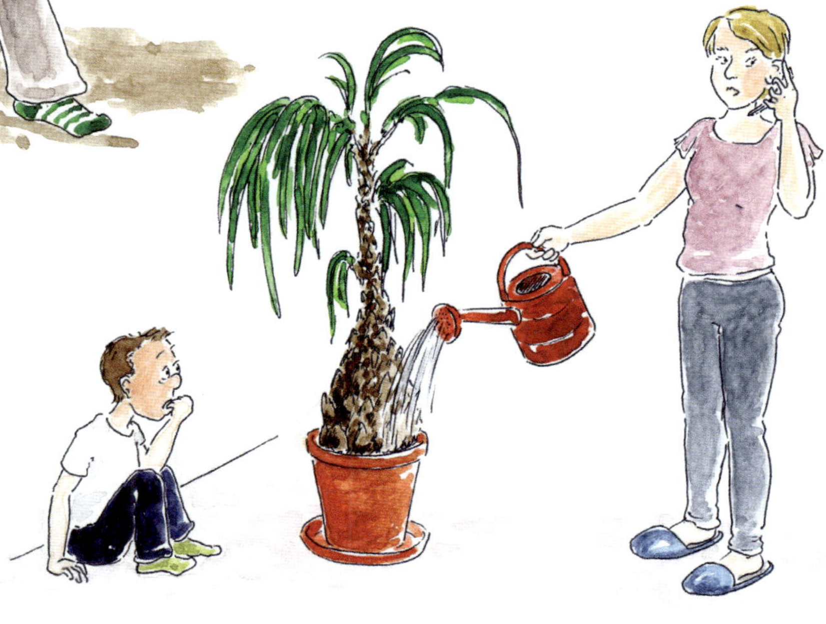

Peurs paniques et phobies, par
exemple peur de l'eau qui coule

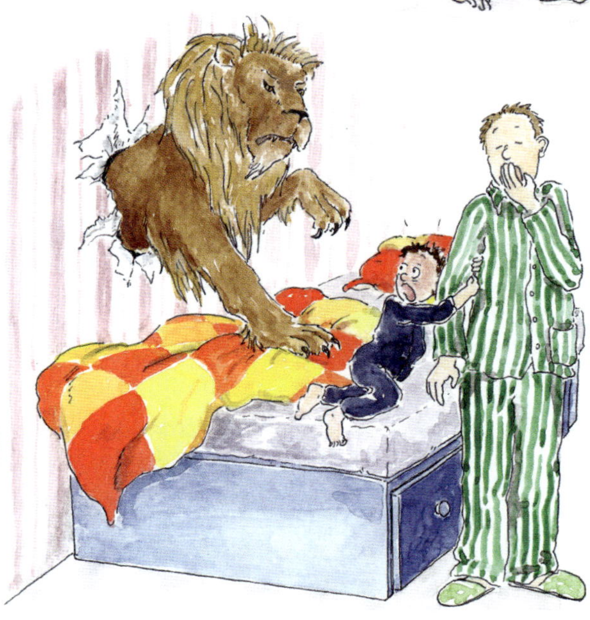

Peur nocturne et réveil avec cris (voit des
animaux sauvages qui veulent le mordre)

Troubles :

- **Troubles principaux :**
  Troubles psychiques et neurologiques après frayeur

- **Tête :**
  Maux de tête violents (surtout à l'occiput), troubles visuels, strabisme (après frayeur), mydriase, fixité du regard avec hypertonie (ne peut pas fermer les yeux), otite moyenne, mastoïdite

- **Gorge/Poitrine :**
  Troubles de la déglutition (surtout pour les liquides), sécheresse de la gorge, enrouement, aphonie, **toux** aboyante ou râlante, toux profonde qui sonne creux, bronchite, bronchiolite, asthme bronchique

- **Estomac/Intestin :**
  Hoquet violent, coliques intestinales, colite, appendicite

- **Peau :**
  Tendance aux piqûres d'insectes et troubles consécutifs (surtout piqûres de moustiques), verrues (très sensibles au toucher), démangeaisons (sensation de picotements et de piqûres sur la peau), psoriasis

- **Urogénital :**
  Rétention urinaire ou miction involontaire (après frayeur)

- **Appareil locomoteur :**
  Inflammation de l'articulation de la hanche, opisthotonos, contractions musculaires, trémulation

- **Système nerveux :**
  Méningite, chorée, paralysies spastiques, hémiplégie, **troubles neurologiques après frayeur,** épilepsie (la causalité peut être une frayeur ou une lumière brillante et miroitante)

- **Psychisme/Comportement :**
  Troubles anxieux infantiles, phobies et attaques de panique, **terreurs nocturnes,** cauchemars, **enfant criard** (réveil nocturne avec cris persistants), énurésie nocturne (après frayeur), **TDAH,** hydrophobie (en particulier crainte de l'eau qui coule, par exemple en se douchant), bégaiement, grincements des dents en dormant

- **Fièvre :**
  Fièvre avec délire et convulsions, convulsions fébriles, fièvre avec rétention urinaire

- **Généralités :**
  Troubles du sommeil, scarlatine

Modalités :

← après avoir dormi, dans une pièce sombre, en étant seul, en avalant, en regardant des objets lumineux et brillants

→ par la compagnie, par la chaleur, par la lumière du jour

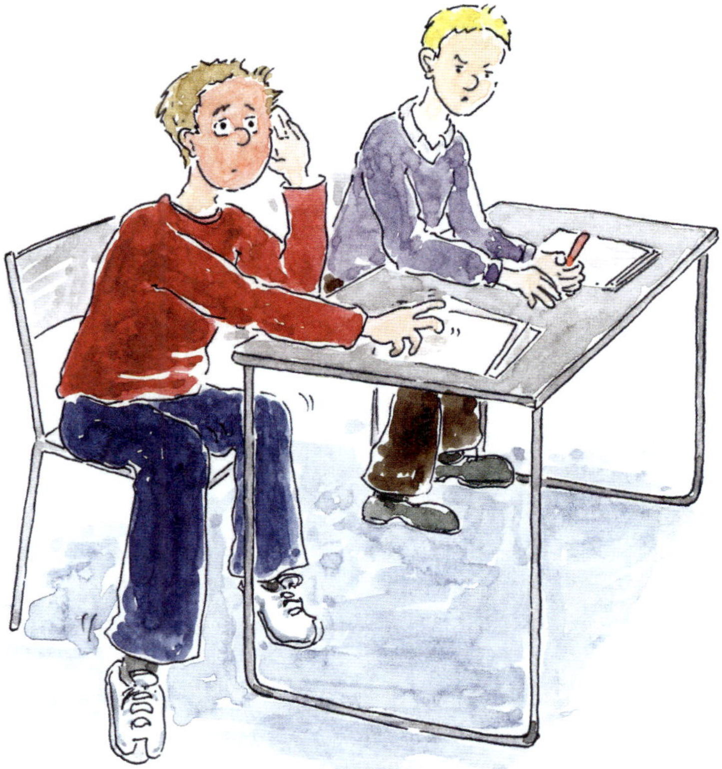

TDAH avec agitation et troubles
de la concentration

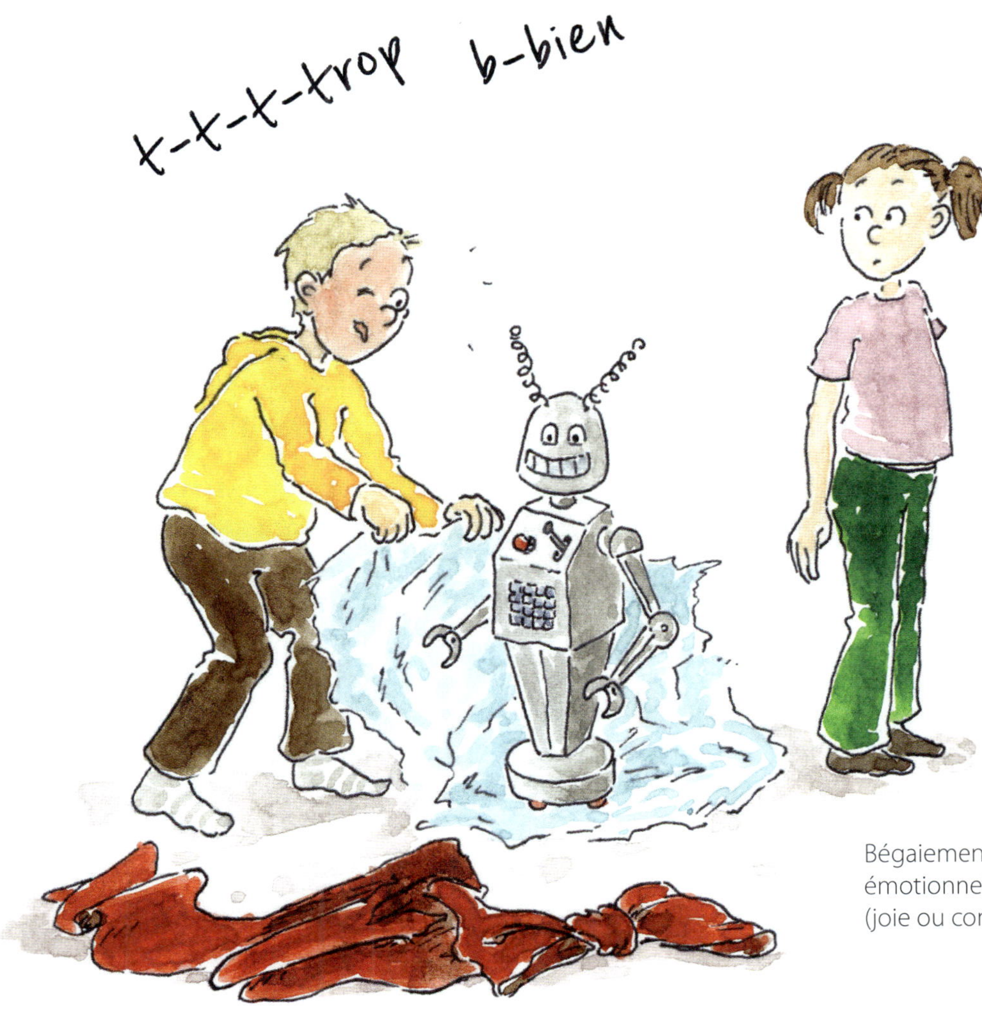

Bégaiement suite d'excitation
émotionnelle violente
(joie ou contrariété)

Sulphur

Soufre jaune (fleur de soufre)
Règne minéral

Tableau périodique :
Étape 16, série Silicium
Couleur : 8 C (rouge vif)

Profil :

On ne peut qu'aimer cet enfant extraverti, ouvert et joyeux ! *Sulphur* est plein de charme et d'énergie, curieux, sûr de lui, et reste un peu trop joueur pour son âge.

Mais il est également bruyant et son désir de connaissance le pousse à s'intéresser à tout et à toucher à tout. *Sulphur* aime être au centre de l'attention et a tendance à se surestimer, mais son égocentrisme n'est pas dirigé contre les autres. C'est un enfant sympathique et bienveillant, un éternel optimiste, un meneur toujours en tête, peut-être un peu impatient, mais surtout désordonné. Il éparpille ses affaires partout, mais garde une vue d'ensemble sur son chaos créatif. La routine et les obligations bien réglées, comme l'école et les devoirs à la maison, ne comptent pas pour lui. *Sulphur* est le roi des prétextes pleins d'imagination, il commence beaucoup de choses mais ne poursuit rien de cohérent ni de profond, et il aime bien tout remettre au lendemain. À l'école, il recopie en vitesse ses devoirs à la maison sur ses camarades. De toute façon, tout ira bien ! Mais il est très distrait et étourdi : c'est le type d'enfant auquel manque la plupart du temps un livre en classe parce qu'il l'a laissé à la maison. En revanche, l'enfant *Sulphur* est un collectionneur et un technicien né (il aime les ouvrages spécialisés, les coffrets d'expérimentation, la technique des Lego® et les modèles réduits d'avions) qui démonte tout. Ce qu'il aime par-dessus tout, ce sont ses propres affaires (le mieux, c'est le mien !) qu'il prend soin d'accumuler. Un tour en ville avec *Sulphur* peut s'avérer très fatigant car l'enfant veut avoir tout ce qu'il voit. Il dépense son argent de poche de façon impulsive et rapide. En général, il ne fait pas attention à son apparence (parce qu'il a toujours l'esprit ailleurs), il a toujours l'air habillé de façon sale et négligée, et le jeune enfant est souvent barbouillé de chocolat. Il a une aversion naturelle pour le bain et la douche. L'eau et la chaleur du lit aggravent de toute façon tous ses troubles, surtout sur la peau. Son tempérament bouillant se retrouve aussi sur le plan physique : il a toujours trop chaud, surtout la nuit où il gigote en tout sens dans son lit.

Les douleurs sont souvent ressenties comme brûlantes. Toutes les jonctions cutanéo-muqueuses, telles que les orifices corporels, sont sujettes aux rougeurs et aux inflammations : il a les lèvres particulièrement rouges, mais aussi l'anus chroniquement rouge. *Sulphur* a souvent le ventre tendu, avec des ballonnements et une diarrhée excoriante chronique qui l'oblige à sortir du lit. Chez *Sulphur* le foie est souvent atteint, c'est d'ailleurs un remède efficace dans la jaunisse du nouveau-né. Toutes les sécrétions corporelles sont malodorantes : la transpiration a parfois une odeur qui rappelle l'oignon,

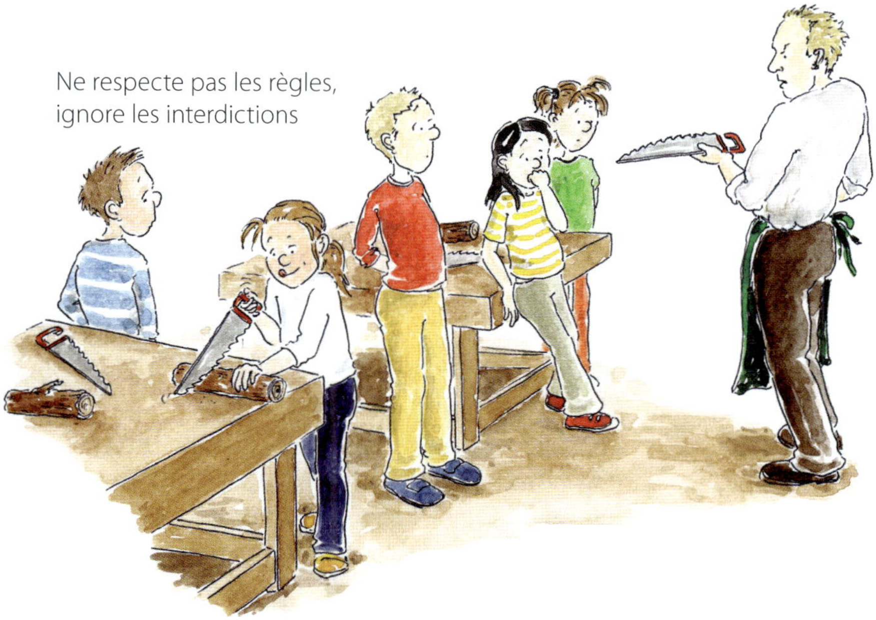

Ne respecte pas les règles, ignore les interdictions

voire l'ail, ou bien qui sent l'œuf pourri. Son bon appétit prédispose souvent cet enfant, qui généralement n'est pas très grand, à être plutôt trapu, voire potelé. À 11 heures précises du matin, il a une faim terrible ! Mais comme toujours il existe aussi le contraire : le type *Sulphur* petit, turbulent et maigre.

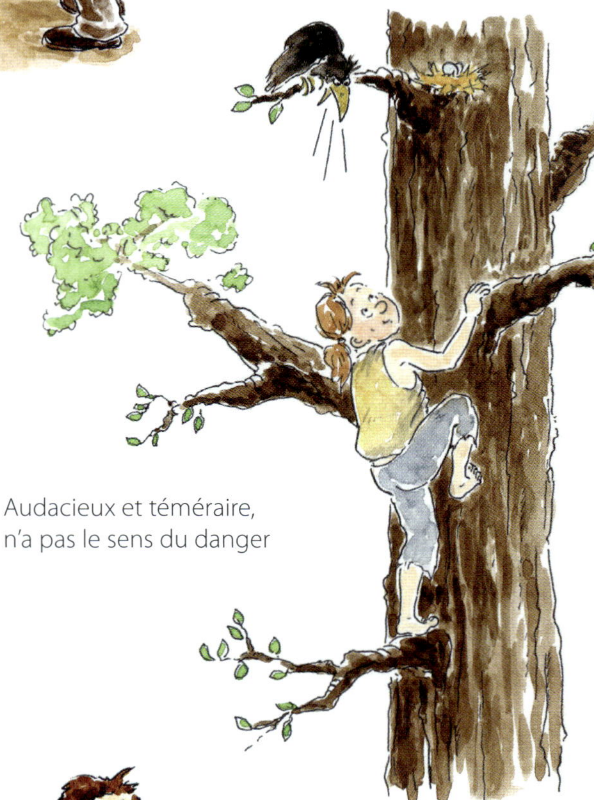

Audacieux et téméraire, n'a pas le sens du danger

Le lait de vache n'est pas toléré par l'enfant *Sulphur* et entraîne une aggravation de tous ses troubles cutanés. *Sulphur* ne supporte absolument pas le contact de la laine sur la peau, laquelle est au centre de ses troubles depuis la naissance (tendance à toute sorte d'eczéma et de névrodermite). La suppression de ses éruptions cutanées (par exemple par des pommades à la cortisone) provoque souvent à long terme un asthme bronchique, qui peut également alterner avec de l'eczéma. De façon caractéristique, *Sulphur* tousse pendant son sommeil, mais sa toux asthmatique ne le réveille pas la nuit. L'enfant *Sulphur* aime se réveiller tôt le matin, cela le rend joyeux et il se met aussitôt à jouer. Le remède *Sulphur* doit être utilisé avec précaution, car il peut réactiver et provoquer des maladies et des symptomatiques, mais il rend possibles de nouvelles prescriptions homéopathiques bien adaptées et conduit ainsi à une guérison durable.

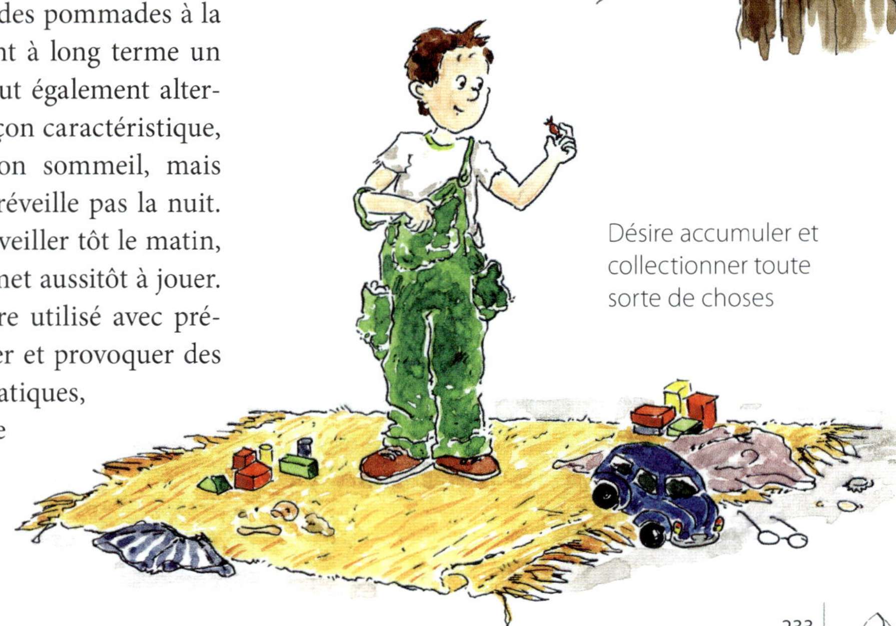

Désire accumuler et collectionner toute sorte de choses

Troubles :

Troubles principaux :
Éruptions cutanées chroniques

Tête :
Maux de tête d'origine gastrique (provoqués par la faim), conjonctivite purulente, bords des paupières rouges, orgelets, rhume chronique avec sécrétion purulente jaune, sinusite, otite moyenne, otorrhée purulente, aphtes, mauvaise haleine

Gorge/Poitrine :
Pharyngite aiguë, douleurs brûlantes de gorge, toux (grasse la journée, sèche la nuit), faux croup, bronchite, asthme bronchique (suite de suppressions d'éruptions cutanées ou alternant avec des éruptions cutanées), diphtérie, pneumonie (surtout lobe supérieur droit du poumon)

Estomac/Intestin :
Remontées acides, brûlures d'estomac, douleurs d'estomac (surtout après avoir bu du lait), vomissements, coliques intestinales, constipation chez le nourrisson, sinon plutôt **diarrhée (surtout le matin, excoriante)**, diarrhée alternant avec constipation, **gargouillements et grondements dans l'intestin, météorisme, flatulences,** fringales, intolérance au lactose, allergie aux protéines de lait de vache et intolérance au lait, **douleur brûlante et démangeaisons à l'anus,** prolapsus anal, hépatite, **jaunisse du nouveau-né**

Cœur/Circulation :
Déficience cardiaque depuis la naissance, endocardite

Peau :
Croûtes de lait, **éruptions cutanées chroniques avec démangeaisons (aggravation par la chaleur du lit),** eczéma atopique, eczéma (pendant la dentition), **inflammation des jonctions cutanéo-muqueuses** (comme les orifices corporels), furoncles, abcès, prurit (les démangeaisons sont aggravées par la chaleur du lit), érythème fessier, excoriation de la peau, acné et boutons inflammatoires, allergie au soleil, dermatite de contact par allergie aux cosmétiques et aux détergents tensioactifs

Appareil locomoteur :
Faiblesse posturale (posture voûtée), scoliose, maladie de Scheuermann, chaleur des pieds (surtout la nuit)

Urogénital :
Néphrite, phimosis

Psychisme/Comportement :
Enurésie nocturne, grincements des dents pendant le sommeil, enfant criard (il crie en dormant sans se réveiller), le nourrisson veut téter souvent et longtemps

Modalités :

← la nuit, le matin, vers 11 heures, de façon périodique (tous les 7 jours), en se lavant, en se baignant, en restant longtemps debout, au repos, par le lait

→ par temps chaud et sec, en se découvrant, couché sur le côté droit

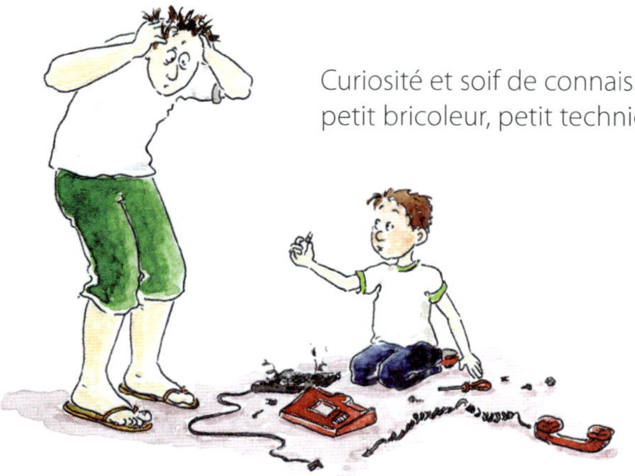

Curiosité et soif de connaissance, petit bricoleur, petit technicien

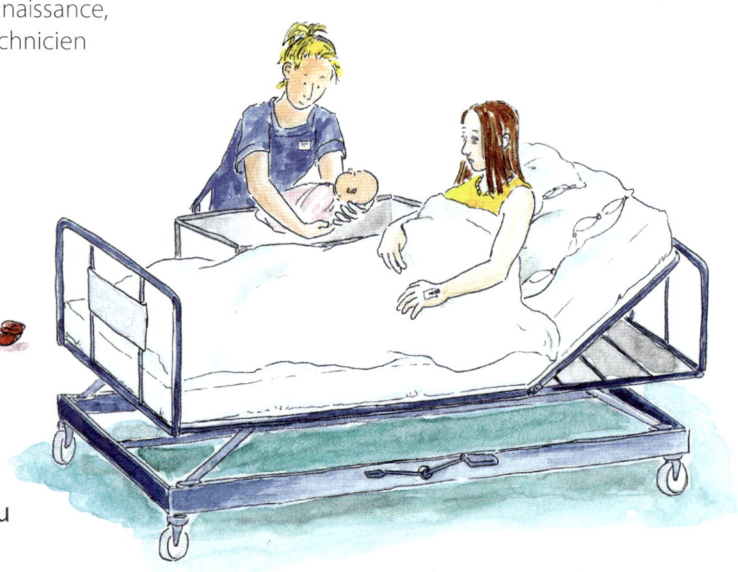

Jaunisse du nouveau-né

- **Fièvre :**
  Fièvre, surtout la nuit, avec frissons ou transpiration

- **Généralités :**
  Tempérament allergique, suites de vaccinations, troubles suite de prise de médicaments (surtout antibiotiques), transpiration abondante, **sécrétions corporelles malodorantes,** nanisme, obésité, troubles suite de naissance prématurée (après éclampsie)

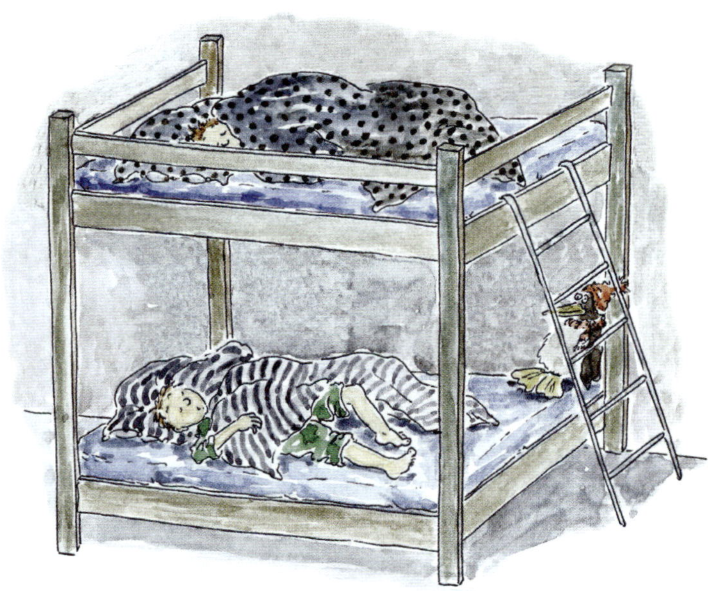

Désir de se découvrir les pieds dans le lit, gigote la nuit en tout sens

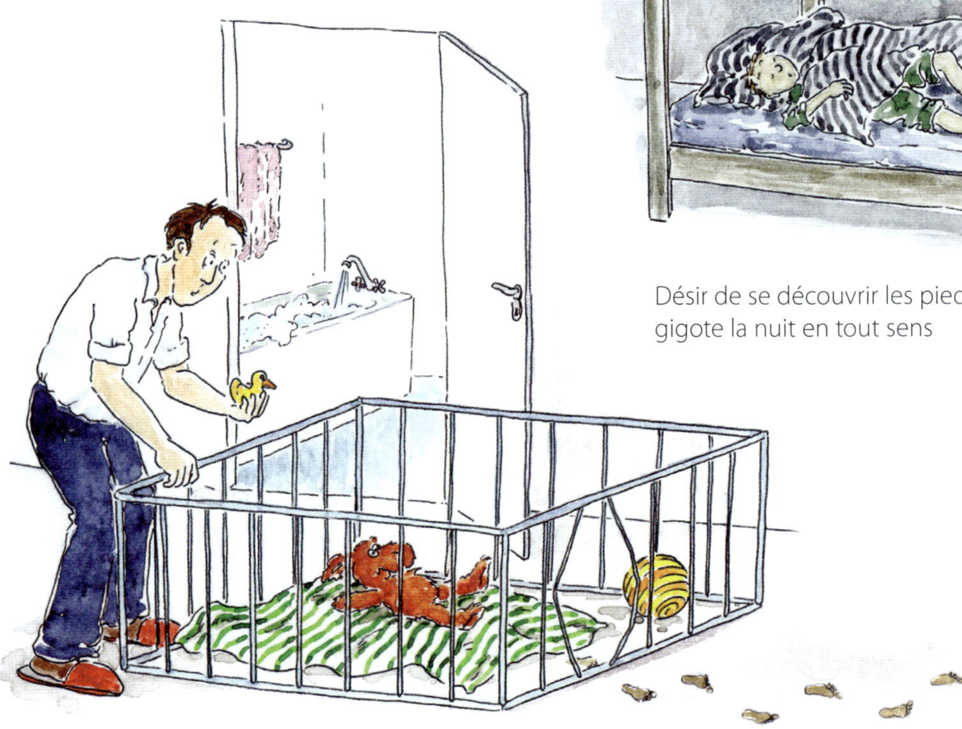

Aversion pour se laver et se baigner

Tarentula

Araignée-loup (Tarentula hispanica),
Arachnides (Arachnida)
Arthropodes (Arthropoda)
Règne animal

Couleur : 4-5 C (orange) 23-24 E (vert foncé à vert kaki)

Profil :

L'enfant *Tarentula* présente une agitation extrême ! Il adore sauter, grimper et danser, car le mouvement lui permet de se recentrer.

C'est un enfant qui aime aussi la laine, les fils, les ficelles et les travaux de couture, car ses mains surtout sont sans cesse en mouvement. En effet, on dirait presque parfois qu'il n'a plus le contrôle de ses membres. *Tarentula* a une nature pleine d'énergie, il très impulsif, rebelle, méfiant, querelleur, obstiné, et il n'est pas rare qu'il finisse par avoir des accès de fureur incontrôlée très violents et soudains, ou bien des crises de larmes hystériques. L'enfant *Tarentula* est très impatient, rien ne va assez vite pour lui ! On imagine sans peine qu'une agitation aussi extrême puisse entraîner des problèmes à l'école et, bien que *Tarentula* soit généralement astucieux et intelligent, il est également superficiel et n'écoute pas correctement. À son hyperactivité s'ajoutent également des problèmes de concentration, aussi le diagnostic de TDAH se trouve-t-il rapidement posé. *Tarentula* est donc bien le remède qui a la plus grande agitation motrice, et l'on remarque nettement que l'enfant est calmé à vue d'œil par la musique. Il est totalement surexcité, il gesticule violemment et il est pris de crises de fou-rire niais. Ce petit filou astucieux et rusé aime bien « tisser » des histoires de toutes pièces pour prendre les autres dans sa toile, ou bien il triche pour être le premier ou le meilleur. *Tarentula* peut très bien aussi faire semblant d'être malade, par exemple pour ne pas devoir aller à l'école. L'enfant fait preuve de beaucoup de compassion et ne peut voir souffrir les autres, mais il les manipule volontiers et a parfois tendance à chaparder. Celui qui l'offense ou l'agresse s'expose à toute sa haine et à son désir tenace de vengeance ! Mais dans le fond, comme souvent, il se sent simplement abandonné et négligé. Par ailleurs, *Tarentula* est fasciné par les cheveux : il se les arrache, il aime qu'on les lui brosse, il saisit volontiers les autres par les cheveux ou les leur tire, et il aime les peluches à poils longs. Souvent ses propres cheveux poussent rapidement !

Sa sensibilité aux bruits et son aversion à être touché sont également caractéristiques. *Tarentula* aime les couleurs vives et soutenues ainsi que le noir, tout comme il préfère l'obscurité à la lumière. *Tarentula* n'a de peur panique que des araignées (ou bien il les adore) ! Sur le plan clinique, on note une sécheresse des muqueuses et une sensation particulière de serrement dans la gorge (dans l'amygdalite) ou dans la poitrine (angoisse cardiaque). Il ne supporte pas les vêtements serrés (comme *Lachesis*). Tous les troubles surviennent très soudaine-

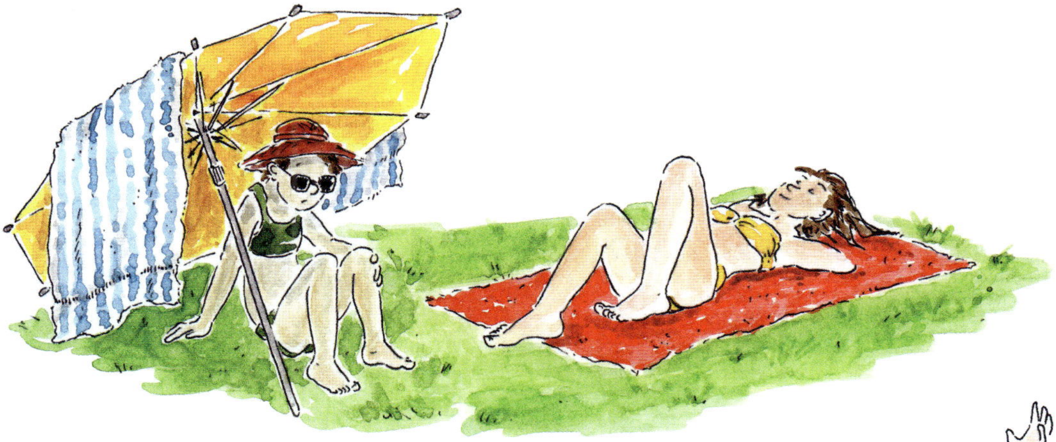

Aime l'obscurité, évite le soleil et la lumière vive

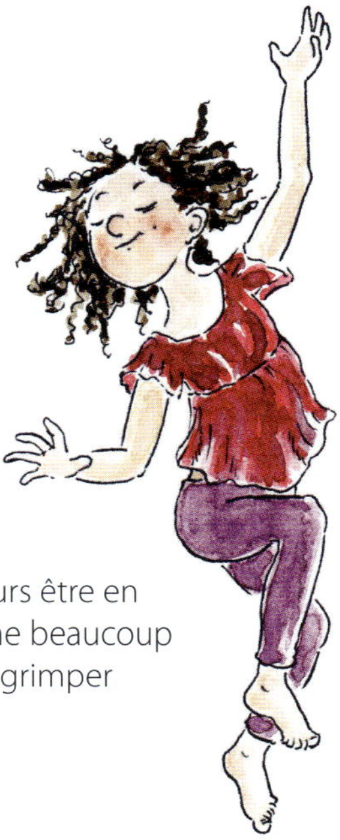

ment et les douleurs sont souvent brûlantes (dans les cystites) ou lancinantes (comme ses maux de tête). *Tarentula* a peu d'appétit et refuse la nourriture de façon souvent véhémente, même le chocolat ! Il existe une tendance à l'anorexie, parfois aussi un besoin compulsif de faire du sport (par exemple courir, faire du vélo, nager, faire de l'athlétisme) ou de danser, vu que le mouvement améliore considérablement tous ses troubles et son état mental.

Agité, doit toujours être en mouvement, aime beaucoup danser, sauter et grimper

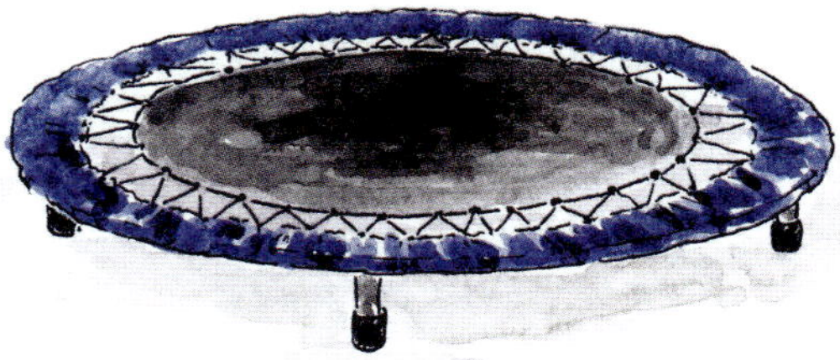

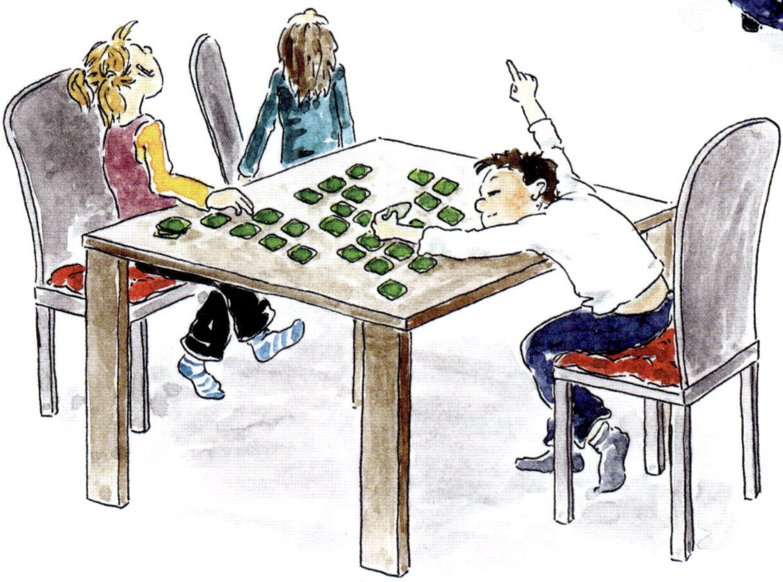

Très compétitif, tendance à tricher et à tromper

Troubles :

- **Troubles principaux :**
  Agitation nerveuse et troubles neurologiques

- **Tête :**
  Maux de tête lancinants (surtout par les bruits et la lumière vive), picotements lancinants dans la tête, vertiges, photophobie

- **Gorge/Poitrine :**
  Sécheresse de la gorge, **sensation de serrement dans la gorge,** amygdalite aiguë, douleur du larynx en parlant, quintes de toux spasmodiques avec dyspnée (surtout la nuit), dyspnée avec râles profonds chez le nouveau-né, asphyxie du nouveau-né

- **Estomac/Intestin :**
  Renvois constants, nausées et vomissements après avoir mangé, coliques intestinales, flatulences, constipation, prolapsus rectal

- **Cœur/Circulation :**
  Endocardite rhumatismale, palpitations (en se lavant à l'eau froide), angoisse cardiaque, **sensation de serrement dans la poitrine**

- **Urogénital :**
  Cystite avec miction brûlante, besoin douloureux d'uriner, rétention urinaire, incontinence urinaire, dysménorrhée, règles trop abondantes, prurit vulvaire, sexualité précoce

- **Appareil locomoteur :**
  Crampes musculaires, paresthésies, **agitation des extrémités,** colonne vertébrale sensible et douloureuse (aggravation par la pression), faiblesse et engourdissement des jambes, sclérose en plaques chez l'enfant

- **Système nerveux :**
  Méningite, **tics neurologiques (contractions musculaires, roulement de la tête ou des yeux),** trémulation, convulsions, épilepsie, chorée de Huntington

- **Psychisme/Comportement :**
  TDAH, hyperactivité et agitation extrêmes (surtout des mains et des doigts), **anorexie,** hystérie (surtout chez la jeune fille à la puberté), cleptomanie

- **Généralités :**
  Perte d'appétit et amaigrissement, soif inextinguible, dentition lente

Modalités :

← le soir, la nuit, de façon périodique (toutes les trois semaines), par le froid, par le changement de temps, par le contact, par la lumière vive, par le bruit

→ à l'extérieur, par l'obscurité, par le mouvement, en dansant, en écoutant de la musique, en voyant des couleurs vives, en frottant et en massant les parties du corps atteintes

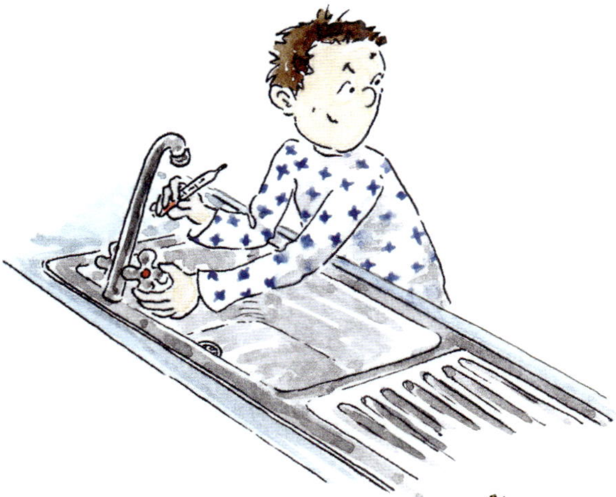

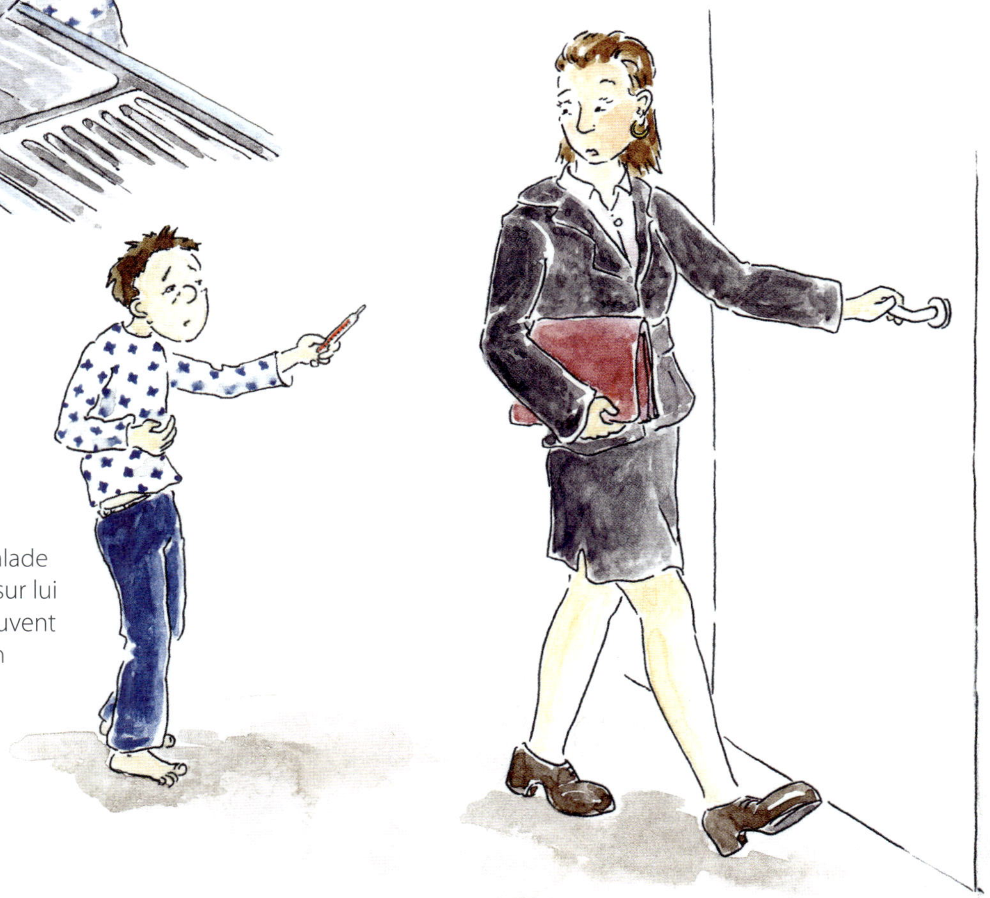

Fait semblant d'être malade pour attirer l'attention sur lui (par exemple s'il est souvent laissé seul) et aime bien exagérer

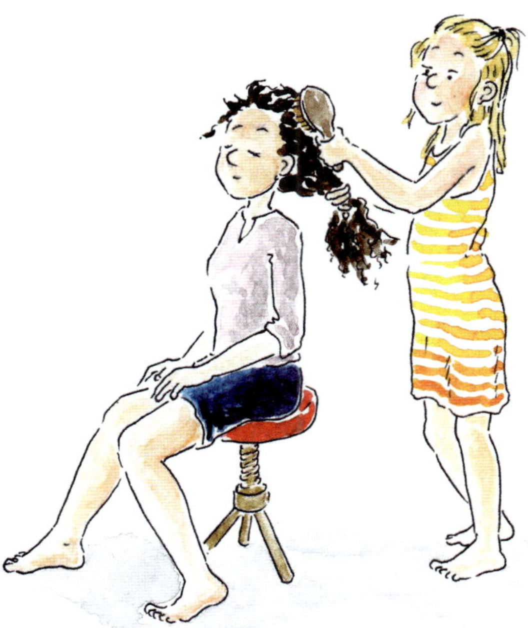

Fasciné par les cheveux, aime bien attraper les cheveux et qu'on lui brosse les cheveux

Thuja

Arbre de vie (Thuya occidentalis)
Famille des cyprès (Cupressaceae)
Règne végétal

Couleur : 15-16 C (bleu roi)

Profil :

L'enfant *Thuya* est aimable, calme et timide, mais on s'aperçoit vite que cela cache quelque chose. En effet, il dissimule avec gêne ses peurs secrètes et son sentiment de faiblesse, de culpabilité et de mésestime de soi, souvent liés à des problèmes familiaux.

C'est là-dessus que se fonde le sentiment, souvent décrit à propos de *Thuya*, d'être transparent et fragile comme du verre. Non seulement les disputes constantes des parents, les drogues ou la violence domestique peuvent déclencher un refoulement de ce genre, mais encore la sévérité de l'éducation de la part de parents surprotecteurs peut amener l'enfant à masquer ses sentiments et à se mettre en retrait. Il reste seul dans sa chambre en écoutant de la musique, mais celle-ci le rend plus triste encore et le fait souvent pleurer. C'est un enfant plein de tact, réceptif à la sympathie qu'on lui témoigne, mais aussi très vulnérable : il a tendance à ruminer et à tomber dans une tristesse dépressive. Le garçon *Thuya* a l'air très efféminé (comme le garçon *Pulsatilla*, *Lycopodium* ou *Sepia*). *Thuya* est fasciné par le sport (même à la télévision) et aime particulièrement pratiquer le vélo mais pas les sports d'équipe. Il a des problèmes scolaires, surtout à cause de sa paresse intellectuelle et de ses difficultés à écrire et à parler. *Thuya* a fondamentalement une aversion pour parler : il est plutôt taciturne, l'enfant se met vite à bredouiller et sa prononciation est indistincte. Il a une légère tendance à mentir, manipuler et simuler, non par méchanceté, mais pour paraître meilleur et plus aimable qu'il pense être. *Thuya* a en effet une très mauvaise estime de soi. On remarque une affinité pour les oignons, soit qu'il les refuse totalement, soit qu'il les digère mal, soit même qu'il les consomme crus. Le thé est aussi rarement toléré par l'enfant *Thuya* plus âgé. Sur le plan externe, on remarque une tendance à avoir la peau et les cheveux trop gras, de même qu'une transpiration froide des mains (mains moites). Il a également tendance à l'obésité et parfois à la boulimie du fait de son chagrin chronique.

L'incontinence nocturne, le besoin chronique d'uriner de façon pressante ainsi que les mictions involontaires pendant la journée se rencontrent fréquemment chez l'enfant *Thuya*, d'autant que beaucoup de symptômes apparaissent dans le domaine urogénital. L'enfant *Thuya* souffre de refroidissements chroniques avec des sécrétions souvent verdâtres. Il a très souvent des polypes et des végétations adénoïdes pouvant conduire à des sinusites chroniques ou à de l'asthme bronchique. Le temps froid et humide avec du brouillard ou la pluie

Tendance aux excroissances cutanées, par exemple verrues, surtout après vaccination ou antibiotiques

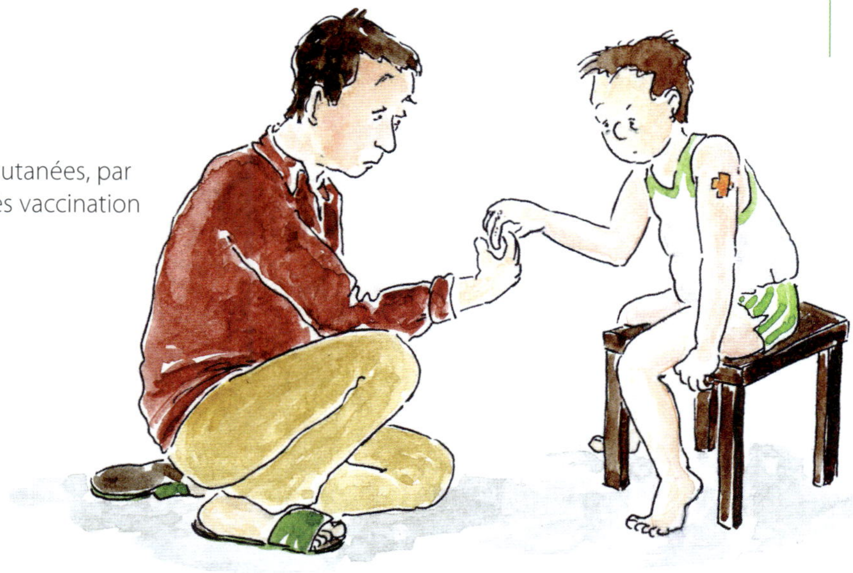

aggravent nettement tous ses troubles ! Cela peut même s'accompagner de douleurs musculaires et articulaires rhumatoïdes, même chez l'enfant !

Il n'est pas rare que *Thuya* développe un rhume allergique dont l'origine peut être une allergie aux pollens de graminées, aux acariens ou aux moisissures. Cependant, *Thuya* est surtout connu pour sa tendance générale aux excroissances cutanées, en particulier aux verrues, ainsi que pour son intolérance aux vaccins. Employé à l'origine pour soulager les troubles consécutifs à la vaccination contre la polio, *Thuya* est aujourd'hui souvent donné en tant que principal remède après vaccination. Personnellement, je préfère donner les nosodes de vaccins exactement adaptés, mais *Thuya* est souvent réellement efficace et soulage les troubles variés des enfants *Thuya* après vaccination : tendance chronique aux infections, irritabilité marquée, problèmes de sommeil, toux et asthme bronchiques, de même qu'allergies et incontinence nocturne.

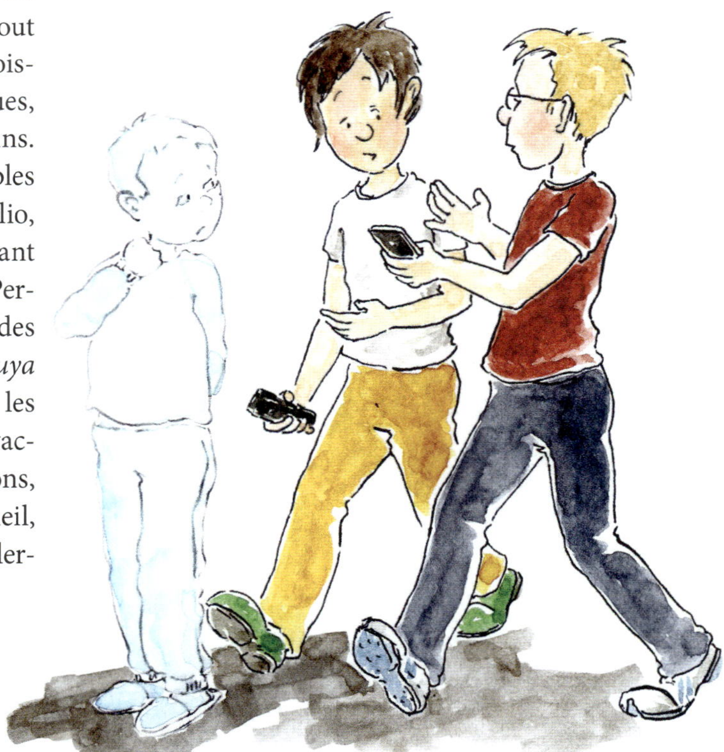

Crainte que les autres puissent voir ses peurs et ses faiblesses secrètes (se sent transparent comme du verre)

Troubles :

- **Troubles principaux :**
  Rhume chronique et excroissances cutanées

- **Tête :**
  Maux de tête (comme par un clou), conjonctivite, orgelet, chalazion, polypes nasaux (végétations adénoïdes hypertrophiées), **rhume chronique** avec sécrétions purulentes pouvant devenir verdâtres (aggravation par le froid humide et le brouillard), rhinite allergique (par exemple par pollens, acariens ou contamination par les moisissures), gingivite, douleurs dentaires, **sinusite chronique** (souvent par végétations adénoïdes), otite moyenne, mastoïdite

- **Gorge/Poitrine :**
  Pharyngite aiguë, toux sèche et saccadée, toux après vaccination, bronchite, amygdalite chronique et récidivante, **asthme bronchique** (après vaccination, souvent concomitant avec eczéma), pneumonie

- **Estomac/Intestin :**
  Douleurs abdominales, météorisme, flatulences, diarrhée chronique, constipation, appendicite, allergies alimentaires, hernie inguinale du côté gauche, polypes intestinaux, verrues dans la région anale

- **Peau :**
  Éruptions cutanées, **excroissances de peau (verrues, tumeurs, nævi, lipomes, polypes, adénoïdes)** après vaccination ou prise d'antibiotiques, peau huileuse, cheveux devenant rapidement gras, ichtyose

- **Urogénital :**
  Cystite chronique, besoin fréquent d'uriner (même d'origine émotionnelle), douleur pendant la miction (dysurie), incontinence urinaire, douleurs du pénis, condylomes sur le pénis et dans le vagin, sécrétions urétrales, érections douloureuses (surtout en dormant), herpès génital, troubles génitaux

- **Appareil locomoteur :**
  Douleurs musculaires rhumatismales, arthrite rhumatoïde, os cassants, maladies des os de verre

- **Psychisme/Comportement :**
  Boulimie, **énurésie nocturne,** autisme (après vaccination), **humeur dépressive,** tendance au retrait social, dyslexie, **troubles de la parole**

- **Généralités :**
  Tendance aux refroidissements (après vaccination), gonorrhée ou cancer dans

Modalités :

← la nuit (de 3 à 5 heures), par la chaleur du lit, par temps froid et humide, par la pluie, par le brouillard, après le petit-déjeuner, par les oignons, par la vaccination

→ du côté gauche, par la chaleur, par le mouvement, en s'habillant

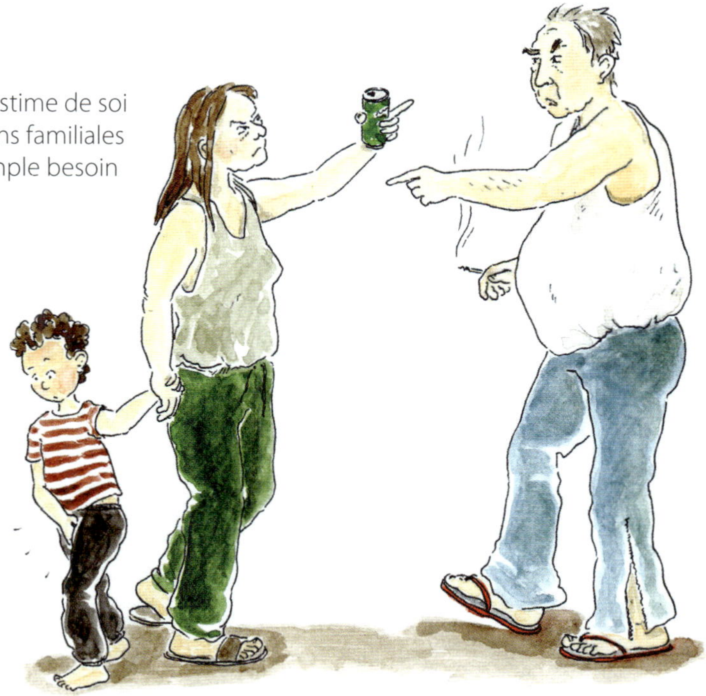

Troubles par mésestime de soi (dues à des relations familiales difficiles), par exemple besoin fréquent d'uriner

les antécédents familiaux, **suites de vaccinations** (en particulier vaccination contre la polio), suites d'infections pendant la grossesse (toxoplasmose, cytomégalie, rubéole), retard de développement, obésité, troubles du sommeil (après vaccination), troubles après prise de médicaments (surtout antibiotiques), tempérament allergique, rhume des foins, intolérance aux tests allergiques ou à la désensibilisation, apprentissage tardif du langage

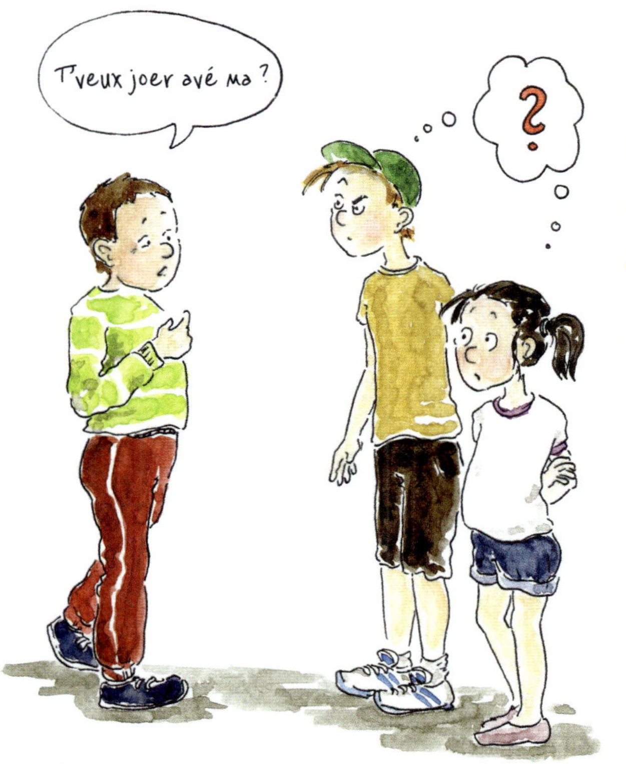

Difficultés en parlant (a du mal à trouver ses mots, fait des fautes en articulant, omet des mots et des syllabes)

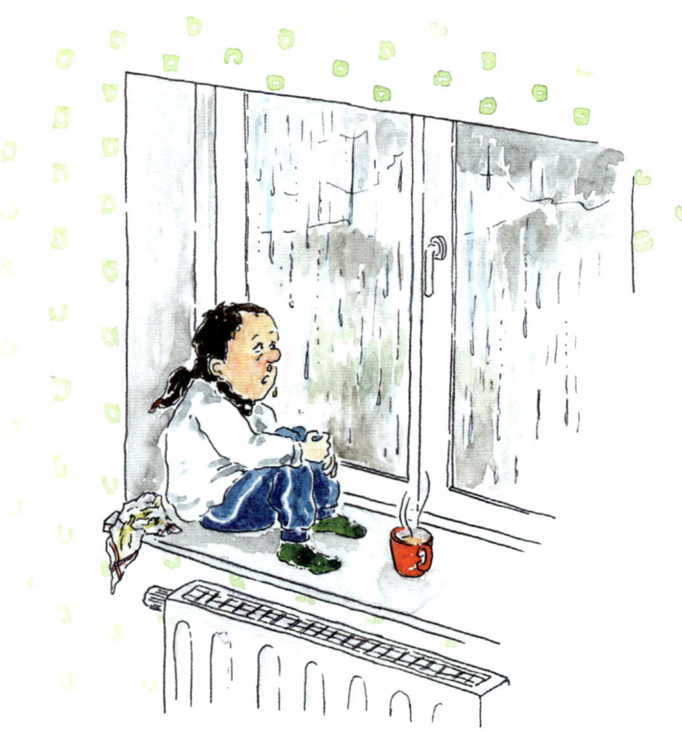

Enrhumé chronique, nette aggravation par le temps froid et humide avec brouillard ou pluie

Tuberculinum

(Tuberculinum bovinum de Kent [Tub-bov])
Nosode de la tuberculose produit à partir de tuberculine purifiée d'un bovin malade après abattage, Mycobacterium tuberculosis (Mycobacteriaceae)
Nosode

Couleur : 15-16 D (bleu foncé)

Profil :

Tuberculinum déborde d'énergie et d'enthousiasme ! Il est curieux, il a soif de connaissances et veut découvrir le monde. L'enfant *Tuberculinum* adore marcher et courir, il aime sauter, grimper, faire de la randonnée, voyager. Cette activité incessante s'explique par le désir d'indépendance marqué de *Tuberculinum* et par sa soif de connaissance.

Il a toujours besoin de nouveaux défis. Cependant, son agitation plutôt sympathique s'accompagne d'irritabilité et ses fréquents accès de fureur ont une tendance destructrice. Il arrive que l'enfant *Tuberculinum* frappe, cogne, donne des coups de pied, et de fureur envoie promener les objets autour de lui. Ou alors, sous l'effet de la colère, il se frappe la tête par terre ou contre un mur. Mais tout est bien vite oublié et l'imprévisible *Tuberculinum* est alors rapidement épuisé. Néanmoins, une certaine agressivité latente reste toujours présente. *Tuberculinum* est généralement très intelligent, mais, souvent par manque de stimulation, il ne reste pas longtemps concentré sur une chose : son désir intérieur de passer à la suivante est trop fort, comme de lire le prochain livre ou de commencer un nouveau jeu. Ainsi, *Tuberculinum* est un des remèdes les plus fréquemment utilisés pour les troubles de l'attention et l'hyperactivité. *Tuberculinum* est doué pour l'art. Il dessine très bien et il est souvent aussi très musicien : il joue dans un groupe et aime écouter de la musique, même pendant le travail scolaire. C'est un enfant audacieux qui n'a peur de rien (sauf de l'obscurité pendant la nuit et des chats) et qui est un meneur né. L'autorité de ses parents et celle de ses professeurs représente pour lui un défi important, car il fait exactement tout ce qui lui est interdit. *Tuberculinum* est insensible aux punitions et celles-ci n'empêchent nullement l'enfant de faire ce qu'il veut. Toutefois, *Tuberculinum* est tellement ouvert et sympathique qu'on l'aime bien et qu'on le respecte. Et gare à celui qui contredit cette petite tête de mule… car il peut alors insulter et injurier très fort ses parents. La consommation de lait (il aime le lait froid qui sort du réfrigérateur !), de produits laitiers et de sucre, semble renforcer encore le comportement rebelle de *Tuberculinum*, bien qu'il les aime. Il ne mange pas volontiers de la viande, mais il aime les charcuteries (viande fumée). Le nouveau-né *Tuberculinum* est fréquemment reconnaissable à une fine pilosité le long de la colonne vertébrale, qui disparaît par la suite. Pour l'enfant agité, déconcentré, qui contrôle mal ses impulsions et a tendance aux comportements obstinés et agressifs, qui souffre depuis la naissance de bronchite, de toux d'irritation sèche ou d'allergies, *Tuberculinum* est le remède de première intention.

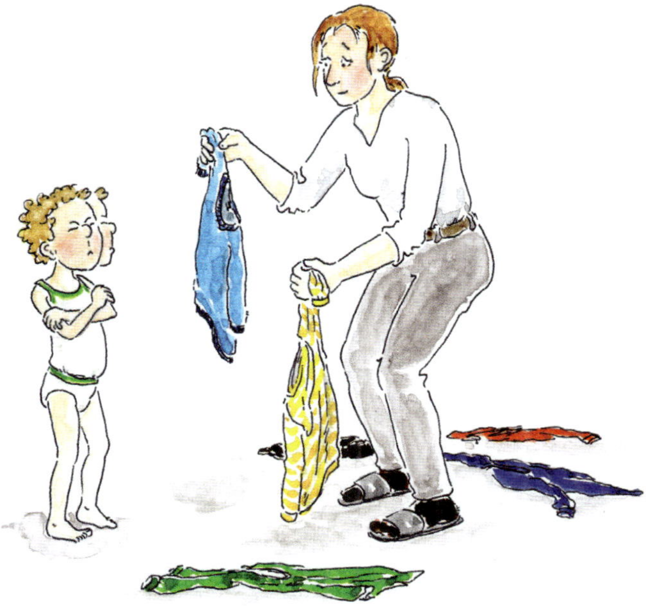

Tête de mule avec tendance à la contra-diction, dit toujours non

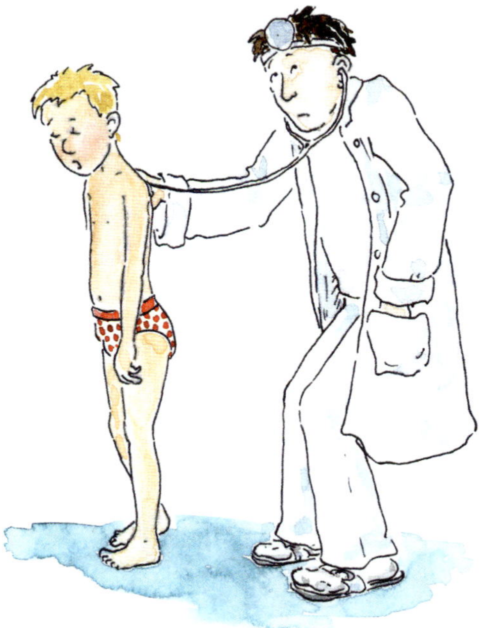

Faiblesse pulmonaire et bronchite chronique dès nourrisson, asthme bronchique

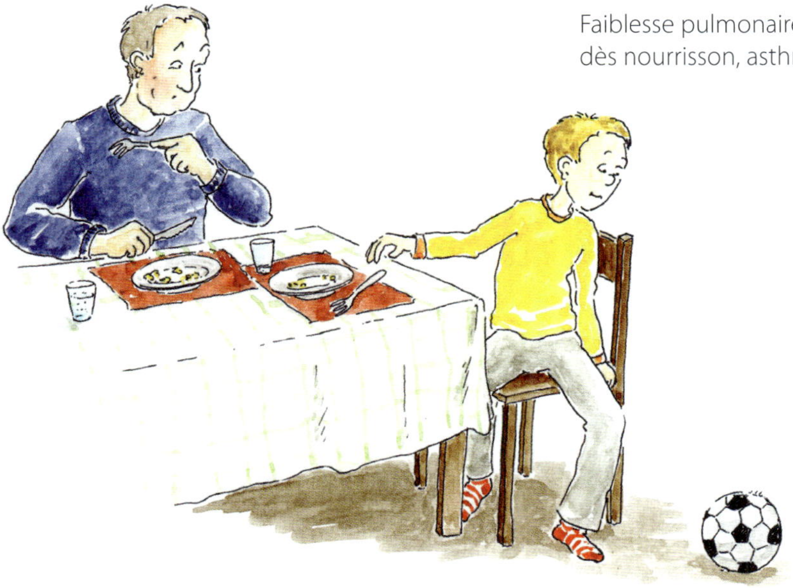

Agitation et hyperactivité, ne peut rester tranquillement assis

Troubles :

Troubles principaux :
Bronchite chronique, allergies et TDAH

Tête :
Maux de tête à l'école, polypes nasaux (végétations adénoïdes hypertrophiées), rhinorrhée jaune-verdâtre, rhinite allergique, sinusite, **otite moyenne** chronique, otorrhée chronique, perforation du tympan, retard de dentition, anomalies dentaires

Gorge/Poitrine :
Toux sèche et saccadée ou aboyante, amygdalite chronique, **toux d'irritation sèche** (aggravée le soir), enrouement, doit sans cesse se racler la gorge, **asthme bronchique,** bronchiolite, **bronchite chronique (depuis la naissance),** pneumonie (surtout du lobe supérieur gauche), **adénopathies cervicales en chapelet,** coqueluche, pleurésie

Estomac/Intestin :
Diarrhée (surtout le matin), **diarrhée chronique,** intolérance au lait, intolérance au lactose, allergie au lait de vache

Peau :
Éruptions cutanées avec démangeaisons, **eczéma atopique,** dartres orbiculaires, eczéma nodulaire, nævus occipital (« morsure de cigogne »), acné (surtout au front), furoncles (surtout dans le nez), vitiligo

Urogénital :
Cystite chronique et récidivante, néphrite, règles précoces, cryptorchidie

Appareil locomoteur :
Rhumatisme articulaire, inflammation de l'articulation de la hanche, scoliose, thorax en entonnoir

Psychisme/Comportement :
Nervosité, hyperactivité, **TDAH,** énurésie nocturne, automutilation (scarifications), **terreurs nocturnes,** grincements de dents en dormant, enfant criard (réveil nocturne avec cris persistants)

Généralités :
Tendance aux refroidissements, **tempérament allergique, rhume des foins**, allergies aux poils d'animaux (surtout aux poils de chat), suites de vaccinations (surtout BCG), tuberculose dans les antécédents familiaux, « plus jamais bien » depuis la coqueluche ou la rougeole, érythème infectieux

Modalités :

← tôt le matin, après avoir dormi, avant une tempête ou un orage, par temps froid et humide, par le mouvement, par la musique, par les courants d'air

→ à l'extérieur, par temps chaud et sec, à la montagne

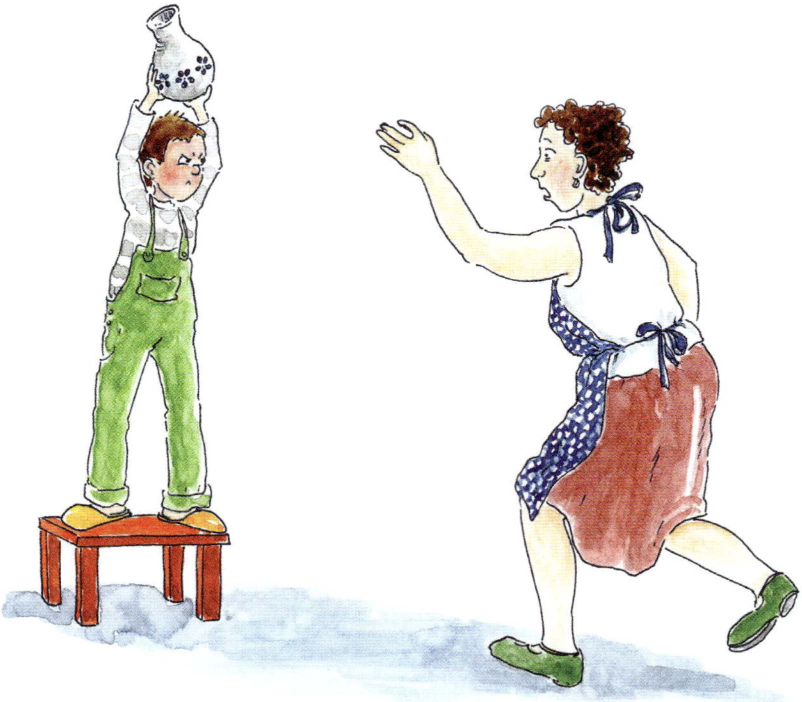

Accès de fureur avec tendance destructrice

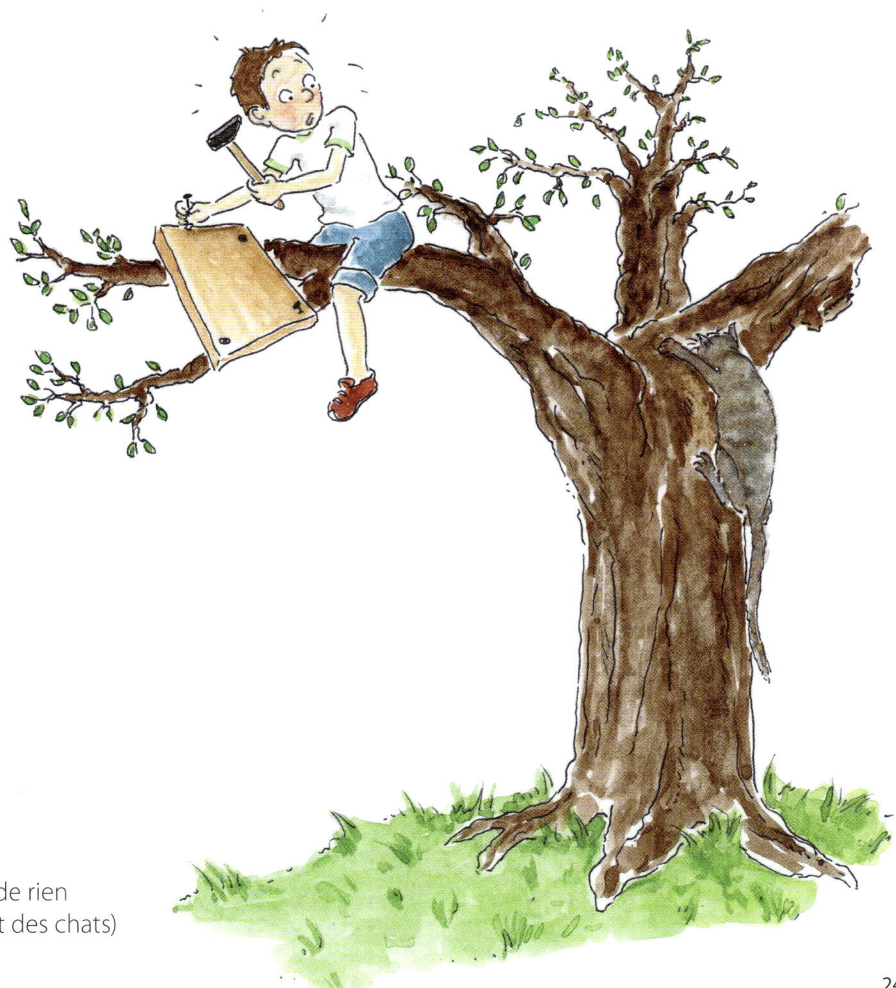

Audacieux, n'a peur de rien
(sauf de l'obscurité et des chats)

Veratrum album

Vérâtre blanc, hellébore blanc
(Veratrum album)
Famille des mélanthiacées
(Melanthiaceae)
Règne végétal

Couleur : 3 AB (jaune chaud clair)

Profil :

Dès son plus jeune âge, l'enfant *Veratrum album* a une immense soif de connaissance et sa curiosité l'amène à noyer les adultes par ses incessantes questions. Il veut tout savoir !

Plus grand, il n'est pas toujours apprécié à cause de son ambition et de son pédantisme. L'enfant *Veratrum album* est intelligent et aime jouer à l'adulte. Il n'est pas rare qu'il soit surdoué, ce qui, en plus de son comportement affecté et maniéré, lui vaut de nombreux problèmes relationnels. Il est très ambitieux (c'est souvent le ou la meilleur(e) de sa classe) et, bien sûr, il ne sait pas perdre. Les objectifs qu'il se fixe sont élevés, mais tout à fait accessibles par rapport à ses facultés. Malgré tout, il apparaît aux yeux des autres comme s'il venait d'une autre planète et semble souvent de ce fait bizarre et solitaire. *Veratrum* dénonce les autres enfants ou flatte certaines personnes (par exemple le maître) lorsqu'il espère en obtenir un avantage. À cela s'ajoutent une sorte d'indiscrétion vis-à-vis d'autrui qui peut être parfois impertinente, de même que de l'agitation et de l'entrain, ce qui agace rapidement les autres. Comme si cela ne suffisait pas, l'enfant *Veratrum album* a tendance à se moquer des autres ou à leur mentir (non par calcul, mais simplement parce qu'il se perd lui-même dans ses projets et ses histoires grandioses). S'il est pris de fureur, ce qui arrive souvent, il se met alors à crier très fort ou à cracher sur les autres enfants. Dans sa colère, *Veratrum album* détruit des objets, par exemple les jouets des autres enfants ou les meubles de ses parents. Il a surtout une tendance à couper : le jeune enfant peut découper quelque chose pendant des heures et, lorsqu'il est en colère, déchirer aussi des livres, des lettres ou des vêtements. On observe également une tendance à mordre : le bébé *Veratrum* aime bien mâchouiller la cuillère au lieu de manger, tandis que l'enfant plus âgé mastique nerveusement crayons et stylos. Sur son visage se dessine souvent un sourire hautain et niais ; le jeune garçon *Veratrum* a par ailleurs une allure un peu dandy. À la maison, il se lamente vite, se ronge les ongles et fait semblant d'être malade, car la situation dans laquelle il s'est mis n'est pas simple : elle peut même devenir pesante et le dépasser. L'enfant *Veratrum* aime bien mener ses parents à la baguette, voire les corriger devant les autres (lorsqu'ils se laissent faire).

Paradoxalement, l'enfant a un désir de glace (bien qu'il se sente toujours gelé), il aime les aliments frais, comme les fruits et les cornichons, ainsi que les aliments aigres. Sur le plan physique, on trouve au premier plan des troubles gastro-intestinaux, déjà chez le nour-

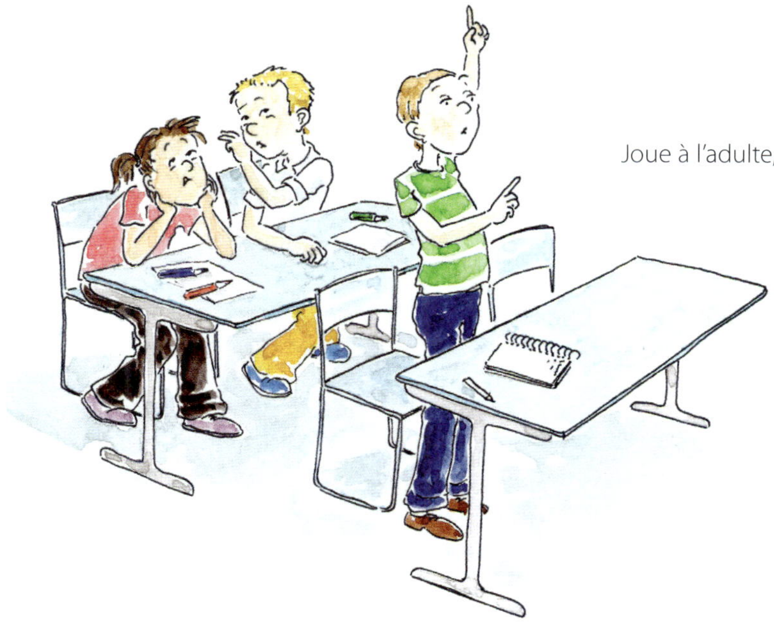

Joue à l'adulte, pédant et affecté

risson. Ce peut être une grippe gastro-intestinale aiguë ou des vomissements soudains, ou bien, en raison d'une sténose ou d'un spasme du pylore, une gastro-entérite violente, de fortes coliques flatulentes ou ombilicales, voire même une appendicite ou une occlusion intestinale. On retrouve toujours alors de façon caractéristique une faiblesse fortement marquée pouvant aller jusqu'au collapsus, une pâleur cadavérique du visage et une transpiration glacée de la tête. Il faut également penser à des troubles cardiaques, qui sont tout à fait susceptibles de se produire. Ce remède convient également à l'adolescent qui n'a pas bien supporté sa première cigarette.

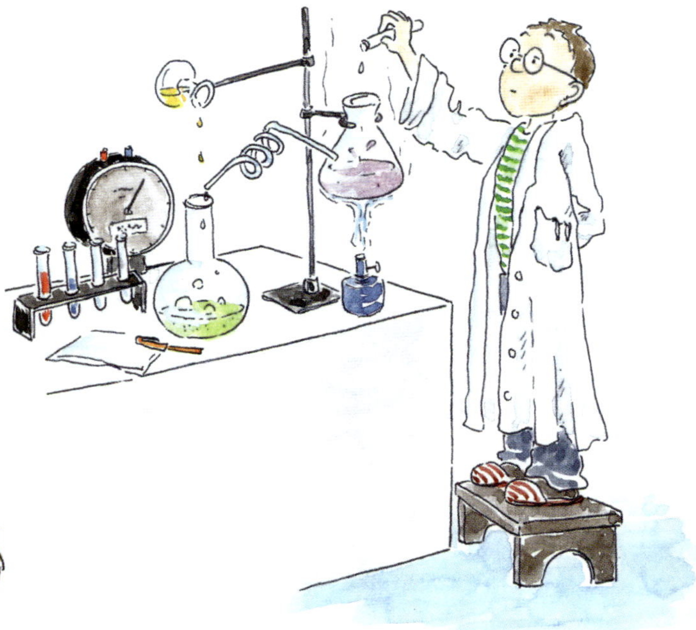

Enfant surdoué avec une grande ambition

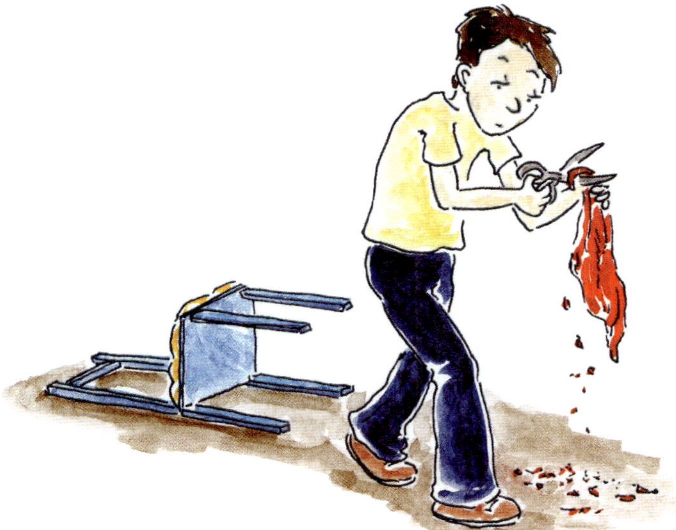

Tendance à déchirer les objets de colère

Troubles :

- **Troubles principaux :**
  Troubles gastro-intestinaux avec transpiration froide

- **Tête :**
  Transpiration froide de la tête (accompagne de nombreux troubles), maux de tête avec visage très pâle et tendance au collapsus, myosis, bout du nez glacé, constriction des mâchoires

- **Gorge/Poitrine :**
  Toux profonde qui sonne creux, toux gastrique (irritation provenant de l'estomac), asthme bronchique (surtout provoqué par les ballonnements), bronchite, bronchiolite, coqueluche, pneumonie

- **Estomac/Intestin :**
  Hoquet violent (même chez le nouveau-né), renvois, dérangement d'estomac, sensation de froid dans l'estomac, **nausées et vomissements** (avec suffocation violente, aggravation en buvant et par le moindre mouvement), hoquet après avoir vomi, gastrite, **gastro-entérite fébrile aiguë avec faiblesse circulatoire,** constipation chez le jeune enfant, **diarrhée (surtout l'été, après avoir mangé des fruits), gastro-entérite** aiguë, flatulences, **coliques intestinales,** colite, appendicite, péritonite, spasme ou sténose du pylore, occlusion intestinale, coliques ombilicales, selles involontaires (par exemple en toussant, en éternuant, en sautant ou en riant)

- **Cœur/Circulation :**
  Malformation cardiaque, troubles cardiaques aigus avec **faiblesse, pâleur et tendance au collapsus,** tachycardie, arythmie, tendance générale au collapsus circulatoire avec transpiration froide

- **Urogénital :**
  Miction involontaire en toussant

- **Appareil locomoteur :**
  Crampes musculaires, froideur extrême des extrémités

- **Système nerveux :**
  Méningite, épilepsie (surtout par temps chaud, en été)

- **Psychisme/Comportement :**
  Boulimie, **TDAH, précocité intellectuelle avec problèmes de comportement,** anorexie, encoprésie (incontinence fécale, surtout par stress émotionnel)

- **Fièvre :**
  Fièvre élevée le soir, hypothermie le matin

Modalités :

← la nuit, par temps froid et humide

→ par la chaleur, en marchant

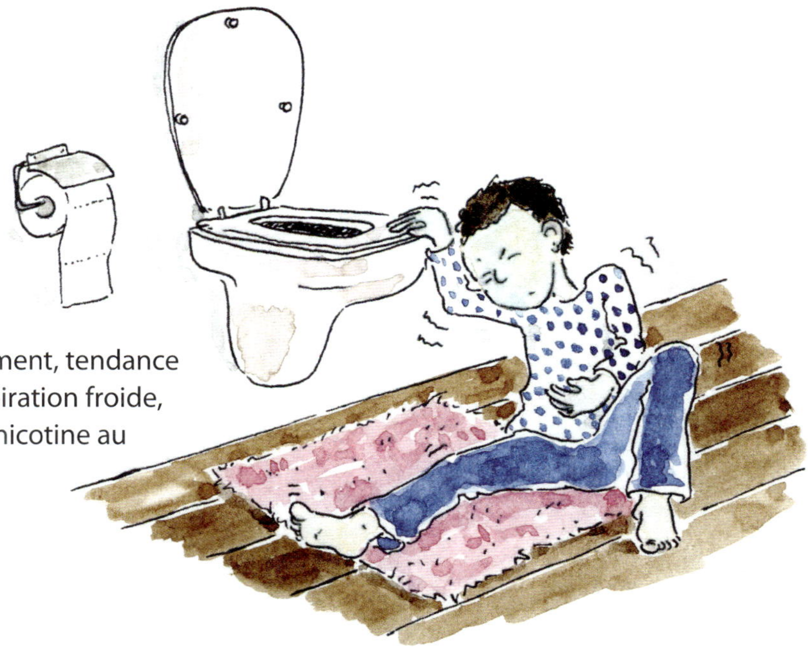

Généralités :

Tendance à l'évanouissement, tendance aux frissons et à la transpiration froide, troubles suite d'abus de nicotine au début de l'adolescence, typhus, coqueluche

Vomissements et diarrhées avec douleurs abdominales crampoïdes et transpiration froide sur le front

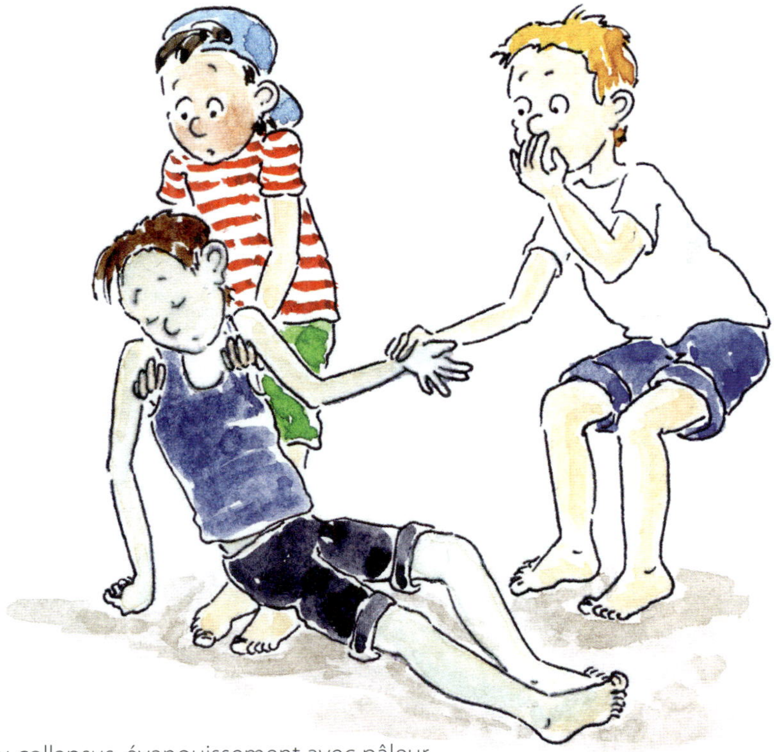

Tendance au collapsus, évanouissement avec pâleur cadavérique et transpiration froide au visage

Zincum

Zinc élémentaire (Zincum metallicum)
Règne minéral

Tableau périodique :
Étape 12, série Fer

Couleur : 23-24 C (vert prairie, vert pomme)

Profil :

L'enfant *Zincum* est extrêmement nerveux et contracté, et ceci se manifeste à de nombreux niveaux : il a des crampes musculaires dans les jambes en cas d'immobilité prolongée (le plus souvent le soir au lit, en classe ou lors de longs trajets en voiture), des crampes dans les doigts en écrivant, des crampes des mollets, des tressautements en dormant, des contractions dans la nuque et une toux spasmodique. Sa tension intérieure rend *Zincum* agité, peureux et irritable. Le jeune enfant *Zincum* est très larmoyant, particulièrement après la sieste. La nuit, il fait des cauchemars, sursaute involontairement, sort de son sommeil au moindre bruit ou à la moindre secousse, et se met à pousser des cris stridents quand il se réveille. À l'école, même un bruissement de papier dérange tellement *Zincum* qu'il ne peut plus se concentrer. Cela ne fait qu'accroître encore ses problèmes d'apprentissage, car de toute façon ni sa mémoire, ni sa capacité de concentration ne sont très bonnes, et de plus il est lent pour penser et comprendre. Par ailleurs, il ne cesse de remuer et de gigoter, et ce sont surtout ses jambes qu'il ne parvient pas à tenir tranquilles. On remarque en particulier une baisse de ses performances à l'école à partir de 11 heures environ. Ensuite rien ne va plus, car il est fatigué et déconcentré. Le soir, l'enfant *Zincum* a du mal à s'endormir en raison de sa tension intérieure, mais c'est surtout l'agitation désagréable de ses jambes qui lui pose problème. En réalité, c'est un enfant timide, sérieux, aimable et accommodant, avec un grand sentiment du devoir. Il est peut-être un peu indolent, car *Zincum* met un temps incroyablement long à se décider ou simplement répondre. Parfois, il répète une question seulement pour gagner du temps pour la réponse. Par contre, il mange et il boit de façon très précipitée. Sa sensibilité aux courants d'air et son aversion pour les sucreries sont caractéristiques. Mais ce que l'on remarque surtout chez *Zincum*, c'est sa grande faiblesse physique et intellectuelle, ainsi que ses troubles neurologiques qui apparaissent très souvent après suppression d'éruptions cutanées (par exemple suite à un traitement antibiotique lors d'une scarlatine) ou vaccination. On voit fréquemment des tressautements du visage ou des roulements d'yeux semblables à des tics, et l'enfant sursaute beaucoup pendant son sommeil. *Zincum* est un des principaux remèdes dans l'épilepsie. C'est également un remède utile dès la petite enfance en cas de névrodermite, si cela correspond au tableau d'ensemble. Les traitements à base de pommade à la cortisone permettent d'obtenir un meilleur aspect de la peau, mais cela peut ensuite provoquer de l'asthme. Il faut se rappeler que, de façon générale, cet enfant va mieux

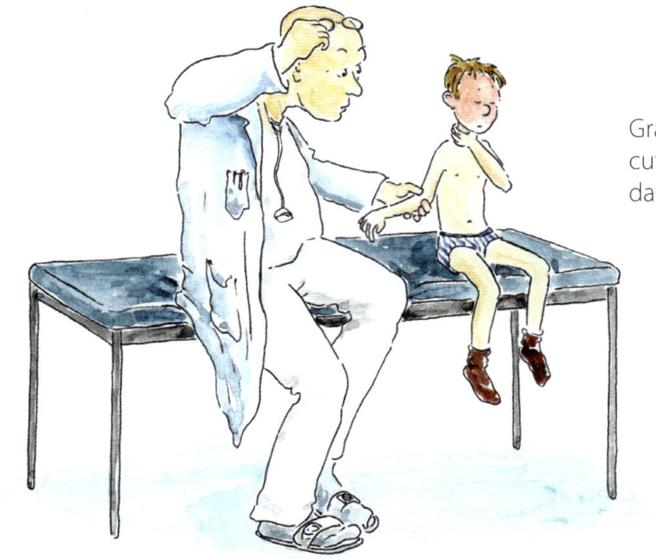

Grande faiblesse qui empêche les éruptions cutanées de sortir normalement (par exemple dans la scarlatine)

lorsqu'apparaissent des éruptions cutanées. *Zincum* aide surtout l'enfant remuant et crispé à se détendre davantage… que ce soit pendant les cours, à l'école ou même le soir dans son lit.

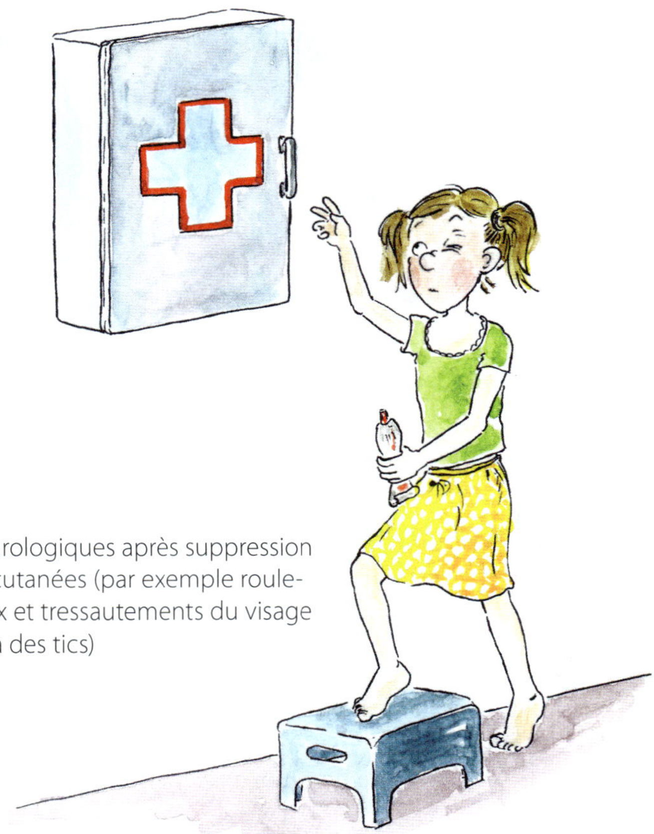

Troubles neurologiques après suppression d'éruptions cutanées (par exemple roulements d'yeux et tressautements du visage semblables à des tics)

Très sensible aux bruits, se sent dérangé par le moindre murmure ou bruissement de papier

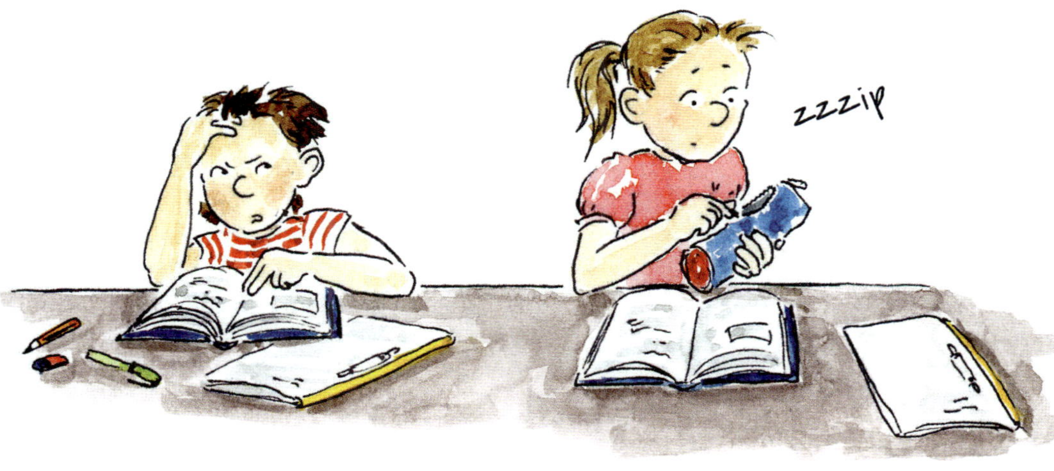

Troubles :

Troubles principaux :

Troubles neurologiques, crampes et agitation des jambes

Tête :

Troubles suite de blessures à la tête, **maux de tête (par faiblesse et surmenage intellectuel),** conjonctivite, yeux secs et douloureux, strabisme, otite moyenne, douleurs dentaires, troubles de la dentition

Gorge/Poitrine :

Toux sèche spasmodique, saisit ses organes génitaux en toussant, bronchite, **asthme bronchique** (après suppression d'éruptions cutanées ou alternant avec de l'eczéma), coqueluche

Estomac/Intestin :

Hoquet violent, nausées après avoir mangé, les boissons sont immédiatement vomies, selles involontaires pendant le sommeil, constipation (déjà chez le nouveau-né)

Peau :

Éruptions cutanées qui ne sortent pas normalement (par exemple dans les maladies infantiles), eczéma atopique depuis la petite enfance, peau crevassée, typiquement **: eczéma sur les mains,** acné

Urogénital :

Miction involontaire en toussant, retard de puberté

Appareil locomoteur :

Contractions de la nuque, crampes musculaires, douleurs dorsales en étant assis (en écrivant à l'école), paresthésies, **agitation extrême des jambes avec tremblements, secousses et tressautements** (syndrome des jambes sans repos), crampes des mollets, crampes des doigts (en écrivant), douleurs de la nuque en restant longtemps assis et en écrivant, inflammation du tendon d'Achille, troubles suite de blessures à la colonne vertébrale

Système nerveux :

Méningite, encéphalite, troubles neurologiques suite de suppression d'éruptions cutanées ou de sécrétions, **tics neurologiques comme roulement d'yeux, tressautements du visage ou cillements des yeux,** chorée, **épilepsie,** paralysie cérébrale infantile (PCI), poliomyélite

Modalités :

← à 11 heures du matin, après le déjeuner, après la sieste, par le contact

→ en mangeant, par les sécrétions et l'apparition d'éruptions cutanées

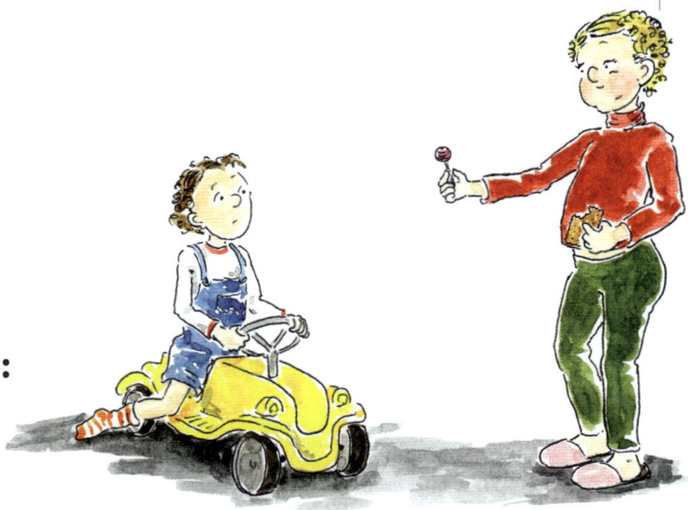

- **Psychisme/Comportement :**
  TDAH, terreurs nocturnes, réveil avec terreur, grincement de dents en dormant, problèmes d'apprentissage liés à une grande fatigabilité, lenteur pour penser et comprendre, répète tout ce qu'on lui dit

Indécis, très lent à répondre et réagir

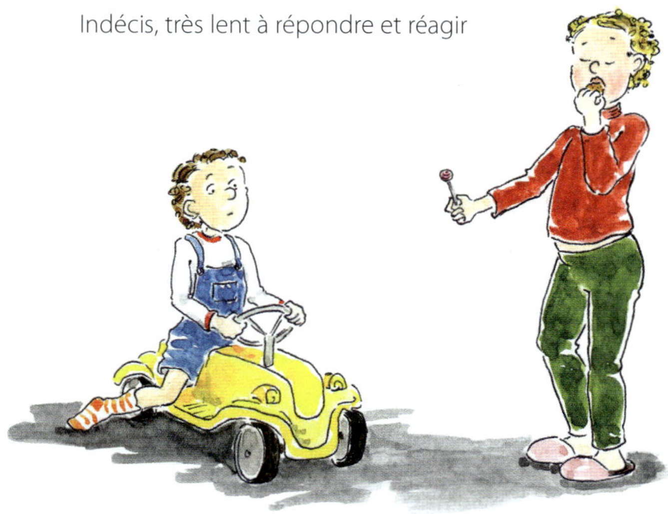

- **Généralités :**
  Syndrome des jambes sans repos, troubles du sommeil, troubles de la dentition (avec problèmes de sommeil), retard de développement, faiblesse extrême, **suites de vaccination,** troubles suite de suppression d'éruptions cutanées, troubles après prise de psychotropes (par exemple Ritaline®), troubles suite de scarlatine

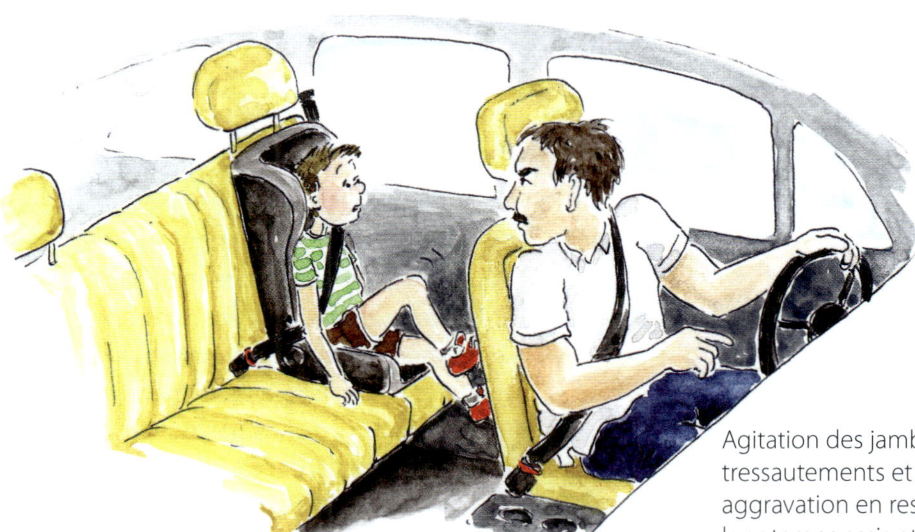

Agitation des jambes avec crampes, tressautements et douleurs, aggravation en restant longtemps assis et la nuit au lit

6. Bref aperçu des règnes naturels

Les remèdes homéopathiques peuvent en principe provenir de l'univers tout entier. La substance de base des remèdes décrits dans ce livre est d'origine végétale ou animale, et ceux correspondant à des métaux ou des semi-métaux doivent être classés dans le règne minéral. Les nosodes, c'est-à-dire les remèdes homéopathiques fabriqués à partir de matériel cellulaire pathologique, peuvent être d'origine animale ou humaine.

6.1 Le règne minéral

Le règne minéral homéopathique se compose d'éléments métalliques, semi-métalliques et non-métalliques. La répartition de ces éléments se fonde sur la structure fondamentale du système périodique de Mendeleïev et Meyer, ainsi que sur le modèle atomique de Niels Bohr.

Les minéraux tirent leur identité de leur structure atomique, moléculaire et cristalline, aussi la structure constitue-t-elle la thématique principale pour les enfants qui nécessitent ces remèdes.

Que signifie « structure » dans ce contexte ? Tous les enfants de type minéral ne sont pas aussi pénibles et ordonnés qu'*Arsenicum* ou *Silicea* (pensons à *Sulphur* !). Il s'agit plus ici de l'organisation du moi et des bases structurelles concernant les fonctions corporelles et le développement de la personnalité. Cette structure peut-elle résister aux exigences de la vie ?

Une fois venu au monde, l'enfant doit se percevoir en tant qu'individu à part entière et couper le cordon avec l'organisme maternel afin de pouvoir entrer en relation avec son environnement, sa famille, sa maison et ses amis.
Il s'agit en outre du développement du corps physique et mental, d'aptitudes, d'apprentissages, de performances et enfin de responsabilités. Sur tous ces plans, il peut y avoir des blocages et des ruptures.

« L'enfant minéral » n'est pas toujours facile à reconnaître, car il est calme, objectif, stable, et il s'efforce de se satisfaire aux exigences de la vie. En cas de problème, il en recherche souvent les causes en lui-même et dans sa propre structure. Même si ce n'est pas toujours le cas, il existe souvent un manque de confiance en soi et des peurs. L'enfant minéral aime les vêtements unis ou avec des motifs symétriques. Les chiffres, les structures, les performances et la sécurité sont importants pour lui.

Les troubles que les remèdes minéraux peuvent guérir correspondent à des problèmes de développement chez l'enfant, des troubles liés aux problèmes relationnels dans la famille ou le cercle d'amis, la peur de l'échec, ou tout simplement des symptômes purement structurels, autrement dit physiques. Les troubles commencent lentement et prennent le plus souvent une forme chronique et continue.

La systématisation des remèdes homéopathiques minéraux en relation avec le système périodique a été développée par Jan Scholten. De façon analogue à la structure du système périodique, on retrouve des thèmes communs caractéristiques dans chacune des séries (analogiquement aux lignes, autrement dit aux périodes du système périodique) et dans chacune des étapes (analogiquement aux colonnes, c'est-à-dire aux groupes du système périodique).

Vous pouvez maintenant chercher parmi les tableaux des remèdes minéraux le remède le plus semblable pour votre petit patient. Un autre diagnostic différentiel basé sur les travaux de Scholten tient compte des thèmes communs suivants, qui correspondent aux séries et aux étapes :

Au sens figuré, l'enfant de la **série Hydrogène** (avec deux remèdes : *Hydrogenium* et *Helium*) n'est pas encore vraiment arrivé dans ce monde, il s'agit d'être ou de ne pas être. C'est l'état d'avant ou pendant la conception (*Hydrogenium*) et de la phase embryonnaire (*Helium*). L'existence toute entière peut alors devenir un problème. Les acides comme *Phosphoricum acidum* en font également partie en raison de leur composante hydrogène. Ce type d'enfant se caractérise d'une part par une activité et une agitation permanentes, et de l'autre par une faiblesse et une sensation d'épuisement total.

La **série Carbone** (de *Lithium* à *Neon*) représente essentiellement le développement des fonctions vitales et du moi infantile, de même que le besoin élémentaire de protection et de sécurité, associé à de nombreuses peurs enfantines (par exemple chez *Lithium* et *Beryllium*). Comme c'est principalement la peau qui nous protège, il n'est pas étonnant que, dans une névrodermite, ce soit les sels des remèdes issus de la série carbone qui sont utilisés.

Dans la **série Silicium** (de *Natrum* à *Argon*), il s'agit du thème de l'identité, à savoir que l'enfant doit reconnaître qu'il ne forme plus un organisme commun avec sa mère, mais qu'il possède une identité propre. Il ne s'agit plus seulement du Je, mais du Je et du Tu, des parents, des frères et sœurs et des amis. On doit s'affirmer au sein de la famille, parmi les amis et à l'école, et l'essentiel portera sur les contacts, les relations, la communication, l'apparence et l'image. Ce sont des thématiques caractéristiques à la puberté, par exemple chez *Phosphorus*. Sur le plan physique, c'est, comme chez *Silicea*, la peau qui est principalement touchée, de même que les tissus conjonctifs et de soutien.

La **série Fer** (de *Kalium* à *Krypton*) nous fournit des remèdes pour l'enfant chez qui les thématiques majeures concernent la discipline, l'école et le travail, avec les problèmes qui en résultent. L'apprentissage et la réussite sont au premier plan, avec parfois aussi la pression qui s'y rapporte. *Kalium* et *Arsenicum* sont deux remèdes de la série Fer qui mettent en évidence les règles et la discipline, ou bien c'est l'enfant *Ferrum* qui se met sous une pression extrême. C'est souvent ici l'appareil locomoteur, et particulièrement les articulations, qui sont à l'origine des troubles.

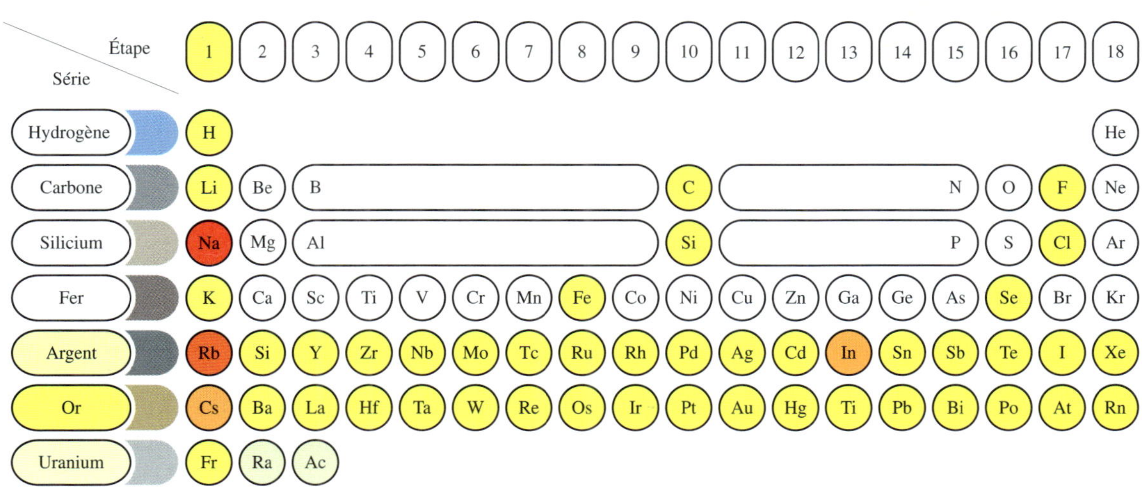

Système périodique selon Scholten

Dans la **série Argent** (de *Rubidium* à *Xenon*), il s'agit de créativité et de performance, il s'agit d'apprendre, d'oser, d'imaginer quelque chose de nouveau. Cela correspond peut-être à la situation vécue pendant le cycle scolaire et le cycle de formation, mais également des intérêts personnels, tels que le sport, l'art et la musique. Chez *Argentum nitricum*, tout tourne autour de l'ambition et de la performance, ce qui conduit à des troubles. Dans la série Argent, ceux-ci touchent essentiellement le système nerveux et l'ouïe.

Pour les remèdes de la **série Or** (de *Caesium* à *Radon*), c'est enfin le thème de la responsabilité qui est central. Le fait de prendre des responsabilités pour soi-même et pour les autres arrive au premier plan, surtout quand on devient adulte. Cette thématique est présente par exemple chez *Baryta*, qui montre souvent un retard de développement et n'est pas capable de prendre les responsabilités correspondant à son âge. Le développement cérébral joue par conséquent un rôle important dans les remèdes de la série Or, mais on y trouve également des troubles du cœur, des yeux et des organes génitaux (par exemple chez *Mercurius*).

18 Étapes

Les 18 étapes décriront encore plus précisément l'élément qui, pour chacune des séries, correspondra exactement au simile.
Les étapes selon Scholten (analogues aux colonnes du système périodique) semblent également représenter les stades du développement de l'individu. Plus l'étape est avancée (jusqu'à l'étape 10 incluse), plus la confiance en soi de l'enfant sera grande, mais plus forte aussi sera la pression imposée par lui-même ou par son entourage.

L'étape 1 correspond à l'action spontanée, irréfléchie, souvent suivie d'une réaction opposée (*Lithium* et *Natrum* en sont de bons exemples). L'enfant pour lequel les remèdes **de l'étape 2** sont utiles a encore besoin de beaucoup de soutien (*Beryllium, Magnesia, Calcarea, Baryta*) !

À **l'étape 3** règnent beaucoup de confusion et d'indécision (*Bore, Aluminium*), alors qu'aux **étapes 4 et 5** ce sont le doute et l'hésitation qui prédominent. **L'étape 6** doit faire ses preuves et **l'étape 7** doit apprendre et s'exercer.

L'étape 8 est sous pression et doit tenir bon (par exemple *Ferrum*), à **l'étape 9** l'objectif fixé est en vue et à **l'étape 10** on est certes arrivé, mais on oscille entre instabilité (*Graphites*) et rigidité (*Silicea*) pour garder le contrôle depuis le haut de la crête.

L'étape 11 (avec *Cuprum* et *Argentum*) tente désespérément de conserver sa structure et sa position, ce qui réclame un certain effort, et à **l'étape 12** cela est déjà ressenti comme un combat difficile (*Zincum, Mercurius*).

L'étape 13 n'arrive plus vraiment à faire face et devient cynique et sarcastique. **L'étape 14** veut encore sauver les apparences, mais rejette la responsabilité sur les autres.

À l'étape 15 se manifeste le sentiment dominant de ne pas être aimé et d'être seul (chez *Antimonium crudum* par exemple), tandis qu'à **l'étape 16** apparaissent les premiers signes d'un retrait, car l'enfant ne peut pas se confronter durablement aux exigences ou aux problèmes.

L'étape 17 a fondamentalement le sentiment d'avoir été déçu et trahi (les halogènes peuvent former des sels avec un métal), et **l'étape 18** se libère de tous les liens sur un mode pathologique (*Helium* ou *Neon*, qui sont des gaz nobles, sont des remèdes connus d'autisme).

Plus le remède minéral se trouve en bas du système périodique (par analogie avec le poids moléculaire croissant des éléments), plus on pourrait penser que l'enfant est âgé, car il a apparemment déjà parcouru tous les thèmes des séries qui se trouvent au-dessus. Mais il s'avère que l'adulte peut aussi avoir besoin à l'occasion des remèdes des premières séries. Par contre,

Baryta, de la série Or, est un remède d'enfant fréquemment prescrit. Le thème de la responsabilité, qui est propre à l'adulte, signifie, dans le cas de *Baryta*, que l'enfant ne veut ou ne peut pas prendre de responsabilités correspondant à son âge.

Il ne s'agit donc pas de l'âge biologique réel, mais du moment où un blocage est apparu dans le développement de la personnalité, ou tout simplement de l'émotion prédominante en rapport avec le trouble principal. Ainsi, bien des enfants ne sont pas du tout parvenus encore à l'ici et maintenant, et c'est *Hydrogenium* qui peut leur être utile. Et il y a aussi des enfants qui exigent tellement d'intimité et de contact qu'on pourrait croire qu'ils sont encore, au sens figuré, dans le ventre de leur mère : dans ce cas, *Lithium* ou *Beryllium* peut être le bon remède à prescrire.

Jan Scholten a vu dans la série Carbone une analogie avec l'expérience de l'enfant lors de la naissance, celle-ci pouvant aussi donner des indications pour un remède approprié lorsqu'on y retrouve certains symptômes du tempérament de l'enfant.

Ainsi, *Lithium* (étape 1) représente la dépendance totale du fœtus dans le ventre maternel : il a une grande peur de la séparation et se sent impuissant s'il n'a pas de contact corporel avec sa mère. La naissance n'a pas encore commencé.

Beryllium (étape 2) est prêt à naître et a peur de perdre la protection et la sécurité du ventre maternel. Il en est au début de la formation du moi individuel.

Chez *Bore* (étapes 3-9), la naissance commence avec les douleurs de la descente, la tête du fœtus est pressée vers le bas, il a peur du mouvement vers le bas et sent que la séparation commence ! Mais il est confus et ne sait pas s'il peut exister sans sa mère.

Chez *Carbone* (étape 10), la séparation est décidée, la tête est parvenue dans le plancher pelvien, il n'y a pas de retour en arrière possible. C'est la première décision pour son énergie et son existence propres, pour le chemin vers l'autonomie.

Nitrogenium (étapes 11-15) ressent un lien claustrophobique à la mère, mais qui va se défaire. Rien d'étonnant à cela, puisque le bébé se trouve maintenant dans la filière pelvienne et qu'il s'y sent à l'étroit.

Oxygenium (étape 16) correspond à la première inspiration après une naissance réussie. Le thème est ici de donner et de prendre, ces deux termes étant indissociablement liés dans la vie, tout comme chaque expiration est suivie d'une inspiration.

Fluor (étape 17) correspond à la séparation totale, le cordon ombilical est maintenant sectionné. C'est désormais un individu libre, mais pour la première fois tout seul au monde.

Neon (étape 18) plonge en lui-même, sans contact corporel avec la mère.

Cependant, la série Carbone ne représente pas seulement des situations de naissance, elle peut correspondre aussi aux thèmes et aux besoins caractéristiques de l'enfance (cf. Ulrich Welte, *Le Tableau périodique en Homéopathie*), car il s'agit tout simplement de faim et de soif, de joie et de douleur, d'attachement et de détachement, comme du besoin de jouer de l'enfant. Alors que *Lithium*, avec son besoin particulier de protection, représente le vécu du nourrisson, *Beryllium*, avec sa personnalité non encore affirmée, correspond à un enfant de 2-3 ans. Bore (*Borx.*) marque l'âge du jardin d'enfants (4-5 ans), Carbone (sels de *Carbonium*, *Graphites*) celui du début de l'école élémentaire, les sels de *Nitrogenium* (7-8 ans) et d'*Oxygenium* (9-10 ans) les périodes suivantes. Les sels de *Fluor* (11-12 ans) et *Neon* (12 ans) marquent le passage au collège et l'entrée dans la puberté, à laquelle préparent les remèdes minéraux appropriés de la série Silicium qui suit.

6.2 Le règne végétal

Les plantes sont des êtres vivants qui ne peuvent pas se déplacer, car elles sont enracinées dans la terre. Elles sont par conséquent programmées pour s'adapter de façon optimale à leur espace et n'ont pas la possibilité de combattre ou de fuir pour conquérir et défendre leur territoire. Les seules possibilités dont elles disposent pour s'affirmer sont une capacité d'adaptation, une mutabilité et une diversité aussi grandes que possible. Tous les remèdes végétaux se caractérisent par une grande sensibilité émotionnelle, une vulnérabilité et une fragilité, mais peuvent faire preuve aussi de nervosité et d'irritabilité (par exemple *Nux vomica*).

L'appartenance à une famille de plantes distincte (indiquée dans la fiche du remède) revêt une importance particulière. Ainsi, des remèdes homéopathiques tels que *Belladonna*, *Hyoscyamus* et *Stramonium*, qui tous appartiennent à la famille des solanacées, sont relativement semblables, non seulement par leur thématique fondamentale, mais aussi par leurs symptômes, et doivent de ce fait être soigneusement différenciés. Parfois, cette analyse systématique conduit à des remèdes mineurs et encore peu expérimentés, comme par exemple un remède d'enfant que j'ai déjà prescrit assez souvent, *Solanum lycopersicum* (la tomate, qui fait également partie des solanacées) et qui correspond à un « enfant *Belladonna* » un peu plus doux.

Les causalités des troubles que les remèdes végétaux peuvent guérir sont principalement des problèmes psychiques, comme une offense (*Staphysagria !*), un chagrin (*Ignatia !*) ou un choc (*Arnica !*). Les symptômes sont souvent soumis à de fortes variations et sont changeants (pensons à *Pulsatilla*). Nous observons très fréquemment une sensibilité exacerbée et des peurs, surtout la peur d'être blessé (la blessure est un thème majeur des composées comme *Arnica*). À première vue, on reconnaît chez « l'enfant végétal » un amour de la nature et des motifs floraux : rien n'est rectiligne, tout est « organiquement » irrégulier (comportement, écriture, motifs des vêtements, etc.). En raison de la sensibilité particulière des enfants végétaux, il faut prêter une attention particulière aux modalités.

6.3 Le règne animal

Les thèmes du règne animal se fondent sur le combat pour la vie, c'est-à-dire le fait de se sentir « vite agressé » en tant que victime, ou au contraire de se comporter de façon agressive en tant que « prédateur ».
Les hiérarchies jouent un rôle important : qui est fort et qui est faible, supérieur et inférieur, qui domine qui. Les abus, au sens de se sentir abusé, contraint ou soumis, constituent une thématique possible. Le besoin de faire partie d'un groupe en relève également et désigne souvent un remède du groupe des mammifères. À l'inverse, il existe aussi un sentiment de détachement ou d'isolement (par exemple chez les oiseaux). Par suite de l'éternel combat « animal » pour la vie, des thèmes tels que le désir de séduire et la sexualité, ou encore l'ambition et la jalousie, se trouvent au premier plan en tant que manifestations de l'esprit de compétition. Les réactions sont le plus souvent violentes et le rythme rapide ! « L'enfant animal » est très expressif et a un regard éveillé,

il peut se montrer très chaleureux mais tout autant méchant, et il est généralement plein d'énergie et de vie ! Il aime souvent les couleurs vives qui attirent l'attention, mais certains enfants animaux aiment bien aussi les couleurs de camouflage (« enfants araignées », comme par exemple *Tarentula*). Les causalités des troubles qu'un remède animal peut guérir sont le rejet, l'exclusion ou la négligence, l'échec par rapport aux autres, la déception amoureuse ou les troubles à la suite de violence ou d'agression.

6.4 Les nosodes

On désigne par nosodes les remèdes homéopathiques produits à partir de matériels pathologiques issus de maladies infectieuses ou de cellules cancéreuses (par exemple *Carcinosinum*). Il s'agit de substances pathologiques telles le sang, l'urine, les selles, des sécrétions ou du pus, contenant des agents pathogènes neutralisés, comme par exemple le crachat d'un patient atteint de tuberculose pulmonaire (*Bacillinum*), le contenu d'un bouton de gale (*Psorinum*) ou une sécrétion gonorrhéique (*Medorrhinum*). La substance d'origine peut provenir de l'être humain, mais aussi de sécrétions ou de cellules pathologiques animales, comme dans le cas de *Tuberculinum bovinum* fabriqué à partir de matériel cellulaire tuberculeux de bovins abattus.

Les remèdes cités ci-dessus sont également appelés nosodes héréditaires, car la tendance à contracter certaines affections et l'impossibilité à les surmonter peuvent s'expliquer par le fait que celles-ci étaient déjà apparues de façon aiguë dans une génération précédente. Bien que, de toute évidence, celles-ci n'aient pas pu être héritées génétiquement et qu'il n'existe pas d'explication scientifique reconnue à ce phénomène, des générations d'homéopathes ont pu vérifier cette observation.

Les nosodes héréditaires sont surtout employés lorsqu'une maladie chronique ne peut pas être surmontée par la prise d'un *simile* homéopathique. Si un membre de la famille a souffert de cette maladie une ou plusieurs générations auparavant, ou s'il existe une prédisposition familiale à une maladie ou à la faiblesse d'un organe (par exemple le poumon dans le cas de *Tuberculinum*), on utilisera alors de préférence les nosodes héréditaires.

Par extension, des produits non-pathologiques provenant de composants endogènes, tels que des cellules organiques ou des substances fabriquées par le corps, comme par exemple les hormones, sont également désignés sous le terme générique de nosodes (remèdes organiques). On considère aussi comme nosodes des agents pathogènes neutralisés et dynamisés (par exemple *Streptococcinum*, qui est très efficace dans la tendance chronique aux infections streptococciques), des vaccins dynamisés ou des médicaments allopathiques (comme *Cortisonum*), ainsi que des toxines et des polluants dynamisés. Ils ont tous en commun le fait que leur action doit être davantage qualifiée d'isopathique que d'homéopathique, ce qui, dans un cas comme dans l'autre, n'enlève pourtant rien à leur efficacité. Selon mon expérience, les enfants atteints de troubles chroniques ayant débuté après une vaccination répondent très bien à un traitement complémentaire adapté avec les nosodes de vaccins correspondants. En raison de la composition très spécifique de chaque vaccin et des substances qui lui sont associées (par exemple métaux lourds, protéines étrangères), il faut veiller à ce que ce soit le bon nosode de vaccin qui soit utilisé, c'est-à-dire celui correspondant à sa dénomination commerciale.

7. Répertoire des tempéraments

Le répertoire des symptômes tempéramentaux est basé sur les descriptions des différents portraits-types homéopathiques qui précèdent. Celles-ci sont issues de nos propres cas et surtout des sources suivantes : les précieuses rubriques du Radar, le Répertoire de l'Enfant de Pennekamp, les matières médicales de Master, Le Roux, Petrucci, Herscu, Kusse, Coulter, Jus, Hirte, Achtzehn, Grandgeorge, ainsi que celles de Boericke et de Scholten.

Veuillez également tenir compte des références croisées dans les rubriques semblables et intégrez-les dans votre diagnostic différentiel.

Abandon en raison de l'absence des parents : Sacch., Mag-c., Nat-m., Sep.

Abandon, sentiment d' : Arg-n., Bar-c., Calc., Calc-p., Carc., Lac-c., Lac-h., Lach., Mag-c., Nat-m., Ph-ac., Psor., Puls., Sacch., Sep., Stram., Thuj.

Abattu : Ant-c., Ars., Calc., Calc-s., Carc., Caust., Graph., Lach., Lyc., Med., Nat-m., Psor., Sulph.

Absent (→ *rêveur*) **:** Agar., Ant-c., Bac., Lac-h., Op., Ph-ac.

Abusé : Androc., Carc., Falco-p., Lac-f., Staph.

Accommodant : Bar-c., Beryl., Carc., Cupr., Lac-c., Puls., Sil., Staph., Zinc.

Accumule beaucoup de choses (→ *collectionne*) **:** Sulph.

Actif (→ *vivant*) **:** Apis, Bac., Calc-p., Carc., Choc., Cupr., Lach., Med., Nux-v., Phos., Stram., Sulph., Tub., Verat.

Adapté (→ *sage, bien élevé*) **:** Alum., Ars., Beryl., Carc., Kali-c., Nat-m., Puls., Sil., Staph.

Addictions, tendance aux (*drogues*) **:** Agar., Med., Merc.

Adulte, joue à l' (→ *pédant*) **:** Carc., Lach., Lyc., Merc., Sep., Sulph., Verat.

Affecté (→ *fanfaron, hautain*) **:** Lach., Verat

Affectueux : Bell., Calc., Caust., Ign., Lac-del., Phos., Puls.

Agitation nocturne : Acon., Ars., Bell., Borx., Calc., Carc., Cham., Cina, Hyos., Kali-c., Lac-c., Merc., Phos., Stram., Sulph., Tub., Zinc.

Agité (→ *actif, hyperactif*) **:** Agar., Androc., Ars., Bac., Calc-p., Cham., Choc., Cina, Falco-p., Hyos., Lac-leo., Lith-p., Med., Merc., Phos., Psor., Sacch., Stram., Sulph., Tarent., Tub., Zinc.
la nuit (→ *agitation nocturne*)

Agressif (→ *capable de violence*) **:** Androc., Arn., Calc-s., Cham., Chin., Cina, Cupr., Falco-p., Mag-c., Med., Merc., Op., Sacch., Stram., Tarent., Tub.

Aimable : Borx., Calc., Carc., Cupr., Lyc., Nat-m., Phos., Puls., Staph., Stram., Thuj., Zinc.

Aîné(e), remède fréquent pour l' : Carc., Lach., Nat-m., Sep.

Aise, à l' (→ *paresseux*) **:** Calc., Graph.

Ambitieux : Arg-n., Ars., Carc., Cupr., Ferr., Lach., Lac-leo., Lyc., Nux-v., Sil., Sulph., Verat.

Amitiés superficielles : Lith-p.

Angoisse d'anticipation (→ *trac, peur des examens*) **:** Acon., Arg-n., Lac-c., Nat-m., Phos.

Animaux, amour des : Carc., Falco-p., Lac-del., Lac-f., Sil.

Anxieux : Acon., Ars., Bar-c., Bell., Beryl., Borx., Calc., Carc., Graph., Ign., Kali-c., Lac-h., Lyc., Phos., Psor., Stram.

Apathique (→ *léthargique*) **:** Bar-c., Op.

Apitoiement sur soi-même : Agar., Calc., Caust., Puls., Staph.

Ardent : Bell., Calc-s., Sulph.

Arrogant (→ *prétentieux, hautain, vantard*) **:** Lac-leo., Lyc.

Artistique, a un don : Arg-n., Chin., Nat-m., Tub.

Assidu (→ *studieux*) : Apis

Astucieux : Lach., Tarent.

Attaché (→ *se raccroche*) : Calc-s., Puls.

Attacher, peur de s' : Lac-f.

Attaqué, se sent : Androc., Cupr., Falco-p., Merc., Sacch., Tarent.

Attention, demande d' : Calc-p., Puls., Lach., Med., Sacch., Tarent., Verat.

Attention, déficit de l' (→ *déconcentré, dissipé*)

Attentionné (→ serviable) : Beryl., Carc., Lac-del., Lac-leo., Phos., Puls., Sulph.

Audacieux (→ *téméraire*) **:** Agar., Bac., Sulph., Tub.

Auto-agressivité : Bell., Carc., Hyos., Stram., Tub.

Autodestructeur, comportement : Androc., Med., Nux-v., Tarent., Tub.,

Autonome tôt : Bell., Calc-p., Kali-c., Nat-m., Nux-v., Sep., Sulph.

Avisé (→ *intelligent*)

Balancé, calmé en étant : Cham., Cina, Puls., Sacch.

Bavard (→ *loquace*) **:** Agar., Hyos., Lach., Stram.

Bébé (→ *infantile, comportement régressif*) **:** Lac-h., Lith-p., Sacch.

Bégaie : Agar., Bell., Caust., Merc., Stram., Sulph., Thuj.

Bercé, calmé en étant (→ *balancé, calmé en étant*)

Bien élevé, sage : Ars., Carc., Kali-c., Sil., Staph.

Bienveillant : Bac., Bar-c., Calc., Lac-leo., Puls., Sulph.

Borné : Bar-c., Calc., Calc-p., Sulph., Thuj.

Bouc émissaire, se sent : Agar., Bar-c., Calc-p., Carc., Puls., Sil., Staph.

Boude (→ *vexé*) **:** Ant-c., Bac., Ph-ac., Puls., Sep.

Bredouiller (→ *bégayer*) **:** Lach., Stram., Thuj.

Bruits, sensible aux : Ars., Borx., Cham., Chin., Ferr., Ign., Kali-c., Lac-del., Nux-v., Phos., Sep., Sil., Tarent., Zinc.

Brutal : Ars., Choc., Hyos., Lyc., Ph-ac., Sulph., Tarent.

Buté (→ *obstiné, entêté, têtu*) **:** Calc., Cina, Falco-p., Sep., Sil., Tub.

Cabochard (→ *obstiné*) **:** Ant-c., Bac., Bell., Calc., Cham., Chin., Cina, Med., Sil., Tub.

Cache, se :

derrière sa mère (→ *gêné, pudique, timide*) **:** Arg-n., Ars., Bar-c., Cupr., Hyos., Lyc., Med., Puls., Tub.

en jouant **:** Bar-c., Bell., Stram., Tarent., Thuj.

Cajoleries, aversion pour les (→ *tendresse, aversion pour la*)

Câlin (→ *tendre*) **:** Lac-del., Lac-f., Phos.

Calme (→ *taciturne*) **:** Alum., Arn., Ant-c., Calc., Carc., Caust., Ign., Mag-c., Ph-ac., Sil., Staph., Thuj., Zinc.

Capricieux : Ars., Bac., Calc-p., Caps., Cham., Cina, Choc., Ign., Lac-f., Med., Puls., Sacch., Sep., Tub.

Caractère, qui a du (→ *colérique, violent, capricieux, vif*) **:** Lac-f.

Cassant : Sep.

Cauchemars (→ *peur la nuit*) **:** Acon., Bell., Calc., Carc., Hyos., Stram., Tub., Zinc.

Chagrin d'amour : Ant-c., Calc-p., Ign., Nat-m., Ph-ac., Staph.

Changeant, comportement (→ *instable émotionnellement, imprévisible*) **:** Lith-p., Med., Puls., Sacch., Stram.

Changement, aversion pour le (→ *routine, aime la*) **:** Caps., Graph., Kali-c.

Chanter, aime : Agar., Carc.

Chaotique : Apis, Bell., Merc., Ph-ac., Phos., Sulph.

Chaparde : Tarent.

Charmant : Puls., Sil.

Chatouilleux : Kali-c., Phos.

Choc : Acon., Ign., Op.

Clairvoyant : Acon., Lac-del., Phos.

Claustrophobie : Arg-n., Lach., Lyc., Puls., Stram.

Cleptomanie (→ *chaparder*) **:** Calc., Kali-c., Lach., Mag-c., Med., Nux-v., Op., Phos., Puls., Sep., Sulph., Tarent., Tub.

Colère subite (→ *furieux, accès de fureur, en colère*) **:** Carc., Cupr., Falco-p., Ferr., Lac-c., Lyc., Med., Merc., Op., Tarent., Tub.

Coléreux (→ *furieux*) **:** Bac., Bell., Calc-p., Cham., Cina, Falco-p., Ign., Nux-v., Staph., Tub.

Colérique (→ *emporte, s'*) **:** Bell., Caps., Cham., Cina, Nux-v., Sacch., Sulph.

Collectionne : Sulph.

Combattre, aime : Androc., Ferr., Lac-leo.

Commander, aime bien (→ *dictatorial*) **:** Bac., Kali-c., Lyc., Med., Merc., Nux-v., Sulph., Tub.

Communicatif : Lac-del., Lith-p., Phos.

Compagnie, aime la : Apis, Phos.

Compatissant : Calc-p., Carc., Caust., Ign., Nat-m., Phos., Puls., Tarent.

Compétitif : Apis, Lach., Tarent.

Compliqué, pas : Calc., Sulph.

Comportement ludique correspondant au sexe opposé : Hyos.

Compulsif : Ars., Carc.

Concentration, manque de (→ *déconcentré*)

Concerné, ne se sent pas (→ *apathique, indifférent*) **:** Op., Ph-ac.

Concerné, non (*apathique, indifférent, léthargique*) **:** Op.

Confiance en soi (→ *sûr de soi*) **:**
manque de (→ découragé) **:** Bar-c., Beryl., Calc., Carc., Graph., Kali-c., Lac-c., Lyc., Med., Merc., Nat-m., Phos., Psor., Puls., Sil., Staph., Thuj.

Connaissances, désir de : Bac., Sulph., Tub., Verat.

Consciencieux : Ars., Bar-c., Carc., Cupr., Ign., Lyc., Nat-m., Nux-v., Puls., Sil., Staph., Thuj.

Consolation :
aversion pour la **:** Carc., Cham., Ign., Nat-m., Sep., Sil.
a besoin de beaucoup de **:** Puls.

Contact
aime le - physique : Calc-s., Choc., Lac-del., Phos., Puls., Sacch.
aversion au : Acon., Agar., Ant-c., Arn., Ars., Bell., Cham., Chin., Cina, Cupr., Kali-c., Lach., Lac-c., Lac-f., Med., Sil., Stram., Tarent., Thuj.
évite les : Bar-c., Nat-m., Sil.
sensible au : Agar., Apis, Arn., Bell., Caps., Cham., Chin., Cupr., Hyos., Kali-c., Lach., Lyc., Nux-v., Sep., Sil., Staph., Sulph., Stram.

Contradiction, tendance à la : Nux-v., Tub.

Contrôle :
perte de : Agar., Bell., Merc., Stram., Tarent.
cherche à (compulsivement) : Ars., Carc., Psor., Verat.

Coquet : Ars., Bell., Calc-s., Carc., Lach., Lyc., Med., Merc., Nux-v., Puls., Staph., Sulph., Verat.

Cordial : Lac-del., Phos.

Correct (→ *méticuleux, tatillon*) **:** Ars., Nux-v.

Coups de pied, donne des : Bell., Cham., Cina, Lyc., Med., Nux-v., Merc., Stram., Tarent., Tub.

Courage, sans (→ *découragé*) **:** Ars., Bar-c., Borx., Psor., Sep.

Courageux (→ *téméraire*) **:** Bell., Op., Tub.

Crache sur les autres : Bell., Calc., Cupr., Hyos., Merc., Stram., Verat.

Craintif (→ *pudique, timide, gêné*) **:** Arg-n., Ars., Bar-c., Cupr., Lyc., Puls.
(→ *timide, gêné*) **:** Graph., Lac-c., Nat-m.

Créatif : Chin., Lac-del., Phos.

Criard, enfant, depuis la naissance : Acon., Carc., Cham., Cupr., Lyc., Med., Nux-v., Sulph.

Crie, en général (→ *fort*) **:** Acon., Bell., Borx., Calc., Cham., Cina, Lac-leo., Mag-c., Nux-v., Staph., Sulph., Tub.
nourrisson : Ars., Bell., Lyc., Psor., Tarent., Thuj.
dentition, pendant la **:** Apis, Cham., Cina
la nuit (→ *agitation nocturne*) **:** Borx., Calc., Cham., Cina, Kali-c., Lac-c., Lyc., Nux-v., Psor., Stram., Tub., Zinc.

la nuit en dormant et pleure **:** Acon., Bell., Borx., Calc., Carc., Cina, Lyc., Puls., Stram., Thuj., Tub.
par défi et fureur **:** Calc-p., Cham., Cina, Cupr., Kali-c., Lyc., Med., Sep., Stram., Sulph., Tub., Verat.

Crispé (→ *tendu*) **:** Cupr., Zinc.

Critique (→ *railleur*) **:** Androc., Ars., Nux-v., Sulph., Verat.
sensible à la : Carc., Ferr., Ign.

Culpabilité, sentiments de, injustifiés : Carc., Staph., Thuj.

Curieux : Agar., Calc-p., Carc., Lach., Lith-p., Med., Sulph., Phos., Tub., Verat.

Danser, aime : Agar., Bell., Carc., Hyos., Phos., Sep., Stram., Tarent.

Déchire les choses quand il est en colère : Verat.

Déconcentré (→ *dissipé, rêveur*) **:** Agar., Ant-c., Arg-n., Bac., Bar-c., Calc., Calc-p., Choc., Graph., Hyos., Lith-p., Med., Ph-ac., Phos., Sacch., Stram., Sulph., Tub., Zinc.

Découragé (→ *confiance en soi, manque de*) **:** Bar-c., Calc-p., Lyc., Psor., Sil.

Déçu (→ *peiné*) **:** Choc., Cina, Ign., Nat-m., Ph-ac., Staph.

Défavorisé, se sent : Cina, Psor.

Dénigrer, aime bien : Ars., Lach., Nux-v., Verat.

Dénonce les autres enfants : Verat.

Dépendant des autres : Bar-c., Beryl., Calc., Lith-p., Puls.

Dépressif (→ *triste, peiné*) **:** Ant-c., Arg-n., Ars., Brox., Calc., Calc-s., Caust., Lac-c., Lach., Med., Nat-m., Sep., Sulph., Thuj.

Déséquilibré, surtout à la puberté : Ign., Lyc., Nat-m., Sep., Tub.

Désespéré : Ars., Calc., Falco-p., Ign., Lyc., Merc., Psor., Verat.

Désir :
d'aventure : Med., Sulph., Tub.
d'être porté **:** Ars., Cham., Cina, Kali-c., Lyc., Med., Puls., Verat.
d'être nu **:** Bell., Hyos., Phos., Tarent.

Désobéissant : Calc-p., Cham., Chin., Cina, Cupr., Lyc., Med., Sulph., Tarent., Tub., Verat.

Despotique (→ *dominateur*) **:** Lac-leo., Lyc., Merc.

Destructeur : Bell., Calc-p., Cina, Hyos., Nux-v., Staph., Stram., Tub., Verat.

Déterminé : Ferr., Nux-v.

Détruit les choses (→ *destructeur*) **:** Bell., Cupr., Hyos., Med., Stram., Tarent., Tub., Verat.

Deuil (→ *peiné, triste*) **:** Ign., Nat-m.

Développement, retard de
intellectuel et mental :Agar., Bac., Bar-c., Borx., Calc., Calc-p., Carc., Lyc., Med., Phos., Sulph., Thuj., Tub.
physique (→ *puberté, retard de*) **:** Alum., Bar-c., Calc., Caust., Cupr., Nat-m., Zinc.

Dictatorial (→ *dominateur, despotique*) **:** Caust., Cham., Cupr., Lach., Lac-leo., Lyc., Merc., Verat.

Discipliné : Ars., Cupr., Ferr., Nat-m., Sil.

Discret (→ *réservé*) **:** Arg-n., Cupr., Ign., Lac-f., Lyc., Nat-m., Puls.

Disputes, aversion pour les : Calc., Carc., Ign., Mag-c., Nat-m., Phos., Puls.

Dissipé (→ *déconcentré, rêveur*) **:** Calc., Calc-p., Lith-p., Med., Ph-ac., Phos., Sulph., Zinc.

Distant : Androc., Choc., Lac-h., Op., Sacch.

Distrait (→ *étourdi*) **:** Cham., Lach., Nat-m., Puls., Sulph.

Dominateur (→ *despotique*) **:** Lac-leo.

Douleur,
insensible à la : Arn., Op.
sensible à la : Cham., Ferr., Phos.

Doux : Bar-c., Calc., Carc., Lac-f., Puls., Sil.

Drogues, essaie des (→ *addictions, tendance aux*) **:** Calc-p., Med., Op., Phos., Puls., Tub.

Drôle : Agar., Bell., Borx., Calc., Hyos., Lach., Op., Ph-ac., Phos., Sacch., Stram., Tarent., Verat., Zinc.

Dyslexie : Agar., Calc-p., Lac-c., Lach., Lyc., Med., Nat-m., Stram., Thuj., Tub.

École, aversion pour l' : Agar., Arg-n., Bar-c., Calc., Calc-p., Calc-s., Ign., Lyc., Med., Nat-m., Phos., Puls., Stram., Tub.

Efféminé, garçon : Calc., Hyos., Lyc., Puls., Sep., Staph., Thuj.

Efficace : Ferr., Nux-v., Sil.

Effronté : Androc., Bac., Calc-p., Cham., Cina, Cupr., Nux-v., Lach., Sep., Tub.

Égocentrique : Ars., Androc., Apis, Cina, Cupr., Lac-leo., Lyc., Sil., Sulph., Verat

Égoïsme (→ *égocentrique*) **:** Agar., Ars., Cina, Cupr., Lach., Lyc., Puls., Sil., Sulph., Tarent., Verat.

Embête :
les autres : Agar., Androc., Hyos.
s'énerve : Lac-c., Staph.

Émotif (→ *sentimental*) **:** Carc., Ign., Phos., Sil., Staph.

Émotionnel (→ *plein de sensibilité*) **:** Ant-c., Caps., Caust., Ign., Lach., Phos., Stram.
facile à mener : Bar-c., Calc., Carc., Puls.
difficile à mener : Androc., Bac., Nat-m., Sep., Sil., Sulph., Tub.
Instable (→ capricieux) : Choc., Cupr., Falco-p., Ign., Lac-c., Med., Sacch., Stram.

Émotions, sans (→ *indifférent*) **:** Androc., Lyc., Nat-m.

Emporte, s' (→ *irritable*) **:** Med., Tub.

Endormir, difficulté à s' : Bac., Bell., Calc., Carc., Cham., Lach., Lac-h., Lyc., Med., Merc., Nux-v., Phos., Psor., Puls., Stram., Sulph., Tub.

Endurance (→ *persévérance*) **:** Ferr., Nux-v.
manque d' : Calc-p., Cham., Sulph., Tub.

Énergie :
sans énergie (→ *épuisé*) : Bar-c., Calc., Calc-p., Ferr., Lyc., Sil., Staph., Zinc.
plein d' : Agar., Arn., Bell., Carc., Lac-h., Lach., Lac-leo., Med., Nux-v., Stram., Sulph., Tarent., Tub., Verat.

Engagé : Caust.

Ennui constant : Bac., Calc-p., Tub.

Enquiquineur (→ *importun*) **:** Agar., Arg-n., Cham., Nux-v., Psor., Zinc.

Entêté (→ *obstiné, cabochard, grognon*) **:** Ant-c., Arn., Bell., Calc., Calc-s., Cham., Merc., Nux-v., Puls., Sil.

Enthousiaste : Med., Phos., Tub.

Envieux : Hyos., Lach., Nux-v.

Épuisé, intellectuellement : Calc., Cupr., Ph-ac., Tub.

Espoir, sans (→ *désespéré*) **:** Graph., Psor., Sil.

Esthète : Chin., Staph., Tub.

Étourdi : Bar-c., Calc., Caust., Choc., Lac-c., Med., Nat-m., Phos., Sulph.

Étourdi, comme : Lac-h., Op.

Euphorique (→ *maniaque*) **:** Falco-p., Verat.

Éveillé (→ *vif*) **:** Arg-n., Bell., Carc., Lach., Med., Phos., Sulph., Verat.

Excité : Hyos., Tarent., Verat.

Exigeant : Calc-p., Lyc.

Extravagant : Bell., Caust., Lach., Med., Verat.

Extraverti : Bell., Choc., Lach., Lac-del., Phos., Sulph.

Faible (→ *épuisé*)

Famille, attaché à sa : Calc., Ferr., Kali-c., Lac-del., Lac-leo.

Fanfaron (→ *affecté, hautain*) **:** Lac-leo., Lyc., Sulph.

Fatigue permanente (→ *épuisé*)

Faux (→ *trompeur, sournois*) **:** Lach., Merc.

Féminine, très : Ign., Phos., Puls., Sil.

Fer, de : Ferr.

Fermé : Androc., Calc., Calc-s., Ign., Lyc., Nat-m., Sep., Thuj.

Feu, aime jouer avec le : Acon., Bell., Stram.

Fier : Lac-leo., Lyc., Sulph., Verat.

Figé, comme sidéré : Acon., Ign., Op.

Flatteur : Verat.

Flegmatique (→ *lent, léthargique*) **:** Bar-c., Calc., Caps., Graph.

Fort : Lac-leo., Merc.

Fort, bruyant : Bell., Lac-leo., Sulph.

Frappe les autres : Bell., Cham., Cina, Cupr., Hyos., Lac-leo., Med., Merc., Nux-v., Stram., Tarent., Tub., Verat.

Frivole : Hyos., Lach., Med.

Frondeur (→ *rebelle*) **:** Bac., Bell., Merc., Sacch., Tub.

Frustration, faible tolérance à la : Androc., Ars., Calc., Cham., Cina, Falco-p., Lyc., Med., Merc., Sulph., Tarent., Tub.

Frustré : Lac-c., Nat-m., Staph.

Fureur

contenue (→ *rancœur*) **:** Carc., Cupr., Falco-p., Ferr., Lac-c., Mag-c., Nat-m., Staph.

accès de (→ *colère subite, furieux, coléreux*) **:** Acon., Androc., Bell., Calc-p., Cham., Choc., Cina, Falco, Hyos., Lach., Lyc., Med., Merc., Nux-v., Puls., Staph., Stram., Tarent., Thuj., Tub.

Furieux : Agar., Bac., Bell., Calc-s., Cham., Cina, Hyos., Merc., Stram., Tarent., Tub., Verat.

Garçon manqué, fille : Hyos., Sep.

Gauche (maladroit) : Agar.

Gaucher : Carc., Alum., Caust., Tub.

Gémit (→ *se lamente*)

Gêné (→ *pudique, timide*) **:** Bar-c., Graph., Ign., Lyc., Nat-m., Op., Puls., Sil., Staph., Sulph.

Généreux : Phos., Stram.

Gentil : Bell., Lac-c., Lac-f., Puls., Sacch., Stram., Tub.

Gigoter en tous sens, ne cesse de : Agar., Hyos., Sacch., Tarent., Tub.

Grimper, aime : Tarent., Tub.

Grognon : Ant-c., Ars., Bac., Calc-p., Carc., Cham., Cina, Lyc., Mag-c., Ph-ac., Psor., Sacch., Sil., Staph.

Guignol de la classe : Bell., Cupr., Hyos., Merc., Phos., Stram., Tub., Verat.

Haine, sentiments de : Agar., Cina, Lac-c., Lach., Lyc., Med., Merc., Nat-m., Nux-v., Sep., Stram., Tarent.

Harcèlement moral, victime de : Lac-c.

Harmonie, désir d' : Carc., Mag-c.

Hautain : Caust., Hyos., Lach., Lac-f., Lac-leo., Lyc., Stram., Sulph., Verat.

Hébété, comme : Lach., Op., Ph-ac.

Hésitant (→ *indécis*) **:** Bar-c., Beryl., Puls., Sil.

Horribles, sensible aux choses : Calc., Carc., Caust., Lach., Lyc., Nux-v., Phos., Puls., Sep., Sil., Staph., Sulph., Zinc.

Humilié (→ *offensé*)

Humour, sans : Ars., Caps.

Hyperactif (→ *actif, agité*) **:** Agar., Bell., Calc-p., Carc., Choc., Cina, Falco-p., Lith-p., Hyos., Med., Phos., Sacch., Stram., Sulph., Tarent., Tub., Verat., Zinc.

Hypersensible, hyperémotif (→ *sensible*) **:** Ign., Nux-v., Sep., Staph.

Hypocondriaque : Arg-n., Phos.

Hystérique : Alum., Cham., Cupr., Hyos., Ign., Sil., Tarent.

Imaginatif : Ant-c., Bell., Chin., Op., Stram.

Impatient : Androc., Arg-n., Calc-p., Cham., Choc., Cina, Ign., Lac-leo., Med., Nux-v., Phos., Sep., Sil., Sulph., Tarent.

Impoli : Cham., Lyc., Verat.

Importun (→ *indiscret*) **:** Cupr., Hyos., Stram.

Impressionnable : Ant-c., Arg-n., Carc., Ign., Phos., Puls.

Imprévisible (→ *instable émotionnellement*) **:** Calc., Ign., Cina, Lac-c., Lyc., Med., Tarent., Tub.

Impudent : Graph., Hyos., Lach., Lyc., Med., Nat-m., Nux-v., Puls., Sacch., Sulph., Verat.

(→ *prétentieux, impertinent*) **:** Hyos., Lach., Lyc., Sacch., Verat.

Impudique : Hyos., Med., Tub.

Impuissant, se sent (→ *dépendant*) **:** Ign., Lac-h., Lith-p., Puls.

Impulsif : Agar., Bac., Bell., Lac-leo., Lith-p., Merc., Nux-v., Stram., Sulph., Tarent., Tub.

Inattentif : Alum., Bar-c., Bell., Caust., Cham., Hyos., Lach., Merc., Op., Phos.

Inconstant : Lith-p.

Indécis (→ *hésitant*) **:** Bar-c., Beryl., Graph., Puls., Zinc.

Indépendance, désir d' : Lac-f., Tub.

Indifférent : Androc., Cina, Lach., Ph-ac., Sep., Stram., Staph.

Indiscret (→ *importun*) **:** Calc-s., Cupr., Hyos., Lach., Merc., Stram., Verat., Zinc.

Indolent (→ *paresseux, lent*) **:** Alum., Bar-c., Calc., Calc-p., Caps., Graph., Kali-c., Lyc., Ph-ac., Sep., Sulph.

Infantile : Apis, Arg-n., Bar-c., Hyos., Ign., Stram.

Infatigable (→ *plein d'énergie, vivant*) **:** Agar., Bell., Med., Nux-v., Phos., Stram., Sulph., Tarent.

Infériorité, complexe d' : Bar-c., Lac-c., Lac-f.

Inhibé (→ *tendu*) **:** Cupr.

Injurie ses parents : Caust., Cham., Cina, Lac-c., Lach., Nat-m., Nux-v., Tarent., Tub.

Insatisfait : Ant-c., Bac., Calc-p., Calc-s., Carc., Cham., Cina, Cupr., Lac-c., Merc., Nat-m., Nux-v., Puls., Sep., Sil., Staph., Sulph., Tub.

Insensible (→ *indifférent*) **:** Androc.

Insolent (→ *effronté*) **:** Ant-c., Bac., Calc-p., Cham., Cina, Nux-v., Sep., Tub.

Insouciant (→ *téméraire*) **:** Agar., Sulph.

Insupportable : Cham., Cina

Intelligent : Acon., Bell., Carc., Hyos., Lach., Lyc., Op., Ph-ac., Phos., Sep., Sil., Stram., Sulph., Tarent., Tub., Verat.
mais pas sûr de soi **:** Ars., Lyc., Sil.

Intrigant (→ *manipulateur*) **:** Hyos., Lach.

Introverti : Carc., Nat-m., Sep.

Irascible : Bell.

Irréfléchi : Lith-p., (→ *inattentif*) **:** Agar.

Irritable : Androc., Ant-c., Arn., Bac., Ferr., Calc-p., Caps., Carc., Caust., Cham., Chin., Choc., Cina, Falco-p., Ign., Lac-c., Lac-leo., Lyc., Mag-c., Med., Merc., Nat-m., Nux-v., Sacch., Staph., Tub., Zinc.
pendant la dentition : Calc., Calc-p., Cham., Cina, Tub.

Isolé, se sent : Androc., Choc., Falco-p., Lac-del.

Jaloux (→ *envieux*) **:** Apis, Ars., Calc., Calc-s., Hyos., Lach., Med., Nux-v., Puls., Staph., Stram.
des frères et sœurs : Calc., Calc-s., Hyos., Ign., Lach., Nat-m., Puls., Sacch., Tarent.

Jambes, sans repos : Zinc.

« Je-m'en-foutiste », mentalité (→ *indifférent, morose*) **:** Ant-c., Ph-ac.

Jeux d'ordinateur/consoles, aime excessivement les : Ars., Calc., Nux-v., Sil., Tarent., Tub.

Joie de vivre, plein de : Phos., Sulph.

Jouer :
aversion pour : Bar-c., Carc., Cina, Lyc., Merc., Nat-m., Sep., Sulph.
seul, préfère : Bar-c., Calc., Cina, Nat-m., Sep., Sil., Sulph.
seul, n'aime pas : Carc., Lyc., Phos.
avec des enfants plus jeunes, préfère : Bar-c., Carc., Lyc., Puls., Sil.

Joueur, encore trop : Agar., Ign., Lach., Lac-del., Sulph., Tarent.

Joyeux : Apis, Bac., Bell., Calc., Hyos., Lach., Lac-del., Op., Phos., Sulph.

Jure, peste : Bell., Hyos., Lyc., Med., Nux-v., Stram., Tarent., Tub., Verat.

Justice, sens de la : Carc., Caust., Mag-c., Nux-v., Phos., Sep.

Laconique, répond de façon : Ant-c., Ph-ac., Verat.

Lambin (→ *lent*) **:** Bar-c., Calc.

Lamente, se : Agar., Ant-c., Ars., Calc-p., Cham., Cina, Ign., Lach., Lyc., Merc., Nux-v., Puls., Sep., Sulph., Tub., Verat.

Larmoyant (→ *ronchon*) **:** Ars., Borx., Cham., Cina, Lach., Puls.

Laver/Baigner, aversion pour se : Ant-c., Calc., Calc-s., Med., Stram., Sulph.

Leçons, donneur de : Ars., Lyc., Verat.

Lent pour penser : Bar-c., Calc., Thuj., Zinc.

Lent : Bar-c., Beryl., Calc., Carc., Graph., Op., Ph-ac., Phos., Sil., Verat., Zinc.

Léthargique (→ *apathique, flegmatique*) **:** Androc., Caps., Graph., Lac-c., Nat-m., Zinc.

Liberté, désir de : Lac-f., Tub.

Lien très fort à la mère (→ *mère dépendance à la, se raccroche*) **:** Bar-c., Borx., Carc., Puls., Sep., Stram.

Lire :
aversion à : Med., Nux-v.
ne sait pas bien : Alum., Lyc., Mag-c., Merc.
aime : Carc., Nat-m., Sil., Sulph.

Loquace (→ *bavard*) **:** Bell., Cupr., Hyos., Lach., Op., Phos., Stram., Sulph., Verat.

Lumière, sensible à la : Androc., Bell., Tarent.

Mains, agitation des : Tarent.

Mal aimé, se sent : Arg-n., Cham., Chin., Ign., Lac-c., Mag-c., Nat-m., Nux-v., Ph-ac., Puls., Sacch., Sep., Staph., Thuj.

Mal du pays : Calc., Calc-p., Caps., Ign., Ph-ac., Puls., Sil.

Maladif : Bac., Psor., Staph.

Maladroit : Agar., Apis, Bar-c., Caps., Caust., Lach., Nat-m., Sulph.

Malheureux (→ *peiné, mélancolique, triste*) **:** Nat-m., Sulph., Tub.

Maniaque : Merc., Op., Verat.

Manipulateur : Lach., Puls., Sil., Staph., Sulph., Tarent., Thuj., Tub.

Méchant : Agar., Ars., Bell., Cham., Cina, Cupr., Hyos., Lach., Lyc., Med., Nat-m., Nux-v., Stram., Tarent., Tub., Verat.

Méfiant : Calc-s., Hyos., Med., Tarent.

Mélancolie (→ *triste, peiné*) **:** Ant-c., Ars., Borx., Calc., Cham., Caps., Cina, Ferr., Graph., Lach., Ph-ac., Psor., Puls., Sacch., Sil., Sep.

Menacé, se sent (→ *se sent attaqué*) **:** Androc., Merc.

Ment : Androc., Lach., Med., Tarent., Thuj., Tub., Verat.

Méprisant : Ars., Lach., Lyc., Verat.

Mère, dépendance à la (*l'enfant est pendu aux jupes de sa mère*) **:** Borx., Carc., Cham., Ign., Phos., Puls., Sil., Staph., Stram.

Mésestime de soi : Lac-c., Thuj.

Méthode, manque de (→ *chaotique*) **:** Alum.

Méticuleux (→ *ordonné, tatillon*) **:** Ars., Nux-v., Sil.

Moqueur : Choc., Lach., Verat.

Moral, manque de sens : Merc., Op., Stram., Tarent., Tub., Verat.

Mord :
les autres : Bell., Falco-p., Lac-f., Stram., Verat.
soi-même, se : Agar., Carc., Cina, Med., Op.

Morose : Bar-c., Nat-m., Lach., Ph-ac., Phos., Sep., Staph.

Mort, fasciné par le sujet de la : Agar.

Mouvement, aime le (→ *sportif*) **:** Acon., Apis, Ars., Bac., Bell., Caust., Hyos., Ign., Lac-leo., Tarent., Tub.

Musique :
la – le fait pleurer : Graph., Nat-m., Thuj.
écouter, aime de la : Calc-p., Graph., Nat-m., Sep., Tarent., Tub.
musicien : Ant-c., Nat-m., Tub.

Naïf : Bar-c., Beryl., Thuj. (→ *infantile*) **:** Bar-c.

Nature, proche de la : Falco-p., Lac-f., Lac-leo.

Négligé (→ *abandon*) **:** Lac-del., Lac-f., Psor., Staph., Tarent.

Négligé : Sulph.

Nerveux : Androc., Arg-n., Ars., Borx., Calc-p., Cham., Chin., Cina, Ign., Hyos., Lach., Mag-c., Med., Nat-m., Nux-v., Ph-ac., Phos., Sacch., Staph., Zinc.

Nez, se cure le – en permanence : Bar-c., Calc., Cina, Cupr., Lach., Sulph., Zinc.

Niais : Agar., Bar-c., Graph., Hyos., Stram., Tarent., Verat.

Nostalgique : Caps.

Nuit, agitation la (→ *agitation, nocturne*)

Obéissant (→ *sage*) **:** Ars., Carc., Ferr., Puls., Sil.

Obscurité, aime l' : Tarent.

Obstiné (→ *cabochard*) **:** Ant-c., Bell., Calc., Calc-p., Caps., Cina, Lac-f., Sep., Sil., Tarent., Tub.

Odieux (→ *méchant, sournois*) **:** Agar., Androc., Ars., Cupr., Hyos., Lach., Lyc., Nux-v., Stram., Tub.

Offensé : Ign., Lyc., Nat-m., Ph-ac., Staph.

Ongles, se ronge les : Acon., Ant-c., Arn., Ars., Bac., Bar-c., Calc., Calc-s., Carc., Cina, Hyos., Lyc., Mag-c., Med., Nat-m., Phos., Puls., Sep., Sil., Staph., Stram., Sulph., Tub., Verat.

Opiniâtre : Ferr.

Opprimé : Carc., Staph., Thuj.

Optimiste : Phos., Sulph.

Ordinateur, addiction à l' : Merc., Sil., Sulph., Zinc.

Ordonné : Ars., Carc., Kali-c., Lac-f., Lyc., Nat-m., Nux-v., Sep., Sil.

Ordre, manque de sens de l' : Bac., Bar-c., Calc-s., Caust., Cina, Med., Phos., Sulph., Tub.

Ose rien faire, n' : Beryl., Lac-h.

Ouvert : Calc-p., Lac-del., Lith-p., Nux-v., Sulph., Tub.

Paniqué : Acon., Alum., Bell., Stram.

Papoter, aime bien (→ *bavard*) **:** Hyos.

Paralysé, se sent comme : Sil.

Paresseux (→ *à l'aise*) **:** Bar-c., Calc., Graph., Med., Sulph., Tub.

Parle en dormant : Bar-c., Bell., Cham., Cina, Kali-c., Lach., Sep., Stram.

Parler, apprend tard à : Agar., Bar-c., Bell., Borx., Calc., Calc-p., Nat-m., Ph-ac., Phos., Sil., Sulph.

Parole, aversion à ce qu'on lui adresse la : Nat-m.

Pataud : Apis, Calc., Nat-m.
(→ *lent*) : Bar-c.

Pédant (→ *joue à l'adulte*) **:** Ars., Lyc., Nux-v., Verat.

Peiné (→ *triste*) **:** Calc-s., Caust., Ign., Nat-m., Ph-ac., Psor., Sep., Staph., Thuj.

Pensif : Ign., Nat-m., Ph-ac., Thuj., Verat.

Père, conflit avec le : Carc., Lyc., Med., Nux-v., Staph.

Perfectionniste : Ars., Carc., Ign., Nat-m., Nux-v.

Performant : Cupr., Nux-v.

Persévérance (→ *endurance*) **:** Agar., Ferr., Op.
peu de : Lith-p., Med., Sil., Sulph., Tub.

Pessimiste : Graph., Psor., Sep.

Peur :
abandonné, d'être : Alum., Ars., Carc., Calc-s., Choc., Lac-del., Lac-h., Lyc., Phos., Puls., Stram., Tarent.
aimé, de ne pas être : Arg-n., Carc., Calc-s., Phos., Puls., Stram.
blâme, du : Bar-c., Calc., Ign., Lyc., Med., Nux-v., Sep.
bruits/vacarme, des (→ *peureux*) *:* Acon., Ant-c., Ars., Bell., Borx., Caust., Ferr., Ign., Phos., Sil.
chats, des : Bac., Tub.
chiens, des : Bac., Bell., Caust., Hyos., Puls., Stram., Tub.
clowns et des grimaces, des : Bell., Calc.
cambrioleurs, des : Ars., Nat-m., Phos.
cruauté dans les films (→ *horribles, sensible aux choses*) : Calc., Caust., Phos.
échec, de l' : Arg-n., Bell., Cupr., Ign., Lyc., Med., Sil., Tarent., Verat.
« estomac, dans l' » : Ant-c., Ars., Bar-c., Calc., Calc-p., Kali-c., Lyc., Nux-v., Op., Phos., Puls., Staph., Tarent.
espaces étroits, des (→ *claustrophobie*) : Arg-n., Lach., Lyc., Puls., Stram.
étouffer, d' : Acon.
étrangers, des : Bar-c., Beryl., Graph., Lyc., Sep.
examens, des : Arg-n., Kali-c., Lyc., Ign., Nat-m., Psor., Sil.
fantômes, des : Agar., Bell., Calc., Phos., Puls., Stram.
fautes, de faire des : Ars., Carc., Lac-c., Lyc., Nat-m., Sil.
futilités, pour des : Ars., Bar-c., Borx., Calc., Ign., Kali-c., Lyc., Nat-m., Sil., Verat.
hauteurs, des : Arg-n., Borx., Caust., Calc., Calc-p., Puls., Sulph.
hommes, des (les jeunes filles) : Lac-f., Puls.
moquerie, de la : Bar-c., Calc., Lyc., Nat-m.
mort, de la : Acon., Agar., Ars., Calc., Lac-c., Phos.
nuit, la (→ *cauchemars*) : Acon., Ars., Bac., Bell., Borx., Calc., Cham., Cina, Phos., Stram., Tub., Zinc.
l'enfant veut aller dans le lit de ses parents : Ars., Calc., Carc., Lyc., Phos., Puls., Stram., Sulph.
obscurité, de l' : Calc., Calc-p., Caust., Cupr., Lyc., Phos., Puls., Stram., Tub.
orages, des : Bell., Borx., Calc., Calc-p., Carc., Caust., Graph., Lac-c., Lach., Lyc., Med., Merc., Nat-m., Phos., Psor., Sep., Sil., Staph., Sulph.
poules, des : Calc-p., Chin., Ign., Tub.
responsabilités, des : Beryl., Lyc., Phos., Sulph.

santé, pour sa propre (→ hypocondriaque) : Calc., Calc-p., Calc-s., Lyc., Nat-m., Ph-ac., Phos., Psor., Sil., Sulph., Tub.
santé des autres/de sa famille, pour la : Ars., Carc., Merc., Phos., Sulph.
serpents, des : Lac-c., Lach.
tomber, de : Borx.

Peureux : Ant-c., Arg-n., Bar-c., Borx., Ign., Kali-c., Lac-c., Mag-c., Med., Op., Phos., Sil., Zinc.

Pieds, agitation des : Zinc.

Plaint, se (→ *lamente, se*) **:** Ign., Staph.

Plaire, cherche à : Calc-s., Caust., Ign., Lach., Phos., Puls., Sulph., Tub., Verat.

Plaisanteries inappropriées : Hyos.

Pleure :
bruyamment (→ sanglote, crie) : Cham., Cina, Lac-c.
en dormant : Hyos., Nux-v.
fatigué, quand il est : Lac-leo., Phos., Puls., Sulph.
la nuit (→ agitation nocturne, crie la nuit) : Borx., Calc-s., Chin., Cina, Lac-c., Lach., Mag-c., Nat-m., Nux-v., Psor., Puls., Sil., Stram.
quand il n'obtient pas ce qu'il veut : Bell., Calc., Calc-p., Cham., Cina, Ign., Phos., Tub.
quand on le réconforte : Calc-p., Ign., Nat-m., Sep., Sil.
musique, par la : Graph., Thuj., Tub.
nourrisson : Acon., Ars., Bell., Borx., Calc., Carc., Cham., Ign., Puls., Thuj.

Pleurnichard : Alum., Bell., Borx., Calc., Caust., Cham., Graph., Ign., Lac-c., Nat-m., Op., Puls., Sil.

Poésie, aime la : Ant-c., Nat-m.

Poli : Ars., Kali-c., Nat-m., Sil.

Ponctuel : Arg-n., Nux-v.

Porté :
aversion à être : Calc., Calc-p.
dans les bras, calmé en étant : Cham., Puls.

Possessif : Ars., Apis, Kali-c., Lach., Lyc., Med., Nat-m., Puls., Sulph., Tub.

Pouce, suce son (→ *tète longtemps, tétine*)

Précipité (→ *pressé*) **:** Alum., Apis, Arg-n., Med., Merc., Tarent., Verat.

Précoce (*sexuellement*) **:** Carc., Hyos., Lach., Med., Merc., Phos., Tub.

Pressé, toujours (→ *précipité*) **:** Apis, Ars., Arg-n., Ign., Med., Merc., Nat-m., Sulph., Tarent., Tub., Verat.

Prétentieux : Hyos., Sacch., Verat.

Propreté, manie de la : Ars., Carc., Lac-c., Lac-f., Sil.

Protégé : Sil., Puls.

Provoquant : Androc., Arn., Bell., Caust., Hyos., Lac-c., Lach., Med., Sep., Tarent., Tub.

Prudent (→ *anxieux, soigneux*) **:** Bar-c., Caust., Graph., Ign., Lac-f., Lyc., Sil.

Puberté :
hypersensible à la (→ sensible) : Acon., Ant-c., Bell., Calc., Calc-p., Cham., Ign., Nat-m., Phos., Puls., Sep., Staph.
retard de : Bar-c., Calc., Calc-p., Caust., Graph., Ign., Kali-c., Nat-m., Puls., Sep., Sil., Tub., Zinc.

Pudique (→ *gêné*) **:** Calc-s., Ferr., Op., Psor., Puls., Sil., Staph.

Querelleur : Agar., Androc., Caps., Choc., Hyos., Kali-c., Lac-leo., Lach., Lyc., Mag-c., Merc., Nux-v., Sacch., Sil., Stram., Sulph., Tarent., Tub.

Raccroche, se : Ars., Borx., Kali-c., Lac-h., Phos., Puls., Sacch., Stram.

Rage (→ *colère subite, perte de contrôle, accès de fureur*) **:** Acon., Bell., Chin., Cupr., Falco-p., Lyc., Merc., Stram.

Railleur : Ars., Carc., Cupr., Lach., Lyc., Nux-v., Tub.

Raison, veut toujours avoir (→ *pédant*) **:** Ars., Lyc., Nux-v.

Raisonnable : Ars., Carc., Kali-c., Lyc.

Rancœur : Nat-m., Staph.

Rancunier : Bac., Calc., Ign., Nat-m., Op., Sep., Sil., Staph., Sulph., Tub.

Rapporte (*dénonce les autres*) **:** Agar., Ars., Hyos., Lach., Lyc., Nat-m., Verat.

Rationnel (→ *sans émotions*) **:** Lyc.

Rebelle (→ *entêté, réfractaire, têtu, rétif*) **:** Acon., Ant-c., Ars., Bac., Calc., Calc-p., Caps., Cham., Chin., Cina, Choc., Kali-c., Lyc., Merc., Nux-v., Sacch., Sil., Tarent., Tub.

Réceptif, impressionnable (→ *sensible*) **:** Ant-c., Caps., Chin., Phos., Sil., Thuj.

Reconnaissance, fort besoin de : Calc-s., Lyc., Phos.

Réfractaire (→ *obstiné, rebelle, têtu*) **:** Calc-s., Choc.

Regardé, aversion à être : Ant-c., Ars., Cina, Cupr., Lyc.

Règles, réglements :
aime les : Ars., Cupr., Ferr., Kali-c.
aversion pour les : Sulph.

Régressif, comportement (→ *bébé, de*) **:** Bac., Bar-c., Calc-s., Carc., Med., Nat-m., Lac-h., Puls., Sil., Stram., Tub.

Rejette ce qu'il a réclamé auparavant : Cham., Cina, Tub.

Remuant (→ *gigote, hyperactif, agité*) **:** Agar., Calc-p., Cham., Choc., Lith-p., Med., Merc., Phos., Sacch., Tarent., Tub., Zinc.

Répartie, a de la : Lach.

Répète tout ce qu'on dit : Zinc.

Répond lentement : Zinc.

Reproches
à soi-même : Carc., Lac-c.
sensible aux : Carc., Kali-c., Ign., Lyc., Staph.

Réservé : Caust., Ign., Lac-f., Lyc., Nat-m., Sep.

Résigné : Psor., Staph.

Responsabilités :
conscient de ses : Calc., Carc., Kali-c., Lac-del., Nat-m., Sil., Sep.
incapable de prendre des : Phos., Sulph.

Retardé (→ retard de développement) : Bar-c.

Retenue, sans : Agar., Hyos.

Rétif (→ *entêté, obstiné, réfractaire, rebelle*) **:** Ant-c., Bac., Caust., Cham., Cina, Cupr., Ign., Lyc., Mag-c., Nux-v., Sep., Staph., Tarent., Tub.

Retrait, en (→ *solitaire, réservé*) **:** Androc., Caps., Lac-f., Lac-h., Ph-ac., Thuj.

Rêvasse (→ *dissipé, rêveur*) **:** Ant-c., Calc-p., Chin., Ign., Ph-ac., Phos., Staph.

Revêche (→ *réservé*) **:** Androc., Arn., Cina, Lyc., Nux-v., Ph-ac.

Réveille, se :
la nuit, fréquemment : Bar-c., Calc., Carc., Kali-c., Lach., Lyc., Mag-c., Op., Phos., Psor., Puls., Sep., Sulph.
très tôt le matin : Borx., Kali-c., Lyc., Nat-m., Nux-v., Phos., Sulph., Zinc.

Rêveur : Agar., Ant-c., Calc-p., Chin., Lac-h., Op., Phos.

Révolté : Bac., Carc., Caust., Med., Merc., Tub.

Rit :
et pleure en même temps : Ign., Phos., Puls., Zinc.
pour des choses sérieuses : Hyos., Nat-m., Phos.
quand on lui fait des reproches : Bell., Graph.

Romantique (→ *plein de sensibilité, sentimental*) **:** Ant-c., Ign., Ph-ac.

Ronchon : Calc-p., Kali-c., Lyc., Nux-v.

Routine, aime la : Caps., Kali-c.

Rusé : Cupr., Lach., Med., Nux-v., Op., Sacch., Tarent., Tub.

Rythme, bon sens du : Carc., Sep., Tarent.

Sage (→ *adapté, gentil, bien élevé*) **:** Carc., Ferr., Sil., Staph.

Sale : Sulph.

Sanglote : Ign., Nat-m.

Satisfait : Calc., Sulph.

Sauter, aime : Bell., Cina, Stram., Sulph., Tarent., Verat.

Sautille (→ *saute*)

Sauvage : Bell., Cina, Med., Stram., Tub.

Scolaires, problèmes, suite de dispute familiale : Ars., Calc., Graph., Ign., Lach., Mag-c., Merc., Nat-m., Nux-v., Phos., Staph., Sulph.

Scrupules, sans : Lach.

Scrupuleux : Ars., Carc., Ferr., Kali-c., Nat-m., Sep., Zinc.

Self-control élevé : Ars., Carc., Kali-c.

Sens pratique, a le : Ferr., Kali-c.

Sensibilité, plein de (→ *émotionnel*) **:** Ant-c., Caust., Ign., Puls., Stram.

Sensible : Acon., Ant-c., Apis, Bac., Bell., Calc-p., Caps., Carc., Cham., Chin., Cina, Ign., Mag-c., Nat-m., Nux-v., Phos., Puls., Sil., Staph., Tub.

Sentimental (→ *plein de sensibilité*) **:** Ant-c., Calc-p., Ign., Phos., Puls., Staph., Tub.

Sentiments, dissimule ses : Lac-del., Thuj.

Séparation, angoisse de : Borx., Choc., Lac-h., Sacch., Puls.

Serein (→ *joyeux*) **:** Calc., Lac-del., Phos., Sulph.

Sérieux : Ars., Bar-c., Caps., Carc., Cina, Merc., Nat-m., Sep., Zinc.

Serviable : Beryl., Carc., Caust., Kali-c., Nat-m., Phos.

Seul, aversion à être : Arg-n., Ars., Hyos., Lac-del., Lyc., Phos., Puls.

Sévère : Kali-c., Lyc.

Sexualité précoce : Hyos., Lach., Med., Merc., Nux-v., Staph.

Simule : Tarent., Verat.

Sincère : Caust., Ign., Nat-m., Nux-v., Sep., Staph., Sulph.

Soigneux (→ *attentionné, méticuleux, ordonné*) **:** Ars., Chin., Graph., Ign., Lac-del., Nux-v., Sep., Sil.

Solitaire : Androc., Calc., Calc-s., Lac-f., Lyc., Med., Nat-m., Sacch., Sep., Sil., Staph., Sulph., Verat.

Sommeil agité, l'enfant s'agite en tous sens (→ *agitation nocturne*) **:** Ars., Bar-c., Bell., Cham., Cina, Lyc., Nat-m., Stram., Sulph., Zinc.

Sommeil, troubles du

chez le nourrisson **:** Acon., Bell., Borx., Carc., Cham., Nux-v., Psor.

en général (→ *se réveille la nuit* ; *se réveille trop tôt* ; *s'endort difficilement* ; *pleure la nuit*) **:** Acon., Arn., Ars., Bell., Carc., Cham., Cina, Lac-del., Lac-f., Lac-leo., Lyc., Mag-c.

Somnolent (→ *épuisé*)

Sophistiqué : Calc-s., Lach.

Soucieux : Ars., Arg-n., Bar-c., Brox., Calc., Calc-p., Carc., Cina, Kali-c., Phos., Psor.

Soumis : Beryl., Lac-c., Thuj.

Soupçonneux (→ *méfiant*) **:** Androc.

Soupire fréquemment : Calc-p., Ign.

Sournois (→ *odieux, trompeur*) **:** Hyos., Lach.

Sous-estime, se : Carc., Sil.

Sport, n'aime pas le : Bar-c., Calc., Chin., Lyc.

Sportif : Agar., Androc., Calc-p., Carc., Ferr., Merc., Tarent., Thuj., Tub.

Stimulation, manque de : Tub., Verat.

Stressé (→ *précipité*) **:** Alum., Arg-n., Med., Merc., Sulph., Tarent.

Studieux : Apis, Nux-v., Sil.

Subtil (→ *émotif, esthète*) **:** Carc., Phos., Sil., Staph.

Sûr de soi : Arn., Bac., Lac-leo., Nux-v., Sep., Sulph., Verat.

Sûr de soi, peu (→ *confiance en soi, manque de*) **:** Bar-c., Beryl., Lac-h.

Surdoué : Tub., Verat.

Surestimation de soi : Sulph.

Surmené par des attentes trop élevées : Carc., Nat-m., Staph.

Surmené, présume de ses forces : Ars., Ferr., Kali-c., Lach., Nux-v., Phos., Sep., Sil., Staph.

Sympathique (→ *aimable*)

Taciturne : Carc., Ant-c., Mag-c., Ph-ac., Sil., Staph., Thuj.

Tact, plein de (→ *sensible, émotif*) **:** Carc., Cupr., Ign., Nat-m., Staph., Thuj.

Tambour, aime jouer du : Agar.

Tatillon (→ *méticuleux, ordonné*) **:** Ars., Carc., Lyc., Sil.

Technique, sens de la : Sulph.

Téméraire : Agar., Bac., Lac-leo., Op., Sulph., Tub.

Tenace : Ars., Ferr., Lac-c., Sil.

Tendre (→ *câlin*) **:** Calc-s., Choc., Lac-del., Phos., Puls., Sacch.

Tendresse, aversion pour la : Ant-c., Cham., Chin., Cina, Cupr., Ign., Kali-c., Lyc., Nat-m., Sep., Sil.

Tendresse, désir de (→ *tendre, câlin*) **:** Carc., Phos., Puls.

Tendu : Arg-n., Ars., Carc., Cupr., Med., Nux-v., Sil., Zinc.

Tête de mule (→ *obstiné, rebelle, rétif*) **:** Calc-s.

Tète longtemps (→ *tétine, a longtemps besoin de la*) **:** Sacch., Choc., Lac-h.

Tétine, a longtemps besoin de la (→ *tète longtemps*) **:** Bar-c., Calc., Lyc., Med., Puls., Sacch., Sulph.

Têtu (→ *entêté, réfractaire, rebelle*) **:** Alum., Calc., Cina, Kali-c., Lac-f., Lyc., Sil.

Timide : Bar-c., Calc., Calc-s., Carc., Chin., Cupr., Ferr., Graph., Ign., Nat-m., Puls., Sil., Staph., Stram., Sulph., Thuj., Zinc.
écolier (sait, mais ne lève pas le doigt) : Calc., Carc., Kali-c., Lyc., Puls., Sil.

Tire sur les choses à portée de main : Ars., Bell., Hyos., Op., Psor., Stram., Zinc.

Touché, aversion à être (→ *contact, aversion au ; tendresse, aversion à la*) **:** Ant-c., Arn., Cham., Kali-c., Tarent.

Trac : Arg-n., Lyc., Phos., Sil.

Travailleur (→ *studieux*) **:** Nux-v., Sil.

Trébuche (→ *maladroit*) **:** Agar.

Tremble d'excitation : Agar., Arg-n.

Tressaute : Zinc.

Triche (*trompeur, sournois*) **:** Tarent.

Triste (→ *peiné*) **:** Caps., Choc., Graph., Ign., Merc., Nat-m., Psor., Staph., Thuj.

Trompeur : Lach., Tarent., Thuj.

Turbulent (→ *actif, agité*) **:** Agar., Androc., Sulph.

Vaillant : Arn., Nat-m.

Vantard (→ *fanfaron*) **:** Lac-leo., Lyc., Merc., Stram.

Vent, aime le : Androc., Falco-p.

Versatile (→ *comportement capricieux, indécis, changeant*) **:** Alum., Ars., Ferr., Ign., Lach., Puls., Sil., Tub., Zinc.

Vêtements serrés, ne supporte pas les (*surtout au cou*) **:** Lach., Sep.

Vexe :
les autres : Cina, Lach., Lyc., Tarent., Tub.
facilement se : Arg-n., Ars., Bac., Caps., Calc., Carc., Caust., Ign., Lyc., Puls., Sil., Staph., Sulph., Tarent.

Vif : Agar., Androc., Bac., Bell., Lach., Lith-p., Med.

Vigilant : Lac-del., Lac-f., Lac-leo.

Vindicatif : Cina, Lach., Nat-m., Merc., Tarent., Tub.

Violence, capable de : Agar., Androc., Bac., Bell., Cina, Cupr., Falco-p., Hyos., Med., Merc., Nux-v., Op., Stram., Tarent., Tub.

Violent : Bac., Bell., Med., Merc., Nux-v., Stram., Sulph.

Vitesse, aime la : Androc., Falco-p., Merc.

Vivant : Bac., Bell., Lac-leo., Med., Sulph., Tub.

Vole (→ *cleptomanie*)

Volontaire : Arn., Falco-p., Ferr., Sulph.

Voyager, aime : Calc-p., Phos., Tub.

Vulnérable : Androc., Ign., Nat-m., Staph.

8. Index

D

E

H

N

O

S

9. Glossaire des termes médicaux

Abcès
Collection de pus encapsulé dans une cavité corporelle non préformée, provoquée par la fusion inflammatoire des tissus.

Acétonémie
Présence accrue de corps cétoniques dans le sang provoquant une odeur corporelle et une haleine caractéristiques (de « pommes pourries »). La cause peut provenir d'un approvisionnement insuffisant en hydrates de carbone ou d'une période de diète assez longue.

Acétonurie
Présence excessive d'acétone ou d'autres corps cétoniques dans l'urine. Survient par exemple après une période de sous-alimentation assez longue (par exemple jeûne).

Acné rosacée
Affection acnéiforme survenant généralement à un âge avancé.

Acouphènes
Bruits dans les oreilles.

ADS
Trouble du déficit de l'attention sans hyperactivité et sans manque de contrôle des impulsions. Se remarque par son manque d'entrain et sa rêverie. Déconcentré et dissipé. N'écoute pas, étourdi, refuse de faire ses devoirs. « Pierrot de la Lune » (les filles et les garçons sont à peu près également concernés).

Agoraphobie
Peur des grands espaces (ainsi que des foules).

Albuminurie
Valeur élevée des protéines d'albumine dans les urines, généralement en cas d'atteinte rénale.

Aménorrhée
Absence de menstruations. Typique dans l'anorexie ou les troubles hormonaux.

Amyotrophie spinale
Perte musculaire due à la destruction des cellules nerveuses motrices de la moelle épinière.

Anémie pernicieuse
Anémie due à une carence en vitamine B12. Entraîne diverses lésions neurologiques et conduit parfois au décès.

Anémie
En langage courant : « pauvreté du sang ». Diminution de la teneur du sang en hémoglobine, ce qui réduit la capacité de transport de l'oxygène.

Anesthésiques
Narcotiques.

Aphonie
Perte de la voix. Peut avoir des causes organiques ou psychogènes.

Aphtes
Lésion douloureuse des gencives et de la cavité buccale. Il s'agit de petites ulcérations infectieuses ou non infectieuses, brillantes et blanchâtres, avec un dépôt de fibrine. Survient chez l'enfant, par exemple à la suite d'une candidose après antibiothérapie.

Apoplexie
Attaque d'apoplexie. Trouble circulatoire soudain d'un organe ou d'une région du corps.

Appendicite
Inflammation de l'appendice.

Arthrite
Inflammation des articulations.

Asphyxie du nouveau-né
Troubles respiratoires pouvant aller jusqu'à la crise d'étouffement (littéralement : arrêt du pouls) chez le nourrisson.

Asphyxie
État caractérisé par une insuffisance circulatoire et une dépression respiratoire pouvant aller jusqu'à l'arrêt respiratoire.

Asthénopie
Troubles visuels et autres troubles tels que lourdeur des paupières, larmoiement, rougeur des yeux, maux de tête, dus à une fatigue oculaire importante ou à un surmenage visuel provenant surtout d'excès de télévision, d'ordinateur, de lecture ou de longs trajets en voiture.

Asthme bronchique
Affection inflammatoire chronique des voies respiratoires avec hypersensibilité permanente des bronches. L'accumulation de mucus, les œdèmes et la contraction entraînent des crises de dyspnée par suite d'encombrement, du

fait du rétrécissement des voies respiratoires. Diverses causes contribuent à l'inflammation chronique ou l'entretiennent. On distingue l'asthme infectieux de l'asthme allergique.

Ataxie
Troubles de la coordination des mouvements d'origine neurologique.

Atonie
Relâchement (hypotonie) de la musculature.

Atrophie
Rétrécissement des tissus.

Autisme infantile
Trouble grave et congénital du développement qui se caractérise par une difficulté dans l'interaction sociale et la communication, ainsi que par des comportements stéréotypés. On remarque simultanément de fortes aptitudes individuelles de perception, d'attention, de mémoire et d'intelligence. Doit être distingué du syndrome d'Asperger dont il est cependant proche.

Balanite
Inflammation du gland du pénis.

Boulimie
Compulsion à manger et à vomir. Concerne le plus souvent les jeunes filles à la puberté dont le poids est normal, mais qui cherchent à compenser leurs crises de fringale d'origine psychique en se faisant vomir, afin de perdre du poids. Les régimes extrêmes et la dépendance au sport entrent également dans ce contexte.

Bronchiolite
Inflammation des bronchioles. Survient particulièrement chez le jeune enfant et ressemble, au stade aigu, à une crise d'asthme. Le facteur étiologique est souvent le virus RS (virus respiratoire syncitial).

Bronchite
Inflammation des bronches. Classification en bronchite aiguë, chronique et chronique obstructive.

Bronchopneumonie
Forme la plus fréquente de la pneumonie chez l'enfant. Le foyer inflammatoire pulmonaire se situe principalement dans la région bronchique du fait de la propagation d'une bronchite aiguë au poumon, par exemple en cas de surinfection.

Burn-out
Fait d'être à bout de forces. État d'épuisement marqué sur les plans physique et émotionnel, avec capacité d'action réduite. Peut concerner même les adolescents.

Candida albicans
Levure se situant normalement sur les muqueuses de la bouche et du pharynx, ainsi que dans la zone génitale et l'appareil digestif. La démultiplication des colonies provoque une candidose (muguet) et des troubles. Caractéristique chez le bébé sous forme d'érythème fessier, ou chez le jeune enfant après antibiothérapie ou corticothérapie.

Catarrhe
En langage courant : rhume. Inflammation des muqueuses (généralement des voies respiratoires), liée à une augmentation des sécrétions aqueuses ou muqueuses.

Cervical
Au niveau du cou.

Chalazion
Inflammation granulomateuse d'une glande de Meibomius au bord de la paupière, complication fréquente de l'orgelet (hordéole).

Choc de la défloration
Choc extrême provoqué par un viol chez l'enfant ou la jeune fille (vierge).

Choléra
Infection sévère de l'intestin grêle par la bactérie du choléra, provoquée le plus souvent par l'absorption d'eau insalubre dans les pays pauvres. Entraîne une déshydratation rapide suite à de fortes crises de diarrhée et de vomissements, mortel dans 20 à 70 % des cas. Soumis à déclaration obligatoire.

Chorée
Mouvements involontaires soudains, rapides et irréguliers, liés à une affection cérébrale.

Cirrhose du foie due au cuivre
Cirrhose du foie provoquée par une intoxication chronique au cuivre. Connue en Inde en tant que cirrhose infantile indienne, la vaisselle en cuivre qui y était couramment utilisée constituait la cause de cette affection fréquemment fatale. Peu de cas mortels ont été rapportés en Allemagne, mais le nombre estimé de cas moins graves, provoqués par la forte teneur en cuivre de l'eau domestique passant par les tuyaux en

cuivre et utilisée par exemple pour préparer les biberons, reste cependant élevé. Les symptômes peuvent être des troubles respiratoires spasmodiques et des troubles allergiques.

Claustrophobie
Peur des espaces étroits.

Clostridies
Espèce de bactéries. Le clostridium tetani provoque par exemple le tétanos, tandis que le clostridium difficile provoque une infection intestinale induite par les antibiotiques.

Coliques des trois mois
Accès de pleurs survenant principalement dans les 3 premiers mois de vie du nourrisson. On suppose que ce sont des coliques intestinales qui en sont la cause.

Colite ulcéreuse
Affection inflammatoire chronique d'origine auto-immune touchant principalement le gros intestin et se propageant de la région anale à la région buccale.

Colite
Inflammation du gros intestin.

Côlon irritable
Intestin nerveux ou irritable. Troubles sévères malgré l'absence de causes organiques. Les facteurs émotionnels ou psychiques jouent souvent un rôle important, de même que le stress en général.

Commotion cérébrale
Secousse du cerveau.

Conjonctivite
Inflammation de la conjonctive.

Convulsions
Spasmes tonicocloniques de la musculature se répétant en série, associés en règle générale à une perte de conscience.

Coxite fugace
Rhume de hanche. Inflammation stérile de l'articulation de la hanche, accompagnée de boiterie et de douleurs irradiant jusqu'au genou. Touche fréquemment les enfants jusqu'à 10 ans à la suite d'une infection et guérit spontanément au bout d'une à deux semaines.

Craniotabès
Ramollissement de l'occiput (en particulier des deux côtés de la suture lambdoïde) dans le rachitisme et l'ostéogenèse imparfaite du nourrisson.

Croûtes de lait
Éruption cutanée croûteuse sur le cuir chevelu et le visage du nourrisson correspondant à la manifestation primaire de l'eczéma atopique.

Cryptorchidie
Position haute d'un testicule. Descente incomplète du testicule depuis son lieu de formation dans la cavité abdominale jusque dans le scrotum. Pathologique à partir de l'âge d'un an. Le testicule doit se trouver spontanément ou chirurgicalement dans le scrotum avant l'âge de deux ans, en raison d'un risque de lésion des spermatozoïdes.

Cyanose
Insuffisance de l'apport en oxygène, s'accompagnant d'une coloration bleutée de la peau et des muqueuses.

Cystite
Inflammation de la vessie.

Dartre
Mycose. Affection fongique de la peau.

Délire
État de confusion d'origine cérébrale organique. Peut également survenir dans les fièvres très élevées.

Dermatite séborrhéique
Éruption cutanée squameuse de la tête et du visage. Souvent confondue avec les croûtes de lait.

Dermatite
Inflammation de la peau.

Désensibilisation
Dénomination correcte : hyposensibilisation. Thérapie visant à affaiblir les réactions immunitaires excessives dans certaines allergies. Effectuée par le médecin ORL principalement dans le rhume des foins, les allergies aux acariens et les venins d'insectes, les poils d'animaux et les moisissures.

Déshydratation
Dessèchement du corps.

Diabète juvénile
Diabète sucré de type I. Destruction d'origine auto-immune des cellules productrices d'in-

suline du pancréas. Prédisposition familiale, mais surtout trouble métabolique multifactoriel acquis avec hyperglycémie, souvent suite à des infections avec fièvre très élevée. Insulinothérapie nécessaire à vie.

Diathèse hémorragique
Tendance aux hémorragies ou aux saignements.

Diathèse
Disposition à une maladie.

Diphtérie
Infection des voies respiratoires supérieures par la bactérie de la diphtérie. Ses toxines peuvent entraîner des complications mortelles. Vaccination dans le cadre de l'immunisation de base.

Dyscalculie
Faiblesse en calcul. Perturbation de la pensée arithmétique.

Dyslexie
Faiblesse de la lecture et de l'orthographe. Perturbation importante et durable de l'acquisition de la langue écrite sans déficit intellectuel, avec problèmes de lecture et de compréhension des mots et des textes. Semblable à la dyspraxie, de laquelle elle doit être néanmoins distinguée.

Dysurie
Vidange de la vessie difficile et douloureuse, mais volontaire.

Eczéma atopique
Affection cutanée chronique évoluant par poussées, qui se caractérise par un eczéma rouge, squameux et suintant sur la peau, accompagné de fortes démangeaisons. Les zones touchées caractéristiques sont fonction de l'âge ; dans la petite enfance, ce sont surtout les plis articulaires. Il existe une prédisposition héréditaire. Les facteurs nutritionnels, immunologiques, hormonaux et psychosomatiques jouent un rôle dans le déclenchement de la maladie et son évolution.

Eczéma
Éruption cutanée provoquée par une réaction inflammatoire non infectieuse de la peau.

Encéphalite
Inflammation du cerveau.

Encoprésie
Défécation involontaire à partir de l'âge de 3 ans. Les facteurs psychiques en sont la cause la plus fréquente.

Endocardite rhumatismale
Inflammation cardiaque d'origine auto-immune dans le cadre d'une fièvre rhumatismale, pouvant survenir environ 2 semaines après une infection streptococcique (par exemple scarlatine, amygdalite, otite moyenne).

Énurésie nocturne
Incontinence urinaire survenant la nuit au moins deux fois par mois à partir de l'âge de 4 ans. Enurésie primaire si l'enfant n'a encore jamais été propre, forme secondaire si l'enfant mouille à nouveau son lit après avoir été propre pendant au moins six mois.

Épiglottite
L'épiglottite aiguë, provoquée par les bactéries Hib (haemophilus influenzae de type b), est un cas d'urgence ! L'épiglottite survient plus fréquemment chez les jeunes enfants et les écoliers entre 2 et 6 ans et son taux de mortalité est de 10 à 20 %. Devenue rare grâce à la vaccination.

Épilepsie
Tableau pathologique avec au moins une crise de convulsions survenant spontanément, non suscitée au préalable par une cause identifiable (par exemple une inflammation aiguë, un choc électrique ou un empoisonnement).

Érysipèle
Infection bactérienne des couches supérieures de la peau et des vaisseaux lymphatiques, de couleur rouge et nettement délimitée. Les agents pathogènes sont généralement les streptocoques.

Érythème fessier
Rougeur et éruption ou irritation cutanée dans la zone fessière du bébé.

Érythème noueux
Inflammation aiguë douloureuse du tissu graisseux sous-cutané, souvent située sur les faces d'extension des jambes.

Exanthème
Éruption cutanée aiguë survenant souvent à la suite de maladies infectieuses infantiles, mais pouvant être aussi provoquée par une réaction allergique ou des médicaments.

Exostose
« Kyste » ou excroissance osseuse chez l'enfant, le plus souvent par sollicitation excessive de l'insertion d'un tendon pendant la phase de croissance, par exemple au genou.

Fissure anale
Déchirure douloureuse de la peau/de la muqueuse anale.

Flatulences
Formation accrue de gaz intestinaux qui sont expulsés (« pets ») ou restent bloqués, provoquant alors des crampes intestinales.

Fontanelles
Désigne la région crânienne des nouveau-nés ou des nourrissons, non encore incluse dans les structures osseuses ou cartilagineuses.

Fracture
Cassure d'un os.

Furoncles
Folliculite souvent purulente. Les agents pathogènes sont généralement les staphylocoques.

Ganglions lymphatiques
« Station de filtrage » de la lymphe, qui élimine les produits finaux du métabolisme (« scories ») dans les tissus interstitiels. Ils font partie du système de défense du corps. Lors d'une infection, les ganglions lymphatiques se gonflent et peuvent être douloureux.

Gastrite
Inflammation de la muqueuse de l'estomac.

Gastroentérite
Grippe gastro-intestinale infectieuse sans complications, généralement accompagnée de vomissements et de diarrhée.

Globe hystérique
Sensation d'origine souvent psychique d'avoir une boule dans la gorge qui empêche de respirer.

Glossite
Inflammation de la langue.

Gonorrhée
Blennorragie. Maladie sexuelle bactérienne transmise par le gonocoque.

Granulome ombilical
Petite prolifération tissulaire bénigne dans le nombril.

Hémangiome
Tumeur bénigne embryonnaire se résorbant souvent d'elle-même au cours de la première année de vie.

Hématome
Épanchement de sang généralement provoqué par une contusion externe.

Hématurie
Sang dans les urines.

Hémorragie
Saignement.

Hémorroïdes
Hypertrophie des coussins vasculaires artérioveineux au niveau de l'anus.

Hépatite
Inflammation du foie.

Hépatomégalie
Grossissement anormal du foie.

Hernie des testicules
Dans cette forme de hernie, le sac herniaire descend le long du cordon spermatique et peut migrer jusqu'au scrotum (bourses).

Hernie inguinale
Passage des viscères abdominaux à travers le canal inguinal, au-dessus du ligament inguinal.

Hernie ombilicale
Survient souvent immédiatement après la naissance lorsque la paroi abdominale ne s'est pas encore refermée après la rupture du cordon ombilical ; se résorbe souvent spontanément chez le nourrisson.

Hernie
Sortie de viscères hors de la cavité abdominale par un orifice congénital ou acquis dans les couches porteuses de la paroi abdominale.

Herpès labial
Éruption de boutons sur les lèvres provoquée par le virus de l'herpès (herpès simplex virus, HSV), souvent signe d'affaiblissement du système immunitaire.

Intolérance au blé
Véritable allergie aux protéines de blé, à distinguer de l'entéropathie au gluten d'origine auto-immune. Les organes cibles concernés par les divers troubles sont la peau, les bronches et l'intestin.

Intolérance au fructose
Intolérance au sucre de fruit (fructose) en raison d'une déficience de transport dans la muqueuse intestinale. Sucre provenant des fruits et de tout ce qui contient du sucre « normal »,

par exemple les confiseries (le saccharose se décompose en galactose et en fructose). En plus des troubles intestinaux et des désordres digestifs, une humeur dépressive souvent non diagnostiquée peut apparaître.

Intolérance au lactose
Intolérance au sucre de lait (lactose) due à une production déficiente de l'enzyme lactase dans l'intestin grêle. Congénitale ou acquise (par exemple du fait d'une infection gastro-intestinale ou pour des causes inconnues), physiologique avec l'âge et répandue par exemple dans une grande partie de l'Asie.

Laryngite
Inflammation du larynx survenant généralement en tant que complication d'une pharyngite. Souvent liée à un fort enrouement.

Leucémie
En langage courant : cancer du sang. Augmentation de la production de globules blancs (leucocytes), et en particulier de leurs précurseurs non fonctionnels, qui se propagent dans la moelle osseuse et y empêchent la formation normale du sang. Les cellules leucémiques infiltrent les organes et portent atteinte à leurs fonctions. La leucémie aiguë est fréquemment mortelle. La guérison n'est souvent possible que grâce à une transplantation de moelle osseuse issue d'un donneur compatible. Parmi les causes supposées de la leucémie figurent, entre autres, la radioactivité, l'exposition aux pesticides et la pollution électromagnétique.

Leucorrhée
Augmentation des sécrétions vaginales chez la femme.

Lipome
Tumeur bénigne du tissu adipeux.

Lordose
Cambrure excessive des reins.

Luette
Appendice conique situé au fond de la zone buccale (dans la région des amygdales).

Lumbago
Douleur dans le bas du dos, mal aux reins.

Luxation
Perte de contact des extrémités osseuses formant l'articulation, provoquée par une blessure.

Lymphangite
Inflammation des vaisseaux lymphatiques. Souvent appelée à tort « empoisonnement du sang » en langage courant.

Maladie cœliaque
Entéropathie au gluten. Inflammation auto-immune de la muqueuse du gros intestin provoquée par les protéines de gluten contenues dans les céréales comme le blé, l'épeautre, le seigle, l'avoine et l'orge.

Maladie d'Osgood-Schlatter
Irritation douloureuse de l'insertion du tendon patellaire (tendon rotulien) au tibial antérieur. On suppose que le surmenage ou les micro-blessures provoquées par les entraînements en sont la cause. Les jeunes adolescents et les sportifs sont fréquemment touchés.

Maladie de Besnier-Boeck-Schaumann (BBS)
voir Sarcoïdose

Maladie de Crohn
Inflammation granulomateuse chronique d'origine auto-immune, qui se manifeste dans tout le tractus gastro-intestinal depuis la cavité buccale jusqu'à l'anus, mais principalement dans l'intestin grêle. L'atteinte est discontinue, à savoir que les segments de l'intestin touchés alternent avec les segments sains.

Maladie de Gilbert
Trouble métabolique bénin de la dégradation de l'hémoglobine, avec augmentation de la bilirubine dans le sang. Le paracétamol n'est pas toléré !

Maladie de Hodgkin
Tumeur maligne du système lymphatique. Le pronostic chez l'enfant est actuellement de bon à très bon.

Maladie de Perthes
Trouble circulatoire et nécrose du tissu osseux dans la tête fémorale. Les enfants développent une claudication, une douleur du genou et une rotation restreinte de l'articulation de la hanche.

Maladie de Scheuermann
Trouble de croissance affectant la colonne vertébrale chez l'adolescent (formation d'une bosse) et pouvant conduire à un défaut de posture douloureux.

Mastoïdite
Inflammation aiguë de la mastoïde (processus mastoïde) de l'os temporal, éventuellement avec fonte osseuse en tant que complication d'une otite moyenne.

Mauvaise assimilation
Exploitation réduite des nutriments en raison de diverses perturbations du tube digestif.

MCS
Hypersensibilité chimique multiple. Hypersensibilité marquée à diverses substances chimiques telles que les parfums, la fumée de cigarette, les solvants et les gaz d'échappement. Les symptômes sont très variés et partiellement non spécifiques. Provoque fréquemment une forte fatigue, des maux de tête et/ou de la rhinite.

Méningite
Inflammation des méninges, généralement due à un virus ou une bactérie. Les symptômes caractéristiques sont de violents maux de tête et une raideur de la nuque. Une méningite est un cas d'urgence ! L'agent pathogène le plus fréquent chez le nouveau-né est le streptocoque de type B (provenant du vagin de la mère) ; chez le nourrisson plus âgé et le jeune enfant, il s'agit plutôt du méningocoque, du pneumocoque et de l'haemophilus influenzae de type B (Hib). La vaccination contre ces trois derniers agents pathogènes est possible.

Menstruations ou règles
Saignement menstruel de la femme.

Météorisme
Accumulation excessive de gaz dans le gros intestin, souvent causée par un trouble digestif.

Métrorragie
Saignements intermédiaires survenant pendant le cycle menstruel de la femme.

Modalité
En homéopathie, ce terme désigne toutes les influences issues de l'environnement qui peuvent avoir des répercussions sur l'état de la personne sous forme d'amélioration ou d'aggravation.

Mononucléose
Maladie de Pfeiffer. Affection fréquente, généralement bénigne, présentant un gonflement des ganglions lymphatiques, des maux de gorge, de la fatigue et parfois de la fièvre. L'agent pathogène est le virus d'Epstein-Barr, qui se transmet surtout chez les adolescents par le baiser.

Mucoviscidose
Affection métabolique d'origine génétique, caractérisée par un encombrement muqueux des organes et par les troubles fonctionnels qui en résultent. L'espérance de vie moyenne est actuellement de 35 ans environ.

Muguet buccal
Dépôts blancs dans la bouche. Invasion de la muqueuse buccale par la levure Candida albicans, touchant souvent les bébés jusqu'à 6 mois ou au-delà suite à une faiblesse immunitaire, à une antibiothérapie ou une corticothérapie. Se manifeste en même temps que l'érythème fessier.

Myasthénie grave
Affection neurologique auto-immune avec faiblesse des muscles du squelette en fonction de la charge, qui s'amplifie au cours de la journée et s'améliore après des phases de repos.

Mycose
Affection fongique.

Mydriase
Dilatation des pupilles. Normale dans l'obscurité et en regardant au loin. Lorsqu'elle est unilatérale, elle est généralement pathologique et signe d'une affection du cerveau ou du système nerveux.

Myocardite
Inflammation du myocarde.

Myosis
Rétrécissement des pupilles. Physiologique par exposition à la lumière ou par stress. Peut être provoqué également par des drogues (opiacés).

Nævi
Malformation bénigne circonscrite de la peau, fréquemment accompagnée d'une pigmentation caractéristique.

Nævus occipital
Morsure de cigogne. Tache cutanée de couleur rouge (tache de vin), le plus souvent située à l'arrière de la tête ou sur la nuque du nouveau-né.

Neuropathie
Affection des nerfs périphériques.

Névralgie ciliaire
Douleurs dans le globe oculaire dues à l'irritation des nerfs du ganglion ciliaire.

Névralgie du trijumeau
Irritation du 5e nerf crânien s'étendant aux joues. Forte douleur du visage.

Névrodermite
Appellation ancienne mais courante de l'eczéma atopique.

Nystagmus
Tremblement pathologique des yeux ou mouvement de va-et-vient du globe oculaire.

Obésité
Excès de poids avec un IMC supérieur à 30. L'enfant peut être aussi touché s'il mange trop et mal et s'il ne bouge pas assez. Des troubles métaboliques ou des médicaments peuvent en être à l'origine.

Œdème angioneurotique
Appelé aussi œdème de Quincke. Gonflement de la peau qui se développe très vite et qui démange, provoqué par une perméabilité accrue des parois des vaisseaux suite à une réaction allergique.

Œdème
Gonflement d'un tissu provoqué par une rétention de liquide provenant du système vasculaire.

Œsophagite par reflux
Inflammation de l'œsophage due à un excès d'acide gastrique.

Oligurie
Quantité quotidienne d'urine éliminée inférieure à 500 ml/jour.

Opisthotonos
Hyperextension spasmodique des muscles du dos et des extrémités.

Orchite
Inflammation des testicules.

Orgelet
Hordéole. Le plus souvent, inflammation purulente d'une glande de la paupière.

Ostéogenèse imparfaite
Maladie des os de verre. Maladie héréditaire autosomique dominante, rare.

Ostéomyélite
Inflammation infectieuse de la moelle osseuse (généralement provoquée par le staphylocoque doré).

Ostéoporose
En langage courant : perte osseuse. Diminution fréquente de la densité osseuse liée à l'âge et entraînant un risque accru de fracture.

Otite moyenne
Inflammation de l'oreille moyenne, généralement provoquée par une infection virale ou bactérienne.

Otorrhée
Écoulement de sécrétions par le conduit auditif externe.

Pancréatite
Inflammation du pancréas.

Paralysie cérébrale infantile
Troubles moteurs provoqués par une lésion cérébrale infantile.

Paralysie du voile du palais
La paralysie du voile du palais survient en tant que complication de l'encéphalite ou de la diphtérie et entraîne surtout des troubles de la déglutition.

Paralysie faciale
Paralysie le plus souvent unilatérale du nerf facial, surtout des muscles mimétiques.

Paresthésie
Sensation non douloureuse dans la région d'un nerf cutané, généralement avec sensation de picotement, de fourmis ou de duvet.

Parotidite
Inflammation de la parotide provoquée par le streptocoque, le staphylocoque ou le virus des oreillons.

Perforation du tympan
Perforation spontanée de la membrane tympanique sous l'effet d'une forte pression provoquée par des bactéries dans l'oreille moyenne lors d'une otite moyenne.

Périostite tibiale
Inflammation ou irritation des muscles fixés sur la face antérieure du tibia, due à un surmenage (« douleur du genou »). Se produit sou-

vent chez les enfants qui pratiquent une activité sportive pendant la période de croissance.

Péritonite
Inflammation du péritoine.

Pétéchies
Saignements des capillaires de la taille d'une tête d'épingle, conséquence d'une perturbation de l'hémostase. Apparaissent assez souvent mais de façon temporaire lors d'une infection.

Pharyngite
Inflammation du pharynx. Conséquence fréquente d'un rhume banal en tant que « catarrhe descendant ».

Phimosis
Rétrécissement du prépuce.

Photophobie
Hypersensibilité à la lumière.

Pleurésie
Inflammation de la plèvre.

Plica polonica
Amas compact de cheveux emmêlés (semblable aux dreadlocks actuels). Appellation historique : « tresse de la Vistule ».

Pneumonie
Inflammation des poumons due à une infection par une bactérie, un virus ou un champignon, plus rarement d'origine toxique ou immunologique.

Poliomyélite
Paralysie infantile. Maladie infectieuse déclenchée par le poliovirus et caractérisée par une paralysie permanente pouvant entraîner la mort. Actuellement disparue en Allemagne du fait de la vaccination.

Polypes
Appellation courante de l'hypertrophie des végétations, survenant fréquemment chez les jeunes enfants et pouvant éventuellement entraîner une vulnérabilité accrue aux infections et un ronflement infantile. Le développement du langage peut être également perturbé par des otites moyennes chroniques et une difficulté d'audition.

Prédisposition familiale
Sensibilité familiale à une maladie. Par extension, le terme de « diathèse » est employé comme synonyme.

Prolapsus anal
Protrusion de la muqueuse et de la peau de la partie terminale de l'intestin (canal anal).

Psoriasis
Dartre squameux.

Psychotropes
Médicaments qui agissent sur le psychisme humain.

Ptôse
Chute permanente de l'une ou des deux paupières supérieures.

Purpura hémorragique
Hémorragies capillaires de la peau ou d'une muqueuse, formant de petites taches.

Purpura rhumatoïde (maladie de Schoenlein-Henoch)
Inflammation des capillaires d'origine immunologique, sans complication. Les petites taches rouges à la surface de la peau apparaissent en priorité chez les enfants d'âge préscolaire ou scolaire, et plus souvent chez les garçons après une infection ou une prise de médicaments.

Pyromanie
Désir pathologique de jouer avec les allumettes ou de mettre le feu.

Rachitisme
Affection des os pendant la croissance avec altération de la minéralisation et désorganisation des cartilages de croissance. La cause est le plus souvent une carence en vitamine D.

Raideur tétanique
Contraction douloureuse des muscles, signe d'une hyperexcitabilité des nerfs et des muscles. Les signes caractéristiques sont la main d'accoucheur, le pied équin et la crispation des muscles de la bouche (« museau de tanche »).

Rectum
Partie du côlon d'une longueur de 15 à 18 cm, située entre le gros intestin et l'anus.

Respiration sibilante
Bruit de sifflement sec pendant l'expiration, signe d'une obstruction bronchique.

Rétinite
Inflammation de la rétine de l'œil.

Rhinite
Catarrhe nasal ou rhume en langage courant.

Rhumatismes
Troubles d'origine auto-immune touchant l'appareil musculo-squelettique, accompagnés de douleurs tiraillantes ou déchirantes.

Ritaline®
Méthylphénidate. Médicament délivré sur ordonnance par la médecine officielle contre l'hyperactivité, soumis à la loi sur les stupéfiants. En cas de surdosage, la substance de type amphétamine a un effet semblable à la cocaïne. Les effets à long terme ne sont pas encore connus.

Rotavirus
Le rotavirus humain déclenche une diarrhée infectieuse violente pouvant entraîner la mort, surtout chez l'enfant. Il existe aujourd'hui un vaccin contre ce virus.

Sarcoïdose
Maladie de Besnier-Boeck-Schaumann (BBS). Affection systémique du tissu conjonctif avec formation de granulome, touche généralement les adultes.

Schizophrénie
Maladie mentale sévère caractérisée par des troubles de la pensée, de la perception et de l'affectivité. L'hébéphrénie est une forme de schizophrénie survenant à l'adolescence.

Scoliose
Déviation latérale de la colonne vertébrale avec rotation simultanée (torsion) de la vertèbre, fréquente pendant la période de croissance.

Septicémie
Réaction inflammatoire systémique complexe du corps à une infection provoquée par des agents pathogènes. En langage courant : empoisonnement du sang.

Sinusien
Qui concerne les sinus.

Sinusite
Inflammation des sinus.

Spasme du pylore
Contraction spasmodique du pylore (muscle constricteur circulaire entre l'estomac et le duodénum), principalement chez le nourrisson.

Splénomégalie
Hypertrophie de la rate.

SPM
Syndrome prémenstruel. Troubles survenant à chaque cycle menstruel avant le début des saignements, par exemple irritabilité, maux de tête, humeur dépressive, etc.

Sténose du canal lacrymal
Rétrécissement du canal lacrymal, surtout chez le nouveau-né. Le bouchon lacrymal provoque une inflammation oculaire bactérienne souvent purulente.

Sténose du pylore
Rétrécissement congénital ou acquis dans la zone du pylore. Entraîne chez le nourrisson (lorsqu'il n'est pas encore identifié) des vomissements incessants en jets.

Stomatite aphteuse
Inflammation de la muqueuse buccale due au virus de l'herpès, avec éruptions répétées d'aphtes.

Strabisme
Fait de loucher.

Strangurie
Besoin douloureux d'uriner avec une faible quantité d'urine à la fois.

Streptocoques
Groupe de bactéries issues de différentes souches pathogènes. Des souches bénignes apparaissent dans la cavité buccale chez de nombreuses personnes en bonne santé. Provoque des infections purulentes comme la sinusite, l'amygdalite, l'otite moyenne ou l'impétigo, mais aussi des affections comme la méningite, l'endocardite rhumatismale ou la pneumonie.

Syndrome borderline
Trouble de la personnalité qui se caractérise par une impulsivité et une instabilité dans les relations interpersonnelles, l'humeur et l'image de soi.

Syndrome d'Asperger
Variante atténuée de l'autisme infantile, souvent associé à la précocité intellectuelle ou au syndrome du savant.

Syndrome de Gilles de la Tourette
Affection se caractérisant par des tics neurologiques.

Syndrome de malabsorption
Trouble de l'absorption des nutriments dans l'intestin en raison de diverses perturbations du tractus digestif.

Syndrome de Roemheld
Troubles cardiaques réflexes causés par des ballonnements dans le tractus gastro-intestinal.

Syndrome des jambes sans repos
Affection neurologique caractérisée par des troubles sensoriels et un fort désir de remuer les jambes.

Syndrome néphrotique
Complexe de symptômes survenant lors d'une affection rénale et se caractérisant par une élimination de protéines (protéinurie).

Taches café au lait
Taches cutanées bénignes de couleur café au lait (nævi).

Tachycardie
Augmentation du rythme cardiaque.

TDAH
Trouble du déficit de l'attention avec hyperactivité. Trouble psychique commençant dès l'enfance et se caractérisant par des problèmes d'attention, d'impulsivité et d'hyperactivité. Les garçons sont plus fréquemment touchés que les filles. Déconcentré, dissipé, manque de contrôle des impulsions, remuant, n'écoute pas, étourdi, refuse de faire ses devoirs et dérange les autres enfants pendant la classe. Caractéristique de l'enfant qui a « la bougeotte ».

Teigne
Affection fongique de la peau. Appelée aussi en anglais tinea ou ringworm.

Ténesme
Selle douloureuse avec douleurs spasmodiques.

Terreurs nocturnes
Réveil nocturne avec état d'anxiété. L'enfant n'est pas conscient à ce moment-là, il ne reconnaît pas ses parents et il est difficile de le réveiller. A ne pas confondre avec les cauchemars.

Tonsilles palatines
En langage courant : amygdales.

Torticolis
Raideur du cou.

Toxémie
Empoisonnement du sang par des toxines bactériennes (substances toxiques), sans que les agents pathogènes soient nécessairement détectés.

Trisomie 21
Syndrome de Down. Maladie héréditaire provoquée par mutation génétique et entraînant un handicap mental et des problèmes physiques.

Troubles désintégratifs (CDD)
Perte ou désintégration progressive du langage et des capacités intellectuelles, sociales et communicatives des enfants, survenant en général entre l'âge d'un et trois ans. Variante atténuée de l'autisme infantile, de même que le syndrome d'Asperger et le syndrome de Rett.

Tuberculose
Infection bactérienne due à des mycobactéries, affectant principalement les poumons et pouvant ensuite se généraliser à tout le corps. Aujourd'hui encore, il n'est pas rare qu'elle conduise au décès. Soumise à déclaration obligatoire. En langage courant : phtisie.

Urémie
Empoisonnement par l'urée due à une insuffisance rénale.

Urticaire
Éruption cutanée d'origine souvent allergique.

Vaginite
Inflammation du vagin.

Végétations adénoïdes
Hypertrophie des végétations du pharynx (amygdales pharyngées).

Vomissements acétonémiques
Crises violentes de vomissements sans cause pathologique apparente, avec formation typique de corps cétoniques provoquant d'autres vomissements (cercle vicieux).

Mentions légales

Jeannette Hölscher-Schenke et Eva Strobel
L'homéopathie du bébé à l'ado
60 remèdes illustrés

ISBN 978-3-944125-14-5
1. édition : 2013

Traduction française : Didier Lustig

Unimedica/Éditions Narayana
Blumenplatz 2, 79400 Kandern, Allemagne
info@narayana-verlag.de
www.narayana-verlag.de
Tél. : +49 (0)7626 974970-0
Fax : +49 (0)7626 974970-9
info@unimedica.fr • www.unimedica.fr
Tél. : +33 (0)9 70 44 64 88

Illustration de couverture :
© usikova - Fotolia.com et © Eva Strobel
Design :
Perform, Kandern ; www.apanoua.de, Christian Korn

Version originale en allemand
Homöopathische Kindermittel in Wort und Bild
60 der wichtigsten Typenbilder mit einprägsamen Cartoons
© 2012 Narayana Verlag GmbH

Note aux lecteurs : Les recommandations contenues dans cet ouvrage ont été rédigées et contrôlées par l'auteur et par l'éditeur au mieux de leurs connaissances.
Elles ne peuvent en aucun cas tenir lieu de garantie. L'auteur et l'éditeur ne sauraient être tenus responsables de tout dommage ou préjudice résultant des indications données dans ce livre.

10. Sources

Achtzehn, Hans-Jürgen, **Die Potenziale unserer Kinder**. Verlag Medizinisches Forum 2006

Boericke, William, **Matière médicale**. 9e édition, Édition Similia 1999

Burch, Melissa/Aikin, Susana : **Dr. Rajan Sankarans Einführung in die Neue Empfindungsmethode**, Volume III, Naturreiche, Faust-Verlag 2009

Chauhan, Dinesh : **A Wander with a Little Wonder.** Swasthya Homeopathic Healing Center 2010

Coulter, Catherine R. : **Homoeopathic Sketches of Children`s Types**. Ninth Publishing House 2001

Grandgeorge, Didier : **Guérir par l'homéopathie**. EdiComm. 2001

Herscu, Paul : **The Homeopathic Treatment of Children**. Random House US 1991

Heé, Hans-Jörg/Förster, Gisela : **Homöopathische Behandlung von Jugendlichen**. Haug Verlag 2007

Hirte, Martin : **Differenzierung homöopathischer Kindermittel**. Urban & Fischer 2008

Jus, Mohinder Singh : **Kindertypen in der Homöopathie**. Homöosana 2007

Jus, Mohinder Singh : **Praktische Materia Medica**. Homöosana 2003

Klein, Louis : **Clinical Focus Guide**. Luminos Homeopathic Courses Ltd. 2003

Kusse, Frans : **Profils d'enfants.** Éditions Narayana 2011

Le Roux, Patricia : **Les Métaux en Homéopathie.** Publibook 2006

Le Roux, Patricia : **Homéo-Bambin**. Publibook 2009

Master, Farokh : **Clinical Observations of Children's Remedies.** Lutra 2006

Master, Farokh : **Lacs in Homeopathy**. Lutra 2002

Müller, Karl-Josef : **Carcinosinum – das chronische Bild**. K. J. Müller Verlag 2010

Petrucci, Roberto : **Kinder**. Hahnemann Institut 2008

Pfeiffer, H./Drescher, M./Hirte, M. : **Homöopathiein der Kinder- und Jugendmedizin.** Urban & Fischer 2007

Scholten, Jan : **L'Homéopathie et les éléments**. Alonnissos Verlag 2004

Schulz, Elisabeth : **Kinder homöopathischbegleiten.** Verlag Peter Irl 2008

Welte, Ulrich : **Le Tableau périodique en homéopathie, la série Argent.** Éditions Narayana, 2014.

Welte, Ulrich : **Les Couleurs en homéopathie**, nuancier et manuel. Éditions Narayana 2011

www.homoeopathiaviva.de/downloads/saccharumofficinale.pdf

www.homoeopathieinstitut.at

www.remedia.at

www.tinussmits.com

www.wikipedia.org *(glossaire)*

Adresses utiles

www.snphpharma.fr

www.remedia.at

www.helios.uk

11. Les auteurs

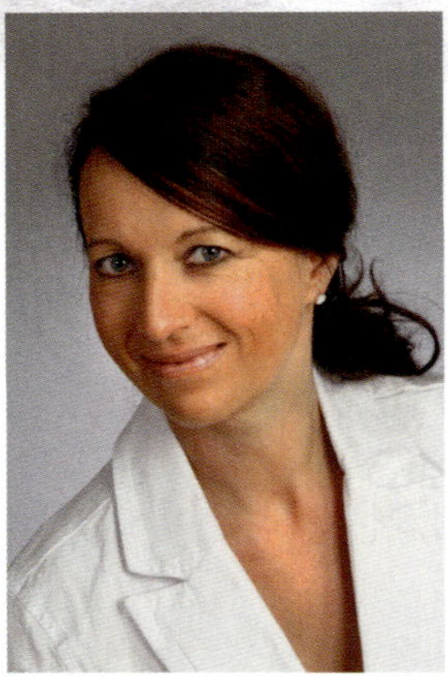

Jeannette Hölscher-Schenke

Née le 13 août 1965
Mariée, deux enfants
Praticienne en homéopathie
Kolbeplatz 11
D-33330 Gütersloh
Allemagne
homoeopathiefuerkinder@googlemail.com
www.homoeopathieguetersloh.de

1985-1990 : Licence de biologie à l'Université d'Osnabrück. Matières principales : oncologie et botanique
1990-2000 : Famille
2000-2003 : Formation de praticienne de santé auprès d'Elvira Bierbach à Bielefeld.
2002-2004 : Formation de base en homéopathie et supervision auprès de Christa Ehrlich à Bielefeld.
Depuis 2004 : praticienne de santé homéopathe en cabinet privé à Gütersloh, spécialisée en homéopathie pédiatrique.
2008-2010 : rédaction de plusieurs livres de Massimo Mangialavori (Homéopathie en cas de peur et d'insécurité, Les Liaisons carbone, silice et magnésium en homéopathie, Les Liaisons potassium et ammonium en homéopathie, Les Remèdes de serpents en homéopathie, Insectes et parasites en homéopathie, Les sept Métaux archétypaux en homéopathie).
Depuis 2005 : formations régulières à Kandern auprès d'Ulrich Welte et de Markus Kuntosch, séminaires avec Jan Scholten, Rajan Sankaran, Massimo Mangialavori et Roberto Petrucci.

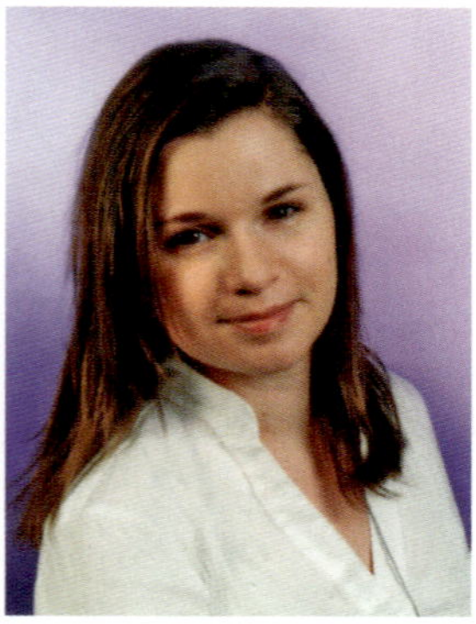

Eva Strobel

Née en 1981 à Esslingen am Neckar (Allemagne).
Après son baccalauréat, elle a suivi une formation de metteur en scène-plasticienne au Théâtre de Stuttgart où elle travaille encore à ce jour. Depuis quelques années, elle réalise également des illustrations et des bandes dessinées.

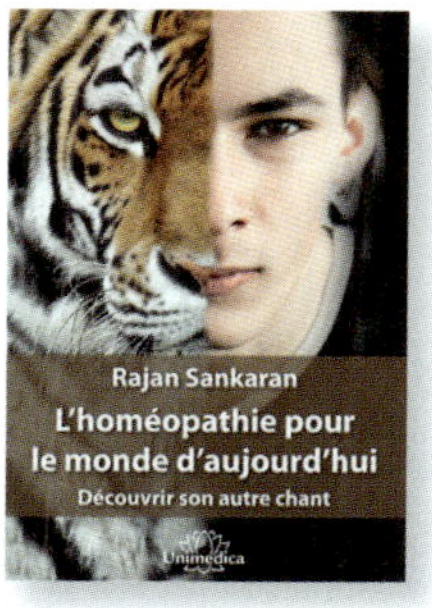

Rajan Sankaran

L'homéopathie pour le monde d'aujourd'hui

Découvrir son autre chant

352 pages, 29 €

Rajan Sankaran a constaté que le stress est dicté par notre propre ressenti, notre « chant » intérieur, qui provient de l'un des trois règnes de la nature : animal, végétal ou minéral. Celui-ci nous accompagne en permanence et peut s'exprimer sous forme de maladie. Il s'agit en effet d'un mode de fonctionnement récurrent qui nous fait sortir nos griffes, nous donne une sensibilité à fleur de peau ou encore nous rend solide comme un roc. L'auteur détaille les sept niveaux d'expérience et montre comment un homéopathe expérimenté peut, en s'appuyant sur les mots et gestes avec lesquels nous décrivons nos symptômes, plonger dans nos sensations les plus intimes pour comprendre quel animal, plante ou minéral « chante » en nous. Cette compréhension permet de traiter le problème directement à la source.

« Ce livre est écrit pour un public non professionnel s'intéressant à l'homéopathie, offre néanmoins une excellente opportunité aux homéopathes ne connaissant pas encore la méthode Sankaran d'obtenir un accès transversal à l'ensemble de son oeuvre. » Jürgen Hansel, *Spectrum of Homeopathy*

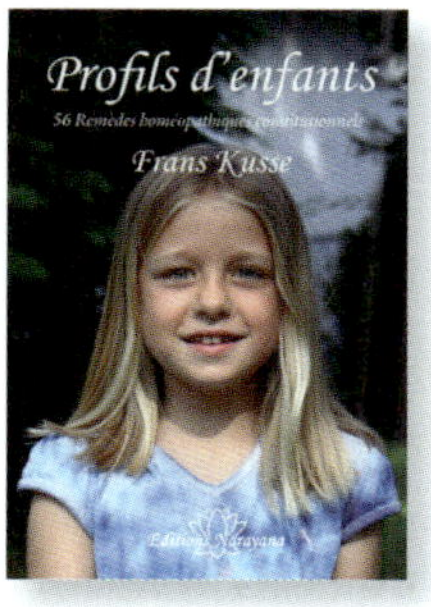

Frans Kusse

Profils d'enfants

56 Remèdes homéopathiques constitutionnels

264 pages, 34 €

Frans Kusse a produit un nouveau travail fantastique sur la typologie des 56 principaux remèdes homéopathiques pour les enfants. Il a saisi d'une façon claire et simple les traits de caractère de ces remèdes. Bien que nous pensions en avoir une bonne connaissance, il y a quelque chose de nouveau à découvrir dans ces portraits saisissants et empreints de fraîcheur.

Le livre couvre la plupart des remèdes les plus récents comme *Beryllium*, *Lithium*, *Manganum*, *Helium*, *Hydrogenium*, et *Saccharum officinale*, qui sont souvent indiqués pour les enfants, mais qui n'ont, jusqu'à présent, été décrits que pour les adultes ou qui demeurent éparpillés à travers les revues homéopathiques spécialisées. Vous trouverez dans ce livre une description actuelle des remèdes homéopathiques vous permettant d'en savoir plus.

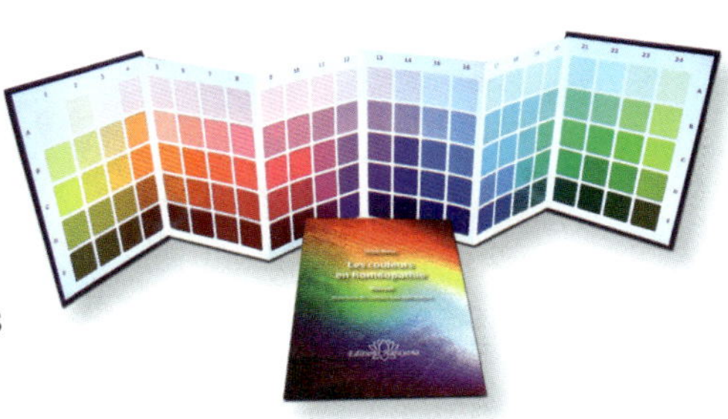

Ulrich Welte

Les couleurs en homéopathie

Répertoire de couleurs avec instructions

Nuancier et Manuel, 48 €

Le choix de couleurs exprime directement l'état intérieur du patient : un symptôme homéopathique spécifique et significatif, découvert par H. V. Müller en 1985. D'une aide précieuse pour indiquer ou confirmer la prescription adéquate dans de nombreux cas ; cet ouvrage repose sur 18 ans d'expérience et des milliers de cas. Les 120 couleurs répertoriées dans cet ouvrage et imprimées dans le nuancier, ont été sélectionnées suivant leur pertinence clinique et nous ont permis d'évaluer le choix de couleurs avec précision. Les remèdes correspondants peuvent être recherchés dans la liste couleurs/remèdes, de la même manière que dans un répertoire. Cette version comprend plus de 1000 remèdes confirmés.

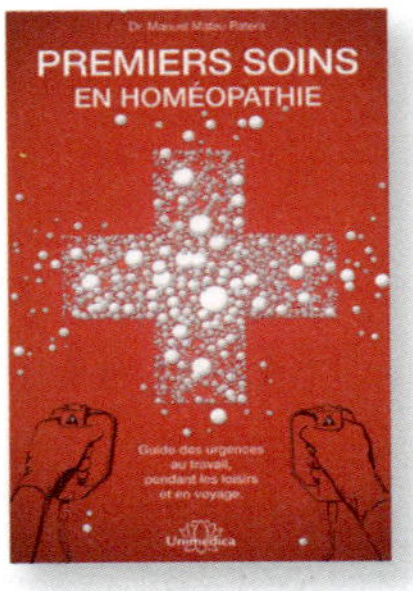

Manuel Mateu I Ratera

Premiers soins en homéopathie

Guide des urgences au travail, pendant les loisirs et en voyage

600 pages, 36 €

L'homéopathe espagnol Mateu I Ratera, travaille depuis plusieurs années sur l'utilisation de l'homéopathie en médecine urgentiste et a acquis une grande expérience dans ce domaine, notamment durant ses expéditions, plus particulièrement dans l'Himalaya.

De façon synthétique, Mateu aborde tout type d'accidents, des plaies aux chocs, en passant par les morsures de serpent et autres animaux, les brûlures, les gelures, les chocs électriques, les troubles dus à l'altitude, les arrêts respiratoires, les intoxications alimentaires, la dysenterie, le choléra, et autres maux divers rencontrés en voyage.

Doté d'une matière médicale riche et de diagnostics différentiels précis, ce livre riche en conseils avisés et empreint de sagesse, s'adresse aussi bien aux homéopathes qu'au grand public, Il est devenu en quelque temps un ouvrage de référence pour des premiers soins efficaces que l'on soit en altitude ou sous les tropiques.

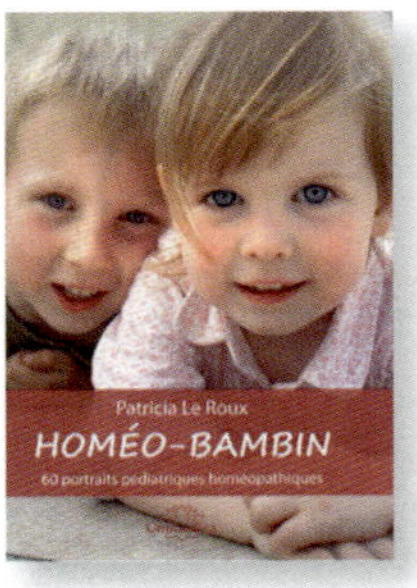

Patricia Le Roux

Homéo-bambin

2nde édition enrichie, 60 portraits pédiadriques homéopathiques

250 pages, 29 €

Voici un ouvrage homéopathique à la disposition des pédiatres pour les aider à repérer à quel type d'enfant leur petit patient appartient, et à assister ce dernier dans ses troubles avec le traitement adéquat ! Riche d'observations, attestant d'une réelle aptitude à lire tous les signes laissés par l'enfant de la part de son auteur, «Homéo Bambin» apporte une pierre – non négligeable – à la construction d'une pratique médicale de plus en plus plébiscitée.

S'appuyant sur un réseau de données (comportement, psychologie, prédisposition, etc.) éloquent et convoquant une expérience pédiatrique qui n'est plus à démontrer, cet «Homéo Bambin» se révèle être un traité de première importance.

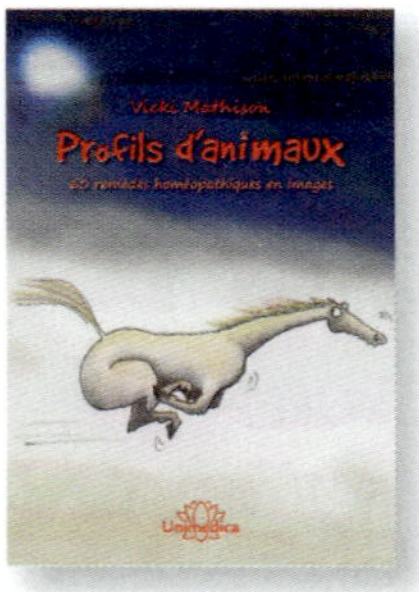

Vicki Mathison

Profils d'animaux

60 remèdes homéopathiques en images

136 pages, 39 €

Soixante remèdes pour les animaux faciles à mémoriser grâce à des illustrations étincelantes d'humour et à des mots-clés particulièrement bien choisis. Étudier les profils de remèdes n'a jamais été aussi amusant ! Vicki Mathison, homéopathe vétérinaire de Nouvelle Zélande, concilie un fin talent artistique avec une sensibilité profonde pour la nature animale et les remèdes dont elle a besoin.

« Je ne me rappelle pas avoir autant ri en regardant des dessins aussi simples et pourtant aussi pertinents. Les remèdes homéopathiques d'un coup de pinceau ! » J. Tree

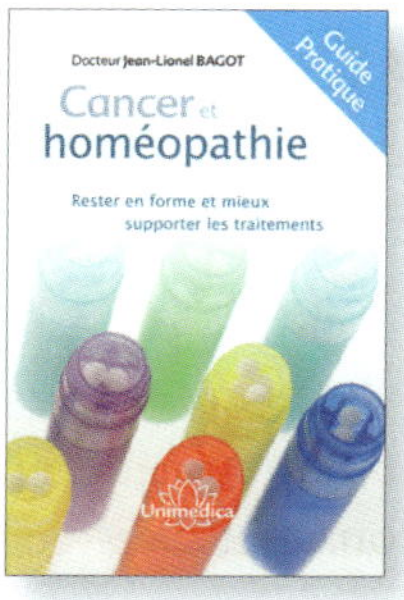

Jean-Lionel Bagot

Cancer et homéopathie

Rester en forme et mieux supporter les traitements

320 pages, 24 €

Le traitement du cancer a énormément progressé ces dernières années. Mais le parcours de soin expose les malades à des effets secondaires qui peuvent altérer leur qualité de vie. Dans ce livre le Dr Bagot propose des remèdes homéopathiques et leur posologie par type de cancer, de traitement et de troubles rencontrés, sans oublier la gestion émotionnelle de la maladie et des soins.

Premier guide pratique sur le sujet, il est unique par la précision de ses recommandations couvrant tous les temps de la maladie : de l'annonce du diagnostic au retour à la vie « normale ». Il est facile à lire et surtout simple à mettre en pratique aussi bien pour les malades que pour les thérapeutes.

« L'ouvrage est très accessible et très pratique. Plus qu'un guide, il s'agit là d'une véritable encyclopédie homéopathique d'accompagnement du patient cancéreux dans ce chemin épineux mais nécessaire. Ce livre sera LA référence pour longtemps et pour des générations. »

Cahiers de biothérapie, revue consacrée à l'homéopathie. No 234, Décembre 2012

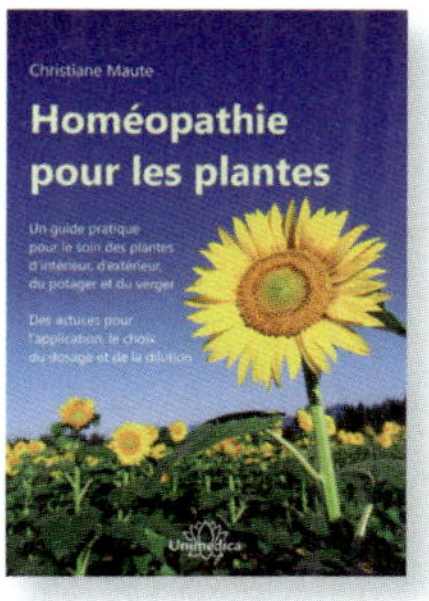

Christiane Maute

Homéopathie pour les plantes

Un guide pratique pour le soin des plantes d'intérieur, d'extérieur, du potager et du verger, des astuces pour l'application, le choix du dosage et de la dilution

168 pages, 24 €

Pionnière dans ce domaine, Christiane Maute nous propose les principaux remèdes (dosages, utilisation et choix de dilution homéopathiques) utilisés dans les maladies les plus communes comme par exemple, les taches noires du rosier, le mildiou de la tomate, le feu bactérien des arbres fruitiers, la cloque du pêcher, le chancre, la pourriture, la fumagine, ainsi que dans les infestations de limaces et les problèmes de croissance mais aussi pour les conséquences du gel ou de la grêle, des excès d'humidité, de sécheresse ou de soleil, ainsi que pour les « blessures » occasionnées par la taille ou le rempotage. Ce livre, clair et facile à utiliser, s'adresse tout particulièrement au jardinier amateur et saura convertir le « non-homéopathe » en utilisateur enthousiaste.

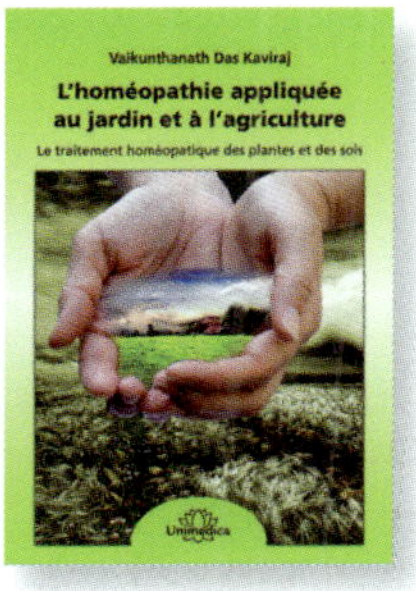

V. D. Kaviraj

L'homéopathie appliquée au jardin et à l'agriculture

Problèmes des plantes et des sols et leurs remèdes correspondants

340 pages, 34 €

Alors qu'on lui demandait s'il pouvait traiter un pommier souffrant de la rouille – taches rouge foncé sur la peau, et soif plus important – l'homéopathe V. D. Kaviraj remarqua que les symptômes étaient semblables à ceux de *Belladonna*, qu'il administra sur le champ. Le problème de rouille disparut, et l'année suivante, les pommes furent de bien meilleure qualité. Kaviraj poursuivit des recherches intensives dans ce domaine. Ce livre porte principalement sur le traitement des plantes en cas de malnutrition, d'attaques parasitaires et fongiques, de maladies bactériennes et virales, de détérioration et d'envahissement par les mauvaises herbes.

Unimedica/Éditions Narayana
Blumenplatz 2, 79400 Kandern, Allemagne

info@unimedica.fr
www.unimedica.fr
Tél. : + 33 (0)9 70 44 64 88

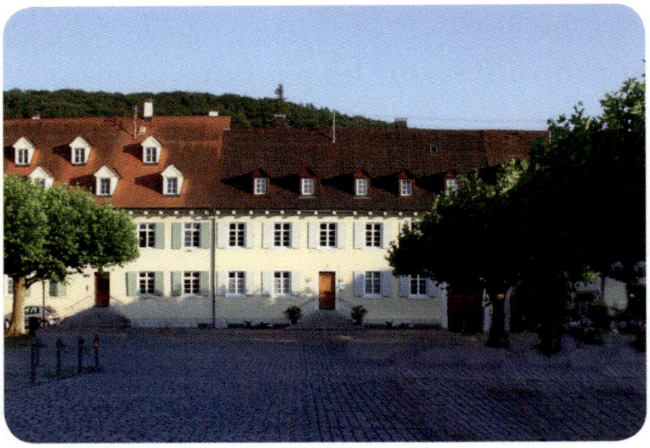

Retrouvez tous les titres homéopathiques
en français, anglais et allemand sur notre librairie en ligne
www.unimedica.fr
ainsi que des informations concernant les séminaires
donnés par des homéopathes de renommée mondiale.
Des extraits de lecture sont proposés pour chaque titre.

Réductions pour les écoles d'homéopathie
et les centres de formation en homéopathie.